中医师承学堂
一所没有围墙的大学

刘保和

《西溪书屋夜话录》
讲用与发挥

第2版

U0105194

刘保和 著

曹丽静 整理

全国百佳图书出版单位
中国中医药出版社
·北京·

图书在版编目（CIP）数据

刘保和《西溪书屋夜话录》讲用与发挥 / 刘保和著；
曹丽静整理 . —2 版 . —北京：中国中医药出版社，
2023.11
ISBN 978-7-5132-8355-7

Ⅰ . ①刘… Ⅱ . ①刘… ②曹… Ⅲ . ①中国医药学—
古籍—中国—清代 Ⅳ . ① R2-52

中国国家版本馆 CIP 数据核字（2023）第 164942 号

中国中医药出版社出版

北京经济技术开发区科创十三街 31 号院二区 8 号楼
邮政编码　100176
传真　010-64405721
万卷书坊印刷（天津）有限公司印刷
各地新华书店经销

开本 710×1000　1/16　印张 27　字数 408 千字
2023 年 11 月第 2 版　2023 年 11 月第 1 次印刷
书号　ISBN 978-7-5132-8355-7

定价　108.00 元
网址　www.cptcm.com

服 务 热 线　010-64405510
购 书 热 线　010-89535836
维 权 打 假　010-64405753

微信服务号　zgzyycbs
微商城网址　https://kdt.im/LIdUGr
官 方 微 博　http://e.weibo.com/cptcm
天猫旗舰店网址　https://zgzyycbs.tmall.com

再版说明

　　本书自 2013 年 4 月出版以来，受到了读者的好评，至今已第 7 次印刷。本次再版，笔者借此机会对本书进行了某些修订，但中医学术内容则一仍其旧。

　　改动部分主要涉及标点符号、名词术语（包括西医病名）、中药名称的规范化，亦包括引用原文中个别字的疏漏。

　　历来中医文献中，对一些词语的写法不一，如"藏府"与"脏腑"、"奇恒之府"与"奇恒之腑"之类，在现代中医文章中，又有"熄风"与"息风"、"挟"与"夹"的不同。现根据目前通用的写法一律改动。对属于古代文献和现代医家原著的原文，为维持原貌，就不再修改了。

　　本次修订，中国中医药出版社中医师承编辑部刘观涛主任给予我们热情的指导，房润丞编辑更是对本书逐字逐句地加以斟酌，与我们共同研讨需要修改的内容，以及怎样进行修改，细致入微，付出了许多艰辛，我们对他们表示衷心的感谢！

　　由于水平所限，自知谬误之处依然难以避免，尚请读者不吝指正。

刘保和　曹丽静

2023 年 8 月

第1版前言

　　清代医家王旭高所著《西溪书屋夜话录》（以下简称《夜话录》），今人又称《治肝三十法》，自其面世以来，一直受到医家的推崇。早在 1964 年，中医学院试用教材重订本（2 版教材）《中医各家学说讲义》即全载此文。同年，秦伯未先生在其所著《谦斋医学讲稿·论肝病》文中亦载。1988 年，程门雪先生所著《书种室歌诀二种》出版，书后附有先生所编的《〈西溪书屋夜话录〉歌诀》。1993 年，刘渡舟先生在《谈谈个人治疗肝病的体会》一文中说："清人王旭高写的《治肝三十法》就概括地对肝病的发生、发展以及辨证的规律进行了总结，形成了以肝病为核心的完整的辨证论治体系，从而把肝病的辨证与治疗大大向前推进了一步。"

　　1997 年，笔者为河北中医学院本科四年级学生讲授《中医内科学》时，感到对肝及肝病的一系列概念大有澄清的必要，否则必然影响将来的临床。基于这种想法，笔者就以讲解《〈西溪书屋夜话录〉歌诀》的方式用约 8 个学时讲解了《夜话录》的全部内容。事后同学们反应热烈，认为不仅明白了"肝"的问题，对其他中医理论的理解也比较清晰了。自此以后，笔者又深刻地意识到《夜话录》一书的实用价值，特别结合临床，更有了新的体会，并且认为要讲好《夜话录》就应全面地、正确地理解和掌握其精髓。也只有如此，才能使学生学得懂、学得好、用得上、用得好。这就是本书取名为《〈西溪书屋夜话录〉讲用与发挥》的原因。

1

对于肝以及围绕肝的一系列概念问题，中医界一直认识不一，分不清什么是肝气，什么是肝郁，什么是肝火，什么是肝热，什么是肝阳，什么是肝风，经常是用四逆散治"肝气郁结"，用逍遥散治"肝气横逆"，用龙胆泻肝汤治"肝脏郁热"和"肝阳上亢"，用天麻钩藤饮治"肝火上炎"。导致这种情况的根本原因是不思考、不学习。其实这些问题中医老前辈早已解决了。笔者在这里所说的中医老前辈，就是秦伯未先生。

秦伯未先生在《论肝病》一文中，对肝及其一系列概念进行了明确的分析。诸如肝气、肝郁、肝火、肝热、肝阳、肝风等，都从生理名词、病理名词、病名3方面加以区分。尤其指明了它们的主要症状，使人大有豁然开朗、一目了然之感。笔者对此文一直久读不厌、欣赏不已，常感学习中医，非像秦老一样不可。

为了学好《夜话录》，除了对概念要明确以外，最重要的是对肝病过程，即发生、发展、变化的全过程要有清晰的认识。"当阴阳失去平衡时，人体出现不正常反应的过程，就是病"，所以，对肝病一定要从全过程来了解，这就要分析肝气、肝郁、肝火、肝热、肝阳、肝风诸病的来龙去脉，特别是导致它们的原因以及它们之间的内在联系。为此，笔者以下图来表示，并以此作为本书全部内容的纲要。

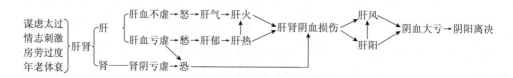

上图标示了肝病发生、发展、变化的全过程以及肝气、肝郁、肝火、肝热、肝阳、肝风诸病之间的内在联系，从中可以看出"肝肾阴血损伤"是病情由轻到重、由实到虚的重要转折，而"阴血大亏"则是由生到死的根本原因。

王旭高先生说，"大凡杂证多肝病。杂证之中，肝病十居六七""肝病最杂而治法最广"。值此疾病谱发生重大变化的今日，认真学习

《夜话录》，对于提高中医治疗大部分内伤杂病的水平，无疑是十分必要的。但本书文字不多，叙述简略，可谓言简意赅，也给初学者的学习带来一定困难。尤其如何溯本求源，探索其理、法、方、药的根据，以及如何将其运用于临床的具体实践，都需要全面地加以阐释。

为此，本书尝试运用王旭高学习中医的"贯穿法"与"变化法"，先从中医基础理论讲起，继则逐法逐句地讲解原文，务求讲深、讲透，便于实用。为使理论与实践紧密结合，均附有叶天士、王旭高、程门雪及笔者医案以作印证。在"心得发挥"部分，载有笔者的学习体会、运用经验以及进一步开拓发展的思路，谨供读者参考。

笔者虽然从医已50年，但毕竟对博大精深的中医学术掌握有限，理解肤浅，亦常有"做到老，学到老，学不了"之感。本书只是作为学习王旭高原著的一些体会，讲出来与同道进行交流，对初学者作为入门读物，或许有所帮助。但因水平所限，自知谬误之处难免，尚请读者不吝指正。

在这里还需要说明的是，目前见到的《夜话录》版本不一，因而书中各法的排列次序亦不相同，本书所采用的原文出自《王旭高医书六种》（1965年8月第1版，上海科学技术出版社出版）。

刘保和

2012 年 6 月

目　录

上篇　理论基础及文献摘录

下篇　原文详解与应用发挥

附篇

上篇 理论基础及文献摘录

《西溪书屋夜话录》（简称《夜话录》），今人又称其为《治肝三十法》，因此，就有必要围绕这个"肝"字，也就是对"肝"这个名词或概念进行一番理论铺垫，以便为其后讲用《夜话录》打下基础和提供方便。

第一章　理论基础

一、什么是中医学

什么是中医学？这是我们探讨任何中医学术永远无法回避的问题。恰恰又让人不解的是，中医界对它的讨论却又寥寥无几。最起码中医高等教育的教材应当有吧，却也竟告阙如。如果连中医学的定义都不好下，那么还怎样认识和理解中医学，怎样深入学习和运用中医学？不知定义，就会心中没谱，就会走入歧途。事实证明，目前关于中医学的许多无谓争论，均与此有关。

什么是中医学？笔者认为："中医学是在对人体活动信息及其与自然、社会关系的研究中探索生命与疾病的规律，通过建立相应的系统状态模型，设法对人体加以调控，以期达到医疗保健目的的一门学科。"这个定义交代了中医学这一学科的研究对象、研究方法和研究目的，并且体现了中医学的特殊性、先进性和超前性。说明中医学研究的是"人"，而且是"活动"即活体的人，是人的活动"信息"。不仅如此，更要研究这些信息的出现与自然、社会有何"关系"。

在对这些信息与关系的研究中自然也就探索了生命与疾病的规律，从而将感性认识上升到理性认识，实现了从实践到理论的飞跃。但是，特别应当指出的是，这个理论其实是"模型"，是虚拟的模型，因此称作"系统状态模型"。这个模型与中国的传统文化一脉相承，是"阴阳五行"模型在中医学术的衍化和体现。

直截了当地说,"阴阳五行"就是符号,由此衍生的中医学中的五脏之类,也不过是符号而已,与西医学的解剖实体毫不相干。不明白这一点,认为《夜话录》中所说的"肝"就是西医的"肝",那就叫作"牛头不对马嘴""风马牛不相及",由此而产生的讨论或争论,都毫无意义。这就是笔者先要申明中医学定义的根本原因。明白了这个道理,此后如何对人体加以调控,如何实现医疗、保健的目的,也就一路坦途了。

二、"阴阳五行"学说是中国传统文化的时空观,是宇宙间一切事物的总模型

有人把"阴阳五行"说得很神秘,既与唯物辩证法相联系,又把它说成是"朴素的",令人啼笑皆非。其实"阴阳五行"这个概念极其简单,根本毫无必要进行如此引申和发挥。

在古代中国的大地上,我们的祖先基本上从事的是农业劳动。这种以农耕为主的民族与以畜牧为主的西方民族最大的不同点,就是最为重视季节与气候的变化。而这种季节与气候的变化完全是由太阳、地球、月球三者的运转关系所决定的。所谓"日出而作、日落而息"都离不开太阳;所谓二十四节气正是日、月、地三者关系的集中体现。

人们从清晨开始,首先必须观察的就是天气,就是太阳。由此,"阴阳"的概念就很自然地产生了,即一切东西,向日一面,称其为"阳";背日一面,称其为"阴"。就这么简单,根本用不着过多地去思考,去阐发。所以"阴阳"的概念仅仅是"位置"(或是"部位")的概念,仅此而已。由于向阳的一面与背阳的一面,对于一个物体而言恰为上、下之不同,所以才称"上为阳,下为阴"。

由于地球是围绕太阳旋转的,地球也不断地自转,则在地球上一个物体下面的部分就相当于内,上面的部分就相当于外,与太阳悬挂在天空相比较,确实如此,所以又说"外为阳,内为阴"。也可以说,这种地球上物体随着地球而

旋转，无数的上下就组成了内外。可见"阴阳"的概念，就是位置的概念，就是"上、下、内、外"的概念。有上就有下，有内就有外，一分为二，所以这是公理，是无须证明的。

那么"五行"呢？是不是如同一般书本所说是指"木、火、土、金、水"五种实在的东西，因而才是所谓"唯物的"呢？不是，完全不是！"五行"是由"阴阳"两方面运动而产生的，所以才叫"五行""五运"或"五运行"，是从属于"阴阳"并特别体现阴阳双方运动变化的概念。如以"内外"言，在"内"的部分命名为"土"，在"外"的部分则分为"上下"，在上的下降，上为"火"，降至中间则为"金"，在下的上升，下为"水"，升至中间则为"木"。

可见，五行体现的是阴阳位置变化的运动概念。不过，这种运动又是伴随时间变化的，所以同时又有了时间的概念。位置的概念就是空间的概念。一切事物都是以空间、时间的形式而存在。在汉语中"宇宙"二字就代表了一切事物，一切存在。"宇"就是空间，"宙"就是时间，所有事物，概莫能外。小到日、月、地三者，大到整个浩瀚无际的宇宙天体、星辰，都处于旋转状态，都是圆运动的时空变化，因此都是"阴阳五行"的运动状态。

所以说"阴阳五行"学说是中国传统文化的时空观，是宇宙间一切事物和存在的总模型。它揭示了主宰一切事物发展变化的总规律，是我们祖先观察宇宙万千变化后，执简驭繁而提炼出的最终结论，是中华民族子孙永远值得自豪的无与伦比的"大智慧"。说它"无与伦比"，不仅是说这个智慧大得非凡，而且是说其他民族的祖先根本不可能具有这种智慧。因为他们没有生活在当时中国农耕社会那样特有的自然环境中，因而缺乏产生这种智慧的客观条件。关于这个问题，下面还要讲述。

三、气运动的基本形式是阴升阳降、阴出阳入，而不是阳升阴降、阳出阴入

气的运动称作"气机"，气运动的基本形式也称"气机升降"或"阴阳升降"。这是中医学中最核心的理论，是中医一切辨证论治、理法方药的基础，其

重要性无论怎样形容都不为过。但是，恰恰在这个问题上，中医界却长期存在悖论。对此，笔者曾在北京中医学院（现北京中医药大学）庆祝建院三十周年而编辑的《北京中医学院三十年论文选》（1986年8月中医古籍出版社出版）中发表了一篇题为《阴阳升降小议》的论文。兹将全文转载于下，供读者参考。

"阴阳升降是气的运动形式。它是阳升阴降，还是阴升阳降？似乎不存在争论。多数人认为是'阳升阴降'。如明代著名医家张景岳、现代中医学院教材《中医学基础》都是这种观点。但如此言有理，何以又有脾主升，胃主降；肾水升，心火降；肝木升，肺金降之说呢？上述两种观点显然不同。由于涉及中医基本理论，因此，应当加以澄清。

持'阳升阴降'之说者，常以《素问·阴阳应象大论》'清阳上天，浊阴归地'的论述为依据。并认为'清阳'就是'阳气'，清阳既然上天，当然是阳升；'浊阴'就是'阴气'，浊阴既然归地，当然是阴降。然而，《内经》（《黄帝内经》，下同）为什么又说'地气上为云，天气下为雨'呢？天为阳，地为阴，地气上升，显然是阴升；天气下降，显然是阳降。同是《素问·阴阳应象大论》的这两句话，难道会如此自相矛盾？

原来，《内经》所说的'清阳'和'浊阴'并非一般所理解的"清阳指阳气，浊阴指阴气"。恰恰相反，清阳指阴气，浊阴指阳气。《灵枢·阴阳清浊》明确指出'阴清而阳浊'；《灵枢·营卫生会》明确指出'清者为营，浊者为卫'。所以，《素问·阴阳应象大论》有'清阳出上窍，浊阴出下窍；清阳发腠理，浊阴走五脏；清阳实四肢，浊阴归六腑'之说。出上窍、发腠理、实四肢，皆属阴之升（和阴之出）；出下窍、走五脏、归六腑，皆属阳之降（和阳之入）。

可见，人体的生理状态是阴升阳降（和阴出阳入）。与此相反，若清气（阴气）在下而不能升，浊气（阳气）在上而不能降，则是病理状态，会发生腹泻和胀满。所谓'阴阳离决'就是阳升阴降的结果。所谓'阴平阳秘'则必然通过阴升阳降。因此，笔者认为，用阳升阴降的观点解释人体的生理病理是不可取的。"

《北京中医学院三十年论文选》是北京中医药大学第一部校庆论文集，上文能在这么重要的文集中发表，显然得到了该院中医老前辈的首肯。而文中的观点又与当时通行的观点如此不同，《中医学基础》的主编恰恰又是北京中医学院，可见当时老一辈中医专家的胸怀何等开阔，学术何等民主，至今令笔者一直怀有感激和崇敬之情。由于本文当初面对的读者并非一般初学中医者，同时也受到了篇幅的限制，所以很多应讲的内容并没有展开。现在有必要就此问题进一步加以阐述，从而为以下《夜话录》的讲解做好理论上的准备。

《素问·天元纪大论》曰："夫五运阴阳者，天地之道也，万物之纲纪，变化之父母，生杀之本始，神明之府也。"道，即公理，即规律。这句话是说，运动状态的阴阳五行是宇宙间一切事物和存在的规律，万事万物之所以能存在、变化、生生灭灭，就是因为"神明"，即主宰一切事物发展变化的内在因素，蕴藏于阴阳五行的运动状态之中。由此可见，要想驾驭这个规律，就要明了阴阳五行的运动状态究竟是什么样子。

这就要首先从"气"讲起。

《内经》认为，"气"是构成万事万物的基本元素，万事万物无论巨细，均由"气"所构成。事物都是一分为二的，"气"亦不能例外，因此，"气"亦分阴阳。但"气"有有形与无形之别，有形之气又称作"器"，无形之气仍称作"气"。无形之气的聚合，就成为有形之"器"，而有形之"器"的离散，又变为无形之"气"。这种形（器）气转化，在宇宙间时刻进行，而且永远无有终止。所以《素问·六节藏象论》曰"气合而有形"，《素问·六微旨大论》曰"器散则分之"。而一旦"器散则分之"，作为一个统一的整体也就不复存在了，所以说"生化息矣"。

可见，人作为一个生活着的有机体，应当是"器"，应当是气之聚，而不应当是气之散。既然如此，其气的运动状态就必然是阴升阳降，而不能是相反。道理很简单，因为上为阳，下为阴，果然阳升阴降了，那么人体在瞬间就消失了。医学的目的就在于尽可能长久地保持人的生活的机体，这种瞬间消失的人体对医学还有什么意义，可见，用阳升阴降的观点解释人体的生理病理是完全站不住脚的。

　　但是，奇怪的是，为什么那么多医家却坚持说人体是"阳升阴降"的呢？

　　导致这种情况的原因有多种。第一，想当然的"常识"，固化了本应灵活的思维。他们的头脑中有一种思维定式，认为凡属于"阳"的，就是清而且轻的，凡属于"阴"的，就是浊而且重的，而轻清的当然上升，重浊的当然下降，因此是"阳升阴降"。其实翻阅《内经》的全部内容，并不存在如此理论，而且恰恰相反，《灵枢·阴阳清浊》却说"阴清而阳浊"。人人都知道，营在脉中，为阴，卫在脉外，为阳，但《灵枢·营卫生会》却说"清者为营，浊者为卫"，再次申明"阴清而阳浊"。可见，导致这个思维误区的根本原因就是望文生义，不求甚解，想当然地把"清"等同于"轻"，把"浊"等同于"重"，但《内经》根本就没有这个意思。笔者在这里可以肯定地说，在《内经》以及此后的各种中医著作中，只要有"清阳"二字，指的都是"阴"，只要有"浊阴"二字，指的都是"阳"，概莫能外。

　　第二，把阴阳升降的动力当作了阴阳升降的本身。有的学者认为，在上面的确实应当降，在下面的确实应当升，但降的并不是阳，而是"阳中之阴"，升的并不是阴，而是"阴中之阳"。这种观点表面看来有些道理，并且也维护了阳升阴降的理论，但仔细分析，则证明是犯了概念混淆的错误。唐代医家王冰在注《素问·天元纪大论》"天有阴阳，地亦有阴阳"一句话时说："天有阴故能下降，地有阳故能上腾，是以各有阴阳也。阴阳交泰故化变由之成也。"仔细揣摩王氏的原意，可以理解到，①天在上为阳，地在下为阴。王氏肯定了阴升阳降，即天阳确实是下降，地阴确实是上腾。②阴阳之中又有阴阳，故曰"天有阴阳，地亦有阴阳"。而天阳之所以能下降，是因为阳中有阴，阳中之阴是天阳下降的动力；地阴之所以能上腾，是因为阴中有阳，阴中之阳是地阴上腾的动力。③所说"阴阳交泰"，是天阳与地阴的交泰，即天阳是作为天所具有的阴阳整体而下降的，地阴是作为地所具有的阴阳整体而上腾的，并非只是天阳中的阴下降，地阴中的阳上腾。

　　因此，从根本上来讲，仍然是"阴升阳降"，而非"阳升阴降"。这就好像行驶中的汽车，是汽车在行驶，还是仅仅汽车的发动机在行驶？任何人肯定都会回答，是汽车作为一个整体在行驶。

第三，人云亦云，从众心理。目前中医理论中的许多概念错误，并非来源于《内经》等经典著作，而是来源于后人的胡乱解释，而一旦有人解释了，就又被此后的人们当作根据而不断重复。长此以往，以讹传讹，经典的原意就被扭曲得面目全非，对中医事业的发展非常不利。因此，学习经典，一定要学习原著，要独立思考，把原著的旨意吃透，对后人的观点可以借鉴，但绝不可盲从。

明白了这部分内容，对我们回过头来进一步理解《内经》的某些原文，帮助极大。《素问·阴阳应象大论》所说的"地气上为云"，就是由于阳热之气的蒸腾，体现了阳助阴升，对此，本篇又称作"热气生清"；"天气下为雨"，就是由于阴寒之气的凝结，体现了阴助阳降，对此，本篇又称作"寒气生浊"。可见，"清"是地阴产生的物质，是上升的；"浊"是天阳产生的物质，是下降的。

这样，我们就彻底明白《灵枢·阴阳清浊》为什么说"阴清而阳浊"了。并且清升浊降，就意味着阴升阳降，所以"清阳上天"就是阴升，"浊阴归地"就是阳降。《内经》旨意清清楚楚，昭然若揭，前后一贯，毫无矛盾，使人不得不钦佩作者行文说理严密的逻辑性和严谨的科学性。

由此可以联想到，对于《伤寒论》"太阳病……此无阳也……宜桂枝二越婢一汤"条文中的"无阳"二字，王晋三解释为"无阳乃阳分亡津之谓"的正确性（详见本书附篇《王旭高生平与学术业绩简介》）。盖阳分的津液是阳中之阴，是帮助天阳下降的物质，是天阳的组成部分，所以《伤寒论》才把"阳分亡津"说成是"此无阳也"。可见很多中医著作中的"难解之谜"，只要正确地学习和理解经典的旨意，往往可迎刃而解。

四、人体气运动的基本模式是"枢轴—轮周—辐网"协调运转的圆运动（后天）

前面已经说过"阴阳五行"模型是宇宙间一切事物和存在的总模型，而中医学术中的"脏腑"模型则是"阴阳五行"模型在中医学中的具体运用，是后者的衍化和类比。同时，也说明了这种模型的产生，来源于我们祖先对季节、气候变化的观察以及由此而产生的对日、月、地三者关系的认识。

近年来，不少学者都在研究中医的思维方式，认为中医的思维方式是"系统论思维"，以区别于西医的"还原论思维"。笔者认为很有见地。如祝世讷教授在《中医系统论与系统工程学》（2002 年 2 月中国医药科技出版社出版）一书中指出："一般系统论的等级理论强调，在研究任何一个具体事物时，都应当把它放到所从属层次序列中，以其上向、下向的相互关系来认识其状态和变化，这是系统方法的主要内容之一。"其实中医经典著作《内经》早就阐明了这一观点，即宇宙作为母系统，人体作为子系统，它们之间恰好具有同构的层次关系，所以《灵枢·岁露论》才说："人与天地相参也，与日月相应也。"

笔者本着这一观点深入探讨了"人体气运动的基本模式"，或曰"人体气运动的系统状态模型"，阐明了这个"模式"或"模型"是"'枢轴—轮周—辐网'协调运转的圆运动"，并勾画了一张"人体气运动基本模式图（后天）"。正确理解并运用此图所蕴含的中医基础理论，对中医整个辨证论治体系的发展会有一定的帮助。

阴阳五行学说是中华民族祖先才能具有的大智慧，这是由中国古代农耕社会所特有的自然环境所决定的。中国古代先民主要生活在黄河流域的中原一带，在这个地域对自然界进行观察，其空间、时间即方位、季节，以及由此而产生的气候变化特点，是世界上独一无二的。《内经》所谓"东方生风""南方生热""中央生湿""西方生燥""北方生寒"就是证明。而恰恰是东、南、中、西、北和风、热、湿、燥、寒以及伴随着的春、夏、长夏、秋、冬五季的变化，给阴阳五行学说的形成以必要的客观条件。

古人身在中原大地，清晨面南而立，首先确立上（前）南、下（后）北、左东、右西以及所立大地居中的五个方位，随之观察宇宙星辰，尤其是太阳从东方而南方而西方而北方运转不息，不仅一天当中有昼夜时辰冷暖的不同，而且一年五季亦从而产生，气候亦随之变化。太阳从东方升起与从西方降落，体现了阴阳的运动变化。

　　而春、夏、长夏、秋、冬五季，春季多风而树木开始生枝长叶，恰好体现"木曰曲直"；夏季炎热而万物蓬勃生长，恰好体现"火曰炎上"；长夏多湿而万物盛长以致成熟，恰好体现"土爱稼穑"；秋季多燥而萧瑟肃杀，恰好体现"金曰从革"；冬季严寒结冰而生物蛰伏，恰好体现"水曰润下"，由此五行的运动变化亦昭然若揭，从而证明阴阳五行学说确实来源于古人对自然界季节气候变化的观察。

　　《素问·宝命全形论》说，"人以天地之气生，四时之法成"，人与其他生物体一样生活在自然界之中，其内部结构及其生理活动与自然界季节气候息息相关，所以《素问·金匮真言论》说"五脏应四时，各有收受"。"收受"即相应、相通之意。在这个理论指导下，古代医家就进一步确立了阴阳五行与人体五脏之间的关系，即春季属东方风木，与肝相通；夏季属南方热（暑）火，与心相通；长夏属中央湿土，与脾相通；秋季属西方燥金，与肺相通；冬季属北方寒水，与肾相通。以上这些观点，在《素问·阴阳应象大论》与《素问·金匮真言论》都有明确论述。读者应详阅原文，兹不赘述。

　　一年四季是在不断运动的，此正如《素问·六元正纪大论》所说，"春气西行，夏气北行，秋气东行，冬气南行"，盖上为阳、下为阴，阴升阳降，故在上的夏气由南而西而北地下降，在下的冬气由北而东而南地上升，即阳气从右而降，阴气从左而升，左升右降，周而复始地旋转，表明自然界的气机升降实际是一种"圆运动"，人体气的运动也必然与其相对应，从而衍化成为人体气运动的基本模式。

　　关于这个问题，《素问·五运行大论》说得最为明快："风寒在下，燥热在上，湿气在中，火游行其间也。"清代医家张隐庵在《黄帝内经素问集注》中注解这句话时说："此言六气之游行于天地上下之间也……朱永年曰：肝肾在下，心肺居上，土位中央，三焦之火游行于上下之间，人与天地参也。"这就说明，由于风、寒、热（暑）、湿、燥、火与人体脏腑相对应，自然就可描绘出人体后天的气运动基本模式图（图1）。

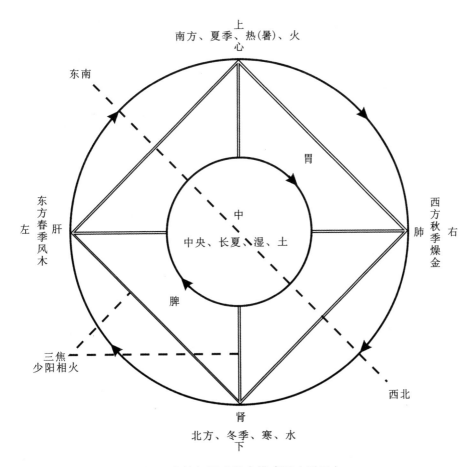

图1　人体气运动基本模式图（后天）

对该图必须说明的是，由于张隐庵引朱永年说"土位中央"，而不是说"脾位中央"，显然是出于土分阴阳的考虑。脾为阴土，胃为阳土，各自在气运动中具有特殊的作用，故不可以脾代胃而只言"脾位中央"。有鉴于此，就有必要在该图从东南至西北方向画一条虚线，从而看出肝、肾、脾统属于阴，心、肺、胃统属于阳。阴从左升，阳从右降，其旋转状态可一目了然。至于三焦之火游行其间，则用"辐网"（以下具体论述）的形式加以标示。

该图表达了三方面内容：

第一标示"风寒在下，燥热在上"，体现肝、心、肺、肾为气运动的轮周。

风、寒、燥、热实指春、冬、秋、夏四季，春、冬属阴，故曰"在下"，秋、夏属阳，故曰"在上"。由于春、夏、秋、冬年复一年地运转不息，且与长

11

夏比较而处于外，故可以看作是外轮，即气运动的轮周。所以清代医家周学海在《读医随笔》中说："四时之气，春生、夏长、秋收、冬藏，其行也，如轮之转旋至圆者也。"

关于这个问题，《素问·金匮真言论》早有论述，可启发我们进一步加以理解："夫言人之阴阳，则外为阳，内为阴；言人身之阴阳，则背为阳，腹为阴……所以欲知阴中之阴、阳中之阳者何也？为冬病在阴，夏病在阳，春病在阴，秋病在阳……故背为阳，阳中之阳，心也；背为阳，阳中之阴，肺也。腹为阴，阴中之阴，肾也；腹为阴，阴中之阳，肝也；腹为阴，阴中之至阴，脾也。此皆阴阳表里内外雌雄相输应也，故以应天之阴阳也。"

这段话不仅明确指出春冬属阴，夏秋属阳，而且从背、腹的阴阳上下之别也可看出春冬在下、夏秋在上的道理。这就是此图必须从东南至西北方向画一条虚线，以示这个道理的原因，同时也表明了心为阳中之阳，肺为阳中之阴，肾为阴中之阴，肝为阴中之阳。《素问·五运行大论》说，"上者右行，下者左行，左右周天，余而复会也"，春、夏、秋、冬轮旋运转而不息，人体肝、心、肺、肾之气的运动亦轮旋运转而不止。

第二标示"湿气在中"，体现脾胃为气运动的枢轴。

明代医家张景岳在《类经》中解释"湿气在中"时说："地者土也，土之化湿，故曰湿气在中。"在这里，张氏将湿气归属于地气，与风、寒、燥、热之属于天气者显然有阴阳内外之别，故曰"在中"。同样，脾应于土而居四脏之中，故前引《素问·金匮真言论》说："腹为阴，阴中之至阴，脾也。"盖肝、心、肺、肾四脏在外，其中尽管肾为"阴中之阴"脏，但与脾在中央比较，仍属在外、在阳之列，所以才称脾为"阴中之至阴"。此处"至"应作"最"讲，言其位置在"最阴"，即"最内"处。

不过，在这里值得指出的是，《内经》言"至阴"者，尚有《素问·六节藏象论》一段话："脾、胃、大肠、小肠、三焦、膀胱者，仓廪之本……此至阴之类，通于土气。"可见，"至阴"并非单指脾脏而言。盖土分阴阳，脾为阴土，胃为阳土，《灵枢·本输》说，"大肠、小肠皆属于胃"，而三焦、膀胱亦与胃有密切联系，故此处"至阴"当指脾与胃二者而言。由此推断，"湿气在中"当亦指脾、胃二者。

脾属阴而主升，胃属阳而主降，一升一降，共为水谷之海、气血生化之源。一身脏腑器官生理活动的能源全靠脾胃供给，因此，脾胃是全身动力之所在。可见，如以肝、心、肺、肾为旋转之外轮，则脾胃恰当具有推动力的内轴，轴动则轮转，故前人谓脾胃为全身气运动的枢轴。尤在泾在《金匮要略心典》中说，"中者四运之轴而阴阳之机也"；黄坤载在《四圣心源·卷四·中气》中说，"脾升则肾肝亦升，故水木不郁；胃降则心肺亦降，故金火不滞……中气者，和济水火之机，升降金木之轴"，讲的都是这个道理。

第三标示"火游行其间"，体现三焦是气运动的辐网。

前述张隐庵引朱永年说，"三焦之火游行于上下之间"，此处"上下"即已包括"内外"，实际就是"阴阳"的意思。三焦之火为少阳相火，与心火属少阴君火（即六气之暑）者不同。指出三焦之火游行于全身上下内外之间，这是一个非常重要的论断，也是古今医家多有忽视的一个问题。

指出三焦相火游行于全身上下内外之间，其实也就指出了三焦的位置在全身上下内外之间。反映在图上，则位于轮周与枢轴之间。由于它的功能类似车轮与车轴之间的辐条，但又具有网状的特点，笔者为了叙述得形象和方便，称其为"辐网"。

《内经》作者对三焦极为重视，论述丰富而全面，归纳起来大致有三方面。

1. 三焦出于脾胃，将能源不断地输向全身

《灵枢·营卫生会》说："上焦出于胃上口，并咽以上，贯膈而布胸中……中焦亦并胃中，出上焦之后……下焦者，别回肠，注于膀胱而渗入焉。"这段经文指出上焦、中焦均从胃发出，只是下焦从回肠发出。回肠在小肠的下段，上接空肠，下连大肠，由于"大肠、小肠皆属于胃"，所以下焦实际上亦出于胃。《素问·太阴阳明论》说，"脾与胃以膜相连"，脾胃同属中土，三焦出于胃，其实就是出于脾胃。这可从上、中、下三焦传输水谷精微于全身得以理解。上焦从胃上口发出，达于胸部，输布的是宗气；中焦从中脘发出，输布的是营气；下焦从回肠发出，输布的是卫气。所以《灵枢·邪客》说"宗气积于胸中"，《灵枢·营卫生会》说"营出于中焦，卫出于下焦"。宗气、营气、卫气都是人

体的重要物质，是生命活动的能源，而均源于脾胃。三焦从脾胃出发，将这些能源不断地输布全身，这就是该图把三焦画成辐网，以示其为连接于脾胃与肝、心、肺、肾之间道路的理由。关于这个问题，《难经·三十一难》也说，"三焦者，水谷之道路，气之所终始也"，可见，三焦确是脾胃之气的运行通道。

2. 三焦的动力来源于肾，并将肾气输向全身，参与全身的气化功能

三焦之所以具有输布营养物质的功能，主要在于它本身就有强大的动力，这个动力就是肾气，或称"原气（元气）"。《灵枢·本脏》说，"肾合三焦膀胱"，膀胱的气化功能依赖于肾的元气人皆知之，而这里更指出肾合三焦，证明肾不但向膀胱输送原气，同时也向三焦输送原气。关于这一点，《难经·六十六难》说得更清楚："三焦者，原气之别使也，主通行三气，经历于五脏六腑。"可见，除了三气（宗气、营气、卫气）以外，肾气也输向三焦并布达于全身。

肾的阳气通过三焦而输布全身具有重要的生理意义，它除了给予三焦输布脾胃能源所需的动力以外，还能给予三焦本身气化功能特别是水液代谢所需的能量。《素问·灵兰秘典论》说，"三焦者，决渎之官，水道出焉"，三焦的决渎之力，就来源于其中的肾阳之气。

3. "三焦—膜原—腠理"构成了一个具有气化功能的网络与传输系统

从《内经》所说"三焦者，决渎之官，水道出焉"及《难经》所说"三焦者，原气之别使也，主通行三气，经历于五脏六腑"，充分证明三焦是水道及气道，即气水运行的道路。其中的"气"字，应理解为包括气、血、津、液、精在内的广泛"气"的含义。只是由于三焦尤其具有通行水液的功能，才特别提出它是"水道"。道路有大、有小，就《内经》而言，是把较大的通道直接称为"三焦"，此即前面所说的从脾胃发出的三焦，而把具有三焦功能，只是偏于局部或微细部位的通路，称为"膜原"或"腠理"。

关于"腠理"，《灵枢·本脏》说，"三焦膀胱者，腠理毫毛其应"，说明毫毛应于膀胱，腠理则是三焦的组成部分。对此，《金匮要略》说得更为明确："腠者，是三焦通会元真之处，为血气所注；理者，是皮肤脏腑之文理也。"可见，腠理是三焦的微细部位，内及脏腑，外达皮肤，遍布于人体的表里内外。

关于"膜原"，《素问·太阴阳明论》说："脾与胃以膜相连耳，而能为之行

其津液。"这句话可说明两个问题，一是脾与胃之间有连接物叫作"膜"，二是此膜具有通行津液的功能。脾为阴，胃为阳，脾为里，胃为表，"膜"连接于其间，显然是位于阴阳之间、半表半里，这与少阳三焦的特点完全一致。"膜原"的"原"字有至阔广大而成片之意，如屈原《九歌·国殇》"平原忽兮路超远"便是。

所以张隐庵注《素问·举痛论》"寒气客于肠胃之间，膜原之下，血不得散，小络急引故痛"时说："膜原者，连于肠胃之脂膜，亦气分之腠理。《金匮要略》云'腠者，是三焦通会元真之处；理者，皮肤脏腑之文理也'。盖在外则为皮肤肌肉之腠理，在内则为横连脏腑之膜原，皆三焦通会元真之处。"可见，膜原实即脏腑之间的"膜"连成一片而形成的广阔之物，同样属于三焦的组成部分。

此外，《内经》尚有"募原"之说，盖此"募原"即为"膜原"，如《素问·疟论》说："邪气内薄于五脏，横连募原也。"对此，张隐庵注曰："募原者，横连脏腑之膏膜，即《金匮》所谓'皮肤脏腑之文理'，乃卫气游行之腠理也。"在这里，张隐庵将"三焦—膜原—腠理"自然地连属在一起，使我们清晰地看到这样一个大系统：它分布于人体的表里内外，一直到最微细部位，传输精、气、血、津、液，并将人体各部紧密地联系在一起。

因此，它处于一身的阴阳之间，即一身的半表半里。与经络和血脉不同的是，由于这个系统本身就具有独立而强大的气化功能，因此，它属于脏腑之中的一个"大腑"。这就是三焦的特殊性和重要性，也是该图将它标示在脏腑之中，并视其为"辐网"的原因。

行文至此，笔者已将"枢轴""轮周""辐网"等基本概念，以及伴随这些概念而提出的"人体气运动的基本模式"解释清楚了。从中可以清楚地看出，"阴阳五行"学说来源于四时季节及气候的变化，是我们祖先对导致这些变化的日、月、地三者运转关系加以研究而做出的理论概括和建立的理论模型，即"系统状态模型"，而中医"脏腑"模型又与"阴阳五行"模型是同构的层次关系，同样是"系统状态模型"。

所以近代医家恽铁樵在《群经见智录》中说："《内经》之五脏非血肉之五

脏，乃四时之五脏，不明此理，则触处荆棘，《内经》无一语可通矣。"不难看出，恽氏所阐述的这种关系，正是笔者提出"人体气运动的基本模式是'枢轴—轮周—辐网'协调运转的圆运动（后天）"理论的依据。根据这个理论，我们就可以完全明确地认识到，今后将要讲到的《夜话录》中的"肝"乃四时之"肝"，非血肉之"肝"；是"系统状态模型"的组成部分，而不是西医解剖学的实体。这就是中医的思维，是学习中医、掌握和运用中医学术须臾不可违背的思维。

五、"抓主症"体现了中医治病求本的宗旨，是方剂疗效可以重复的前提和诀窍

谈到"抓主症"，就不可避免地要涉及"病""证""症"三个名词，涉及对它们定义的理解以及三者关系的认识。

首先，什么是"病"？"病"就是疾病，并且以不同的名称来表示。笔者认为："当阴阳失去平衡时，人体出现不正常反应的过程，就是病。"这个"病"的概念完全是中医学的，其前提就是"阴阳失去平衡"，无此前提不能是"病"。另外，这句话的关键词是"过程"，申明"病"有一个发生、发展、结束的时间阶段。由于出现的不正常反应不同，发病过程也不一样，才知此"病"不同于彼"病"，于是才有不同的名称。

什么是"证"？"证"，又称"证候"，亦完全是中医学的概念。笔者认为："当医生面对病人时，对病人疾病本质的概括，就是证。"可见，对"证"的认识完全是医生的行为，而且有限定的时间，必须是在医生面对病人时，由医生所得出的认识和结论。"证"应当体现疾病的本质，应当是医生对病人疾病本质的概括。

当然，医生对这个"证"的认识是否正确，还要看实践的结果，要由实践来检验。疾病的本质存在于疾病的病因、病位、病性之中，病因、病位、病性是"证"的"三要素"，对任何"证"的描述，都必须具有这"三要素"。

什么是"症"？"症"就是症状，包括病人的自觉症状，也包括只有医生才能感知和查知的他觉症状。因此，"在疾病过程中，病人所出现的不正常反

应，就是症"。

由此可见，有"症"才知有"病"，从"症"才能识"证"。"症"是客观存在，是不以人的意志为转移的，是中医辨证论治的根本依据。在"病""证""症"三者之中，"症"是最重要的。那么，什么是"主症"呢？顾名思义，"主症"就是最主要、最重要的症状，就是数量不多，却能体现疾病本质的症状。"主症"是"证"的依据，是只有医生才能确定的症状。

疾病的本质，中医简称为"本"。中医辨证论治的灵魂，或曰"宗旨"，就是"治病必求于本"。这个宗旨也来源于阴阳学说。《素问·阴阳应象大论》在论述"阴阳者，天地之道也……神明之府也"之后，紧接着就强调"治病必求于本"。那么，什么是人体生命的根本呢？《素问·六节藏象论》做出了明确的回答："夫自古通天者，生之本，本于阴阳。"阴阳的运动、阴阳的平衡是生命的根本。所以，《素问·至真要大论》才说："谨察阴阳所在而调之，以平为期。"这里的"阴阳所在"，就是指当阴阳的运动失调、阴阳失于平衡时，导致这种状态的症结所在，也就是"本"之所在。

关于如何理解"本"以及如何治"本"，《内经》有许多精彩的论述。

《素问·六微旨大论》说："升降出入，无器不有。故器者生化之宇，器散则分之，生化息矣。故无不出入，无不升降。化有小大，期有近远，四者之有，而贵常守，反常则灾害至矣。"这段话有极为丰富的内涵，学习中医者应经常背诵之，思考之。前面说过，"器"是气聚而成的，是有形的，必然占有一定的空间，故称其为"宇"，其内部不断地进行气的升降出入运动，由此才能生生化化而不息止。假如不是阴升阳降、阴出阳入，而是阳升阴降、阳出阴入，阴阳运动反其道而行之，则必然"器散则分之"，意味着同时即"生化息矣"。

由此可见，升降出入运动的正常进行，对于维持该"器"的存在具有何等重要的意义。故曰只要是"器"，就"无不出入，无不升降"。升降出入运动的终止，就意味着"器"的生命的终结，因为它已经"散"了，已经不存在了。同时，也应当认识到，"器"之散也是事物发展变化的必然规律，气聚成"器"，"器"散化气，"气合而有形""器散则分之"，体现了宇宙间一切事物都是有形与无形的不断转化，且无有终止。

作为"器"的本身，作为活着的人，毕竟不仅希望占有的空间要存在，同时也希望占有的时间要长久，但不论"化有小大"，即占有的空间或小或大，"期有近远"，即占有的时间或短或长，只要存在着，只要生活着，其内部气的升降出入运动就要协调进行，这就叫"四者之有，而贵常守"。

"四者之有，而贵常守"是对人体气运动基本模式——"'枢轴—轮周—辐网'协调运转的圆运动"最本质的概括。因为这个运动只有运转"协调"才能"圆"，这个"协调"就叫"常守"，即升降出入四者应当恋守勿失，一定要有序运动，互相依存，互为因果。任何一方都既不可太过，亦不可不及。否则不升则不降，不降亦必不升，不出则不入，不入亦必不出，其中只要一方面出现障碍，必然引起整体升降出入运动的失调，必然"灾害至矣"。这就提示我们，在临床诊察病人时，一定要"谨察阴阳所在"，即一定要察出到底是哪个部位、因为什么原因出现了升降出入运动的障碍。对此，《内经》又叫作"司其属"。

《素问·至真要大论》有所谓"病机十九条"的重要论述："帝曰：愿闻病机何如？岐伯曰：诸风掉眩，皆属于肝……诸热瞀瘛，皆属于火……诸痿喘呕，皆属于上……故《大要》曰：谨守病机，各司其属……疏其血气，令其调达，而致和平，此之谓也。"这里面所谓"肝""上"就是病位，"火"就是病因，也就是所谓"属"，即导致疾病的症结所在。发现了这个症结，就要采取有针对性的治疗措施，排除障碍，"疏其血气"，使气机升降恢复"调达"顺畅状态，从而实现"和平"的目的。这与本论"谨察阴阳所在而调之，以平为期"的思想又是完全一致的。

"司其属"，也叫"求其属"。《素问·至真要大论》说："帝曰：论言治寒以热，治热以寒，而方士不能废绳墨而更其道也。有病热者，寒之而热，有病寒者，热之而寒，二者皆在，新病复起，奈何治？岐伯曰：诸寒之而热者取之阴，热之而寒者取之阳，所谓求其属也。"

这段话是说，治病本来就应当以寒凉药治热病，以温热药治寒病，但为什么有的热病用寒凉药反而更热，有的寒病用温热药反而更寒呢？岐伯认为，这是没有"求其属"的缘故。"属"就是"本"，而所谓"病热者"的"热"、"病寒者"的"寒"其实是"标"。"标"是现象，"本"是本质，"本"才是疾病的症结所在。治病要透过现象抓住本质，所以叫"求其属"。

而且，这里的"标"还是疾病的假象，就更应当"求其属"而治疗了。如何治呢？王冰认为诸"寒之而热者"是由于阴虚，应当养阴，即所谓"壮水之主，以制阳光"；"热之而寒者"是由于阳虚，应当补阳，即所谓"益火之源，以消阴翳"。此正如张景岳在《类经》中所说："然求其所谓益与壮者，即温养阳气、填补真阴也。求其所谓源与主者，即所谓'求其属'也。'属'者，根本之谓。水火之本，则皆在命门之中耳。"可见，这里的"求其属"，同样是求其致病之症结所在，即病因是真阴虚或真阳虚，病位则在"命门之中"。

前面说过，气运动的升降出入四者是互为因果、相互影响的，以致临床上所表现的症状并不一定体现疾病的原发部位，《内经》于是提出了"气反"的概念。《素问·五常政大论》说："气反者，病在上，取之下；病在下，取之上；病在中，傍取之。"对此，张景岳解释说："气反者，本在此而标在彼也。"所以就应详加辨识，去伪存真，抓住体现病本的"主症"，有针对性地治疗。这就是"抓主症"理论的由来。

"抓主症"就是要抓住体现疾病本质的症状。疾病的本质，体现于病因、病位、病性之中。在八纲辨证中，"表里"的概念，就是病位；"寒热"的概念，就是病性；"虚实"的概念，就是病因。中医学中的所谓"六经""卫气营血""脏腑"等辨证，从名称看均体现了表里的概念，很明显判断的是病位。阴阳是疾病的性质，《内经》说，"阳胜则热，阴胜则寒"，因此寒热就成了疾病性质的标志。《内经》又说，"邪气盛则实，精气夺则虚"，而邪盛、正虚恰恰是所有疾病的病因，所以说虚实就是病因的概念。临床只要抓住体现病因、病位、病性的症状，就是抓住了体现疾病本质的"主症"。既然如此，"主症"就不能多，最好是一个，最多也不能超过三个，因为各有一个分别代表病因、病位、病性就足够了。"主症"超过了三个，也就失去了"最主要"症状的意义了。

对此，《内经》也有明确的指示。《素问·至真要大论》说："知其要者，一言而终，不知其要，流散无穷。"所谓"知其要"，就是抓住要点。抓住主症也就是抓住了要点。由于"抓主症"就是辨标本，"求于本"，所以本论又说，"夫标本之道，要而博，小而大。可以言一而知百病之害"，还是说要抓住体现病本的要点，不必多，"言一而知百病之害"。这个"一"，就是主症。

真正能"言一而知百病之害"者，只有脉象。《素问·三部九候论》曰："帝曰：何以知病之所在？岐伯曰：察九候，独小者病，独大者病，独疾者病，独迟者病，独热者病，独寒者病，独陷下者病。"即诊脉要察其"独"，"独处藏奸"，察出其"独"了，也就察出疾病的原发病位以及病因、病性了。因此，只诊脉一项，只是脉象这一个症状，即可断定疾病的本质，这是"抓主症"的最高境界、最高水平。笔者钻研此术久矣，已稍有体会，已能断定某脉必对应某方，将此方施予病人亦必然有效。唯已不在本书写作范围，容以后他书再谈。

在这里特别需要说明的是，"主症"并非一定是患者感觉最为痛苦的症状，而且更多的却是患者并不自觉，只是由医生才察觉出来的症状。在多数情况下，病人感觉最为痛苦的症状是标，医生察觉的症状才是本，正因为后者是本，才称其为决定疾病本质的"主症"。关于这个问题，《内经》亦有精彩的论述。

《素问·至真要大论》说："帝曰：病之中外何如？岐伯曰：从内之外者，调其内；从外之内者，治其外；从内之外而盛于外者，先调其内而后治其外；从外之内而盛于内者，先治其外而后调其内；中外不相及，则治主病。"这段话是说，疾病的症状表现有内外的不同，这时医生就应当判断何处才是疾病的原发病位。不论最终病位的症状如何，都要先治原发病位，因为原发病位是本，继发病位是标。由于这个原因，医生的职责就是要查找体现原发病位的症状，这个症状就是主症。如果患者患病后，疾病的病位始终停留在原处，而未对其他部位发生影响，即所谓"中外不相及"，那么这个病位体现的症状当然是主症，在这里亦称作"主病"。

举例而言，肝气不疏的病人，起病至今即两胁胀满疼痛，亦未查出其他部位的症状，此即"中外不相及"，那么两胁胀满疼痛就是本病的主症。又例如，某病人头痛剧烈，但查其绕脐痛而多日不大便，脉沉实有力，乃阳明腑实证，以大承气汤通其大便而头痛自愈，则证明头痛并非主症，医生查出的后者症状才是主症。主症在多数情况下只有医生才能诊察得到，"抓主症"是各个医生独有的临床经验，体现了辨证论治的水平，对正确选择方剂从而治愈疾病具有决定意义，所以是中医治病的"诀窍"，或曰"秘诀"。

"抓主症"既然是针对疾病的根本，是"治病必求于本"宗旨的体现，就绝对不同于一般所说的"对症治疗"，更何况不论从中医理论还是从中医实践，都证明"对症"其实是起不到治疗作用的。

"抓主症"在临床上的应用，主要体现在对方剂的运用上。即每一首有效的方剂，都应当对应着独有的 1 ～ 3 个主症。笔者经常发现一些方书在主治部分往往罗列少则四五个、多则七八个甚至十个以上的症状，而且甲方与乙方常常又主治症状雷同，使医生在临床中很难区别应用，因而也就不能取得应有的疗效。正是由于这个原因，才使一些人诉病"中医疗效不能重复""中医方剂的疗效不能重复"。其实，如果真能列出该方区别于他方所治疗的主症，由于这些主症恰恰反映了疾病的本质，据此而应用于病人，是能够取得肯定并可以重复的疗效的。有关笔者"抓主症"的经验，将在下面《夜话录》的讲用中详细介绍。

六、关于中医病因学的再认识

前面说过，病因、病位、病性是证候的三要素，辨证论治的"辨证"，从根本上来说就是要辨出这三要素。三要素中又以病因、病位最为重要，一般而言，辨出病因、病位，病性也就自在其中了。

病因，就是导致疾病的原因，包括原发病因与继发病因，均可从下图（图2）得以体现。

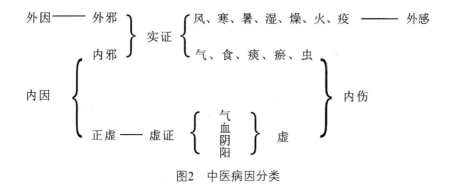

图2　中医病因分类

歌曰：

"风、寒、暑、湿、燥、火、疫，

气、食、痰、瘀、虫、虚毕。"

从表中可以体会到，中医所说的病因共有"风""寒""暑""湿""燥""火""疫""气""食""痰""瘀""虫"和"虚"十三大类，其中的"虚"，应再包括"气虚""血虚""阴虚""阳虚"四类。

《素问·通评虚实论》说，"邪气盛则实，精气夺则虚"，共把疾病分为虚实两类。那么"虚"与"实"到底说的是病性还是病因呢？很多人认为是病性。但将全句联系起来体会，其实说的是病因，因为只要谈到什么实，什么虚，最终还是要落实到病因上。凡由病邪（包括外邪与内邪）即所谓"邪气实"而引起的疾病，称为实证；凡由正虚，即所谓"精气夺"而引起的疾病，称为虚证。所以，这里要特别申明：内伤不等于虚证。从表中可以看出，外感病是由病邪引起的，但内伤病则既可以由正虚引起，亦可以由病邪引起，只不过外感病的病邪是外邪，内伤病的病邪是内邪罢了。可见，很多书本上把内伤等同于虚证是错误的。

实证与虚证是怎样导致的？还是应从气机升降学说谈起。"邪气盛则实"，是说病邪阻滞气机，使气的升降出入运动受阻。"精气夺则虚"，是说人体正气，即气、血、阴、阳的虚衰，导致气的升降出入运动无力，或者由某处气的升降出入运动无力，继而导致另处气的升降出入运动出现虚性的亢奋。可见，"邪气郁阻"与"正气虚衰"是分别导致"实证"与"虚证"的根本病机。

例如表中所列"内邪"的"气"，显然是指阻滞气机的"气"，是指失常的情志因素，它使脏腑之气的升降出入运动受阻，这时的"气"就是病邪了。表中所列"正虚"的"气"，是指人体物质即"精气"的不足，它使脏腑之气的升降出入运动无力。两者虽均有"气"字，但前者则称为"气滞"，后者则称为"气虚"。前者是邪气的郁阻，因而是实证；后者是正气的虚衰，因而是虚证。明乎此，对"气滞"与"气虚"这两个概念也就可以严格区分开来了。

这里顺便谈一谈对"气、血、阴、阳"的认识。首先必须指出的是，针对正气虚而谈的"气、血、阴、阳"完全是物质的概念。物质分有形与无形两大类。无形的是"气"与"阳"，有形的是"血"与"阴"。"气"指无形物质的一部分，体现为"力量"的概念。"阳"指无形物质的全部，体现为"热量"的概念。"血"指有形物质的一部分，一般专指运行于血脉的液体。"阴"指有形物质的全部，指遍布于全身各处的津、液、血、精等。

下面还要谈一谈原发病邪与继发病邪的问题。外邪，"风、寒、暑、湿、燥、火、疫"，当然是原发病邪。这里主要谈内邪。内邪中的"气""食""虫"常常是原发病邪，即从疾病一开始就出现了，并由它们而导致疾病。但"痰""瘀"则常常是继发病邪，既可因外邪阻滞气机而导致，又可由正气虚衰、气运无力而引起。更多见的，还可以由原发内邪，特别是"气""食"所继发。

因此，根据"治病必求于本"的宗旨，就要同时对引发它们的原发病邪或虚衰的正气加以处置。此外，还有"内生五邪"的说法，即由于脏腑功能失调而出现"内风""内热""内湿""内燥""内寒"等现象，临床只要治其内伤即脏腑功能失调就可以了。

第二章 《内经》《难经》中有关肝生理、病理及肝病诊断、治疗论述的摘录和解释

综观《夜话录》全书内容，涉及从《内经》到仲景著作、到后世医家的几乎所有治肝经验，为了从源到流全面理解，首先就要了解《内经》《难经》的有关论述。为此，笔者从生理、病理、诊断、治疗四方面对其加以摘录，并予以适当解释，从而与《夜话录》的讲用前后呼应，并避免行文中不必要的重复。

一、生理

1.天地之间，六合之内，不离于五，人亦应之。（《灵枢·阴阳二十五人》《灵枢·通天》）

按："天地"指整个宇宙，"六合"指上下左右前后，"六合之内"即宇宙之内的所有事物。此句言一切事物均离不开五行规律。自然界常以"五"为一循环基数，如五日为一候，五季为一年；在人体则有五脏等。《内经》并把人的体质分为木、火、土、金、水五行之人。

笔者在临床中发现一个十分有趣的规律，即人们在大怒或受到外伤后，恰好5年以后才出现一系列继发症状，而这些继发症状都体现为瘀血证候。恰好5年，是说既不是4年，也不是6年，而是不多不少整整5年。

2.肝生于左，肺藏于右，心部于表，肾治于里，脾为之使，胃为之市。（《素问·刺禁论》）

按：此与笔者所勾画的人体后天气运动基本模式图完全一致。所谓"左""右""表""里"，都是指脏气的运动状态，非指血肉之内脏。"表"指上；

"里"指下。"市"指受纳、纳入；"使"指运化、转输，即胃主纳谷、脾主运化之意。

3. 天地者，万物之上下也；阴阳者，血气之男女也；左右者，阴阳之道路也；水火者，阴阳之征兆也；阴阳者，万物之能始也。故曰：阴在内，阳之守也；阳在外，阴之使也。（《素问·阴阳应象大论》）

按：此段经文是在论述"东方生风……北方生寒……"即在论述"肝""心""脾""肺""肾"后出现的。因此，"天地"代表整个人体；"血气""左右"代表肝肺；"水火"代表肾心；"万物之能始"代表脾胃，因脾为阴、胃为阳，是人体动力的来源，故曰"能始"。"阴在内"为枢轴脾胃，守于内，为动力来源；"阳在外"为轮周肝、心、肺、肾，使于外，接受脾胃的能源而运转于外。

此段经文的重要意义在于，阐明了肝左、肺右。肝藏血，主血的运行，肝气从左而升；肺主气，主气的运行，肺气从右而降。左升右降体现了血从左升、气从右降的道理。因此，肝病、瘀血病多发生于左，肺病、气滞病多发生于右。由于肝从左升，则脾亦从左升；由于肺从右降，则胃亦从右降。深刻理解肝脾从左而升、肺胃从右而降，在临床上有重要意义。

4. 腹为阴，阴中之阳，肝也。（《素问·金匮真言论》）

按：肝为阴脏，其气的主要运动方向是向上的。但与肾为阴中之阴脏相比较，肝又为阳，肾又为阴，则肝气的运动方向又是向下的。与脾为阴中之至阴脏相比较，肝为阳，脾为阴，则肝气的运动方向又是向内的。由此可见，肝气的运动方向是向上、下、内、外的，因此才称"肝主疏泄"。

5. 土疏泄，苍气达。（《素问·五常政大论》）

按：此句来源于本论："帝曰：太过何谓？岐伯曰：木曰发生……发生之纪，是谓启敕，土疏泄，苍气达。"全句是说当五运中木运太过之年时，则称作发生，能启发陈旧，称为启陈（敕，通作陈）。此时土气疏散畅通，木气条达。张景岳注曰，"苍气，木气也""木气动，生气达，故土体疏泄而通也"。可见，虽然最终是土疏泄，却由于"苍气达"，故后人云"肝（木）主疏泄"。

6. 东方生风，风生木，木生酸，酸生肝，肝生筋，筋生心，肝主目……

在色为苍，在音为角，在声为呼，在变动为握……在志为怒，怒伤肝。(《素问·阴阳应象大论》)

按： 此段言肝与方位、气候、五行、五味、五体、五官、五色、五音、五声以及动态、情志的关系，对判断病位有重要意义。

7. 肝足厥阴之脉，起于大趾丛毛之际，上循足跗上廉，去内踝一寸，上踝八寸，交出太阴之后，上腘内廉，循股阴，入毛中，环阴器，抵少腹，挟胃，属肝络胆，上贯膈，布胁肋，循喉咙之后，上入颃颡，连目系，上出额，与督脉会于巅；其支者，从目系下颊里，环唇内；其支者，复从肝别贯膈，上注肺。(《灵枢·经脉》)

按： 古人曰"不明脏腑经络，开口动手便错"，因此，学习《夜话录》首先就应熟记这段经文。例如，为什么男女性器官疾病都要治肝，为什么肝气不疏会导致胁肋、少腹胀痛，为什么"肝开窍于目"，为什么厥阴头痛主要表现为颠顶痛，为什么鼻咽癌的发生部位在颃颡，均可从中找出答案。

8. 食气入胃，散精于肝，淫气于筋。(《素问·经脉别论》)

按： 这句话指出了肝以及肝所主的筋，都需要脾胃化生的营养物质所滋养。脾胃是一身气血生化之源，由此可以体会到，对肝虚的病人必须健脾。

9. 肝者，将军之官，谋虑出焉。(《素问·灵兰秘典论》)

按： 此言肝的功能。将军是统帅军队的，军队对外抵御内侮，对内平息内乱，都需要将军的运筹帷幄，也就是"谋虑"。善于"谋虑"者，必然刚强、镇定、稳健、敏捷，有好的记忆力和思维判断能力，勇敢而无畏。反映到人体，有这些表现，则证明肝的功能正常，相反则证明肝的功能不足。

10. 肝者，罢极之本，魂之居也。其华在爪，其充在筋，以生血气；其味酸，其色苍。此为阴中之少阳，通于春气。(《素问·六节藏象论》)

按： 此段原文的关键词是"罢极"。有医家认为"罢"通"疲"，"疲极"即"疲累劳困"之意。如清代医家姚止庵在《素问经注节解》中说："罢与疲通，肝主筋，过劳则运用乏竭而困倦矣，故云罢极。"且《史记·秦本纪》亦确有"罢极"一词，"下罢极则以仁义怨望于上"，此处"罢"亦通"疲"，"罢极"确实作"疲累劳困"解。但此段所在的上下文均论人体生理，"疲累劳困"

乃病态，显与上下文义不符。张德英、杨鹏举发表论文《罢极与罢极失准证》（载 2004 年第 3 期《陕西中医》）称："'罢极'本为'正确的判断'之义。罢（罷）同'副'，读作 pi，四声，义从刀，原义为剖分，为分析，为审，为判断。如《尔雅·释诂下》曰'副，审也'。极，从木，原指房屋的中栋、正梁，义为'中，正中'。如《广雅·释言》曰：'极，中也。'合而观之，'罢极'之义为'中正分析''正确判断'。如此，则与《内经》其他处所论之'肝主谋虑，胆主决断'恰恰合拍。'将军之官'贵在'有谋略'……如此，'罢极'之义，昭然而明朗。"

笔者认为张、杨二氏所论可参。此论不仅训诂有据，联系临床，凡思维混乱，遇事拿不定主意，不能正确判断事物，甚至胆小怕事，夜寐不实，常做噩梦而惊醒者，从肝论治有效亦可证明。盖此皆肝魂不藏、魂居不安之故，如此"罢极之本"与下文"魂之居也"义皆连属，一气呵成，给人以明白晓畅之感。

此外，在讲解旭高补肝气、血、阴、阳诸法的"心得发挥"中，笔者对此亦有解释，谨供参考。

11. 肝藏血。（《素问·调经论》）

按： 肝为阴中之阳脏，血与阴相比较，血是阴的一部分，可谓是阴中之阳，恰与肝脏特点相符。

12. 人卧血归于肝，肝受血而能视，足受血而能步，掌受血而能握，指受血而能摄。（《素问·五脏生成》）

按： 此是"肝藏血"的最佳证明。盖"藏血"之义应作"调节"解，即根据人体需要而调节血的供给。静则回贮于肝，动则输向所需之处。

13. 厥阴多血少气……少阳厥阴为表里。（《灵枢·九针论》）

按： 厥阴为肝，少阳为胆。肝主藏血故多血，肝为阴脏故少气。但肝、胆应于春，主气之升发，所谓"木曰曲直"，动摇伸展，又主疏泄，均为阳动之象，故后人又称"肝体阴而用阳"。

14. 呼出心与肺，吸入肾与肝，呼吸之间，脾受谷味也。（《难经·四难》）

按： 此段言呼吸功能及状态与五脏的关系，临床意义重大。呼乃阳引阴出，故呼出有力而顺畅有赖于心、肺功能的正常。吸乃阴引阳入，故吸入有力而顺畅有赖于肝、肾功能的正常。常见肝气郁而不舒之人"善太息"，以及《金匮》（《金匮要略》，下同）所谓"妇人脏躁，喜悲伤欲哭，象如神灵所作，数欠伸，甘麦大枣汤主之"的"数欠伸"，均属病人引长一吸，欲冲破肝气郁滞的表现，可见吸入确与肝的功能有关。

15. 木得金而伐。（《素问·宝命全形论》）

按：此言五行生克的规律。五行相生：木生火，火生土，土生金，金生水，水生木。与五脏相关，则肝生心，心生脾，脾生肺，肺生肾，肾生肝。五行相克：木克土，土克水，水克火，火克金，金克木。与五脏相关，则肝克脾，脾克肾，肾克心，心克肺，肺克肝。既相生又相克，才使万事万物取得动态平衡，任何一方既不可太过，亦不可不及，万事万物皆然，故亦属公理。

"木得金而伐"，即"金克木"，言金可制约木，正常情况下可避免木气升发太过，然过度对木克制，又可导致木的虚衰，故此"木得金而伐"则有生理与病理的不同。临床所谓"佐金制木"之治法，则多用于木（肝）气升发太过的疾病，意在恢复肺金的正常功能以制约肝木的过度升发。

肺主气，肝藏血，肺主宣降，肝司疏泄，周身气血流行，实赖肝肺气机调畅。叶天士说："人身左升属肝，右降属肺，当两和气血，使升降得宜。"气血运行不畅，统称为郁证。治郁，调和肝肺是其要诀。

对此，清代医家王孟英最为擅长。由《王孟英医案》可见，王氏认为人身气贵流行，百病皆由愆滞，而与气机运转最为密切的就是肝肺二脏。肝气上逆，则诸气皆逆；治节不行，则一身之气皆滞。肝属木，肺属金，虽金能制木，但就临床所见，"肝木过升"却每因"肺金少降"。所以，"左强右弱"是"升降不调"的根本原因。恢复肝肺气机的协调运转，必须首先恢复肺的治节功能。

王氏抓住这一关键，以"轻可去实"之法，着重在"清肃气道""先廓上游"，"俾一身治节之令，肝胆逆升之火，胃腑逗留之浊，枢机郁遏之热，水饮凝滞之痰，咸得下趋"，从而在对疑难疾病的治疗上取得神奇的疗效。《夜话录》作者王旭高先生对此亦有宝贵经验，笔者及现代某些医家亦非常重视这一经验，在实践中均有所发挥，对此，将在《夜话录》讲用中重点论述。

二、病理

1. 春三月，此谓发陈……逆之则伤肝。(《素问·四气调神大论》)

按： "发陈"，即推陈出新之意。春三月正当生命萌发之时，万物欣欣向荣，人体亦应适当活动，但不可过度。精神应当愉快，但又不可过度兴奋，否则就要伤肝。此言人体应顺应自然季节与气候的变化。

2. 逆春气，则少阳不生，肝气内变。(《素问·四气调神大论》)

按： "少阳"指春生之气，应于人体，亦指肝胆阳气。此条与上条意同，言如不顺应春生之气，则必戕伐人身肝胆阳气而产生病变。

3. 风客淫气，精乃亡，邪伤肝也。(《素问·生气通天论》)

按： 此言外邪可以伤肝。如风邪侵犯人体，伤及阳气，即可侵入肝脏，导致阴精的消亡。

4. 味过于酸，肝气以津，脾气乃绝。(《素问·生气通天论》)

按： 此言饮食不节可以伤肝。盖酸味可以入肝，适量酸味可以养肝，但过量食酸，则使肝气淫溢过盛，木盛则过度克土，久则脾气乃绝。

5. 恚怒气逆，上而不下则伤肝。(《难经·四十九难》)

按： 此言情志不遂可以伤肝。怨恨愤怒则使气逆于上，上而不下必伤肝。

6. 百病生于气也，怒则气上……怒则气逆，甚则呕血及飧泄，故气上矣。(《素问·举痛论》)

按： 此同上条。言很多疾病均源于情志因素导致的气机逆乱。怒则气逆于上，可以导致呕血；肝气过亢可以克制脾土，导致泄泻。

7. 阳气者，大怒则形气绝，而血菀于上，使人薄厥。有伤于筋，纵，其若不容。(《素问·生气通天论》)

按： 此亦言大怒伤肝。言人的阳气，在大怒时就会上逆，血随气升而瘀积于上，气血逆乱而发为"薄厥"。若伤于诸筋，则使筋弛纵不收，而不能随意运动。"容"，用的意思，指运动功能。"不容"，即运动功能丧失。

8. 血之与气，并走于上，则为大厥，厥则暴死。气复反则生，不反则死。

（《素问·调经论》）

按：此与上文相似。但此条言血随气逆而导致昏迷之"大厥"。其预后要看逆气能否返回，不返则必死无疑。此为后世"镇肝熄风，引血下行"治法的理论根据。

9.五劳，久视伤血……久行伤筋。（《灵枢·九针论》）

按：此言过劳亦能伤肝。肝藏血，肝主筋，久视伤血，久行伤筋，亦即伤肝。

10.五精所并，精气……并于肝则忧……虚而相并者也。（《素问·宣明五气》）

按：此言肝气虚，受到情志刺激，影响到肝，即出现忧愁现象。

11.肝藏血，血舍魂，肝气虚则恐，实则怒。（《灵枢·本神》）

按：由上述两段经文可知，忧愁、恐惧、愤怒均可伤肝，而且，由于肝的虚实不同，受到情志刺激可出现忧愁、恐惧、愤怒的不同情志表现。肝气虚，则忧愁、恐惧；肝气实，则愤怒。可见，不同的情志改变与人的体质密切相关。这就解释了为什么同样的情志刺激，有的人会出现肝气横逆而易怒的"肝气"病，有的人却会出现肝气郁结而悲愁的"肝郁"病。而且，从"肝藏血，血舍魂"一句理解，更可看出肝气之所以虚，乃在于肝血虚。盖阴阳互根，魂属气，血以载气，气舍于血，并靠血的滋养，血虚则气亦不足，故肝气亦虚，从而体现抵御不良情志刺激的能力不足，于是恐惧或悲愁。这就是对肝郁病要养肝血为主，并以逍遥散为主方治疗的原因。

12.愁忧者，气闭塞而不行；盛怒者，迷惑而不治；恐惧者，神荡惮而不收。（《灵枢·本神》）

按：此言愁忧、盛怒、恐惧产生的机理及临床表现。愁忧，因肝的气血不足，疏泄无力以致自我封闭，不能舒展，此即为"肝气郁结"。盛怒，肝魂迷乱，失去对事物的判断能力，因此，"不治"，不能正常履行疏泄功能，反而对其他部位造成冲击，此即为"肝气横逆"。恐惧，则魂不守舍而散乱不收，此即为"肝阳浮越"。三者何以统属于肝？由上两段经文可知。

13.有所堕坠，恶血留内，若有所大怒，气上而不下，积于胁下，则伤肝。

（《灵枢·邪气脏腑病形》）

按：此言跌仆损伤可以伤肝。肝藏血，其经脉行于胁下，如跌仆坠堕，则瘀血停留于内，复因大怒，气逆于上，瘀血亦可停积于胁下，阻碍肝气疏泄功能，故曰伤肝。李东垣复元活血汤即治此证。

14. 血枯，此得之年少时，有所大脱血，若醉入房中，气竭肝伤，故月事衰少不来也……以四乌贼骨一芦茹，二物并合之，丸以雀卵，大如小豆，以五丸为后饭，饮以鲍鱼汁，利肠中及伤肝也。（《素问·腹中论》）

按：此言大失血、大量饮酒、房劳过度均可伤肝。肝藏血，为女子之先天，经血之源，肝气血大伤，故月事不来。治法以乌贼骨补益肝肾精血；以芦茹，即茜草生血通经；以雀卵强阴壮阳；以鲍鱼汁滋补肝肾并行血化瘀，共奏通利肠道、祛瘀生新以补益受损肝脏之功。

15. 思想无穷，所愿不得，意淫于外，入房太甚，宗筋弛纵，发为筋痿，及为白淫。故《下经》曰：筋痿者，生于肝，使内也。（《素问·痿论》）

按：筋痿乃筋膜干燥、拘急挛缩之病；白淫乃男子败精淋浊及女子带下之疾。此段言思想贪欲无穷、愿望不能实现，意志淫佚于外，房劳过伤于内，即可导致筋痿与白淫。证明筋痿之病由于房劳过度伤肝所致。此再言房劳可以伤肝。

16. 筋痹不已，复感于邪，内舍于肝……所谓痹者，各以其时重感于风寒湿之气也……肝痹者，夜卧则惊，多饮数小便，上为引如怀。（《素问·痹论》）

按：春季感受风寒湿邪可以导致筋痹，如在这个季节再重复感受风寒湿邪，邪气就可向内侵入筋所合的脏器肝，导致肝痹。肝痹的表现是：夜间魂不安而发惊骇之状，肝气疏泄不利，则饮水多小便亦多，腹部胀满似怀孕之状。此段经文说明外邪可以从筋侵入，影响到肝。此与前第3条所言风邪可以直接伤肝不同。但均可证明外邪可以伤肝。

17. 五十岁，肝气始衰，肝叶始薄，胆汁始灭，目始不明。（《灵枢·天年》）

按：生、长、壮、老、已是人体的必然规律，人体脏器之盛衰亦然。五十岁肝气衰，目不明，示医者于此时尤当重视滋肝、养肝。

18. 七八，肝气衰，筋不能动。（《素问·上古天真论》）

按：此条与上条同，上条是从目始不明判断肝气始衰，此条是从筋不能动判断肝气已衰，因其年已五十六岁矣。此两条均示人对老年病重在滋养护肝。

以上诸条，除自然衰老者外，言外邪、饮食不节、恼怒、忧愁、恐惧、过劳、外伤、大出血、过度饮酒、房劳过度等均可伤肝，对临床辨肝病病因有重要意义。

三、诊断

1. 肝足厥阴之脉……是动则病，腰痛不可以俯仰，丈夫㿗疝，妇人少腹肿，甚则嗌干，面尘脱色。是主肝所生病者，胸满，呕逆，飧泄，狐疝，遗溺，闭癃。（《灵枢·经脉》）

按："是动则病"，是指经脉因受外邪侵犯所发生的病证。"是主……所生病"，是指本脏发生疾病影响到本经的病证。"㿗疝"，是疝气的一种，发病时阴囊肿痛下坠。"嗌干"即咽干。"面尘脱色"，言面部如蒙上灰尘，暗无光泽。"飧泄"，是大便稀薄、完谷不化的泄泻。"狐疝"，亦疝气之一种，发时阴囊时上时下，如狐之出没无常。"遗溺"即遗尿。"闭癃"即癃闭，指小便不通。以上所述病证皆临床中所常见，为辨肝病病位之要点，学者当熟记之。具体病案，《夜话录》讲用中有述。

2. 黄帝问曰：春脉如弦，何如而弦？岐伯对曰：春脉者肝也，东方木也，万物之所以始生也，故其气来，软弱轻虚而滑，端直以长，故曰弦，反此者病。帝曰：何如而反？岐伯曰：其气来实而强，此谓太过，病在外；其气来不实而微，此谓不及，病在中。帝曰：春脉太过与不及，其病当何如？岐伯曰：太过则令人善忘，忽忽眩冒而巅疾；其不及，则令人胸痛引背，下则两胁胠满。（《素问·玉机真脏论》）

按：此言肝脉的正常与异常脉象，以及异常脉象所主的病证。弦脉为肝所主，人皆知之。然什么是正常的弦脉？曰"软弱轻虚而滑，端直以长"即是。本篇曰"脉弱以滑，是有胃气"，言有胃气的正常脉象必须"脉弱以滑"，即按之虽柔软缓和，但脉动却有流畅有力之感。各脏本脉各有不同，但必兼见此有胃气之脉才是正常脉。如肝脉"端直以长"乃弦脉之本象，但必兼此脉才属正常的弦脉。反之，如过度强硬，即"来实而强"，乃木气太过；过度软弱，即"不实而微"，乃木气不及，均属胃气不足之象。木气太过，气升亢于上，则善忘、眩冒，而患颠疾。木气不及，则经脉失于濡养，在上胸痛引背，在下则两胁肤满。

3.真肝脉至，中外急如循刀刃，责责然，如按琴瑟弦，色青白不泽，毛折乃死。(《素问·玉机真脏论》)

按：脉中外急如循刀刃，责责然，如按琴瑟弦，绷急紧张，毫无柔和之象，乃胃气已绝，真藏之气象外露，故曰死。以上两条，均说明肝脉的弦脉，虽然有如按弓弦之感，但既不可太硬，也不可太软，尤其不可有如循刀刃之感，否则为病象，甚则为濒死之象。

4.假令得肝脉，其外证善洁，面青善怒。其内证脐左有动气，按之牢若痛。其病四肢满闭，淋溲便难，转筋。有是者肝也，无是者非也。(《难经·十六难》)

按：本段经文最重要语句是"其内证脐左有动气，按之牢若痛"。此外，《难经》又有"假令得心脉……其内证脐上有动气，按之牢若痛""假令得脾脉……其内证当脐有动气，按之牢若痛""假令得肺脉……其内证脐右有动气，按之牢若痛""假令得肾脉……其内证脐下有动气，按之牢若痛"的论述，这是笔者临床腹诊的理论根据。其中可以悟出，"当脐"是人体的中心，由脾所主，脐左、上、右、下则分别由肝、心、肺、肾所主，恰与笔者所画"人体气运动基本模式图（后天）"相符。

5.肝热病者，左颊先赤。(《素问·刺热》)

按：本篇又有"心热病者，颜先赤；脾热病者，鼻先赤；肺热病者，右颊先赤；肾热病者，颐先赤"的论述。"颜"，指额部；"颐"，指腮的下部（张隐庵注曰："腮下谓之颐，肾属水而位居北方，故颐先赤。"）从此论可知，与上条一样，脾病在面部亦表现在中间，而肝、心、肺、肾之病仍分别表现在左、上、右、下。

6.五脏一病，辄有五也。假令肝病，色青者肝也，臊臭者肝也，喜酸者肝

也，喜呼者肝也，喜泣者肝也，其病众多，不可尽言也。(《难经·七十四难》)

按："辄有五"，是指五色、五臭、五味、五声、五液之类。肝病可从色之青、臭之臊臭、味之酸、声之呼、液之泣辨之。

7. 肝之积，名曰肥气，在左胁下，如覆杯，有头足，久不愈，令人发咳逆、痎疟，连岁不已。(《难经·五十六难》)

按：积为血之积。肝气从左而升，肝气郁于左，久则血亦瘀，则在左胁下形成积病，名曰"肥气"。触之有如覆杯状物，上下有界限，若日久不愈，常继发咳嗽、喘逆、疟疾等，且连年不愈。从此段条文可知，气滞久确可导致血瘀而成癥积之病，又可知肝气从左升、肺气从右降，肝气不升或过升，均可引起肺气不降而继发咳逆。气血升降失常，则营卫运行不利，且厥阴与少阳相表里，即可引发寒热时发的疟疾。

8. 诸风掉眩，皆属于肝。(《素问·至真要大论》)

按：这是著名的"病机十九条"的第一条，是研究和治疗肝病必须熟记的一条经文。此"诸风"，既指感受风邪，亦指患病后所出现的动摇不定之象。掉，即振摇；眩，即头目旋转、眼前发黑之感。肝为风木之脏，其脉夹督脉上会于颠，开窍于目，发病则现风木动摇之象，故《夜话录》称此为"肝风"。

9. 东风生于春，病在肝，俞在颈项……故春气者，病在头。(《素问·金匮真言论》)

按："俞"同"输"。此句言肝应于东、风及春，春季万物发荣，其气向上，故肝病应之而发于颈项及头部。肝的经气本应输注于此，但临床常见肝阳上亢病人除头目眩晕外，并发颈项转动板滞不舒，此筋脉失柔之象，乃由肝的经气输注不利所致。

10. 厥头痛，头脉痛，心悲，善泣，视头动脉反盛者，刺尽去血，后调足厥阴。(《灵枢·厥病》)

按："厥"，气逆之意。"厥头痛"，是因经气上逆而引起的头痛。综观全句，可知此头痛病位在足厥阴肝。肝气上逆，则血随之而逆，血充于头脉之中，故头脉动盛有力，并胀而痛。血菀于上，则肝魂失养，出现肝血不足而引起的悲、泣之象。可见，此乃下虚上实之候。由此可知，肝气上逆的情志改变并非只出现一般常说的"易怒"一症。治此，可刺出血，解除血之上菀，后治其本，调足厥阴肝之经气，使其恢复正常，可仿王旭高"滋肝潜阳"法治疗。

11.肝病者，两胁下痛引少腹，令人善怒；虚则目䀮䀮无所见，耳无所闻，善恐，如人将捕之。(《素问·脏气法时论》)

按：此又言肝病有虚实之不同，实者两胁下痛引少腹，其人多怒，乃肝气横逆之象。虚者目䀮（音荒，不明之意）䀮无所见，即视物昏花而不明，耳聋，常胆怯恐惧，像有人要逮捕他一样，此乃肝血不足，肝气亦虚，肝魂失养而不安所致。

12.厥阴之脉，令人腰痛，腰中如张弓弩弦。(《素问·刺腰痛》)

按：以上第 1 条有"肝足厥阴之脉……是动则病，腰痛不可以俯仰"，此条"腰中如张弓弩弦"，更进一步形象地描述了腰部板硬拘紧，极不柔和，这是导致腰痛而不可俯仰的原因。肝主筋，肝血瘀滞或肝血不足，或其他因素导致肝的气血不能温煦、濡养筋脉，均可出现此类症状。虽然病位在肝，但有虚实寒热之不同，应辨证论治。

关于"腰痛不可以俯仰"，在《灵枢·杂病》中又有"腰痛……不可以俯仰，取足少阳"之说。对此，应当有更全面、深刻的认识，尤其应紧密结合临床。《素问·脉要精微论》说："腰者肾之府，转摇不能，肾将惫矣。"这就需要理解，"不可俯仰"与"转摇不能"都是腰痛的表现，有什么不同呢？我们不妨做一下前俯后仰与左右转摇的动作，会发现前俯后仰的中轴在腰阳关穴与大肠俞穴一带，而左右转摇的中轴在命门穴与肾俞穴一带。

因此，可以体会到，治疗腰痛，虽然笼统来讲要调理肝肾（不是单纯滋补，还要详辨虚实），但"转摇不能"者则多偏于肾虚，当补益之；而"不可俯仰"者则多见于肝胆疾患，应视其虚实不同分别予补益或疏通之法。

由此可见，观察腰痛是"不可俯仰"还是"转摇不能"，对病位的断定十分重要。但是，必须明确的是，由于督脉与足太阳经脉均行于此，而两者又均与肾有密切关系，也不能就肯定"不可俯仰"只是与肝胆有关，当肾虚时，此处亦可能出现疼痛而不可俯仰。所以，这里只是申明，在多数情况下，腰痛而不可俯仰者，首先应考虑是否肝胆疾患。

若问为什么肝胆疾患会导致腰痛不可俯仰，这与足少阳经筋所在有关。《灵枢·经筋》曰："足少阳之筋……前者结于伏兔之上，后者结于尻。""尻"即在腰骶部，与腰阳关、大肠俞处连属。此处筋脉失于濡养，故拘急板硬不舒而难以俯仰。而肝主筋，与胆相表里，故此症与肝胆有关。

总之，腰痛表现在命门及肾俞处，酸软无力，活动后加重，躺卧后减轻，转摇不能者，病位在肾，多属虚证；腰痛表现在腰阳关及大肠俞处，板滞紧张拘急，躺卧后加重，活动后减轻，不可俯仰者，病位在肝胆，多属实证或虚中夹实证。属肾虚者，可因肾阴虚、肾阳虚、肾精亏损。病在肝胆属实证者，可因湿阻、气滞、血瘀、痰凝；属虚中夹实者，则多因肝血不足、肝阴亏损而兼夹上述实邪。其中有素体阳虚而喜温者，有素体阴亏或郁久化热而喜凉者，又当区别施治。

13. 肝风之状，多汗恶风，善悲，色微苍，嗌干，善怒，时憎女子，诊在目下，其色青。(《素问·风论》)

按：色微苍、色青在目下，均为木之色，故可判断病位在肝；而多汗恶风，则似有风邪之侵袭，故曰"肝风"。本条难解之处在于既"善悲"，又"善怒"，到底是肝的虚证还是肝的实证？如不接触临床，确实不可思议。实际上临床常能询知病人"既爱生气，又常发愁"者，此证介于肝气病与肝郁病之间的类型，肝气病则易怒，肝郁病则发愁，两者均现，乃虚实之间，类似少阳证候，笔者从少阳痰热证论治，予温胆汤治疗常获良效。其"嗌干"，即咽干，常因肝胆郁热伤阴所致；"时憎女子"，乃肝郁而性机能障碍，亦肝气不得疏泄之故。

14. 木郁之发……民病胃脘当心而痛，上支两胁，膈咽不通，食饮不下，甚则耳鸣眩转，目不识人，善暴僵仆。(《素问·六元正纪大论》)

按：木气郁极而发，此言自然界气候变化，联系人体，则有似于肝气郁极而发。此已演变成严重的肝气病。肝气横逆，冲激于本经，则两胁疼痛；肝气横逆，克制脾胃，胃气不降，则胃脘当心而痛，咽喉胸膈之间堵塞不通，食饮难以咽下。更有甚者，肝气冲激于上，或气火上逆，或肝阳上亢，或肝风内动，则现耳鸣眩转，目不识人，突然倒地昏迷不醒。

此段论述，涉及肝气、肝热、肝火、肝阳、肝风诸病均可出现的多种症状，临床当根据具体病情细加分辨，不可一概而论。

15. 肝咳之状，咳则两胁下痛，甚则不可以转，转则两胠下满。(《素问·咳论》)

按： "胠"乃腋下胁上部位，《灵枢·邪客》曰："肝有邪，其气流于两腋。"本条所述症状乃肝气上逆犯肺之候，肝气上逆，肺气不降则咳；肝气横逆，窜扰于本经则两胁下痛，不可以转，甚则牵及两胠下满。肝咳病临床常见，常呈阵发性连续性呛咳之状，王旭高立有"抑肝"之法治疗，笔者亦有效方介绍于后。

16. 帝曰：有病口苦，取阳陵泉，口苦者，病名为何？何以得之？岐伯曰：病名曰胆瘅。夫肝者，中之将也，取决于胆，咽为之使，此人者，数谋虑不决，故胆虚气上溢，而口为之苦。(《素问·奇病论》)

按： 此言有病胆瘅口苦者，可取足少阳胆经的阳陵泉穴治疗。但为什么会口苦呢？岐伯认为，肝为将军之官，谋虑出焉，胆为中正之官，决断出焉，可见，虽然谋虑在肝，但决断在胆，所以说肝为中之将，而取决于胆。肝脉挟胃贯膈，循喉咙，入颃颡，环唇内，故咽为肝之外使，肝病亦可症见于口。肝为脏，属阴，胆为腑，属阳，阴当升而阳当降，今谋虑不决而不能决断，证明乃肝气郁而不升而胆气虚而不降，不降则胆之虚气上溢，所以口中发苦。从此段经文可知，肝病与胆病，均可出现口苦。

四、治疗

1. 夫治民与自治，治彼与治此，治小与治大，治国与治家，未有逆而能治之也，夫惟顺而已矣。(《灵枢·师传》)

按： 此从治理国家比喻医生治病，必须顺应客观规律。所以张景岳注此句时说："为治之道，顺而已矣。"治疗疾病的根本法则，就是顺应人体气机升降的规律而调畅之。

2. 辛甘发散为阳，酸苦涌泄为阴，咸味涌泄为阴，淡味渗泄为阳，六者或收或散，或缓或急，或燥或润，或软或坚，以所利而行之，调其气使其平

也……寒热温凉，衰之以属，随其攸利。(《素问·至真要大论》)

按: 此言药物四气五味各有升降浮沉之自然特性，而人体脏腑之气的运动亦各有升降出入之特点，医生应当顺应脏腑气运动的需要，而选择不同的药物，即"以所利而行之""随其攸利"。其中亦包括根据寒热温凉的不同属性，选择不同的药物，使病邪衰退。"随其攸利"，即"随其所利"，即上条所言，要顺应人体气机升降的规律而调畅之。此段经文，后世发展为药物的升降浮沉理论。

3. 方有大小……适其至所为故也……夫五味入胃，各归所喜，故酸先入肝，苦先入心，甘先入脾，辛先入肺，咸先入肾。(《素问·至真要大论》)

按: 酸、苦、甘、辛、咸五味入胃以后，要各归其所欲去之处，由此而组成的方剂，不论其大小，其目的只有一个，就是利用药物这一特性，"适其至所"，使药物达到它应当到达的部位，实现治愈疾病的目的。此后世发展为归经理论。

4. 肝欲散，急食辛以散之，用辛补之，酸泻之。(《素问·脏气法时论》)

按: 肝为风木之脏，应于春，为阴脏，喜升散。用药顺其性者为补，逆其性者为泻，故用辛散之药为补，用酸敛之药为泻。

5. 厥阴之胜，治以甘清，佐以苦辛，以酸泻之。(《素问·至真要大论》)

按: 此句言如厥阴风木为胜气致病，应当用甘凉药物主治，以苦辛佐之，以酸味药泻其邪。此可作为治疗肝气横逆、肝火亢盛疾病的用药原则。

6. 肝苦急，急食甘以缓之。(《素问·脏气法时论》)

按: 肝在志为怒，怒则气急，甘味能缓急，故急食甘以缓之。

以上 3～6 条，指出根据病情，对肝病可以选用苦、辛、酸、甘味的药物治疗，《伤寒论》治肝名方乌梅丸是这一用药规律的集中体现。

7. 帝曰……郁之甚者，治之奈何? 岐伯曰: 木郁达之。(《素问·六元正纪大论》)

按: "郁之甚"，泛指木、火、土、金、水五郁之甚。其中对木郁甚，即肝木气郁甚而导致的疾病，应当舒畅条达之。此句为后世舒肝解郁方法的理论根据。

8. 损其肝者，缓其中。(《难经·十四难》)

按： 第 6 条言"肝苦急，急食甘以缓之"，这里的"缓其中"，即指以甘味药缓和其里急的病证。

9. 假令肝实而肺虚，肝者木也，肺者金也，金木当更相平，当知金平木。（《难经·八十一难》）

按：《难经·七十五难》有"木欲实，金当平之"一句，此又言肝实而肺虚，故临床遇此疾病应"佐金以平木"。

10. 经言上工治未病，中工治已病者，何谓也？然，所谓治未病者，见肝之病，则知肝当传之与脾，故先实其脾气，无令得受肝之邪，故曰治未病焉。中工治已病者，见肝之病，不晓相传，但一心治肝，故曰治已病也。（《难经·七十七难》）

按： 凡肝病，不论肝郁、肝气、肝热、肝火、肝阳、肝风，均可导致脾胃发病，以木旺可以克土，木郁亦不能疏土也。因此，临床上凡见肝病发生，首先应察脾胃是否受其影响，当采取适当方法预防之，这就是"治未病"。

11. 经言东方实，西方虚，泻南方，补北方，何谓也？然，金木水火土，当更相平……东方肝也，则知肝实，西方肺也，则知肺虚。泻南方火，补北方水。南方火，火者，木之子也；北方水，水者，木之母也……故泻火补水，欲令金得平木也。（《难经·七十五难》）

按： "当更相平"，指五行之间应相互平衡，如肝实肺虚，不仅金不能平木，而且木反侮金，则不平衡。对此，不是单纯用补肺的方法，而是用泻南补北，即泻心火、补肾水的方法治疗。回顾《难经·六十九难》曾提出"虚者补其母，实者泻其子"的治法，联系本难泻南补北之法，对肝实而言，虽可用"实者泻其子"解释，但对肺虚而言，则不可用"虚者补其母"解释，以肺金之母乃脾土也。其实此病乃肝的本虚标实、虚实错杂之证。本虚，为肾水亏损，不能涵养肝木；标实，是木失涵养而化火、化风，升腾于上。对此，应当佐金平木，采取泻心火的方法，使火不克金，解除对肺金的伤害，则金实而平木；又应当滋水涵木，使升腾的肝火、肝风得以平息。此法在临床上应用颇多，《夜话录》亦有论述。

下篇

原文详解与应用发挥

总　纲

一、原文

　　肝气、肝风、肝火，三者同出异名，其中侮脾乘胃，冲心犯肺，挟寒挟痰，本虚标实，种种不同，故肝病最杂而治法最广，姑录大略于后。

二、讲解

　　此《夜话录》全书之总纲，但特别提出肝气、肝风、肝火三病，证明本书的论述重点在此三病。从全书看，第一法至第八法，论肝气；第九法至第十三法，论肝风；第十四法至第十九法，论肝火。此后第二十法至第三十法，分别列有温肝、补肝、镇肝、敛肝、平肝、散肝、搜肝以及补肝之阴、阳、血、气诸法，是对上述治肝气、肝风、肝火三病方法的补充和完善，其中也含有鉴别应用之意。

　　为什么说肝气、肝风、肝火"三者同出"，同出何处？一言以蔽之，同出于肝肾也。三者均以肝命名，同出于肝可以理解，为什么还说同出于肾？此由下述"侮脾乘胃，冲心犯肺"可知。如果不出于肾，则必定侵犯于肾，为何此处并不言犯肾伤肾？从"人体气运动基本模式图（后天）"可知，重要的脏腑还有三焦，此处未提三焦，是否亦同出于三焦？非也。后文谈到肝火时说"肝火燔灼，游行于三焦"，因此不是出于三焦可知。这就是笔者在"前言"所勾画的图中特别标示"肝肾"共为发病部位的原因。

　　理解肝病发源于肾，有重要的临床意义。古今医家都说"肝肾同源"，为什么"同源"？这由于肝肾同居于下焦，同属阴脏。肝为阴中之阳脏，肾为阴中之阴脏。阴阳互根，相互依存。肾藏一身之阴精，肝藏一身之血液。肾属水，肝属木，木气能曲直发扬，条畅适度，靠肾水的涵养滋柔，所谓"水能涵木"；而水气升腾布达于全身，又靠肝木的汲引疏泄，此正是"肝主疏泄"的重要表现之一。

什么叫"异名"？异的是什么名？是生理名词还是病理名词还是病名？是病名。这里说的是肝气病、肝风病、肝火病。因为它们都各有不同的症状，各有不同的病程。所谓"侮脾乘胃，冲心犯肺，挟寒挟痰"以至于表现"本虚标实，种种不同"，则都属于三病的各种特殊变证和兼证，并不出三病的范围。尽管"肝病最杂而治法最广"，只要抓住了三病的全局，也就抓住了要点，此亦叫作"知其要者，一言而终，不知其要，流散无穷"。

关于此总纲之后的各个细目，即怎样的"种种不同"，下面分别论述。

第一章　肝气病

一、疏肝理气

（一）原文

一法曰：疏肝理气。如肝气自郁于本经，两胁气胀或痛者，宜疏肝，香附、郁金、苏梗、青皮、橘叶之属。兼寒，加吴萸；兼热，加丹皮、山栀；兼痰，加半夏、茯苓。

（二）讲解

此治肝第一法。疏肝理气是肝气病的基本治则。为此，首先要从肝气病的病因、病机谈起。

"肝气"二字，一开始是作为生理名词出现的。"气"的含义是物质。"肝气"，作为肝存在的一种物质，一种"气"，同样具有推动的能力，因此，体现为力量，体现为肝所特有的"疏泄"的力量，一般所说"肝主疏泄"就是指这种力量，在这里肝气就是生理名词。但如在其后添加"太过"或"无力"二字，即"肝气疏泄太过""肝气疏泄无力"，就成病理名词了。可见，仅仅"肝气"二字，不是病理名词。那么，作为病名的"肝气"病意味着什么呢？"肝气"病，作为一种独立的疾病，仅仅指那些具有"肝气疏泄太过"病理表现的疾病。而表现为"肝气疏泄无力"或"肝气疏泄不及"的疾病，则称为"肝郁"病。这是必须首先明确的最基本概念。

为什么同样的"肝气"，却会出现"疏泄太过"与"疏泄无力"两种病情呢？这就要从肝的生理讲起。

大家都知道，"气"作为一种力量的体现，是要以物质为基础的。气为阳，血为阴，"阴者，藏精而起亟也""阴在内，阳之守也"，阳以阴为基，肝的功能如何，是要以肝所藏的血的多少为决定因素的。所以，一般中医理论中所说的"肝虚"二字，多数指的是肝血虚。肝血旺盛，则气得滋养而有力，就可以充分体现肝"将军之官"的性格和能力。遇到不良的情志刺激，就敢于应对和斗争。但也正因为此，又常常表现为"有恃无恐"，出现过亢的反应，即暴躁、易怒。由此引起"肝气疏泄太过"，肝气往往向上、下、内、外某一处过度冲激，给人体造成疾病。对此，中医理论称作"肝气横逆"。"横"是专横跋扈之意；"逆"，这里既指气机逆乱、疏泄失常，更指过亢、过盛。

与此相反，如肝血不足，肝气得不到充足的血液滋养而无力，则肝这一"将军之官"就显得性格懦弱而能力不足，遇到不良的情志刺激不仅不能勇于应对和斗争，反而萎靡不振、畏首畏尾、恐惧不安，甚至丧失斗志而悲观愁苦、抑郁厌世。这种病态，就称作"肝气郁结"。这是肝气疏泄无力、不能伸展升发、反而把自己封闭起来的证候。人体各个脏腑组织器官都是需要肝的疏泄的，而"肝气"一旦"郁结"，则必然导致相关的脏腑组织器官功能失常，这时所出现的疾病，就称为"肝郁"病。

"肝郁"病是"肝气郁结"，前提是"郁"字，而本条所说的"肝气"病为什么也是自"郁"于本经呢？其实，这个"郁"是指肝气病初起，肝气首先冲激于自己的经脉即"本经"的现象，冲激于此而停滞于此，故曰"自郁于本经"。正因为肝气冲激而走窜膨胀，故曰"两胁气胀"。而胀甚于痛，或只胀不痛，故曰"或痛"。

对这种肝气病，要"疏肝理气"，故本条后面又再一次强调"宜疏肝"。疏者散也。肝气过亢，集中力量冲激于一处，能迎头堵住加以平息吗？不能。因为肝为将军之官，喜柔而恶刚，应顺应其疏泄的特性，使其力量向四面八方分散开去，这样，冲激于一处的力量自然减少，使胀痛消失，而他处也可受益于肝气的正常疏泄。如《伤寒论》曰："少阴病，四逆，其人或咳，或悸，或小便不利，或腹中痛，或泄利下重者，四逆散主之。"四逆散由柴胡、枳实、芍药、炙甘草组成。很多人怀疑这个条文，认为既然是"少阴病，四逆"，就应当用破阴回阳的四逆汤治疗，用四逆散不仅无效，反而有害。这恰恰证明这些人中医基础知识的贫乏。《难经·六十六难》说，"三焦者，原气之别使也，主通行三气，经历于五脏六腑"；《金匮要略》说："腠者，是三焦通会元真之处，为血气所注；理者，是皮肤脏腑之文理也。"这里所说的"四逆"，恰恰是肾的原气的故障，是肾的原气不能通过三焦达于四肢末梢所致，怎能说不是少阴病？问题在于为什么三焦失去了通达原气的功能了。是三焦本身的原因，还是另有原因？分析四逆散的组成以及全部条文的论述，其根本原因，或曰原发病位却是在"肝"，是由于肝气疏泄太过，冲激于其他的某一处，以致通过三焦输往四肢末梢的原气明显地减少了，所以才出现"四逆"。这个条文所说的或"咳"、或"悸"、或"小便不利"、或"腹中痛"，都是肝气冲激于肺、心、肾、脾的结果，而"泄利下重"则是肝气冲激于本脏本经的表现。对此治疗的方法，绝不能封堵而迎头平息其冲激，应当顺其疏泄之性，设法分散其横逆之肝气，即所谓"疏肝理气"。四逆散恰恰有此功能。四逆散由小柴胡汤及枳实芍药散变化而来，具有治疗肝病应取"辛、苦、酸、甘"味的鲜明特色。柴胡辛散，枳实苦降，芍药酸敛，炙甘草甘缓，其中枳实、芍药并行气活血，恰好通行"为血气所注"的三焦，使四药共奏疏肝理气之功。这里附带说明，少阴阳衰之四逆与本条少阴气机不利的四逆在症状上有何区别？笔者认为，其区别并不在于所谓阳衰四逆之严重，甚至手冷过肘、足冷过膝，而少阴气机不利仅仅指头寒；其区别在于阳衰者只要阳气不回复，就一直四逆，而气机不利者，却时逆时不逆。此以肝为风脏，其性变动不居，故疏泄太过的状况亦时轻时重也。总之，这里用大量篇幅谈四逆散方证，无非是要证明，所谓"疏肝"，不过是疏散肝的过亢、过盛之力而已。

说到这里，读者一定要问，既然四逆散疏肝理气如此有力，为什么王旭高却弃而不用，反而选用香附、郁金、苏梗、青皮、橘叶之属呢？这岂不是证明王氏不善用经方了吗？或者如同《中医各家学说讲义》所言（详见本书附篇《王旭高生平与学术业绩简介》），王氏"治肝药中不列柴胡，不能不说是一种缺陷"呢？都不是。首先，王氏在《夜话录》选用的龙胆泻肝汤及逍遥散中就有柴胡，王氏治肝医案中亦常用柴胡，显然绝不是因为受到叶天士"柴胡劫肝阴"说法的影响而畏用柴胡。其次，在《夜话录》中选用《金匮》旋覆花汤、甘麦大枣汤、《近效》白术附子汤、大建中汤以及强调"苦、辛、酸三者，为泄肝之主法"，显然都源于对仲景学说的深刻理解和亲身体验，这正是善用经方的表现。所以，在本条本法中不用四逆散，确实发人深省。根据笔者临床体会，肝气病初起，只见两胁气胀或疼痛，王氏所选药物确实比四逆散好。这是由于对肝气病初起、肝气冲激于两胁局部的证候，当集中力量加以疏散为宜，而不应当酸敛、甘缓，且柴胡也确实过于升散，有伤肝阴之虞，故所选药物以香苏饮化裁，去掉甘缓的甘草，选用青皮、橘叶、苏梗等芳香理气之品配行气疏肝要药香附，如此则行气力大，迅速毕其功于一役；而郁金又为血中气药，兼用之防止气滞进一步血瘀，其性偏寒，更可防止辛燥伤阴。至于四逆散，因其有芍药、甘草，比较适合肝气病已久、因疏泄太过而伤阴者，故以上述酸甘化阴之品辅佐之。而且四逆散比较适用于影响全身的肝气病，范围广泛而不局限，这与本法药物所治局限于两胁者不同。据临床体会，二者尚可从舌脉鉴别应用。四逆散证脉沉偏细弦，舌质中间有裂纹而苔薄少；本法药物适应证则是脉在中候偏弦而不细，舌中无裂纹而苔薄腻。前者体现了病久气滞而阴伤，后者体现了初病气滞而湿阻。其中新久轻重的不同分寸，只要接触临床，自可一目了然，掌握并不困难。

典型肝气病的主症有三：①急躁易怒；②胸胁胀满或痛；③脉弦。秦伯未先生对此有所解释和补充，可供参考：肝气病的主要症状为"胸胁胀满作痛，少腹胀痛，妇女乳房胀痛等。其中尤以作胀为特征，先因气机胀滞，然后作痛，故肝气病有胀而不痛的，没有痛而不胀的。它的发病，多从本脏本经部位开始，以两胁及少腹最为明显，然后循经扩散，上及胸膺，下及前阴等处；再影响脾胃，出现食呆、嗳噫、呕恶、泄泻等消化不良证，即常说的'木克土'之候。并因气机阻滞，使情志怫逆不畅，引起恼怒、急躁等精神不安现象"。关于弦脉，秦老认为它"为肝脏的主脉。须分平脉、病脉和死脉，不是一见弦脉便是肝病，即使是肝病也应分别轻重。'弦'脉的形象主要是劲而有力，特别表现在脉波触指时有尖锐感，如按钢丝，极不柔和。有时与'滑'脉同见，虽大体滑利，而触指终是尖锐遒劲。如与类似的'紧'脉相比，则紧脉有力而左右弹，如按绳索，没有尖锐现象，这是最大的区别。在肝病严重时期，也能弦、紧二脉同时出现，其特点是寸关尺三部搏动坚硬，直上直下；假使在这现象下重按无力，称为'革'脉；或沉而不浮，称为'牢'脉。从弦脉来诊断肝病，须注意兼脉，如弦细为肝血虚，弦迟为肝寒，弦数为肝热，以及弦细数为肝虚内热，弦大数为肝火旺盛等。又须注意部位，如左关属肝，一般肝病多见左关脉弦；假若左寸弦滑带数，为肝火引动心火，常见心烦、失眠；右关独弦，为木邪克土，常见腹痛、泄泻。再如肝病引起的腹满胀大，脉两手俱弦，或右盛于左，到昏迷阶段又转为浮大弦紧而数，寸盛于尺，重按无力"。并着重指出："脉弦并非都是肝病，肝病也不尽见弦脉，见到弦脉还须分辨不同证候，这是十分重要的。"笔者体会，经常温习并在实践中不断深入体会秦老的以上论述，对提高诊治肝病的水平大有裨益。

由于体质的不同，或本有旧恙，患肝气病者可有兼寒、兼热、兼痰的不同。兼寒者，多因体内素有寒邪，或肝的阳气不足，症见畏寒喜暖，头痛或肢体疼痛而遇寒增重，饮食寒凉则泛吐酸水或干呕吐涎，此乃肝阳不足而寒浊凝聚或上逆，可加吴茱萸温肝化浊降逆。如心烦喜凉，呕吐酸苦，手足心烦热，睡眠不安者，乃素体肝热，或因肝气横逆郁于某处，久而化热所致，可加牡丹皮、山栀，深入血分，从内清泄肝经郁热。如素有痰湿之邪，或肝气病克制脾土，致脾运不健，酿湿而生痰，见头目眩晕昏蒙，胸闷脘痞纳少，时时欲呕，咳吐痰涎，舌苔黏腻，可加半夏、茯苓，燥湿化痰。以上兼证及药物加味用法，仅属举例而言，临床当举一反三推广变化应用。总之应体现因人而异的个体化治疗原则。

（三）医案印证

以下所选医案，叶天士医案，凡未注明者，选自《临证指南医案》（1959年2月新1版，上海科学技术出版社出版）；注明者，选自《叶天士医学全书》（1999年8月第1版，中国中医药出版社出版）。王旭高医案，凡未注明者，选自《王旭高临证医书合编·环溪草堂医案》（2009年1月第1版，山西科学技术出版社出版）；注明者，选自《柳选四家医案·环溪草堂医案》（1959年3月新1版，上海科学技术出版社出版）。程门雪医案，选自《程门雪医案》（1982年10月第1版，上海科学技术出版社出版）。

1. 叶天士医案

（1）徐　平素肝气不和，胁肋少腹䐜胀，气血不调，痰饮渐聚，厥阴阳明同治。

叶天士

桃仁　延胡　归尾　小茴　香附　半夏　茯苓　橘红　神曲

按：本案首先点明是"肝气"不和的肝气病，具有胁肋䐜胀的典型特点。此外，并连及少腹亦胀。由"气血不调"可知，气滞已延及血瘀，应有疼痛现象，此正合《素问·脏气法时论》"肝病者，两胁下痛引少腹"的论述。不仅如此，气滞津阻尚可酿生痰饮，故曰"痰饮渐聚"，当有呕恶、脘痞、肠鸣等见症。如此，则以香附疏肝理气，病已延及少腹，故伍以小茴香温肝散寒理气。另以桃仁、延胡、归尾行血化瘀，橘红、半夏、茯苓、神曲和胃化饮，则此气、痰、瘀相兼之证自除。本案所用药物香附、橘红与王氏疏肝法所用香附、青皮、橘叶基本一致，所用桃仁、延胡、归尾与王氏疏肝法所用郁金相类，而所用半夏、茯苓恰为王氏法所云"兼痰，加半夏、茯苓"者。至于本案所用小茴香，又与"兼寒，加吴萸"道理相同，由此可见叶、王二氏理、法、方、药的承袭关系。

（2）徐四九　劳怒阳动，左胁闪闪，腹中微满。诊脉弦搏，左甚。当先用苦辛。

郁金　山栀　半夏曲　降香末　橘红　金石斛

按：劳，指烦劳，即谋虑操持过甚；怒，则为不良的情志刺激。正如《素问·生气通天论》所云，"阳气者，烦劳则张"，此故曰"阳动"。左胁正值肝脉循行之处，"闪闪"者，乃阵发震动之意，言胀痛阵发也。气滞则腹满。二症乃属"胁下痛引少腹"之类。脉弦属肝气横逆，而"搏"则言其搏指震荡明显，确属"阳动"之象，"左甚"，言原发病位在肝，乃肝气升腾有化热之象。治此，当顺肝之性，辛散其气滞，并以苦凉之品清泄肝热，故云"当先用苦辛"。所用郁金、橘红具王氏辛散疏肝之法，而山栀苦泄清热，合石斛甘凉养阴生津，乃王氏"兼热，加丹皮、山栀"之意。另以半夏曲和胃化痰、降香末行气化瘀，与上例大体一致。但上例兼寒瘀较甚，此例则兼热瘀明显也。由此可见，王氏所云"兼寒，加吴萸；兼热加丹皮、山栀"确属有的放矢。

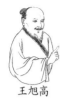

2. 王旭高医案

殷　肝胃不和，脘痛呕酸，兼以酒湿熏蒸于胃，胃为多气多血之乡，故吐出瘀血甚多。血止之后，仍脘中作胀，呕吐酸水。法宜调和肝胃，切戒寒凉。

制半夏　陈皮　郁金　乌药　桃仁泥　延胡　炮姜炭　茯苓　香附　苏梗　鸡距子

按：此为典型的"肝气"病，乃肝气横逆、克伐冲激于胃土之证。此患者并多年嗜酒，酒湿之邪，不仅伤胃，而且伤肝。此案虽云"脘痛"，但原发病位在肝，起病必先胁肋胀痛。木横克土，胃气失于和降，故脘痛；并夹酒湿寒浊之气上逆，故呕酸。病程既久，气滞必致血瘀，瘀血阻络，致血液不循常道而外溢，随胃气上逆而吐出。此言瘀血，必吐出黑色血块为多也。然吐血止后，虽痛除而脘胀仍作，仍呕吐酸水，则证明气、痰、寒、瘀相结的病本未除，仍当调和肝胃。本病呕酸不仅由肝气犯胃，且更因酒寒之气所致，故应"切戒寒凉"，否则病不愈且更留瘀，必贻害无穷。

方用香附、郁金、苏梗、陈皮并加乌药，基本包括王氏疏肝法全部药物。呕酸为寒痰浊饮上逆，故加半夏、茯苓。病久瘀血未除，故加延胡、桃仁泥。另以炮姜炭温中止血而不留瘀、鸡距子利二便而解其酒毒。如此则气血兼调，标本兼治，主治其原发病位，使木不克土而病自愈。

3. 程门雪医案

定某，男，成年。

初诊：1935 年 7 月 2 日。

气机不畅，三焦不通，胸闷短气，膺肋引痛，小便短少，腹中胀坠，苔腻，脉沉涩。

治以通宣气机，而利三焦决渎。

炙紫菀一钱，白杏仁三钱，苦桔梗一钱，老苏梗一钱半，云茯苓三钱，制香附一钱半，陈广皮一钱，大腹皮一钱半，广郁金一钱半，炙桑皮二钱，清炙枇杷叶三钱（去毛包煎），生苡仁三钱，白通草八分。

原按：《内经》云："上焦不行，下脘不通。"肺处上焦，主一身之气，与大肠相表里，为膀胱水道之上源，故欲通利三焦之气机，应以宣肺、肃肺为前提。本例三焦气郁，而以上焦之症为多，故以"开上"之法为主，用药如苏梗、桔梗、紫菀、桑皮、杏仁、枇杷叶等皆是。

按： 本案所言"膺肋引痛"即胸膺与胁肋牵引作痛。上有胸闷短气，中有腹中胀坠，下有小便短少，再加旁有膺肋引痛，故曰"气机不畅，三焦不通"。三焦是气、水运行的通道，三焦气机不利，水湿不能下行，故苔腻而脉沉涩。此涩脉非由血瘀，乃由气阻也。原按指出三焦气机不利当以宣肺、肃肺为前提，固然正确，但却未看出其方乃由王氏疏肝理气法为主化裁，是一大缺陷。方中制香附、广郁金、老苏梗、陈广皮显然代表了王氏此法之全部药物，在此基础上再予菀、杏、桔、桑、杷、苡、通诸品，并配合云苓、腹皮，畅肺气以通利三焦气机。因此，这里要着重说明的是，此方主治脏腑为肝、肺、三焦，三者缺一不可。盖"左右者，阴阳之道路也"，道路是否顺畅，有赖于肝、肺二脏气机升降的相辅相成。"肝主疏泄"，是指肝气的疏泄对全身各个脏腑组织功能的推动作用，因为肝为阴中之阳脏，其气的运动方向是遍布于上下、左右、内外的。本案胸闷短气，膺肋引痛，小便短少，腹中胀坠，虽涉及肺、三焦、大小肠及膀胱，但均与肝气疏泄失常不无关系。故程老才将疏肝、畅肺、通利三焦三法融于一方，从而取得良好疗效。

4. 笔者医案

（1）王某，男，70岁。住石家庄市东里村。2002年8月4日初诊。

刘保和

患者近半年来两胸胁均有不定处窜痛，胀感明显，但敲击窜痛处并不觉疼痛加重。咽部时觉有少许痰涎，咳之能出。诉半年前曾与家人生气，后即发此症。舌淡红，苔薄白稍腻。脉沉弦，稍数。

予王旭高疏肝理气方加味。

香附、郁金、苏梗、青皮、橘叶、旋覆花、杏仁、前胡各10克。7剂，每日1剂，水煎服。

二诊：8月11日。

两胸胁窜痛与胀感基本消失，现仅觉左胸部呼吸有些憋闷感，因此诉"心里不得劲儿"，每次仅发作几分钟自止，一天可发作 2～3 次。嘱其做心电图检查，示一切正常。

继予原方 7 剂。

三诊：8 月 18 日。

诸症未发，左胸憋闷及"心里不得劲儿"感消失。

继服原方 7 剂停药。后未再发。

按：此患者除有两胁不定处窜痛，胀感明显，并牵及胸部，且咽部有痰，病位偏上，故以王氏疏肝理气方加宣降肺气之品而获效。

（2）胡某，男，48 岁。四川省仪陇人。2002 年 12 月 18 日初诊。

患者两月以来胸胁满闷与小腹发胀交替发作，行走后及得矢气诸症可减。夜梦多、乱梦纷纭，常说梦话，但白天心不烦，常觉咽中有痰，可以咯出黏白小痰块，有时夹有黑色。舌淡红，苔白腻根厚。脉濡弦。

予王氏疏肝理气方加味。

香附、郁金、苏梗、青皮、橘叶、半夏、茯苓、槟榔、水红花子各 10 克。7 剂，每日 1 剂，水煎服。

二诊：12 月 25 日。

胸胁满闷已除，小腹胀感及乱梦均减大半，咳痰爽利，咽中已无黏滞感。觉大便及矢气均较服药前畅快。但诉近日唾液较多，平时亦较别人怕冷。舌根腻苔已薄。

上方加益智仁、泽泻各 10 克。7 剂。

三诊：2003 年 1 月 1 日。

诸症均除。口中唾液恢复正常。

原方继服 14 剂停药。

按：此案患者胸胁满闷并与小腹发胀交替发作，证明肝气不疏已延及下腹部位，病涉下焦，故以王氏疏肝理气方加槟榔、水红花子，利气导滞。二诊诸症虽大减，但唾液增多，平时怕冷，可见兼有下焦寒湿，再予原方加益智仁、泽泻，温脾摄涎化湿而愈。患者兼有痰湿阻滞，心神不安，故宗王氏"兼痰，加半夏、茯苓"，咽痰及乱梦亦除。

（3）刘某，男，60岁。住石家庄市东风路。2007年8月25日初诊。

患者从去年11月起，觉有性欲时即发左肤胁痛，但右侧却不痛。去年11月18日凌晨5时，性生活射精后，突发胃肠鸣响、满腹均痛，便稀，虽大便泻出而痛仍不减，且痛连两胁肋。诉以前并未发生过此种现象。当时并发头晕，测血压150/90～100mmHg。后就医，服中西药半年，血压已转正常，腹痛见轻而未痊愈。现两胁肋不按亦痛，有时呕逆。大小便均正常。心烦急躁。如有性欲则左肤胁痛必加重而难忍，故至今故意避免出现性欲，否则当阴茎勃起时尿道口即溢出黏液，随之左肤胁即痛甚，不久右肤胁亦痛，但较轻，故自诉"流一点精液就痛"。因此，从去年11月始一直不敢性交。按其脐上、脐左及脐右下疼痛甚。脉沉弦。苔薄腻。

方予王氏疏肝理气方原方加四逆散（柴胡、枳实、白芍、炙甘草各10克，下同）、二陈汤（取其中陈皮、半夏、茯苓各10克）。7剂，每日1剂，水煎服。

二诊：9月1日。

上方服后肤胁痛及心烦急躁诸症均减。

上方继服14剂。

三诊：9月15日。

诉有性欲时，虽左肤胁仍痛，但右肤胁已不痛了。

原方继服14剂。

四诊：9月29日。

诉左肤胁痛亦大减，虽有阴茎勃起，亦不太痛了。但仍一直不敢性生活。

上方继服，每日1剂。

五诊：11月18日。

诉一周前曾有一次性生活，未发生任何不适，两肤胁痛已除。但诉近两日两胁肋下牵及两少腹部位有怕凉的感觉，并隐隐作痛，得矢气可减。脉沉弦紧。

上方加肉桂6克、肉苁蓉10克、吴茱萸3克、川楝子6克。7剂，每日1剂，水煎服。

六诊：12月25日。

诉3天前有一次性生活，无任何不适，两胁肋下怕凉及隐痛感已除。

嘱其停药。后随访，知至今病未复发。

按：肝主疏泄，是指肝气的疏通畅利作用有助于全身各个器官、组织发挥正常功能，其中就包括正常性欲的发生、阴茎的勃起及其顺利射精等。此例患者始病时有性欲即左胠胁痛，射精后更发肠鸣、腹痛、便泻，甚至痛连两胠胁，并发头晕而血压升高，显然是肝气疏泄太过，肝气冲激于本经并横逆克土所致。患者因顾虑性交后病发，甚至不敢有性的欲念，显然是在压抑肝气的自然疏泄，其实并不能使病情缓解。用药当顺应其疏泄之性，以疏散之法，使肝气和缓地舒展于上下、内外，则病可自愈。因病已久，单纯王氏疏肝理气方已不能胜任，故伍以四逆散与二陈汤，共同调理全身气血津液的运行。经用本方3月余，性生活后已无不适，但觉两胁肋下牵及两少腹畏凉而隐痛，证明肝气虽得疏泄，但肝阳已显不足，气机仍不宣畅，故伍以肉桂、苁蓉、吴萸辛温，温阳散寒；少佐川楝子苦寒，防其伤阴及气郁久而生内热，并兼利气止痛。方取导气汤及暖肝煎之意，寒热并用，从而取得了良好效果。

（四）心得发挥

1. 运用《难经》腹诊理论的临床体会

中医腹诊起源于《内经》，如《素问·举痛论》中说，"寒气客于经脉之中，与炅气相薄则脉满，满则痛而不可按也"；又说，"寒气客于肠胃之间，膜原之下，血不得散，小络急引故痛，按之则血气散，故按之痛止"；又说，"寒气客于夹脊之脉，则深按之不能及，故按之无益也"；又说，"寒气客于冲脉，冲脉起于关元，随腹直上，寒气客则脉不通，脉不通则气因之，故喘动应手矣"。这些论述即属于腹诊，从轻按、重按及细心体会按其血脉搏动时的感觉来辨别病因、病位。《内经》此论对后世医家辨气滞、血瘀的不同有重要指导意义。盖气滞者，常轻按时痛，重按时反不觉痛；血瘀者，轻按时不觉痛，必重按时才痛。因此，浅压痛与深压痛是辨别气滞、血瘀的重要眼目。而按其腹部"喘动应手"则多为血瘀征象。另外，气滞与湿郁、痰阻者，因其病在气分，压痛常不局限，面积较大，界限不清；而血瘀者，常压痛集中于一点，面积较小。

笔者在这里所要着重说明的是，对临床意义最大的应是《难经》腹诊法。

前面已经交代过，《难经·十六难》说："假令得肝脉……其内证脐左有动气，按之牢若痛……有是者肝也，无是者非也""假令得心脉……其内证脐上有动气，按之牢若痛……有是者心也，无是者非也""假令得脾脉……其内证当脐有动气，按之牢若痛……有是者脾也，无是者非也""假令得肺脉……其内证脐右有动气，按之牢若痛……有是者肺也，无是者非也""假令得肾脉……其内证脐下有动气，按之牢若痛……有是者肾也，无是者非也。"可见，脐左、上、中、右、下有动气，按之有坚硬或疼痛感，是判断病位分别在肝、心、脾、肺、肾的重要依据。这种脐中属脾，脐左、上、右、下分别属肝、心、肺、肾的对应规律，恰与"人体气运动基本模式图（后天）"相一致，说明《难经》与《内经》的理论是一脉相承的。

现在，我们首先需要明确的是，所谓"脐左""脐上""脐右""脐下"到底与"脐中"有多长的距离？这些都是《难经》没有交代，只有靠临床经验才能得知的。

根据笔者的临床经验，以中指同身寸为度量标准，"脐上"应在脐上 1 寸处，即任脉的水分穴；"脐下"应在脐下 1.5 寸处，即任脉的气海穴；"脐左"与"脐右"分别在脐左与脐右的 0.5 寸处，即足少阴肾经的左肓俞穴与右肓俞穴。脐上压痛主心病，心主血脉，多与全身性的瘀血证候有关，主方以化瘀灵（笔者经验方，由旋覆花、当归、郁金、桃仁、茜草、泽兰、柏子仁各 10 克组成）与膈下逐瘀汤（王清任方，由桃仁、牡丹皮、赤芍、乌药、延胡索、当归、红花、五灵脂、枳壳、香附各 10 克，川芎、炙甘草各 6 克组成）治疗。脐左压痛主肝病，肝主疏泄，凡肝病疏泄失常均可出现此症。肝气病以主方四逆散或柴胡疏肝散治疗，肝郁病以主方逍遥散或解郁消愁汤（笔者经验方，由柴胡、当归、白芍、白术、茯苓、陈皮、半夏、香附、枣仁、远志、焦三仙各 10 克，生龙牡各 30 克，薄荷、炙甘草各 6 克组成）治疗。其他肝病亦可出现此症，可根据辨证选用适当方剂。脐右压痛主肺病，肺主宣发、肃降，尤以从右而降为主，肺气不降可以引起肝气上逆、肝血瘀滞，《金匮》奔豚汤证即属此类证候，主方以奔豚汤（《金匮》方，由桑白皮、黄芩、白芍、当归、川芎、半夏、葛根各 10 克，生姜、炙甘草各 6 克组成）治疗，奔豚汤原方中甘李根皮药房常不备，故以桑白皮代之，效果亦佳。脐下压痛属肾病，此处乃肾原之气的发生地，凡肾阴、肾阳、肾气、肾精亏损，此处均可出现压痛，主方以六味地黄丸化裁治疗。脐中压痛属脾病，脾位人体中央，主运四旁，为四运之枢轴，而胃气的存亡关乎人体的生死，故前人多谓此处压痛应予理中、四逆辈治疗。据临床所见，杂病中并不常见如此危重证候，但亦多有脐中压痛者，主方以《金匮》当归芍药散（由当归、白芍、川芎、白术、茯苓、泽泻各 10 克组成）治疗最佳。

以上所述腹诊及其主方的临床应用，将在以下内容具体讲述。

2. 四逆散的临床应用

前面已经引述了《伤寒论》关于四逆散方证的条文，兹从略。这里主要谈四逆散证的腹诊特点。据笔者临床体会，脐左压痛是四逆散证的必备主症，并且常兼脐右下少腹部压痛。此右少腹压痛点相当于足阳明胃经的右外陵穴（在右天枢穴下 1 寸，任脉阴交穴向右旁开 2 寸取穴）。四逆散是治疗肝气病的最主要方剂，适用范围远较王氏疏肝理气方为广泛。临床凡见病人脐左并伴脐右下少腹部压痛，舌质正常，但舌中有裂纹，苔薄白，脉沉弦偏细者，用此方必然有效。

病案举例：

（1）李某，男，19 岁。河北省冶金学校学生。2001 年 3 月 18 日初诊。

患者于元旦后下肢即出大量紫癜，呈点状及小片状，按之稍感疼痛，不痒、不热，曾服防风通圣散及西药无效。诊其腹症、舌、脉均如上述。

予四逆散加金铃子散（川楝子、延胡索各 10 克）7 剂，每日 1 剂，水煎服。

患者于 5 月 27 日又来治其头晕，诉上方服后紫癜即除，未再复发。

（2）申某，男，22 岁。本校中医系学生。2007 年 9 月 6 日初诊。

患者入睡难，常躺下历 2～3 小时亦不入睡，但睡后即不再早醒，已 1 月余。白天当头部颠顶及太阳穴处发胀，诉有"血下不去"的感觉，并且头昏蒙，诉"看书似有不过脑子"的感觉。尤其下午及晚上头胀甚。并伴手足冷，大便干。平时两腿烦扰不宁，喜捶打，已两年余。诊其具前述腹症及舌、脉特点。

予四逆散合二陈汤，7 剂，每日 1 剂，水煎服。

二诊：9 月 13 日。

头昏蒙及血不下行之感已除，两腿烦扰及入睡难已减十之六七。药后诉口渴欲饮，夜间觉烦热。

上方加牡丹皮、山栀、知母各 10 克。7 剂，每日 1 剂，水煎服。

9 月 20 日再诊，诉诸症均除。

（3）苗某，女，19 岁。本校中西医结合系学生。2000 年 2 月 27 日初诊。

患者由 7 岁始即发尿频、尿不净，现每到一节课后的课间必须排尿，但去厕所又常排不出而"等尿"，尿后又有不净感，颇为苦恼。平时少腹常有憋胀感。查其腹诊、舌诊、脉诊，均如上述之典型症状。

予四逆散原方，7 剂，每日 1 剂，水煎服。

二诊：3 月 5 日。

诉已能在第 2 节课后排尿，但仍有不净感。

原方 7 剂。

三诊：3 月 12 日。

能憋住尿了，现在可以 3 节课后再排尿，尿不净及等尿之感均除。

原方再服 7 剂而愈。

（4）李某，女，26 岁。石家庄市工人。2004 年 12 月 21 日初诊。

患者两颊满布痤疮已 5 年余。平时心烦急躁多梦，两腿烦扰不宁，夜卧两足灼热，常伸出被外始舒。咽部黏滞不爽，常欲咯吐却无物可出。便干已 5～6 年，两日一次，但便不净。查其具上述典型腹诊、舌诊、脉诊特点，并舌尖红，苔灰腻。

予四逆散加川楝子、延胡索、当归、浙贝母、苦参各 10 克，生大黄 6 克（后下）。7 剂，每日 1 剂，水煎服。

二诊：12 月 28 日。

痤疮已大减，未再新出。腿烦基本消失，夜卧脚已不再伸出被外。大便仍偏干。口渴欲饮。咽部仍觉黏滞。

上方加牛蒡子、射干、知母各 10 克。14 剂。

3 个月后来诊，诉服后痤疮已愈，除大便有时仍干外，余症均除。继予清热通便法收功。

（5）1990 年暑假一开始，笔者即带学生去承德开展社会实践活动，为当地农民诊治疾病。到此地的第二天上午，在某小学临靠操场的教室内诊病。病人都坐在长凳上等候就诊。突然有一 50 岁的男子"啊"地大叫一声，其呼喊声震惊了医生和待诊病人，大家都奇怪地瞅着他，却未见有何异常。可是，他却立刻走出室外，骑上自己的自行车，飞快地在操场上转圈骑行。约半小时后，他又坐在凳子上，但不过 10 分钟，又大叫一声。笔者见此情景，赶紧问他哪里不舒服，其他病人也赶快让他看病。他说他就是承德人，距此地 10 公里，4 年前因与儿子生大气，留下了这个毛病，必须隔 10 分钟到 20 分钟要大叫一声才觉舒服，否则即胸闷难忍。去承德医学院附属医院治病，已花去 4000 元，仍无效，今天听闻石家庄来医生了，就过来看病了。笔者立刻想到了这是典型的肝气病，肝气横逆，冲激于胸则胸闷难忍，必大喊一声才能使郁闷之气得以排出。故《素问·阴阳应象大论》曰，"肝……在声为呼……在志为怒"；《难经·四十九难》曰，"恚怒气逆，上而不下则伤肝"。更使笔者联想到抗金名将岳飞《满江红》词中有一句"怒发冲冠，凭栏处，潇潇雨歇，抬望眼，仰天长啸，壮怀激烈"，活生生地勾勒出将军之官愤懑不平、直抒胸臆的激昂刚烈状态。此病患者也是如此。再查其腹诊、脉诊、舌诊，均具典型四逆散证主症，于是开出四逆散原方。当时每剂药仅 3 角钱，嘱其服两剂后到招待所再来复诊。两天后的早晨，他来到了招待所，非常高兴地说，吃了 1 剂药后胸即不闷了，也不呼叫了，太感谢了。只是不知道是不是还复发。笔者嘱其再服 7 剂，并留下他的家庭地址，由随队来的本校当地学生在开学前去他家再随访一次。开学后，该学生说，已去过他家，知其疾病一直未复发。

3. 再论肝气病与肝郁病在病因、病机、诊断、治疗方面的不同

学习王氏治肝第一法，首要的是应对肝气病与肝郁病有何不同心中有数，否则就很容易重犯"疏肝理气"用逍遥散的错误。

首先，从病因来说，体质因素是最主要的。肝气病者，肝血不虚，有恃无恐，遇不良情志刺激即显现"将军之官"的刚烈气概；肝郁病者，肝血不足，所谓"阴者藏精而起亟也"，此血不足如何"起亟"，于是显现软弱无力。因此，从病机而言，肝气病就是"肝气横逆"，肝郁病就是"肝气郁结"。"肝主疏泄"，肝气横逆冲激于某一点、某一处，不仅使该点、该处受到严重克伐式的损害，并且使其他应受肝气疏泄的部位得不到正常的疏泄亦出现病变。肝气郁结，肝气根本不能疏泄，把自己封闭起来，不仅进一步导致本身发病，而且亦使其他应得肝气疏泄的部位得不到疏泄而出现病变。此以肝与脾胃的关系表现得最为突出。前人谓"木能克土，亦能疏土"，即反映了这种生理、病理关系。肝气横逆，克伐脾胃，称为"木横克土"；而肝气郁结，不能疏泄脾胃，不能帮助脾胃运化，则称为"木不疏土"。二者的诊断要点，讲肝气病时已经说过，兹不重复。关于肝郁病的表现，秦伯未先生说："一般以气郁为先导，先由情志郁结，引起气郁，影响血行障碍，成为血郁。在气表现为闷闷不乐，意志消沉，胸胁苦满，饮食呆钝；在血则增胁痛如刺，肌肉消瘦，及妇女月经不调等。"笔者以为，对肝郁病的症状最好还是只讲肝气郁为妥，后者在血的症状已经是另一种病，是肝血瘀了，已经不是典型的气分症状了。所以，笔者在临床中抓住三大主症判断肝郁病：①悲愁；②纳呆；③少寐。临床见此三大主症同时具备，即可断定乃肝郁病无疑。至于治法，对肝气病应疏肝理气，此法道理前已讲述，兹不赘述。主方：轻者，病程短者，以王氏疏肝理气方加减；病程久者，以四逆散或柴胡疏肝散加减。对肝郁病，应"舒肝解郁"，因其体质血虚，故必用当归补血，因其"木不疏土"而致脾虚纳呆，故必用白术、茯苓健脾，逍遥散恰为对证方药，笔者自创解郁消愁汤效果更佳。这里附带说明，由于肝气病血不虚、脾亦不虚，一般并无血不养心的失眠症与脾呆不运的纳呆症。其表现在饮食方面，常常是有食欲而食后脘胀不舒。而肝郁病则是睡眠不实，时睡时醒，甚至难以入睡，表现在饮食方面，则是全无食欲，"饭到口难往下咽"。此外，在脉象方面亦有不同的特点：肝气病的脉象多沉弦，按之有力，显现其气滞而实；肝郁病的脉象多浮弦，按之无力，显现其血虚而脾气亦虚。

以上内容，以图3表示如下：

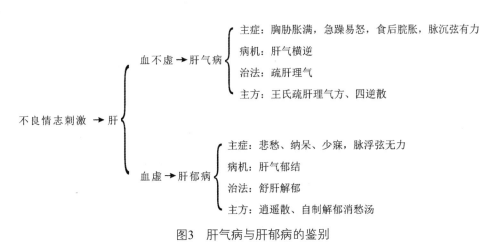

图3　肝气病与肝郁病的鉴别

二、疏肝通络

（一）原文

一法曰：疏肝通络。如疏肝不应，营气痹窒，络脉瘀阻，宜兼通血络，如旋覆、新绛、归须、桃仁、泽兰叶等。

（二）讲解

此为治肝第二法，是紧接第一法而言。仍言"疏肝"，说明本证是肝气病发展而来，仍不可忘记治其原发病因、病位。气为阳，血为阴，从病位而言，气为表，血为里。病从表入里，由气及血，其病机即为"营气痹窒，络脉瘀阻"，此时不仅疏肝理气，还要"兼通血络"。并且申明，如果此时仍单纯疏肝理气则必然"不应"。寥寥数语，把疾病由气滞发展到血瘀的机理以及浅深层次、治疗原则交代得一清二楚。

此法源于叶天士的"辛润通络"法，在此有必要彻底将此法形成的理论脉络梳理清楚。

首先，要明白"经"与"络"的关系。《金匮要略·中风历节病脉证并治》曰："邪在于络，肌肤不仁；邪在于经，即重不胜；邪入于腑，即不识人；邪入于脏，舌即难言，口吐涎。"这是《金匮》(《金匮要略》，下同）著名的"络—经—腑—脏"学说，说明人体外受的是风邪，风邪侵入人体以后，是从表入里，由络至经至腑至脏而发展和加重的。那么，王氏此法所说的"络脉"与《金匮》此处所说的"络"一样吗？答案是否定的，完全不一样。

叶天士在《临证指南医案》中说，"初病气结在经，久则血伤入络"；邵新甫在此书卷八"胃脘痛"的按语中说："是病其要何在？所云'初病在经，久痛入络，以经主气，络主血'，则可知其治气治血之当然也。凡气既久阻，血亦应病，循行之脉络自痹，而辛香理气、辛柔和血之法，实为对待必然之理。"那么，这里所说的"络"到底在人体的什么部位呢？叶天士说，"盖经络系于脏腑外廓""凡人脏腑之外，必有脉络拘拌，络中乃聚血之地"。在叶案中又有"肺络""心包络""肝络""脾络""胃络""肾络""少阳之络"等名称。叶氏认为：

"凡经脉直行，络脉横行，经气注络，络气还经，是其常度。"经气与络气是互相影响的，在脏腑发病的情况下，"初病气结在经，久则血伤入络"，可见，这里所说的疾病发展规律却是"脏—腑—经—络"，是首先由脏腑的气分病，导致经脉之气的运行不畅，然后再导致络脉之血的运行不畅。这与外受风邪，先出现络脉继而经脉病变，而后再出现脏腑病变者完全不同。这由于经脉毕竟比较粗大，虽有气结，但不易停瘀，而络脉细小，当经气受阻时，"络气还经"必然受阻，因其细小就更为严重，于是更早地出现了络血的瘀痹。所以叶氏又说，"治病先分气血，久病频发之恙，必伤及络，络乃聚血之所，久病病必瘀闭"。这就像大江大河与它的上游细小支流一样，当大江大河河道淤塞，但尚能流动之时，其上游的细小支流已经就不能流动了。大江大河的淤塞就好像气结、气滞，上游的细小支流的不流，则是血瘀、血痹了。所以才叫"初病气结在经，久则血伤入络"。

本段原文紧接上段原文，上段原文是治肝第一法，是治"肝气横逆"后的肝气郁滞的，这就是"初病气结在经"，是由肝脏首先发病，继而导致肝脏大的经脉发病，这时的发病就是气分病。以后肝的络脉气血流向经脉受阻，于是继发肝络的血瘀，从而出现了肝脏的血分病。

综上所述，追根究底，叶天士所说的"络"病，其实是内伤，与前述中风病的"络"病属于外感者截然不同，是疾病的严重发展，而不是疾病的初起。既然叶氏所说的络病是血分病，其治法本即属于活血化瘀范围，虽然可兼治其他病邪，如痰邪、湿邪、热邪、寒邪等，其实与一般活血化瘀法亦无太大区别。有人说"络病"治疗主要是用了虫类药，从本条原文可知，并没有用虫类药，而且络病用虫类药也仅仅是活血化瘀其中的一个方法而已。此法在仲景书中即早已有之，并没有特殊的发明。所以，徐灵胎对叶氏"络病"之类的说法不以为然也是有道理的。

尽管如此，叶氏提出的治疗络病的一系列方法还是有指导意义的。例如，叶氏发明《金匮》旋覆花汤治疗"肝着"之法，提出"辛润通络"的治则，并广泛地用于内伤瘀血之证，就是一个极大的贡献。

有鉴于此，下面有必要从源头开始，首先研究一下《金匮》旋覆花汤方证。

《金匮要略·五脏风寒积聚病脉证并治》曰："肝着，其人常欲蹈其胸上，先未苦时，但欲饮热，旋覆花汤主之。"旋覆花汤方为"旋覆花三两，葱十四茎，新绛少许。上三味，以水三升，煮取一升，顿服之"。"肝着"之"着"字，乃附着之意，言营气痹窒、络脉瘀阻之时，肝脏气血郁滞附着在肝脉所循行的胸胁部位，病人可能出现胸胁痞闷疼痛之症，捶蹈之后，气血暂时稍通，痞闷疼痛亦可稍减，故"其人常欲蹈其胸上"。气血得热则行，亦可减其不适，故"先未苦时，但欲饮热"。治宜行气散滞以疏肝，通阳活血以通络。方用旋覆花汤治疗。其中旋覆花《神农本草经》谓其咸温，主结气，胁下满，除水，去五脏间寒热，补中下气，故《本草汇言》云："旋覆花，消痰逐水，利气下行之药也。"气降，则痞闷可除。葱茎，辛温，有通阳行气之功，阳气运行，则气血皆可通畅。方中尤以新绛最为特殊。黄坤载《金匮悬解》曰："新绛即帽纬，由新染者，能入血分。"帽纬乃丝绸制品，要用新染者，"绛"即深红色，是什么东西把丝绸染成深红色的呢？是茜草根。《神农本草经》谓其苦寒，无毒，主寒湿风痹、黄疸，补中。《别录》（《名医别录》，下同）谓其"可以染绛"。陶弘景云："此即今染绛茜草也。"陈修园《神农本草经读》云："芦茹即茜草也……汁可染绛，似血而能行血欤。"新绛今药店已不备，但从上述医家论述可知，茜草根汁可以作为染料来染绛则是确定无疑的。到了清代，所用"新绛"，其实就是用茜草根汁新染的丝绸。丝织品具有纵横脉络的形象，而茜草根恰能活血通络，故取新绛入药亦用其通络之功。总之，本方旋覆花下气，通肺气以治肝，从而达到疏泄肝气的目的，再加葱茎通阳行气以活血，新绛活血化瘀以通络，故叶天士用作"辛润通络"的基础方，治疗诸种"络病"而有显效。

那么，为什么通络一定要"辛润"？为什么本方能辛润呢？

这里所说的"辛润"二字，是既一分为二，又合二而一的。一分为二，是说"辛润"二字代表了辛药与润药二种；合二而一，是说辛药本身即具有润的作用。如《素问·脏气法时论》曰，"肾苦燥，急食辛以润之，开腠理，致津液，通气也"。这里虽说的是"肾苦燥"，即肾水寒凝不化，与被燥邪所苦无异，但所需治法，"急食辛以润之"，则突出了辛味药主润的普遍适用的治疗意义。盖水为阴，如遇寒则凝而不化，必得辛温或辛热之品蒸腾才能升达于上，否则即如冰一样，其实已经失去了水的润泽功能，反而呈现燥象。在《伤寒论》中，白通汤中所用葱白，即体现了辛润的功能。葱白辛温气雄，其性升散，可迅速蒸腾升达肾水于上，并开通腠理，"致津液"，使肾水达到人体最上部，从而引在上的浮阳复归于下，实现上下阴阳交济沟通的目的。由于用了葱白迅速通阳而救急，故取名为"白通汤"。无独有偶，恰恰在《金匮》旋覆花汤中也用了葱白，葱白的作用当然也是辛润通阳。阳气通达，不仅津液，即气血亦可运行顺畅，这就是叶天士主张以本方辛润通络的原因。这是说辛药本身即润。另外，亦可应用既是辛味药，又具有润滑作用的药物。在旋覆花汤中，茜草汁染丝绸而成的"新绛"即具有润滑特点，以后，叶氏对旋覆花汤化裁，并加入当归、泽兰、桃仁、柏子仁等品，亦均具有辛香走气以及油润滑爽的特点。那么，为什么治疗"络病"喜用润滑呢？这是由于病入于络，络血瘀痹，病程必然已久，病人体质渐弱，其瘀血亦多成顽固的干血，如大刀阔斧急促攻逐，不仅伤人身体，而且瘀于细小脉络中的干血亦未必能去，故必加润泽滑爽之药先予溶化，此后才便于在气的推动下祛除之。

　　行文至此，读者即可明白王氏疏肝通络法应用旋覆、新绛、归须、桃仁、泽兰叶的原因了。

（三）医案印证

1. 叶天士医案

叶天士

（1）沈__ 初起形寒寒热，渐及胁肋脘痛，进食痛加，大便燥结。久病已入血络，兼之神怯瘦损，辛香刚燥，决不可用。

　　白旋覆花　新绛　青葱管　桃仁　归须　柏子仁

　　按：初起形寒寒热，乃肝胆三焦气机不利，营卫不和，病在气分，后胁肋脘痛，进食痛加，大便燥结，则入血分矣。此病已久，气血已伤，故神怯瘦损，虽有瘀血征象，亦不可过用辛燥破血，当用辛润之法。此方恰为旋覆花汤加桃仁、归须、柏子仁诸辛润之品，缓缓润其血燥，通其血络，药证相符，应当有效。

　　（2）朱__ 辛润通络，成形瘀浊吐出，然瘀浊必下行为顺，上涌虽安，恐其复聚，仍宜缓通，以去瘀生新为治，无取沉降急攻，谓怒劳多令人伤阳耳。

当归　桃仁　茺蔚子　制蒺藜　生鹿角　茯苓　香附汁法丸

按：此乃癥瘕之疾，邪实而正虚矣。先用辛润通络之法，令成形瘀浊松动而吐出，虽亦属佳象，但毕竟不如下行为顺。唯体虚络瘀，又不可沉降急攻，故以制蒺藜、香附理气疏肝，当归、桃仁、茺蔚子通络化瘀，并用生鹿角化瘀又兼扶阳，茯苓淡渗瘀浊引其下行，共法丸以求缓通。面面俱到，可为治久病、重病之模范。

（3）汪　痛在胁肋，游走不一，渐至痰多，手足少力。初病两年，寝食如常，今年入夏病甚。此非脏腑之病，乃由经脉，继及络脉。大凡经主气，络主血，久病血瘀，瘀从便下。诸家不分经络，但忽寒忽热，宜乎无效。试服新绛一方小效，乃络方耳。议通少阳、阳明之络，通则不痛矣。

归须　炒桃仁　泽兰叶　柏子仁　香附汁　丹皮　穿山甲　乳香　没药
水泛丸。

按：徐灵胎在此医案"此非脏腑之病……瘀从便下"一段话眉评曰："杜撰语欺人。"证明徐氏对叶氏所谓"络病"之说是有不同意见的。叶氏此段论述确有不恰当处。如"此非脏腑病"，那么经络病又从何而来？"久病血瘀"，其"久病"难道不是脏腑病吗？可见，此病其实就是脏腑的气分病发展为脏腑的血分病，其在经、在络的表现症状均是由脏腑病变所导致的。其"痛在胁肋"是少阳胆与三焦气机不畅；"渐至痰多"，则由木邪克土，病已延及阳明，水湿不运，湿邪酿痰所致；痰气阻滞经络，故"手足少力"。初病"寝食如常"并不证明"非脏腑之病"。临床常见虽癥瘕已甚而寝食仍如常人者。前医屡治不效，是因为没有认识到此病已由气分进入血分，未用活血化瘀之法，以致最后出现"瘀从便下"，更证明确属脏腑之病无疑。叶氏此方，不过寻常活血化瘀之法而已。故不可将叶氏"络病""通络"之语神化，以致看不清其实质。徐灵胎所言确有其正确之一面。

（4）王三七　骑射驰骤，寒暑劳形，皆令阳气受伤。三年来，右胸胁形高微突，初病胀痛无形，久则形坚似梗，是初为气结在经，久则血伤入络。盖经络系于脏腑外廓，犹堪勉强支撑，但气钝血滞，日渐瘀痹，而延癥瘕。怒劳努力，气血交乱，病必旋发，故寒温消克，理气逐血，总之未能讲究络病功夫。考仲景于劳伤血痹诸法，其通络方法，每取虫蚁迅速飞走诸灵，俾飞者升，走者降，血无凝著，气可宣通，与攻积除坚，徒入脏腑者有间。录法备参末议。

蜣螂虫　䗪虫　当归须　桃仁　川郁金　川芎　生香附　煨木香　生牡蛎
夏枯草

用大黄曲末二两加水稀糊丸，无灰酒送三钱。

按： 此叶氏用虫蚁搜剔之法治疗"络病"的典型病例。患者右胸胁已经形高微突，病已 3 年，乃癥瘕重证，现触之形坚似梗，如何治疗恐亦难愈。叶氏方除用蜣螂虫、䗪虫外，余药均寻常医生屡用之品，治疗此病能有多大效果，令人怀疑。目前中医多有用此类药治疗此类疾病者，但大多无效。既然如此，即应当从病因、病机方面深入探讨，彻底摆脱一般"气滞血瘀"观念的桎梏。叶氏认为本病病位在于经络，当只治经络，不能"攻积除坚，徒入脏腑"。笔者以为，这种观点难以服人。此病如此"形坚"，怎能说不在脏腑？只是没有寻找到治疗此类脏腑病的方法而已。叶氏承认所用虫蚁搜剔之法源于仲景书。《金匮》鳖甲煎丸、大黄䗪虫丸均大量采用此类药物，但征之临床，上述方剂治疗此类癥瘕疾病，其效果亦很有限。所以，要想攻克此类顽证，只有进行彻底的理论创新。

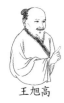

2. 王旭高医案

王旭高

（1）丁　肝之积，在左胁下，名曰肥气。日久撑痛。

川楝子　延胡索　川连　青皮　五灵脂　山楂炭　当归须　蓬莪术　荆三棱　茯苓木　香砂仁

复诊：左胁之痛已缓。夜增咳嗽寒热，邪气走于肺络，宜肺肝同治。

旋覆花　杏仁　川楝子　荆三棱　茯苓　款冬花　半夏　新会皮　蓬莪术　猩绛　青葱管

按： 关于"肥气"，前已引《难经·五十五难》原文，兹不赘述。肥气乃左胁下的癥积块状物，始发一般不痛，发展为"撑痛"，即撑胀而痛，显然已日久而成痼疾。在《柳选四家医案·环溪草堂医案》中，"日久撑痛"后并有

"痼疾难图"四字，确实是实事求是的，体现了王氏的科学精神。首诊以青皮、木香、砂仁疏肝行气和胃；以楂炭、归须、灵脂、莪术、三棱、延胡索活血化瘀止痛；恐气血郁久而生热，故以川楝子清肝热兼以止痛。本方意在止痛以治其标。

上方虽能止痛，其实并不能治本，且木香、砂仁二味香燥过甚亦与病情不宜。前引《难经》论肥气病症状本有"令人发咳逆，痎疟，连岁不已"，故再诊见其人"夜增咳嗽寒热"亦势所必然。其言"邪气走于肺络"，乃由肝气过升以致肺气不降，随之肺络瘀阻所致。此时，王氏已意识到大刀阔斧行气活血无利反而有弊，故采取巧治与缓治之法。巧治，即通肺气以治肝；缓治，即辛润通络。方中以旋覆花、杏仁、款冬花通降肺气；以旋覆花、猩绛、青葱管伍三棱、莪术辛润通络佐以软坚止痛；凡气血郁滞每致津液凝聚而痰瘀互结，故又以陈皮、半夏、茯苓化痰，此与第一法"兼痰，加半夏、茯苓"同义。气、血、痰郁久多酿内热，故以川楝子清泄肝热，此与第一法"兼热，加丹皮、山栀"同义。王氏此案治癥痕之法应较叶氏案（4）之方高明，已超出叶氏水平。

（2）秦　纳食辄呕清水涎沫米粒，病在胃也。曾经从高坠下，胁肋肩膊时痛，是兼有瘀伤留于肺胃之络，故呕有臭气。拟化瘀和胃、降逆止呕为治。

旋覆花　归须　广郁金　杏仁　半夏　茯苓　炒丹皮　焦楂肉　橘红
蔻仁

按：本例患者曾经从高坠下而继发胁肋肩膊时痛，终至纳食呕涎水米粒，此乃瘀阻气滞，即先有瘀血，而再由瘀血导致气滞、气逆。所涉脏腑应有肝、肺、胃两脏一腑。盖上升之气多由肝出，凡外伤瘀血亦终必归肝，此《内经》有明示。肝气上逆，不仅迫肺气上逆，亦迫胃气上逆，故呕之有物且伴臭气。治其本，必须主治其肝络之瘀，故以旋覆花、归须、郁金、楂炭、牡丹皮辛润通络兼清久郁之热；杏仁、蔻仁、橘红宣降肺气以治肝；半夏、茯苓和胃化饮以止呕。方药虽然丝丝入扣，然其效如何，还要看服后纳食辄呕涎水米粒之症能否缓解以至消失，否则虽获一时缓解，过时又发或反增重，则当提防噎膈重病，医者切不可掉以轻心。

3. 程门雪医案

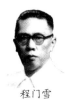

程门雪

许某，男，成年。

初诊：1970年2月19日。

右胸痛，痞闷短气，苔薄脉弦。

气机不利，肺气不宣之故。

薤白头三钱，瓜蒌皮二钱，旋覆花三钱（包煎），广郁金一钱半，青橘叶三钱，炙枳壳一钱半，制香附三钱，制半夏二钱，老苏梗二钱，制川朴八分，降真香一钱半。三剂。

二诊：

右胸痛已止，下移右胁隐隐不快，痞闷短气已除。

再拟原法进展。

川桂枝八分，薤白头三钱，瓜蒌皮二钱，旋覆花三钱（包煎），真新绛一钱半，当归须一钱半，桃仁泥三钱，杜红花一钱，炒延胡一钱半，广郁金一钱半，炙白苏子一钱半，青葱管七茎。三剂。

原按：本例首诊用瓜蒌薤白汤法，以宣展胸胁间的痹气。药后痞闷除，是肺气得展，胸痹得开。但胸痛下移至胁，可见络道之瘀阻未通，乃久痛入络，由气及血之故。遂在瓜蒌薤白法的基础上，配用旋覆新绛汤及桃仁、红花等活血药，以通络化瘀。

青葱管辛香中空，能通气宣发，作引经药，是叶天士常用的方法。

按：本案前后二诊，分别采用了王氏治肝的一、二法，足见程老学习王氏理论之真诚。一诊主方是王氏疏肝理气方，内有香附、郁金、苏梗、橘叶，其次才是伍以瓜蒌薤白汤法，药如瓜蒌皮、薤白、枳壳、半夏、川朴等品，至于旋覆花、降真香之运用，并与郁金相配合，已显露《金匮》旋覆花汤之迹象。可见，程老已预知本病气分当向血分发展。一诊后右胸痛及痞闷短气已除，但下移右胁隐隐不快，则证明程老预料正确，故二诊"拟原法进展"，即由调气向重点调血进展。方中虽仍沿用瓜蒌薤白汤法，如瓜蒌皮、薤白、桂枝之类，但所用旋覆花、真新绛、青葱管、当归须、桃仁泥、杜红花、炒延胡、广郁金诸品，则纯属叶氏辛润通络法，即王氏治肝第二法矣。至于苏子，则不过仍沿袭通肺治肝之法而已。原按所谓青葱管乃"引经药"之说不确切。盖《金匮》旋覆花汤中，正是葱茎才显示辛润通络之要义，怎能轻视为引经之品？即仲景白通汤之方名，亦明确示人葱白之重要性，非仅如引经之浅薄者。

4. 笔者医案

刘保和

（1）郑某，女，57岁。住华北制药厂宿舍。1992年3月1日初诊。

当不高兴时即发心前区憋闷，头部亦发憋胀，必出一身汗才舒服。西医诊为冠心病心绞痛。平时时发心前区刺痛，诉"心扎得慌"，此症已发20多年。不能大笑及生气，否则即病发如前。颈部板滞不舒，躺卧久及站立久均可导致腰痛，但活动后反觉减轻。夜寐常做噩梦而惊醒，两足亦觉热胀感，常欲伸出被外。白天尿频，每半小时至1小时必小便1次。手心发麻，怕热喜凉。深按其脐上水分穴处疼痛明显。舌暗红，苔薄白。脉沉涩，有结象，每三五至有一歇止。

方仿叶氏辛润通络法。

旋覆花、当归、郁金、茜草、泽兰、桃仁、柏子仁各10克。7剂，每日1剂，水煎服。

二诊：3月8日。

患者腰痛、尿频、头憋胀、汗出均减，未发心前区憋闷及疼痛，夜寐亦未再惊醒。诉夜寐口干已10余年，上楼气短而喘，坐久腰、腿有憋胀沉重之感。颈部肌肉转动僵硬板滞。

上方与生脉饮（党参10克、麦冬15克、五味子10克）汤剂，交替隔日服用，至病愈为止。

三诊：6月30日。

今天伴他人来就诊，诉上方共服两月余，全身症状均已消失，体重已增10千克，自动停药。

按：一诊所拟方剂即叶氏常用的辛润通络方，笔者取名曰"化瘀灵"，经常原方不动施予大量患者，取得了很好的疗效。在本校门诊部并制成蜜丸，其效依然。

使用化瘀灵的主症是：①脐上水分穴处压痛明显；②脉沉涩；③患者诸症常觉休息时加重，活动后减轻，尤以周身沉重、手足憋胀表现更为突出，常诉睡一宿觉周身沉重，难以转侧，醒来手足憋胀，两手发胀难以拳握，但下床活动一会儿反而减轻。此症在农村妇女更为多见。下地干活儿时周身觉轻松，但回到家里休息时反觉沉重疲惫不堪，故常自叹"我是干活儿的命"。其实，本证是由瘀血阻滞所致。心主血，主血液在脉道中的正常运行，心血瘀阻，则表现为脐上水分穴部位压痛明显。此是本病之症结所在，故为"本"，而心血瘀阻又与肝气疏泄不利有关，故以旋覆花汤化裁有效。此处瘀血得化，周身瘀滞随之而解，诸症自然消失。血液瘀滞得气的推动可以缓解，故此类病人常诉活动后症状有所减轻。但本病绝非单纯活动可以治愈者，还是应予本方治疗为宜，可以配合适当运动。

本证多为久病，初起虽属实证，但病久则可兼虚，故在用化瘀灵治疗一段时间后，当视其具体情况或可兼用补益之品，如本案加用生脉饮交替服用便是。

笔者认为，中医对冠心病的认识应当立足于中医理论。冠状动脉的病理变化其实是标。必须明确，导致冠心病的病本是多方面的。对于很多患者，只要把脐上部位压痛消除，意味着此处瘀血消除，冠心病的病情亦随之解除。可见，《内经》治病应治原发病位的指示无比正确。

（2）薄某，男，72 岁。河北省三河市人。2006 年 3 月 3 日初诊。

患者经常嗳气已 5 年，诉常在夜间睡眠时因"乱心"（即心中憋闷烦乱之意）而醒，醒来必坐起，嗳气连连而声音很大。询其以往病史，诉 10 年前因用力猛拽一棵树不慎摔倒于地，当时仅腿痛、腰痛，过几天就不痛了，故未以为然。5 年前右大腿疼痛剧烈，西医诊后认为内有血栓，以输液及服药治疗，痛除，但至今仍服"脉通"。按其脐上水分穴处疼痛明显。脉沉涩。舌红少苔多裂纹。

予化瘀灵 7 剂，每日 1 剂，水煎服。

二诊：3 月 10 日。

现夜寐已不觉"乱心"，但仍嗳气 1～2 声，声音小了，自以为"病基本好了"。

原方再服 10 剂。

三诊：3 月 20 日。

诉诸症均已消失。

嘱其继服原方 7 剂后停药。后随访，知其病未复发。

按：凡瘀血病证多于夜间睡眠时发病或增重。本例病人瘀血成因于 10 年前的跌仆外伤，恰好 5 年后发病。似此病例极多，值得进一步探讨。瘀血最终阻滞于脐上，使胃气下降受阻，夜眠时血流更加缓慢，以致胃气不能下降，反而上逆，冲击于胸脘，即觉"乱心"，必嗳气出方觉舒适。以化瘀灵直达脐上化其瘀血，病本一除，诸症自愈。

（3）吴某，男，80 岁。河北省大名县人，住河北经贸大学教工宿舍。1991 年 1 月 5 日初诊。

患者曾患十二指肠溃疡，经中药治愈，但一直遗留呃逆一症，已 9 年不愈。呃声断续而呈无力状，每天发作 10 余次，并常呕恶出痰涎黏沫，深以为苦。现每晚必从口中掏出黏痰始能入睡，否则必发呃逆。发时觉有气从剑突下冲击于上，憋闷欲死。最初可以饮一些酒来压住呃逆，但近一年已不可能。呃逆发时伴流眼泪。现在病情更加严重，即使掏出痰涎，呃逆仍然发而不止。按其脐上水分穴处疼痛明显。脉沉紧涩。舌暗红，苔白浊腻。

予化瘀灵原方加半夏、杏仁各 10 克。3 剂，每日 1 剂，水煎服。

二诊：1 月 8 日。

患者诉服第 1 剂后呃逆即止，至今未发。服药后觉有气从两胁下向脐部聚集，随即觉脐腹部气又有散开、下行之感，全腹均觉非常舒适。

再予原方 5 剂。

三诊：1 月 13 日。

患者诉呃逆一直未发。

嘱其停药观察。后随访，知病未复发。

按：本例瘀阻脐上，以致胃气不降，反而夹痰饮上逆，故除以化瘀灵辛润化瘀通络外，并加半夏、杏仁通降肺胃之气以化痰饮，标本兼治而取效。

（4）尤某，女，21 岁。本校中医学院 2003 级学生。2004 年 3 月 22 日初诊。

患者近三年来常发口腔溃疡。近两天下门齿齿龈红肿并有破溃、疼痛。近两月来每饮水后即迅速排尿而频，且尿后更渴，再饮再尿，饮不解渴。脐上水分穴处压痛甚。脉沉涩。舌暗红苔薄润。

予化瘀灵 3 剂，每日 1 剂，水煎服。

二诊：3 月 25 日。

服上方后口腔溃疡已愈，但口渴欲饮、饮后即尿、尿后更渴、饮不解渴之症依然。

此乃太阳蓄水证，仿刘渡舟教授苓桂茜红汤法，以五苓散（桂枝、白术、茯苓、猪苓、泽泻各 10 克）加茜草、红花各 10 克。7 剂，每日 1 剂，水煎服。

三诊：4 月 1 日。

患者来诉，上述饮水即尿、饮不解渴之症已除，且口腔溃疡亦一直未发。

按：1978 年，刘渡舟教授为笔者所在的北京中医学院首届研究生班讲授《伤寒论》，特别着重论述了苓桂术甘汤证及其所代表的水气上冲证，并传授宝贵的临床经验。其中即谈到，凡苓桂术甘汤证患者如兼有血压高可加牛膝、茜草、红花。后来，又在其著作中拟定一首"苓桂茜红汤"，由茯苓、桂枝、茜草、红花组成，治"水心病"因血脉瘀滞，胸痛牵及后背者。笔者在临床中多次重复使用本方，发现对胃脘部拍击有振水音，并伴脐上水分穴处压痛者，不论出现何种症状，均有明显效果。本例患者具有明显的水蓄下焦的五苓散证特点，却无水蓄中焦的苓桂术甘汤证，但因仍有脐上水分穴处压痛之瘀血主症，故予五苓散加茜草、红花而取效。

（四）心得发挥

1. 怎样确认瘀血证

这里所说的"瘀血证"是"证"，不是病，也不是症，是"证"的三要素之一的"病因"。判断瘀血证要从症判断，不能从病判断，不能说什么病就必然由于瘀血所致。

对瘀血证的判断可分为主症与佐症两方面。

主症：①脉涩。这是瘀血证的必备脉象。②诸症活动时减轻，休息时加重，尤以夜卧时明显。③疼痛局限而非弥漫，为深压痛或敲击痛。在腹部多现深压痛，在胸、背、腰部多现敲击痛。

佐症：①病程较久。生大气或受较重外伤后，常恰好5年后发病。②常发生于体力劳动者或经常高强度体育锻炼者突然较长时间不劳动或不锻炼后。③晨醒后周身沉重，颈项板滞转动不灵，两手指发胀难以拳握。④全身不定何处出现针刺样疼痛，走窜不定，时有时无。⑤个别患者可在下肢皮肤出现紫癜，呈点状或块状，按之稍有疼痛（但亦有不痛者）。呈块状者石家庄地区百姓称为"鬼拧青"，意为不知何时所起，可逐渐吸收消失，但以后又不定何时再发，常呈独立的一块。⑥育龄期妇女，病情常在经前加重，经至则缓解或减轻。

至于一般书本所言舌紫暗有瘀斑、癥瘕痞块、肌肤甲错、唇甲青紫、出血紫黑成块、喜忘及其他精神失常、但欲漱水不欲咽、肢体疼痛肿胀、疮疡肿毒等，均为读者所熟知，已非"见微知著"者，故已不属于本书强调的内容。

2. 抓主症运用血府逐瘀汤的体会

血府逐瘀汤出自清代医家王清任所著《医林改错》一书，是治疗瘀血证候的著名方剂，由当归、生地黄、桃仁、红花、枳壳、赤芍、柴胡、甘草、桔梗、川芎、牛膝组成。书中罗列本方所治症状很多，包括头痛、胸痛、胸不任物、胸任重物、天亮出汗、食自胸后下、心里热（名曰灯笼病）、瞀闷、急躁、夜睡多梦、呃逆、饮水即呛、不眠、小儿夜啼、心跳心忙、夜不安、肝气病、干呕、晚发阵热等。其中除肝气病是指"无故爱生气"外，其余都是各个不同的症状。现代医家大量重复应用此方，治愈很多疑难疾病，证明此方确有重要的实用价值，是前人留给我们的极为宝贵的遗产。但是，遗憾的是，王氏以及其他医家均没有明确谈过应用本方的主症，因而在临床应用中就显得有些盲目，缺乏肯定的针对性。笔者长期使用并研究本方，力图找出本方的主症，发现王氏对本方所拟的方歌是一个重要线索。方歌云，"血府当归生地桃，红花甘草壳赤芍，柴胡芎桔牛膝等，血化下行不作劳"，关键是"血化下行不作劳"一句。既然要"血化下行"，那么瘀血就必然在人体上部。人体阴阳分界在于膈，膈以上为胸胁，属阳；膈以下为脘腹，属阴。那么，血瘀的部位就应当在胸胁。胸胁部位被胸骨、肋骨所包护，察其内部是否有瘀，不可能用按压的方法，只能用敲击的方法。笔者对临床应用本方有效病人的胸胁部进行敲打，病人都诉当敲击右胠胁部位时，感到剑突下疼痛明显，而敲击其他部位则无异常感觉。于是，笔者遇到疑有瘀血证候的病人时，就有意识地敲击其右胠胁，如病人诉剑突下疼痛，即予血府逐瘀汤治疗。令人高兴的是，这些病人不论患有何种疾病，用此方都能有效，有的能够达到治愈的效果。仔细研究本方之所以有此主症，从方剂组成亦可找到答案。本方实际由四逆散合桃红四物汤加桔梗、牛膝组成。四逆散疏肝理气，主治两胁肋疼痛胀满，而加入桔梗，就专门引药治肺了，而肺气从右而降，可见已从泛治两胁肋病改变为专治右胁肋病了。但由于四逆散主要治气滞，单纯气滞是不可能有敲击痛的。这时，恰好配伍了桃红四物汤，二方相合，就不仅治疗气滞，而且也治疗血瘀了，这时有敲击痛就可以理解了。那么，为什么敲击右胠胁偏偏会导致剑突下疼痛呢？这是由于血与冲脉的关系。《内经》称冲脉为十二经之海，又曰"血海"。《素问·骨空论》曰，"冲脉者，起于气街，并少阴之经，夹脐上行，至胸中而散"；《素问·举痛论》曰，"冲脉起于关元，随腹直上"，可见，冲脉恰好直达于膈间剑突下部位，至胸中而散。而冲为血海，与血的运行关系密切，肺气郁滞与肝血瘀阻，必然导致冲脉之血的灌渗出现瘀滞，所以，当敲击右胠胁时，会牵引剑突下疼痛。对此，王清任特别使用了一味入冲脉降逆的药物，引血从冲脉下行，这就是牛膝。叶天士即常用牛膝平冲降逆。近代医家张锡纯更常用牛膝引血下行以治疗中风。可见，从病因、病机及方药组成均可解释血府逐瘀汤证具有敲击右胠胁牵引剑突下疼痛这一主症的道理。

为什么在此处要专门讨论血府逐瘀汤的应用？其实，这与第一法后讨论四逆散的应用一样，都是为了完善王氏治肝的理论。况且血府逐瘀汤证恰为四逆散证的发展，正如王氏疏肝通络法恰为疏肝理气法的发展一样。现代著名医家岳美中先生在《岳美中医话集》中说："善于使用古书成方，是名中医临证治病的特色。对于中医一个病的一种类型，我提出要求，起码应备3个以上的成方……除非不得已，决不独出心裁。"岳老这段话，除"名中医"最好改为"明中医"外，确属阅历有得之言，含有深刻的道理，是我们必须遵循的。

病案举例：

（1）矫某，女，62岁。住石家庄市金马小区。2006年9月30日初诊。

患者于1987年秋天在家里刷油漆（聚氨酯漆），当天即觉呼吸困难，"上不来气"，就医连服7～8天药呼吸才转正常。但此后至今已近20年，每年入春、秋季即周身不舒，似感冒而非感冒，全身拘紧，关节疼痛，肌肉酸困，嗓子发紧，胸骨后发憋闷，喜站立起来背向后仰才舒，前胸后背均觉发热，欲食冰糕以缓解之。偶吐1～2口清稀痰涎。前天及昨天曾打喷嚏。诉此病如不予治疗，历时3个月可自愈，现已发半个月了。诊其脉涩。敲击右肤胁引剑突下痛。舌暗红，苔薄腻。

予血府逐瘀汤（生地黄、桃仁、红花、赤芍、枳壳、当归、柴胡、桔梗、怀牛膝各10克，川芎、炙甘草各6克，下同）7剂，每日1剂，水煎服。

二诊：10月7日。

患者诉病已大减，全身已无痛处了，舒服了。走路有劲了。现仅觉胸前热，吃热饭喝热水胸骨后觉烫热感。

上方加生地黄、赤芍各10克，牡丹皮15克。7剂，每日1剂，水煎服。

三诊：10月14日。

患者诸症均除。

嘱停药。后经随访知"交节病"未再复发。

按： 本病乃油漆过敏所致，首先导致肝肺气机不畅，故呼吸困难。虽此症经治已愈，但已隐伏宿根，由气滞而导致血瘀。此后每年入春、入秋，乃正值肝、肺主令之时，此时肝肺气机瘀阻，全身气血运行不畅，遂引发诸症。王清任在《医林改错》谈到通窍活血汤可治"交节病作"时说："无论何病，交节病作，乃瘀血。何以知其是瘀血？每见因血结吐血者，交节亦发，故知之。服三剂不发。"王氏本拟通窍活血汤治"交节病作"，但从此案知血府逐瘀汤亦可治疗此病。王氏只是从交节血结吐血悟出病由瘀血所致，却未交代瘀血病证为何交节发作。由本案可知，乃因肝、肺气血运行道路受阻。可见，《内经》所谓"左右者，阴阳之道路也""阴阳者，血气之男女也"含义之深刻，对中医临床有何等重大的指导意义。

（2）韩某，女，25岁。石家庄市东方医院护士。2005年9月14日初诊。

患者3年来一年四季均手心热且汗多，夏日尤甚，汗多时垂手可滴下。冬日必衣着少时手足才冷，否则仍觉手心发热。视其两颊有红色血丝缕缕，月经正常，余无不适。诊其脉沉细涩。舌正常。敲击右胠胁引剑突下痛。

予血府逐瘀汤，7 剂，每日 1 剂，水煎服。

二诊：10 月 7 日。

上方共自服 20 剂，今诉手心已不热，手心湿润已如常人，询问尚需服药否。敲击其右胠胁时剑突下已不觉痛。

嘱其停药观察。后随访知病未复发。

按：手心多汗症在门诊经常可见，非可用一方一法均能治愈者。本例患者有其主症，故用血府逐瘀汤有效。

（3）徐某，男，17 岁。浙江人，在石家庄市打工。2005 年 7 月 25 日初诊。

患者在 9 岁时，与他人摔跤导致左肱骨骨折，经治骨折已愈。近 3 年来，每晨起必欲急速大便，否则就要失禁，但大便性状正常，便前腹有疼痛，便后可除。诊其脉沉弦涩。舌稍暗红，苔薄白。敲击其右胠胁牵引剑突下痛甚。

予血府逐瘀汤，7 剂，每日 1 剂，水煎服。

二诊：8 月 1 日。

患者来诉，晨起已不用着急去厕所了，现仅早晨正常大便 1 次即可，腹亦不痛了。

嘱其原方续服 10 剂。

三诊：8 月 11 日。

患者诉一切正常，病未复发。停药。

按：此又一例外伤后恰好 5 年发病者。早晨恰值肝气升发之时，此时郁滞一夜的肝肺气机趁机勃发，冲击肠道，故必急速大便而不可自禁。血府逐瘀汤使瘀滞 8 年之久的气血得以疏散，其病随之而愈。

（4）白某，女，40 岁。河北省行唐县农村医生。2005 年 6 月 6 日初诊。

2005 年 6 月河北省中医药管理局在石家庄市举办农村中医骨干培训班，患者是学员。6 月 6 日上午笔者为学员讲授《内经》。课间患者诉失眠已 3～4 个月，由 4 个月前被别人欺骗而生大气，此后即常常欲大喊大叫始舒，并伴有失眠。到培训班学习后，近 4～5 天失眠更甚，彻夜不眠，特别烦躁，诉有"死了才痛快"的感觉。诊其脉弦数而涩。舌尖红苔薄白。敲击右胠胁引剑突下痛甚。

予血府逐瘀汤 6 剂，每日 1 剂，水煎服。

二诊：6 月 15 日。

患者服药后，失眠、心烦诸症均除，故未再服药，但昨天晚上 9 点又有躁狂欲喊之感，躺卧后 10 分钟即自然消失而安然入睡。以前生气后必大量饮水，但饮后即尿。本次因未生气，亦未觉口渴，小便正常。上次服血府逐瘀汤 1 剂后，即由失眠而转入嗜睡，近 2～3 天已经不再嗜睡了。以前不眠，为强迫睡眠，必饮白酒半斤才能入睡，现在也不必饮酒了。

服药已效，嘱其再服原方 7 剂巩固之。后此病未再复发。

（5）吴某，女，21 岁。本校中医系学生。2003 年 11 月 3 日初诊。

患者面部生有大量痤疮，以前额及两颧部为多，已 5～6 年，并每经前 1 周增多。12 岁月经来潮，现月经正常，但经前 2～3 天觉全身发冷、怕冷。平时膝以下亦觉冷。左腹股沟处常按与不按均觉疼痛。平时全身很少出汗。如运动后出汗，全身反觉舒服。每天中午午睡醒后反觉周身疲累而头晕。追问其病史，诉 1999 年在高中拔河比赛时扭伤腰部，后经常腰痛，板滞不舒，西医诊为"腰椎间盘脱出"。查其腰痛部位在腰阳关及大肠俞一带，前后俯仰时僵硬疼痛，而左右转摇则正常。夏日运动时，腰以下汗出如注，但腰以上却很少出汗。诊其脉沉弦涩。舌尖红苔薄白。敲击右胠胁引剑突下痛甚。

予血府逐瘀汤 7 剂，每日 1 剂，水煎服。

二诊：11 月 10 日。

患者服药后，原痤疮明显消失，未再新出。全身均已觉温暖，下肢已有热感，左腹股沟疼痛亦除。诉原来手足心多年不出汗，药后手足心也出汗了。但觉因全身热而发烦，希望不要再热。

上方加牡丹皮、山栀、淡豆豉各 10 克。7 剂，每日 1 剂，水煎服。

三诊：11 月 17 日。

患者服后痤疮消失，未再新出。周身烦热感亦除。

诸症痊愈，嘱其停药。

（6）李某，女，52 岁。石家庄市棉纺六厂工人。2005 年 10 月 11 日初诊。

患者常发早晨咽喉疼痛，咽略干，已 2～3 年，近 1 年来又发咳嗽，咽中常觉黏滞不爽，故常欲略吐，但又难以咳出。8 月上旬，由于咳嗽不舒，请某医予针刺治疗，在针天突、肺俞穴后，却引起全身肌肉不定处发颤，两手持物发抖。两个月以来，体重减轻，全身乏力。但细询之，却云走路、上楼乏力感并不增加，亦无心悸气短。纳食正常，大便偏干，夜寐常早醒。晨起口苦，以舌根为甚。诊其脉沉弦细涩。舌淡红润，苔白腻。敲击其右肤胁引剑突下痛甚。

予血府逐瘀汤 3 剂，每日 1 剂，水煎服。

二诊：10 月 14 日。

患者诉服第 2 剂药后身即不颤，手亦不抖了。现睡眠正常，口苦、咽滞、咳嗽、乏力诸症均除。

再予原方 7 剂巩固之。后随访知其病未复发。

三、柔肝

（一）原文

一法曰：柔肝。如肝气胀甚，疏之更甚者，当柔肝，当归、杞子、柏子仁、牛膝。兼热，加天冬、生地；兼寒，加苁蓉、肉桂。

（二）讲解

此治肝第三法。继第一、二法而言，如有病人两胁气胀或疼痛，并较一般病情为甚，虽然已用疏肝理气法或疏肝通络法，却不仅无效，反而病情加重，这是什么缘故？从所选药物当归、枸杞子、柏子仁、牛膝推断，此乃由肝血不足并兼肾阴亏损所致。此虽貌似实证，其实纯属虚证。盖血以载气，水以涵木，如肝血与肾水不足，则肝气无以收载、涵养，必然升散于外、于上，冲激于肝的经脉，而呈现出类似肝气横逆的胀满或痛的症状。此时如不加详审，反而误认为肝气病，予疏肝理气法或疏肝通络法，则散之更散，虚之更虚，病情必然加重。问题在于，同是"肝气胀甚"，怎样区别虚实，怎样区别是肝气横逆的实证，还是肝血虚、肾阴不足，因而肝气失于柔养的虚证呢？根据笔者体会，此证除胸胁可能胀满或疼痛外，肢体其他部位亦可出现酸麻胀痛之象，但无论疼痛程度如何，均喜揉喜按。另外，肝血、肾阴亏损于下而肝气升越于上、于外，由于肝气具有阳热的特点，气愈升愈现热象，则病情往往出现上热下寒之势。其下寒既因阴血亏损，人体下部失于濡养，或更阴损及阳致下部阳气亦虚；亦因气升于上，不降于下所致，盖气为阳，不降于下，则下部阳气不足而呈寒象。另外，从脉象而言，其脉虽弦，却沉细无力或浮而无力，尤以左关尺细弱为甚。所以，病人常诉"既怕冷，又怕热"，头面部位常"上火"，而两足却觉凉而怕冷。王氏列出此证，是与真正的肝气病进行鉴别，其实并非肝气病。因而病人并无急躁易怒的情绪，反而有精神不振、懒于言语之象。王氏治疗此证，纯选补益之品，用当归养肝血，柏子仁养肝血安神，枸杞子养肝肾之阴，尤其选用牛膝，滋补肝肾并引肝气下行，以解除上热下寒之势。纯用滋养肝肾阴血之品以柔润收敛，恰合肝脏"喜柔恶刚"之秉性，故曰"柔肝"。由于本病有上热下寒之势，兼上热者，可加天冬、生地黄，不仅引热下行，且有滋肾水之功；兼下寒者，可加苁蓉、肉桂，不仅助肾水上升，并有补肾阳之力。但不用栀、柏之类苦寒以清热，亦不用吴萸之类辛燥以温阳，乃避免更伤阴血也。王氏用药，补虚泻实之界限，如此严格分明，足见其学术功底之深厚。

（三）医案印证

叶天士

1. 叶天士医案

（1）张四九　中风以后，肢麻言謇，足不能行，是肝肾精血残惫，虚风动络，下寒，二便艰阻。凡肾虚忌燥，以辛润温药。

苁蓉　枸杞　当归　柏子仁　牛膝　巴戟　川斛　小茴

按：叶氏此方包括了王氏柔肝方的所有药物。此外，石斛具"天冬、生地"之意，苁蓉、巴戟、小茴具"苁蓉、肉桂"之意。因此，从该方所主疾病及其症状，可以探索出王氏柔肝方所治证候及其病因病机。病因是什么？就是"肝肾精血残惫"，也就是肝血不足而肾的阴精亏损。病机是什么？是因虚络脉失养而不固，故云"虚风动络"。诸如"肢麻""言謇""足不能行"，皆属络脉空虚、筋骨肌肉失养而出现麻痹、震颤、动摇不定的虚风状态。精血亏虚于下，虚阳必夹肝气升散于上，人体下部则必呈寒象。此时阴血不足，肝气疏泄无力，不能帮助肾司开合，故二便艰阻。本病乃阴损及阳，虽下寒亦不可妄用燥热之品，应选温药中具辛润特点者，故云"以辛润温药"。盖辛则温通，润则柔养。肝肾精血得以温养而充达于上，则肝木之气得以柔润而和降于下，如此阴升阳降，疏泄功能恢复正常，上述诸症即可自然消失。

（2）费　经水紫黑，来时嘈杂，脉络收引而痛。经过带下不断，形瘦日减。脉来右大左弱。上部火升，下焦冷彻骨中。阴阳乖违，焉得孕育？阅医都以补血涩剂，宜乎鲜效。议通阳摄阴法。

鲍鱼　生地　淡苁蓉　天冬　当归　柏子仁　炒山楂　牛膝　茯苓
红枣蕲艾汤法丸

按： 此乃妇女经、带之病。经水紫黑，经行腹痛，是为经病；月经净后却带下不断，是为带病。脉来右大左弱，右为阳、为上，心肺为之主；左为阴、为下，肝肾为之主，此乃下本虚而上标实、下本寒而上标热之脉明矣。在下之肝肾精血亏损，经血化生无源，故经行不畅而色紫黑，乃因虚而瘀也。阴血亏损于下，则虚风扰动于上，再加经行阴血更伤，虚风更加上扰胃阳，胃气不降故心中嘈杂，纯属虚热之象。阴血大亏，脉络失于柔养，故经行少腹拘急收引而痛。经净而肝肾亏损更甚，八脉不固，胃气衰惫，故带下不断而形瘦日减。"上部火升"，可见面红、阵热、心烦、嘈杂等症，乃虚阳升于上而不降于下；再加阴损及阳，则下元阳衰更甚，故下焦腰膝至足掌皆有冷彻骨中之感。如此阴精亏于下而不升，虚阳浮于上而不降，"阴阳乖违"，如何能够孕育？盖女子受孕乃至正常产育，必须脾胃与心、肺、肝、肾四脏的协调。《素问·评热病论》曰："月事不来者，胞脉闭也。胞脉者属心而络于胞中，今气上迫肺，心气不得下通，故月事不来也。"此言胃气上逆迫肺，肺气不降则心气亦不能下达于胞中，故月事不来。可见必在上的心肺阳气达于下，月经才能正常。《素问·上古天真论》曰，"女子……二七而天癸至，任脉通，太冲脉盛，月事以时下，故有子"，与生殖功能有关的天癸来源于先天并由肝肾精血而滋生，冲为血海，任主胞胎，冲任二脉皆隶于肝肾而升达向上，月事以时下并阴阳和而有子，亦有赖于肝、肾阴血之升于上。如此阴阳升降方称和谐而不"乖违"。此病既已"阴阳乖违"，当如何治疗？前医以"补血涩剂"，补血并不为错，错在"涩剂"，因涩剂不仅留瘀，更碍阴阳交通升降，且单纯补益肝血而不补益肾的阴精，亦非治本之策。故叶氏更加强调"通阳"而不可以涩滞，"摄阴"而不纯粹补血，此即所谓"通阳摄阴"之义。

方中首味药物为鲍鱼。前述肝脏病理的第 14 条引《素问·腹中论》"血枯，饮以鲍鱼汁"一句时对此已有所交代，指出鲍鱼有"滋补肝肾并行血化瘀"之功。以其既通且补，故叶氏用作主药。方中当归、柏子仁、牛膝及王氏柔肝方中主药，亦辛润之品，专补肝血。王氏云"兼热，加天冬、生地"，本案患者经水紫黑，来时嘈杂，并右脉偏大，上部火升，均属虚热之象，故亦用天冬、生地黄。然阴损及阳，冲任空虚，下焦冷彻骨中，王氏云兼寒可加苁蓉，则叶氏亦一以淡苁蓉补任固冲以温肝肾之阳，一以牛膝平冲降逆以引虚阳下行，均有恢复下焦阳气之功。更佐以炒山楂化瘀生新以调经，茯苓通阳利湿止带并引上焦虚热从小便而出，且均可防止诸补益之品壅滞气机。使以红枣、蕲艾汤法丸，维护中下焦脾肾阳气。诸药相合，处方缜密。既补且通，温凉并用，升降并举，布局十分巧妙，必能共奏"通阳摄阴"之功。本案病证及所拟方药，均与王氏柔肝法相合，读者当深思之。

2. 王旭高医案

王旭高

崩后不时寒热，腹中有块，口发牙疳。营虚有火，气虚有滞，调之补之。

党参　陈皮　当归　白芍　丹皮　茯苓　麦冬　元参　黑栀女贞子　建莲肉

再诊：血虚木横，两胁气撑胀痛，腹中有块，心荡而寒热。病根日久，损及奇经。《经》云：冲脉为病，逆气里急；任脉为病，男疝女瘕；阳维为病苦寒热；阴维为病苦心痛。合而参之，谓非奇经之病乎？调之不易。

党参　黄芪　当归　白芍　沙苑　茯神　杞子　香附　陈皮　白薇　紫石英

三诊：和营卫而调摄奇经，病势皆减，惟腹中之块未平，仍从前法加减。

前方去杞子，加砂仁、冬术。

（选自《柳选四家医案》）

按：从全部王旭高医案来看，每案方药单用治肝之一种方法者极少，多数是2～3种方法合用，或先用此法，后用彼法，本案即属此类。其中方剂化裁之机、因证转移之理，恰在此时可揣摩探讨，便于挖掘出奥秘。

首诊言患者在血崩之后继发时冷时热之感，口中并发牙疳之疾，除此之外，仔细审查，却"腹中有块"，证明此乃妇人癥积之病。崩后当然营血亏虚，而寒热牙疳，则为火郁之象，故云"营虚有火"。崩后不仅血虚，气亦虚矣，但腹中癥积未除，故云"气虚有滞"。气血两虚，夹火夹滞，故应虚实兼顾、标本兼治，"调之补之"。

拟方以党参、当归、麦冬、玄参、女贞子、建莲肉、茯苓补气健脾、养营益阴以扶正，重在于补；以景岳化肝煎方中之陈皮、白芍、牡丹皮、山栀（另有茯苓亦相当泽泻）清泻肝经内郁之火以祛邪，重在于调。王氏立本方，乃着眼于血崩之后的一般调理。

再诊牙疳已除，故未再言，可见景岳化肝煎法已效。但病本，即宿癥未除，此时即使采用清泄之法，亦属扬汤止沸，反而激发肝气更盛。所谓"血虚木横，两胁气撑胀痛"，乃血虚失柔而肝气冲逆，切不可苦寒清泄，以肝喜柔而恶刚也。但此时"腹中有块"，难道不应活血化瘀吗？"不时寒热"，难道不应清泄肝热吗？当此关键时刻，医生尤当平心静气，"沉思渺虑"，分外小心。此正应王氏所云"如肝气胀甚，疏之更甚者，当柔肝"之语。不仅如此，王氏对癥积一病有更深刻的超人见解，即其病位不在十二正经，不在五脏六腑，而在奇经八脉，故云"病根日久，损及奇经"。其腹中有块，乃"任脉为病，男疝女瘕"；其两胁撑胀痛，乃"冲脉为病，逆气里急"；其心荡而寒热，乃"阴维为病苦心痛"及"阳维为病苦寒热"。如是"合而参之，谓非奇经之病乎"？如此癥坚痼疾，并且导致崩漏，可见病深日久，根本已然动摇，标实却愈顽坚，补虚泻实，左右掣肘，真是"调之不易"。王氏认为，此时应五脏六腑与奇经八脉并调。调五脏六腑重在补益脾胃以和营卫，故以参、芪、归、芍、香附、陈皮诸品；调奇经八脉重在通补奇经以消癥坚，故以当归、沙苑、茯神、杞子、白薇、紫石英诸品，如此则先后天并治，以求稳中取胜。

三诊知上述方法对寒热、心荡、两胁气撑胀痛已经有效，"病势皆减"，但

"腹中之块"却病根深痼难拔。其实似此癥坚之疾，中医至今亦无良策，临床多有个案报道，却又难以大量重复。近来所谓"带瘤生存"之说，说到底亦不过是无奈之举而已，但总比妄加攻伐以致人瘤俱亡为佳。今人尚且如此，何况古人乎！本案调理至此情景，已属不易。且令后学深思处颇多，如能循此进一步深入研究，极有可能对癌症顽疾取得突破，则叶、王诸师亦可含笑于九泉矣。

上方既效，可见仍当以固护后天以求延长生命为主，故去杞子，加砂仁、白术进一步促进食欲，强健脾胃。然就笔者所见，不去杞子亦可。

笔者选录本案，其意在于二诊当归、杞子之运用，此乃"柔肝"之法的重要药物，不过王氏多诸法并用，人多不识耳。

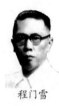

程门雪

3. 程门雪医案

戴某，女，成年。

初诊：1955 年 2 月 4 日。

腰、背、挟脊俱酸痛，头眩不清，纳不香。

以调补肝肾为主。

酒炒白芍一钱半，稽豆衣四钱，炒杭菊二钱，潼白蒺藜各二钱，抱茯神三钱，炙远志一钱，炒枣仁三钱，炒补骨脂一钱半，炒杜仲三钱，桑寄生三钱，酒炒杜狗脊二钱，酒炒巴戟肉二钱，炒川断二钱，炒香谷芽四钱，左归丸四钱（包煎）。

二诊：

腰、脊酸痛均见轻减，头眩未尽，少腹弦痛，胃纳稍增。

再以归脾出入为治。

炒潞党参一钱半，酒洗当归身二钱，炒冬术一钱半，清炙甘草八分，云茯苓三钱，炙远志一钱，炒枣仁三钱，酒炒巴戟肉一钱半，炒川断二钱，稽豆衣四钱，焦白芍二钱，苗木香各一钱，红枣四枚。

三诊：

腰、脊酸痛大减，头眩尚未清。

再以原方出入，续进为治。

大生地三钱，炒川断三钱，炒杜仲三钱，酒炒山萸肉二钱，细石斛三钱，酒炒巴戟肉二钱，枸杞子二钱，炒杭菊二钱，潼白蒺藜各三钱，酒洗当归身二钱，酒炒大白芍一钱半，稽豆衣四钱，桑寄生三钱，左归丸四钱（包煎）。

原按： 本例腰痛头眩，属于虚证，所用调补之法有三：补心脾用归脾汤；补肝肾用杞菊地黄汤；补奇脉，用左归丸和地黄饮子，法简而效宏。

按： 此患者共有4个症状，即腰背夹脊酸痛、头眩、纳不香、少腹弦痛。一诊以调补肝肾法，腰脊酸痛及纳不香有减，仍头眩、少腹弦痛。二诊认为乃气血不足使然，故主以归脾汤法，补益心脾兼益肝肾。尽管如此，仍然头眩不止，此时才认识清楚肝血肾精不足乃其病本。《内经》云"诸风掉眩，皆属于肝"，故三诊主要从肝虚着手，兼顾肾精。其中，以归身为代表，携生地黄、白芍、山萸肉滋养肝血；以枸杞子为代表，携川断、杜仲、巴戟、潼蒺藜、桑寄生、稽豆衣补肝肾、壮腰脊。并专门选用杭菊、白蒺藜治其眩晕，左归丸包煎滋补肝肾。此方可看作王旭高柔肝方所用当归、枸杞子、牛膝、柏子仁之扩展。正因为重点运用了柔肝之法，其头眩之疾以及少腹弦痛才得以痊愈。

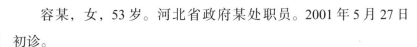

4. 笔者医案

容某，女，53岁。河北省政府某处职员。2001年5月27日初诊。

刘保和

患者因全身怕冷，且不定处时发刺痛已20多年而就诊。诉25岁结婚，次年剖宫产一子。此病由产后不欲食、纳极少而继发。未做过人流。身上各个部位都特别怕风，足底尤其怕冷，有彻骨感，现在家中亦必须穿棉底鞋，如穿塑胶底鞋即觉凉甚。头顶不定处痛且有空虚感，胁肋部胀满不舒，但均喜揉按。颈项部晨起僵硬板滞不舒。两膝关节尤觉刺痛，屈伸不利。并诉冬日家中暖气太热时头痛，但不戴帽子亦痛，所以"既怕冷，又怕热"。并有耳鸣，咽部常有上火干痛之感，并常发口腔溃疡。曾去某省级医院诊治，诊为"类风湿关节炎"，但用药不效。诊其脉虽有弦象，但按之偏大而无力，重按左关尺却觉沉细。舌暗红，苔薄白。

仿王氏柔肝法。

鹿角霜、鹿角各15克，当归、枸杞子、怀牛膝、柏子仁、杜仲、肉苁蓉、补骨脂、石斛各10克，小茴香、肉桂各6克。7剂，每日1剂，水煎服。

二诊：6 月 3 日。

患者头空痛、晨僵之症已减。诉服药 1 剂后左右膝关节部即起红疹且痒甚，咽部仍干痛，仍有口腔溃疡，口唇尤觉发干。仍然全身怕冷、不定处刺痛，膝关节刺痛尤甚。

上方加麦冬、生地黄各 10 克。7 剂。

三诊：6 月 10 日。

咽干痛、唇干、口腔溃疡、痒疹均除，头顶空痛亦除。身上不定处刺痛感、胁肋胀满感及两膝刺痛感均大减。现膝以下仍觉凉，两足跟尤觉凉痛，遇风则肩关节痛甚。

再予原方，将小茴香、肉桂各加至 10 克。继服 14 剂。

四诊：6 月 24 日。

患者诸症已除。

予原方配成蜜丸，每丸重 10 克，早晚各服 1 丸，连服 2 个月。后来诉，诸症未发。

按：此典型肝虚之证，病由剖宫产后失于调养所致。始由肝血虚、肝阳不足而致全身怕冷、怕风，筋脉失于濡养温煦而致头空痛、颈板滞、胁肋胀痛。然虽痛却喜温、喜按，则属虚证已明。其身体不定处刺痛，乃由血虚有寒、血流不畅所致，非如一般瘀血证可比。病情不断发展，已涉及奇经失养，此时尤觉全身冷甚，足冷甚至彻骨；但又有热象，咽口干燥，口腔溃疡，耳鸣，室内过暖即发头痛，可见寒热各走极端，病在奇经八脉更加明显。此时虽见热象，亦不可用苦寒之品，只宜温润滋养，仿叶氏通补奇经之法，其中先用石斛，继用麦冬、生地黄，均防其伤阴并兼治上热，亦王氏"兼热，加天冬、生地"之意。药后诸症已除，证明方证相符，为巩固疗效，制成丸方久服，使久病得愈。

由本例病患可知，此类证候多有寒热并见、阴阳各走极端之象，与前引叶天士医案恰可相互对照。一诊药后两膝出现红色痒疹，应属气血运行转为通畅、营卫趋向调和之佳象，故再诊此症自然消失。此种类型疾病，叶氏多从奇经论治，从中似可体会到肝虚之证与奇经八脉疾病的内在联系。前人谓"八脉隶于肝肾"，从此类病证似可看出端倪。

（四）心得发挥

1. 论叶氏络病与奇经理论

从王氏治肝第二法就涉及了叶天士"络病"理论，第三法又涉及了叶氏"奇经"理论。可见，这两种理论是学习和研究肝病治疗方法不可回避的内容。而且必然引起思考，为什么唯独肝病治法与这两种理论关系密切，能否从中发现更有价值的引入崭新领域的东西？目前在中医界研究这两种理论的人不在少数，可以称作"热"了。但是，这些研究的共同缺陷是说不清它的来源，好像真的是叶天士独自的发明创造。于是只能就叶天士而研究叶天士，重复叶天士的论述，或者充其量不过是分门别类加以归纳而已。如此这般，怎能真正理解叶天士并超过叶天士？只能跟在叶天士的后面亦步亦趋。这显然也不是叶天士所愿意看到的。笔者一贯认为，要想学好张仲景，就要研究张仲景在著作《伤寒杂病论》以前是怎样想的，特别是为什么把《伤寒论》编成现在我们看到的这个样子？同样，要想学好叶天士，也要研究叶天士"络病"以及"奇经"理论是怎样想出来的，为什么叶天士恰好在他那个时代想出来了？他想告诉我们些什么？这两个理论是什么关系，它们成熟了吗？如果不成熟，还应当怎样发展？

这里不妨先就张仲景而言。难道张仲景的六经理论真的是如同某些医家所言，与《内经》理论无关吗？否。有关，而且十分简单，就来源于《内经》三阴三阳的理论。《内经》七篇大论的第一篇《素问·天元纪大论》所说"阴阳之气各有多少，故曰三阴三阳也"就是它的来源。人体阳气由里出表，由少到多，是循着一阴、二阴、三阴、一阳、二阳、三阳的次序运动的。而外邪侵入人体由表入里，阳气逐渐被伤而由多到少是循着三阳、二阳、一阳、三阴、二阴、一阴的次序变化的，所以张仲景才把《伤寒论》写成现在这个样子。可见，所谓"阴阳之气各有多少"，其实是说"阴经与阳经的阳气各有多少"，于是才能分辨出"三阴三阳"究竟是谁。三阳阳气最旺盛，称作"太阳"，太者大也，联系其内脏其实是心，所以《素问·六节藏象论》称心为"阳中之太阳"。一阴阳气最微弱，所以称作"厥阴"，厥者尽也，阳气微弱到极点，联系其内脏其实是肝。为什么是肝？中医认为，阴尽则阳生，正因为阳气微弱到极点，才是阳气初生的开始。这种特性恰与肝脏特性相符，以肝应于春也。

到了叶天士时代，叶氏总结了从张仲景以来治疗外感热病的经验，创造出了卫气营血辨证，实际上与六经辨证没有本质的不同。区别仅仅在于，六经辨证更强调阳气的损伤，而卫气营血辨证更强调阴液的损伤。但病至于最终阶段，即至于血分，仍然同样是肝。所谓"入血就恐耗血动血，直须凉血散血"，难道不是治肝吗？可见，不论六经辨证还是卫气营血辨证，其基础都是脏腑辨证。换句话说，六经辨证、卫气营血辨证、脏腑辨证是三位一体的，是一个不可分割的统一整体。

有了上述辨证论治方法，外感热病的问题基本解决了。到了这个时候，聪明绝顶而勇于探索的叶天士并不满足，开始考虑另一个问题了，即为什么很多疾病，尤其是内伤杂病，用上述 3 种辨证论治方法治疗却无效呢？是不是还有我们没有发现的奥秘？这个奥秘古人披露过吗？叶氏肯定在思索，是不是这些疾病的根源不在我们的视野之内，即不在"脏腑"之内？那么，应当在哪里呢？

这就要重新学习和研究《内经》了。除此之外，别无他途。中医学术的发展历来如此，这并不奇怪。因为《内经》谈的是公理，它赋予了中医发展的内在无穷的推动力。假如有人认为可以另起炉灶，最终只能是一事无成。

那么，在人体除了"脏腑"，《内经》还说了些什么比它更重要的东西呢？看来，能想到这一点，笔者和读者一样，一切就都明朗了，那就是"奇恒之腑"。只不过叶天士比我们想得要早罢了。科学研究的规律告诉我们，谁只要比别人想得早一点点，就能拔得头筹，处于领先地位。

《素问·五脏别论》说："黄帝问曰：余闻方士，或以脑髓为脏，或以肠胃为脏，或以为腑，敢问更相反，皆自谓是，不知其道，愿闻其说。"从这段话可以证明，在《内经》时代以及之前，中医脏腑学说尚未定型，医学界尚有争论。到底谁是脏、谁是腑？为什么它们是脏，而它们却是腑？都没有明确的、肯定的结论。而这涉及中医最基本的理论，是亟待解决的，所以，黄帝与岐伯（当然是托名）下最后的结论。"岐伯对曰：脑、髓、骨、脉、胆、女子胞，此六者，地气之所生也，皆藏于阴而象于地，故藏而不泻，名曰奇恒之腑。夫胃、大肠、小肠、三焦、膀胱，此五者，天气之所生也，其气象天，故泻而不藏，此受五脏浊气，名曰传化之府，此不能久留，输泻者也……所谓五脏者，藏精气而不泻也，故满而不能实；六腑者，传化物而不藏，故实而不能满也。"反复吟咏玩味这段话，从中可以提炼出什么最核心的内容？那就是阴阳学说这一公理在中医脏腑学说中的具体运用。前面已经反复强调，阴阳学说并不神秘，与辩证唯物主义也搭不上界，它不过就是位置的概念而已，不过是上为阳、下为阴、外为阳、内为阴而已。只是由于物质是运动的，因而才又有了时间的概念。所谓"宇宙"就是以空间、时间的形式存在的一切事物，人体脏腑当然亦不例外。首先，"藏于阴而象于地"，由"地气之所生"的是什么？是"奇恒之腑"也。它们位于人体的最内、最深处。那么，位于人体最外、最浅处的是什么，是"胃、大肠、小肠、三焦、膀胱"也，"此五者，天气之所生也，其气象天"。天在上、地在下，当然天为阳，地为阴，当然奇恒之腑为阴，而五腑则为阳。那么"五脏"呢？"五脏"为阴还是为阳？岐伯没有明确指出，但实际上也讲出来了。五腑"此受五脏浊气"，而"五脏者，藏精气而不泻"，证明五脏所藏的精微之气，显然在内。在内的精微之气输向于外，由此可以理解到五脏位置在内，五腑位置在外。五脏为阴，五腑为阳。但五脏浊气只能输送到五腑，却不能输送到奇恒之腑，可见，五脏与奇恒之腑比较，则五脏为阳，奇恒之腑为阴了。如此推导，结论如下：奇恒之腑为阴、五腑为阳，五脏则在奇恒之腑与五腑之间，即阴阳之间。同时，也可以体会到，奇恒之腑的精气在一般情况下是"藏而不泻"的，如果一定要向外输送，那就是输送到五脏五腑了。

以上，是就阴阳学说而谈奇恒之腑、脏、腑的阴阳属性。那么，从生理上能进一步加以论证吗？答案是肯定的。《灵枢·经脉》曰："人始生，先成精，精成而脑髓生，骨为干，脉为营，筋为刚，肉为墙，皮肤坚而毛发长。谷入于胃，脉道以通，血气乃行。"这段话应分作两小段理解。第一小段从"人始生"至"毛发长"，是指父母媾精以后，受精卵及其后的胎儿在胞宫内逐渐发育的过程。此时绝口不谈脏腑，只谈脑、髓、骨、脉、筋、肉、皮毛。那么，人体脏腑在什么时候形成的呢？那就要等到胎儿足月降生以后了，就要等"谷入于胃"了。这就是第二小段。有根据吗？有。《灵枢·天年》曰："血气已和，荣卫已通，五脏已成，神气舍心，魂魄毕具，乃成为人。"这段话的"血气已和，荣卫已通"与上段话"谷入于胃"以后所说的"脉道以通，血气乃行"同是一个意思，都是说只有在胎儿从母体降生以后，并且还要"谷入于胃"即正常地吮乳，才能"脉道以通，血气乃行"或曰"血气已和，荣卫已通"。也只有在这时，才"五脏已成"，于是"神气舍心""魂魄毕具"而舍于他脏，才成为真正意义上的"人"。这就证明，胎儿在母体中五脏根本就没有完全长成，有的则是奇恒之腑，即"脑、髓、骨、脉"。此处未谈"胆"与"女子胞"，或可如此理解："筋"与"胆"的关系密切，可以相通；"肉、皮肤、毛发"均在"女子胞"中最后生长成熟，并且胎儿最终由"女子胞"中降生，则"肉、皮肤、毛发"似可与"女子胞"相通。当然，有关"胆"与"女子胞"的问题远非如此简单，容下面再谈。但行文至此，可以证明"奇恒之腑"属阴，来源于先天；"五脏"属阳，来源于后天了。同时，也可以证明，目前中医学以脏腑辨证为代表的所有辨证论治方法，治的都是后天疾病，而与先天疾病有关的病位，显然在我们的寻常视野之外。

那么，哪些疾病属于先天疾病呢？《内经》早已告知读者了，只是我们没有在意罢了，那就是"奇病"。这是多么奇怪的名字，为什么取这个名字？道理再简单不过了，就是"奇恒之腑的病"的意思。有根据吗？有。《素问·奇病论》的第一句话就说："黄帝问曰：人有重身，九月而瘖，此为何也？"清代医家张隐庵独具慧眼，明确而果断地注释说："此论奇恒之腑，而为奇恒之病也。《五脏别论》曰：脑、髓、骨、脉、胆、女子胞，此六者名为奇恒之腑，是以本篇之所论，有犯大寒内至骨髓，上逆于脑之脑髓骨病；《脉解》篇（笔者按：应为《大奇论》篇，此处为张氏误写）之脉病；口苦之胆病；九月而瘖，及母腹中受惊之女子胞病，皆奇恒之腑而为病也。盖此六者，地气之所生，皆藏于阴而象于地，与气之通于天，病之变化者不同，故所谓奇病也。"这里所说的"皆奇恒之腑而为病也"难道不是"奇恒之腑的病"吗？而且再一次申明，这就是"所谓奇病也"。可见，"奇病"就是"奇恒之腑的病"。现在，我们有必要再看一看《素问·奇病论》中都记述了哪些奇病，再一次体会一下，它们到底是不是奇恒之腑的病，或者说得明白一些，它们到底是不是先天性疾病？① "人有重身，九月而瘖"，即妇女怀孕已 9 个月，突然说不出话来。岐伯认为是"胞之络脉绝也"，"胞"即女子胞，属奇恒之腑，这是《素问·奇病论》的第一个病，显然示人以下诸"奇病"均属奇恒之腑病。而且张景岳更明确指出："胞中之络，冲任之络也。"由此可见冲任二脉与奇恒之腑的关系。②"息积"。其"病胁下满，气逆，二三岁不已"，虽然目前"不妨于食"，却"不可灸刺"，"药不能独治"，只能"积为导引"，即渐次予以导引之法，并配合"服药"。张隐庵认为此病即"肺之积曰息贲"。高士宗在《黄帝素问直解》中认为是"先天经脉受亏"之病，并曰："此息积为先天奇病，而药不能治也。"此先天经脉，即冲任二脉。盖《素问·骨空论》曰，"冲脉为病，逆气里急""任脉为病，男子内结七疝，女子带下瘕聚"。凡此"疝""瘕""聚"皆属腹中癥积痞块即肿瘤之类。而"息贲"可由右胁下延及中脘，当为肝肿大之疾，其发二三岁不已，很有可能是肝硬化并发为肝癌之病。③"伏梁"。其症状为人体"髀、股、胻皆肿""环脐而痛"。病因是"风根"，"其气溢于大肠而著于肓"，而"肓之原在脐下"，因此"环脐而痛"。亦"不可动之"。否则必"为水溺涩之病也"。可见，这种在脐腹部出现的肿物，不仅疼痛，而且导致人体大腿、小腿皆肿胀，这是腹腔满布恶性肿瘤，以致阻碍了下肢静脉血液以及淋巴液回流的表现，为发源于胞宫的冲任二脉"疝""瘕"类疾病。此病最终"其气"皆"溢于大肠而著于肓"。"肓"属膜原，为三焦的组成部分，三焦之原在肾间动气，发源于脐下气海。病至于此种地步，实际是癌肿在腹腔淋巴的广泛浸润与转移，不论"灸刺"，还是外科疗法，不仅无效，而且有害，故绝对"不可动之"。否则终至二便不通而亡。早在两千多年前的《内经》时代，古代医家对癌症的认识就如此精确，不能不使人赞叹祖先的聪明和伟大。④"疹筋"。此病除腹部筋脉拘急以外，并且在面部不定处出现白色与黑色，乃肺、肾的真藏色见。最重要一点就是"尺脉数甚"。这是什么疾病？这只能从大量的临床中才能体会得到。笔者诊治大量癌症病人，总是仔细查其脉象，以求从中探索其病因病位。结果得到了这样的发现：癌症晚期，一般可出现 3 种脉象，一种是脉弦紧大而有力；一种是脉空大虚软无力，偏迟；一种是脉沉细弦劲而数，尤以尺脉数甚。最后一种脉象，就是"疹筋"的脉象，明显证明病位在人体的最深处，实际是真肾脉，即肾的真藏脉见，必死无疑。显然，"疝筋"亦应属于癌症之列。⑤ "头痛"且"数岁不已"者。岐伯认为"当有所犯大寒，内至骨髓，髓者以脑为主，脑逆故令头痛，齿亦痛，病名曰厥逆"。什么样的头痛可以数岁不已，并且齿亦痛？什么样的头痛才是"脑逆""厥逆"，即气逆于上，或可出现严重的呕吐？笔者推断，当属脑瘤之类。这里强调病位在"骨""髓""脑"，显然属奇恒之腑疾病无疑。⑥ "口甘"。此名曰"脾瘅"病。由其人"必数食甘美而多肥"所致。"肥者令人内热，甘者令人中满，故其气上溢，转为消渴"。其口甘乃脾土之味，正是内热熏蒸，使脾的津液不能正常输布，反而上溢于口所致。那么，这种病与先天有关吗？当然有关。只要认真临床，大量诊治病人，就可知这里所说的"消渴"病，即西医学的"糖尿病"，它与遗传有多么密切的关系。⑦ "口苦"。此名曰"胆瘅"病。由其人"数谋虑不决，故胆虚气上溢，而口为之苦"。口苦一般认为病位在肝。虽然"肝者中之将也"，但"取决于胆"，而"咽为之使"，所以肝胆同病而出现口苦。胆为奇恒之腑之一，所以本病属奇恒之腑病无疑。说到这里，就要特别谈一谈"胆"。《素问·五脏别论》把胆列入奇恒之腑，而对"传化之府"却只言"胃、大肠、小肠、三焦、膀胱"，明显地把胆排除在外，此与我们常说的五脏六腑完全不同。《素问·六节藏象论》在论述"藏象何如"时，先谈心、肺、肾、肝；后谈脾、胃、大肠、小肠、三焦、膀胱，也没有胆，只是最后才说"凡十一脏取决于胆也"。这里的意义太玄妙深奥了。一般认为，在十一脏中心为君主之官，"十一脏取决于心"才对，为什么却说"十一脏取决于胆"？很多人重复李东垣的话，认为是由于胆木春升之气带动了各个脏腑发挥功能，这与《内经》原意大相径庭。其实，"胆"一脏而兼两职，既是奇恒之腑，又是六腑之一。奇恒之腑在最深、最内处，六腑在最浅、最外处，胆的位置既在内，又在外，遍布于表里内外，并且沟通于表里内外，来源于先天，却布达于后天，试问，人体什么内脏能有如此之本领？胆布达于后天，却来源于先天，使后天完全在它所代表的先天领导之下、影响之下，难道不是"十一脏取决于胆"吗？另外，笔者从临床中体会到，凡胆病多数遗传，尤其是母系遗传。经常见到，母女之间、姐妹之间都同时患胆病，其急躁易怒的性格完全一致，常常用小柴胡汤加减治疗，可以一方而多人同时取效。由此可以推断，以小柴胡汤治疗遗传性疾病大有可为。⑧"癃"。此名曰"厥"病。它是"五有余二不足"的死证。"五有余"，表现为"身热如炭""颈膺如格（即咽喉、颈部连及胸部格拒不通，如有物阻塞之感）""人迎躁盛（即结喉两旁人迎脉躁动急数）""喘息""气逆"；"二不足"表现为"癃（即小便排出不畅利）"以至"一日数十溲"，而且"太阴脉微细如发（即寸口脉微细如发丝）"。岐伯认为此病"病在太阴，其盛在胃，颇在肺"，即病在太阴脾肺与阳明胃。笔者认为，本病乃典型的肺癌及其继发的"上腔静脉综合征"。从目前中医理论而言，病应涉及肺胃。肺胃热盛，其气不降反而上逆，故出现"五有余"；肺胃之气不降必然导致脾气不升，脾被约束不能为胃行其津液，津液一方面因邪热消灼而损伤，一方面又因脾气不升而偏渗膀胱，故既小便短少不畅又小便频数。那么，本病为什么亦属于奇恒之腑病呢？古人可能并不知此病乃肺内癌肿所致，但毕竟是"冲脉为病，逆气里急"，而内有"疝""瘕"则是客观存在的，属于任脉病无疑。冲任二脉均发源于女子胞，故此病确属奇恒之腑病。病本在奇恒之腑，病根如此深邃，只治肺胃和脾，恰似隔靴搔痒，肯定无济于事，至今仍无良策，更何况古人，故"死不治"。这是古代医家治疗大量此类疾病以后得出的肯定结论。⑨"巅疾"。此名曰"胎病"。此"巅"应为"癫"，即癫痫病。黄帝问曰，"人生而有巅疾者"，即幼儿自出生后就患有癫痫病，"安所得之"？岐伯认为："此得之在母腹中时，其母有所大惊，气上而不下，精气并居，故令子发为巅疾也。""在母腹中"当然是在女子胞中，病根在此，当然是奇恒之腑病，属先天疾病。早在母腹中患儿即留下如此病根，对此，张景岳注曰："惊则气乱而逆，故气上不下。气乱则精亦从之，故精气并及于胎，令子为巅痫疾也。"⑩"肾风"病。此病"瘕然如有水状"，即面色不荣而浮肿，好像有水气一样，并且"切其脉大紧"。虽然"身无痛者，形不瘦"，却"不能食、食少"。岐伯认为"病生在肾，名为肾风。肾风而不能食，善惊，惊已心气痿者死"。按此"肾风"病在《素问·评热病论》亦有论述，并且还有"少气时热，时热从胸背上至头，汗出，手热，口干苦渴，小便黄，目下肿，腹中鸣，身重难以行，月事不来，烦而不能食，不能正偃，正偃则咳甚"等症状。这些症状确实类似西医学所说的各种严重肾病的晚期症状，因此最后"心气痿"而死，实即心力衰竭而亡。但这种病为什么也属于奇恒之腑病，说它属于奇恒之腑病是否过于牵强？其实，在本篇已有解释："月事不来者，胞脉闭也，胞脉者属心而络于胞中，今气上迫肺，心气不得下通，故月事不来也。"胞脉，即络于女子胞中的经脉，病至于此而胞脉闭，显然属奇恒之腑病无疑。

《素问·奇病论》以孕妇九月而瘖由"胞之络脉绝也"开始，《素问·评热病论》与《素问·奇病论》最后都以"肾风"病的论述结束，而前者并更以"月事不来"由"胞脉闭"而结尾，有极为重要的含义。它告知读者，不论热病与内伤杂病，其最终阶段并没有至肾而止，而是更深一步进入奇恒之腑。具体地说，首先影响到奇恒之腑的经脉，而奇恒之腑的经脉其实就是奇经八脉及其络脉。

行文至此，我们可以清晰地看到人体存在一个远比五脏六腑更为宏大的系统，即"脏腑（五脏六腑）—奇经八脉（络脉）—奇恒之腑"系统。其中对脏腑与奇恒之腑起联络、沟通、影响以及精气出入输布作用的就是奇经八脉及其络脉。所以有必要对其进一步深入阐述。

《难经·二十七难》曰："脉有奇经八脉者，不拘于十二经，何也？然，有阳维，有阴维，有阳跷，有阴跷，有冲，有督，有任，有带之脉。凡此八脉者，皆不拘于经，故曰奇经八脉也。经有十二，络有十五，凡二十七气，相随上下，何独不拘于经也？然，圣人图设沟渠，通利水道，以备不然。天雨降下，沟渠溢满，当此之时，滂沛妄行，圣人不能复图也。此络脉满溢，诸经不能复拘也。"这段经文中所言奇经八脉的名称，以及十二经、十五络的含义乃读者所熟知，兹不赘。这里主要研究"圣人图设沟渠"至"诸经不能复拘也"一段话的重要含义。与此相似，《难经·二十八难》在分述奇经八脉循行和起止点后，又说："比于圣人图设沟渠，沟渠满溢，流于深湖，故圣人不能拘通也。"对这两段话的含义，《十四经发挥》是这样理解的："诸经满溢，则入奇经焉。"又说："譬犹圣人图设沟渠，以备水潦，斯无滥溢之患，人有奇经，亦若是也。"李时珍在《奇经八脉考》中也是这种观点："奇经八脉，不拘制于十二经，无表里配合，故谓之奇。盖正经犹夫沟渠，奇经犹夫湖泽，正经之脉隆盛则溢于奇经，故秦越人比之天雨降下，沟渠溢满，滂沛妄行，流于湖泽。此发《灵》《素》未发之秘旨也。"二者的观点相同，都认为是由正经流入奇经。果真如此吗？现在我们看叶天士的理解，在《叶氏医案存真》中叶天士说："八脉隧道纡远……《难经》谓十二经属通渠，旋转循环无端，惟奇经如沟渠，满溢流入深河，不与十二经并行者也。"仔细诵读叶氏与前二者的论述，可以发现其观点恰好相反。叶氏认为是奇经流入正经。所谓"奇经如沟渠，满溢流入深河"，此"深河"即《难经》所谓之"深湖"，也就是正经十二经脉及其所属的各个脏腑、组织、器官。对《难经》原文的理解，为什么会得出如此相反的结论？到底谁的结论正确？笔者认为《难经》原文文意比较模糊，是导致理解相反的主要原因；其次，就是医家阅历与水平的问题了。显然，叶氏不愧是临床大家，有深厚的理论功底。他从基础理论与临床的结合上，看出《难经》原意就是奇经流入正经。道理很简单，奇经源于奇恒之腑，奇恒之腑属阴；正经源于五脏六腑，脏腑属阳。作为人体正气的流注，显然首先是从阴出阳，《灵枢·逆顺肥瘦》所说"冲脉者，五脏六腑之海也，五脏六腑皆禀焉"就是最好的证明。这与前述六经阳气是从阴出阳的规律是一致的。而病邪的入侵，则是从阳入阴，与此相反。为什么笔者用如此大量的篇幅来分析叶氏与前二者的孰对孰错？因为正是叶氏如此独具慧眼的正确认识，才使其创造了络病与奇经理论，并由此创造出一系列通络方法和通补奇经的方法。

叶天士天才地认识到，外感热病与一般杂病，用脏腑辨证、六经辨证以及他所创立的卫气营血辨证已经解决了。现在，应当进一步解决更深层次的疾病，即奇恒之腑病了。因为脏腑为阳，居表；奇恒之腑为阴，居里。这又是阴阳学说在中医理论应用中划时代的新发展，其意义十分重大。它为中医学术的发展开辟了新的途径，指明了新的方向，必然对包括癌症在内的大量与先天因素有关的疾病治疗带来突破性的影响。

行文至此，就可顺利地谈一谈所谓"络病"与"通补奇经"的问题了。

首先，"络"在何处？是一般认为的十二经脉所联系的小络吗？否。原来是奇经八脉的络。前面已经引述，《难经·二十七难》就说过"此络脉满溢，诸经不能复拘也"，可见，这个络脉就是叶氏所说的"沟渠"，而且是"隧道纡远"，即曲折迂回，环绕深远到微细部位的细小脉道，这些脉道由奇经发出，并与正经的络脉相连，从而把先天的精气输送于全身，对全身各个脏腑、器官、组织发挥指挥和主导作用。

为什么说奇经八脉是通过络脉才把精气，即元精、元气输送到全身？这可以从冲脉的循行规律得以理解。《素问·痿论》曰，"冲脉者，经脉之海也，主渗灌溪谷"；《灵枢·逆顺肥瘦》曰："冲脉者，五脏六腑之海也，五脏六腑皆禀焉。其上者，出于颃颡，渗诸阳，灌诸精；其下者，注少阴之大络，出于气街，循阴股内廉，入腘中，伏行骭骨内，下至内踝之后属而别。其下者，并于少阴之经，渗三阴，其前者，伏行出跗属，下循跗，入大指间，渗诸络而温肌肉。"这些经文都说明了一个问题，即冲脉可以直达于人体各个部位的最深处，故曰"主渗灌溪谷"，靠什么渗灌呢，最后一句话"渗诸络"就是最好的解答，所谓"渗诸阳，灌诸精"，所谓"渗三阴"，全是"诸络"，即其所属细小络脉的作用。

冲脉如此，全部奇经八脉皆然。《内经》认为冲脉为"十二经之海"，其实奇经八脉亦是诸经之海。《灵枢·海论》曰："经水者，皆注于海。"证明经水，即十二经脉的"营卫血气"皆注于海，亦证明十二经脉为表，海则为里。谁是"海"呢？"胃者，水谷之海""冲脉者，为十二经之海""膻中者，为气之海""脑为髓之海"，可见，这些"海"的含义又有向外输送精、气、血、津液的功能。总之，十二经脉与奇经八脉构成了表里关系，在表的十二经脉把脏腑产生的气血津液通过奇经八脉输送到奇恒之腑，化生为"元精""元气"；在里的奇经八脉又把奇恒之腑的"元精""元气"通过十二经脉输送到各脏各腑，而十二经脉与奇经八脉的连接，则靠十二经脉与奇经八脉的络脉。由此可见"络脉"的重要性。说到底，络脉才是先天与后天连接的必由之路。正是由于这个原因，叶天士才常说"络病不在脏腑"。由于叶氏没有把这句话的来龙去脉解释清楚，就很容易引起误解。难道癥瘕痞块的产生与脏腑无关？不是常说气滞而血瘀吗？气滞难道不是肝气郁滞吗？怎么能说与脏腑无关呢？其实，综观上述全部内容，可知这时疾病已经从脏腑阶段进入更深一层的络病阶段了（再向里就进入奇恒之腑阶段了），就像气分疾病进入血分，即可以说此时疾病已经"不在气分"一样。

以上所讲的内容，对辨证论治而言有何意义？它说明了一个非常重要的事实：中医学发展到这一阶段，已经从治疗后天疾病进入到治疗先天疾病阶段了。也就是从脏腑辨证、六经辨证、卫气营血辨证进入到奇恒之腑辨证、奇经八脉辨证、精辨证的阶段了。对后面这个阶段辨证论治规律的探讨，叶天士只是开了个头，距离完全搞清楚、并且使辨证论治方法达到成熟，还十分遥远。完成这一任务的重担，已经历史地落在了我们以及今后几代中医人的身上。

那么，叶天士的研究成果是什么呢？①"络病"。叶天士认为络病是血分病，所谓"初病在经，久则血伤入络"，"络乃聚血之所，久病病必瘀闭"。络病已超出了脏腑病的范围，所以又说，"凡人脏腑之外，必有脉络拘绊，络中乃聚血之地"。在叶案中，凡久病久痛痞胀、病根深伏的沉疴痼疾、癥瘕痞块等有形病证，叶天士均认为是"络病"，这与《内经》关于"奇病"的理论完全一致。治疗必以"通"为主。但对于这类疾病除了辨明病位，即在"络"以外，还必须分清具体病因，即是虚，还是实。祛其实，是通；补其虚，也是通。对于络病实证，叶氏在《种福堂公选良方》中说，"盖脉络为病，非辛香何以开郁，议宣通气血方法"，以旋覆花汤为主方。常用药如旋覆花、新绛、青葱管、归须、桃仁、红花、牡丹皮、郁金、赤芍、泽兰、茜草、延胡索、柏子仁、香附、茴香、韭白汁、降香、琥珀等，辛润通络，而不取香燥伤阴之品。另外，对于癥坚痼积，叶氏常用虫蚁搜剔之品，指出"经年累月，邪正混处其间，草木不能驱逐，凭理而论，当以虫蚁向阳分疏通逐邪""追拔沉混血中之邪……以搜剔络中混处之邪，治经千百，历有明验"。常以鳖甲煎丸为主方，药如水蛭、虻虫、䗪虫、鼠妇、蛴螬、全蝎、蜈蚣、地龙、山甲（现用替代品，下同）、僵蚕、蜂房、五灵脂、两头尖、牡蛎、麝香等。虽然络病以血瘀者为多，但亦每兼夹寒、热、湿、痰、饮以及气滞、肝阳等，又当兼以顾之。②奇经病。奇经病是络病的进一步发展，两者常联为一体。《临证指南医案》中说，"由脏腑络伤，已及奇经"，因此，必"通络兼入奇经"；"夫曰结曰聚皆奇经中不司宣畅流通之义，医不知络病治法，所谓愈究愈穷矣"，故又有"奇络"之称。由于奇经病亦分虚实，而实证的治疗多与络病治法相通，故云"奇脉之结实者，古人必用苦辛与芳香，以通脉络"；而对虚证的治疗，则云"其虚者，必辛甘温补，佐以流行脉络，务在气血调和，病必痊愈"。后者即属于叶氏常说的"通补奇经"。其辛甘温补者，多用血肉有情之品，并选用适当的平补肝肾之品，如鹿茸、鹿角霜、鹿角、龟甲、阿胶、牛猪羊骨髓、紫河车、羊内肾、人乳以及杜仲、川断、桑寄生、枸杞子、菟丝子、沙苑子等。兼寒，可更加肉苁蓉、巴戟天、补骨脂、肉桂、小茴香；兼热，可加白薇、天冬、生地黄、女贞子、旱莲草等，其他如茯苓、石斛、柏子仁亦属常用之品。如八脉不固，见崩漏、便血、痢疾、淋浊、遗精、带下、疝气，确属虚证，亦可兼用升固之法，药如龙骨、牡蛎、赤石脂、禹余粮、覆盆子、金樱子、湖莲、山药、芡实、乌贼骨、桑螵蛸、紫石英、山萸肉、五味子、棕榈炭等。如八脉空虚而冲气上逆，而见痫病、奔豚、呃逆、呕吐、咳血、喘促等，当兼用镇固法，药如龙齿、白石英、磁石、牛膝、桂心、川楝子、代赭石、紫石英、降香等。叶氏认为，虽然八脉隶于肝肾，主治重点在于下焦，但病至晚期，后天之本必然戕伐受损亦甚，因此，治疗奇经病要常常顾及"阳明胃络"。对阳明络气虚者，常用黄芪、沙参、牡蛎、麦冬、小麦、南枣等品；对阳明营血虚者，常用枸杞子、柏子仁、枣仁、茯神、桂圆、炙草等品；对阳明阴液亏损而阳升血溢者，则以甘润养阴之品，如淡菜、扁豆、麦冬、石斛、茯神、牛膝炭等。辨证用药细致入微，皆堪后学取法。

关于叶氏治"络病"方法以及治"奇经病"方法已如上述。读者一定要问，"络病"治法源于仲景，那么奇经病治法呢？笔者认为，与张景岳学说有一定关系。景岳治病强调滋补肝肾，而肝肾居于人体下焦，八脉隶于肝肾，可见肝肾与八脉关系最为密切。因此，张景岳所拟方剂也最接近于治疗奇经病之法，诸如左归、右归之类，尤其是暖肝煎（当归、枸杞、茯苓、小茴香、肉桂、乌药、沉香、生姜）已与叶氏通补奇经方药相差无几了。叶氏去世以后，于道光年间印刻出版了《景岳全书发挥》一书，内容全是叶天士批评斥责张景岳之言。对于此书是否叶氏所著，是否他人托名，笔者无从查考。但从叶氏大医精诚之为人，以及治疗奇经之法与张氏用药之相近，言此书为叶氏所著确有可疑之处，这只好留待有识之士进一步考证了。

说到这里，就要谈一谈对叶氏"络病"治法以及"通补奇经"方法的评价。应当肯定，叶氏的上述理论，已将传统的固有的中医辨证论治水平大大地向前推进了一步，是一个伟大的创新。实践证明，运用叶氏方法，也确实对原来疗效不好的疑难病证取得了较好的疗效。但是，叶氏理论也存在明显的缺陷，最主要的，是缺乏有针对性地深入奇经与奇恒之腑的药物。叶氏现在所用药物，基本上与治疗脏腑疾病、六经疾病、卫气营血疾病的药物并无明显区别，这也是徐灵胎对其表示异议的原因之一。也正因为如此，对包括恶性肿瘤之类在内的疑难病证，运用叶氏方法仍然不能取得根本的、彻底的疗效。因此，寻找真正能深入到奇恒之腑、奇经八脉、精这一深层次部位的药物就是目前中医界的当务之急。只有紧紧地把目标锁定于此，才能使中医学术取得根本性的突破，才能是实质上的创新。

病案举例：

（1）孙某，男，63 岁。住石家庄市西五里村。1992 年 10 月 27 日初诊。

患者小便淋沥已 2 月余，白天每 10 分钟即排尿 1 次，且不畅、不净，夜间则遗尿。大便每日 1 次，先干，后转正常。腰痛，全身怕冷甚，现夜间睡觉盖棉被也要身穿皮袄。脉细软，尺尤无力。舌淡润苔薄白。

予：肉苁蓉、枸杞子、菟丝子、桑螵蛸、覆盆子、金樱子、车前子、萆薢、狗脊、杜仲各 10 克，鹿角霜 15 克。4 剂，每日 1 剂，水煎服。

二诊：10 月 31 日。

患者服药后现在可以 1 小时小便 1 次了，且畅快，无不净感。除大便仍偏干外，余症如怕冷感、夜间遗尿等均除。

原方 7 剂。

三诊：11 月 7 日。

患者诸症均除，病已痊愈。

再予原方 10 剂以巩固之。后随访知病未复发。

按：此即叶氏通补奇经法并兼升固之法。主症是全身特别怕冷，甚至有寒冷彻骨之感。据临床体会，治此予四逆辈绝对无效，必用通补奇经法始效。以前者入于脏腑治疗正经，后者才能至"骨"并能治疗奇经也。

（2）李某，女，59 岁。石家庄市某鞋厂工人。2008 年 6 月 16 日初诊。

患者因两腿怕凉而且疼痛就诊。诉此病已一年余。现自觉冷至骨。左腿发麻。昨天阴天，在家虽然穿秋裤，穿棉拖鞋，亦觉从脚心往里灌风。冬天除了穿棉裤以外，还要套皮裤，再穿大衣。常腰胯以下觉冷，而腰以上却觉热。如腰以下不冷时，则腰以上亦不觉热，但却出凉汗。当自觉腿凉时，用手触之亦凉。曾到医院就诊，被诊为"椎管狭窄"。如下肢觉冷时，则蹦跳后会出现膝盖以下疼痛。诉不敢看白色的墙壁，否则即心烦。1997年曾因甲状腺结节在北京某医院做过手术。近3年来血压升高，最高时可达170/130mmHg，现服西药，血压维持在130/90mmHg。当血压高时则头晕，两手颤抖。脉弦偏迟，两尺无力。舌淡红，苔薄白腻。

予叶天士通补奇经法。

鹿角霜15克，当归、杜仲、枸杞子、补骨脂、怀牛膝、白薇、小茴香、茯苓各10克，肉桂6克。7剂，每日1剂，水煎服。

二诊：8月13日。

患者上方服后觉两下肢冷感减轻，故又自用原方继服至今。诉服药期间未再服西药降压药，血压仍可维持在130/85mmHg，未发头晕。腰以下冷感已大减，诉可减7～8成，两脚亦觉热了。但又诉平时患有"乳腺增生"，已3～4年，近1周来乳房按之疼痛。

上方加炮山甲10克。7剂，每日1剂，水煎服。

三诊：8月20日。

患者服后乳痛已除。

嘱其以上方配成蜜丸，每丸重10克，早晚各服1丸。连服3个月。后随访知下肢冷痛未再复发。

2. 关于人体气运动基本模式的再思考

前述"人体气运动的基本模式图（后天）"表达的是脏腑运动状态，而奇恒之腑显然在其视野之外。如果要彻底地表达奇恒之腑、脏腑的全部，上述模式图是不够用的。而且，这个模式图是平面图，人体乃至宇宙则是立体的，这是最大的缺陷。如何勾画一张新图，体现宇宙星辰的立体旋转关系，进而体现整个人体的运动状态，一直是笔者不断思考的问题。虽然有所想法，但终觉不够成熟。为引起中医界对此问题的重视和研究，这里仅作为抛砖引玉，谈谈自己肤浅的思路。

李时珍在《奇经八脉考》一书中有一段十分精辟的论述："奇经八脉者，阴维也，阳维也，阴跷也，阳跷也，冲也，任也，督也，带也。阳维起于诸阳之会，由外踝而上行于卫分；阴维起于诸阴之交，由内踝而上行于营分，所以为一身之纲维也。阳跷起于跟中，循外踝上行于身之左右；阴跷起于跟中，循内踝上行于身之左右，所以使机关之跷捷也。督脉起于会阴，循背而行于身之后，为阳脉之总督，故曰'阳脉之海'。任脉起于会阴，循腹而行于身之前，为阴脉之承任，故曰'阴脉之海'。冲脉起于会阴，夹脐上行，直冲于上，为诸脉之冲要，故曰'十二经脉之海'。带脉则横围于腰，状如束带，所以总约诸脉者也。是故阳维主一身之表，阴维主一身之里，以乾坤言也。阳跷主一身左右之阳，阴跷主一身左右之阴，以东西言也。督主身后之阳，任、冲主身前之阴，以南北言也。带脉横束诸脉，以六合言也。是故医而知乎八脉，则十二经、十五络之大旨得矣；仙而知乎八脉，则虎龙升降、玄牝幽微之窍妙得矣。"

根据李氏的理论，笔者在原"人体气运动基本模式图（后天）"中做了如下的标示（图4）：

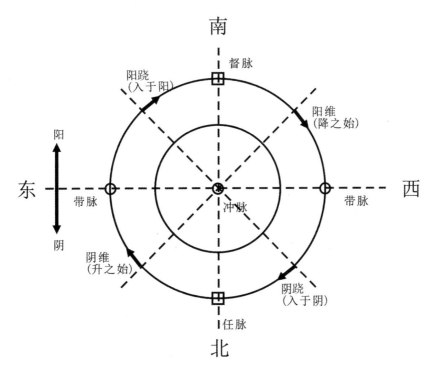

图4　奇经八脉在人体气运动中的循行状态

此图再与《素问·五脏别论》所说"脑、髓、骨、脉、胆、女子胞，此六者……名奇恒之腑"以及《灵枢·经脉》所说"人始生，先成精，精成而脑髓生，骨为干，脉为营，筋为刚，肉为墙，皮肤坚而毛发长"相联系，就又可画出下图（图5）：

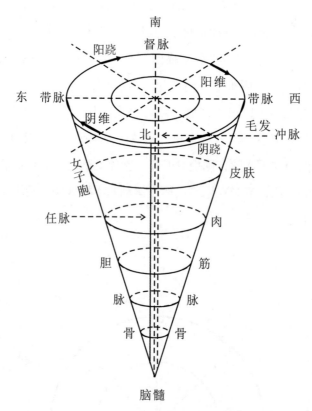

图5　人体气运动基本模式图（先后天）

由上图可以明显看出，将人体先天与后天联系在一起，由奇经八脉以为维系、贯通，恰似一个陀螺在旋转。其中的支点在于"脑髓"，它是人体的根本，所以才说"人始生，先成精，精成而脑髓生"。有了脑髓，才有了人体从胎儿到长成为人的一切生长过程。其中最重要的就是冲脉，它从脑髓直达到后天人体的中央，是人体的核心，是先天与后天的冲要。它虽然起于胞宫并隶于肝肾，但却并阳明胃经而上行，足见其极其重要。胎儿降生以后，"谷入于胃"，立刻"脉道以通，血气乃行"，其后天十二经脉即首先从手太阴肺脉开始运行。而手太阴肺脉恰恰"起于中焦，下络大肠，还循胃口"，足见经脉的开始运行与后天之本胃的关系。由此开始，以脾胃为枢轴，整个人体就像陀螺一样旋转起来，其中央的支撑和转轴即在足阳明胃经与冲脉。如此运转，一直到生命的结束。而生命之所以结束，还是由于胃气的消亡、动力的消失。所以古人说"有胃气则生，无胃气则死"。胃气是人体这一陀螺得以旋转下去的能源。

上图把人体标示为一个陀螺形象，这就使原来"人体气运动的基本模式图（后天）"由平面图变成了立体图，从而更接近于实际。

此图应于人体，已如上述；如应于宇宙天体，则原来平面图类似太阳系的一部分，以日、月、地为例，其中心点就像太阳，其图内的小圆则是地球的运行轨迹，图外的大圆则是月球的运行轨迹。而立体陀螺所示的"脑髓"一点，则是银河系的中心，此时太阳系又要围绕它而旋转了。所以，如依此类推到各个星系，则此图可以代表整个宇宙。由小则代表人体、大则代表宇宙的这一张图，就可以把《内经》所谓"人与天地相参也，与日月相应也"揭示得一清二楚。

四、缓肝

（一）原文

一法曰：缓肝。如肝气甚而中气虚者，当缓肝，炙甘草、白芍、大枣、橘饼、淮小麦。

（二）讲解

此治肝第四法。"缓肝"，即缓肝之急的意思。《素问·脏气法时论》曰："肝苦急，急食甘以缓之。"肝为将军之官，喜柔而恶刚，刚甚则其气急迫，必受损伤，甘味性柔而能缓急，故急食甘以缓之。这里所说的肝气"甚"就是肝气"急"的意思。但并非所有的肝气甚都要缓肝的。一法的疏肝理气法、二法的疏肝通络法，肝气不可谓不甚，却绝不用甘味药，这就证明本条的重点在于"中气虚"三字。并且还要明了此处的"肝气甚"与一法、二法的肝气甚有何不同。《金匮要略》曰："上工治未病，何也？师曰：夫治未病者，见肝之病，知肝传脾，当先实脾，四季脾旺不受邪，即勿补之。中工不晓相传，见肝之病，不解实脾，惟治肝也……肝虚则用此法，实则不在用之。"对于这段原文，诸家理解不一，争论不休。笔者从临床实际出发，探讨仲景的原意，体会到本文与王旭高此处治肝以缓肝之法十分契合。这段话说明两层意思：第一是说，虽然肝木可以克制脾土，但如脾土旺盛，亦不必急于补脾；第二是说，应用补虚方法时，要注意必须是"肝虚"，如肝实亦不可妄加补脾。对第一点，诸家认识是一致的，对第二点则有不同看法。笔者认为，如结合临床，这个问题即可迎刃而解。原来，这里所说的肝病，是专指"肝虚"之病。肝虚为什么还要克制脾土？其实，这个肝虚不是肝气虚，而是肝血虚。血虚则气反偏亢，结果出现"肝气甚"的现象。但这个"肝气甚"主要以急迫紧张为主要表现，而不是以胀满为主要表现。其急迫紧张乃由肝血虚，肝气失于濡养，肝的筋脉亦失于濡养所致。所以"肝气甚"其实是虚性的亢奋。既然是亢奋，不论虚性、实性，都会克制脾土，如果此时恰好中气亦虚，就适合用甘味药，一方面补益脾胃以防肝木之克伐，并从而化生营血以补充肝血，一方面甘药缓急，恰能缓和肝气之急迫。用甘味药治疗本证，一举两得，此从《金匮》"妇人脏躁"病的证治看得一清二楚。《金匮要略·妇人杂病脉证并治》曰："妇人脏躁，喜悲伤欲哭，象如神灵所作，数欠伸，甘麦大枣汤主之。"甘麦大枣汤由甘草三两、小麦一升、大枣十枚组成，并云"亦补脾气"。"妇人脏躁"，是说本病最多见于妇女，其表现是躁动不安，至于病位在于何脏，笔者认为在肝。从"悲伤欲哭"可知，乃肝虚即肝血虚之证。肝血虚则将军之官气馁，遇不良刺激反而萎靡不振而"悲伤欲哭"。其"数欠伸"，病位亦在肝。《难经·四难》曰，"呼出心与肺，吸入肾与肝"，"数欠伸"即多次打呵欠、伸懒腰的状态。以打呵欠言，是重在吸气还是重在呼气？读者可以自己体会一下，显然是先引长一吸，然后再从容地呼出去，是用力在吸的。用力在吸，有在肾与在肝的不同，如稍一动作即上气不接下气，尤以吸气困难，即所谓"肾不纳气"，病位在肾。如在安静状态下，病人即觉吸气费力，必引长一吸始觉畅快，即所谓"太息"，则病位在肝。本病"打呵欠"与"太息"的呼吸动作一样，其实是肝气郁滞，吸气受阻，必用力吸气才能冲破其阻力的表现。至于伸懒腰，更证明病位在肝。这由于肝血虚，腹部肌肉、筋脉失去濡养而出现拘急现象，病人为抵制这种拘急，才身向后仰，举臂挺腹伸懒腰以舒展之。这就像一般腿部抽筋的病人也要伸直大腿一样。至于"象如神灵所作"，证明张仲景根本不信民间鬼怪神狐之类说法，因此才说"象如"；同时，也说明本病呈不时发作又不时终止的特点，这也与肝为风脏，其性"善行而数变"一致。既然本病病位在肝，并以拘急为其主要特点，正符合"肝苦急，急食甘以缓之"的治疗原则，所以张仲景拟定甘麦大枣汤治疗。其中炙甘草、大枣为甘味药之主药，不仅缓解急迫，而且从中焦化生营血，直接补益肝血。小麦亦属甘味药，并为心之谷，除具有上述甘药的共同作用外，并能养心安神，从而解除其恍惚不安、神志失常的病态。王旭高以本方更加白芍，从而与其他甘味药相配，酸甘化阴，不仅养肝血，并且滋肝阴，更加增强了缓急的功能。再加橘饼，意在解除肝气的郁滞。本品乃由金橘糖腌饼而成，辛甘温，具理气、解郁、化痰、消食之功，由于用糖腌制，则甘甜柔润而不燥烈，较青皮、陈皮、香附诸品更佳。由此更见王氏选药之严格精确。

（三）医案印证

叶天士

1. 叶天士医案

（1）某__。诵读身静心动，最易耗气损营，心脾偏多。不时神烦心悸、头眩脘闷，故有自来也。调养灌溉营阴，俾阳不升越，恐扰动络血耳。

淮小麦三钱　南枣肉一枚　炒白芍一钱　柏子仁一钱半　茯神三钱　炙草四分

按：叶氏此方仅较王旭高方少一味橘饼，增柏子仁、茯神。患者"不时神烦心悸、头眩脘闷"，病位应在心、肝、脾。以神烦心悸在心，头眩在肝，脘闷在脾也。但叶氏查其21岁，正值青年，乃由常年用心、过度诵读所致，故断为"耗气损营，心脾偏多"，且尤以营阴损伤为甚。其头眩即因营阴亏虚，虚阳夹肝气而升越于上也。治病当求其本，当以调养心脾、灌溉营阴为主。如此则心脾得养，营阴得生，虚阳得降，自无"扰动络血"之虞。既然阳已升动而头眩，故不用辛燥理气之品，而偏重于静药，此所以如王氏方中橘饼之类亦不用也。叶氏用甘麦大枣汤多用加味，本例加白芍、柏子仁、茯神，以增滋养肝脏阴血、安定肝魂心神之力，即属此法。

（2）某　因惊外触，见症神怯欲迷，已经肢厥冷汗怕动。仿镇怯理虚。

人参　茯神　枣仁　生龙骨　石菖蒲　炙草　南枣　陈淮小麦

早上服。

按：患者突然外受惊吓而"神怯欲迷"，此乃肝魂浮越、心气受损，当有心中恐惧不安、恍惚迷惑之症。阳气浮越，故冷汗出；四末失于阳气温养，则肢厥；动则阳浮更甚，故喜静而怕动。治疗本病，当补益心肝之气，安定心神肝魂为主，并兼重以镇怯。方以甘麦大枣汤合安神定志丸加减。以惊则气乱，故与上例不同之处，主要在于补气摄魂，而非滋阴安神。其辨证要点，本例阳气不足，故怕动而肢厥冷汗；上例阴血亏损，故时而神烦心悸。

（3）龚　脉数、寒热汗出、腹胁痛。病起经漏崩淋之后，是阴伤阳乘。消渴喜凉饮，不可纯以外邪论。和营卫调中，甘缓主治。

当归　白芍　淮小麦　炙草　南枣　茯神

按：本病辨证要点在于诸症皆发于经漏崩淋之后。阴血大伤，则阳气浮动，即所谓"阴伤阳乘"也。阴伤而虚热内生，故脉数。阴伤于内而不出，阳浮于外而不入，实乃营卫不和之象，故恶寒发热而汗出。此与《伤寒论》桂枝汤证不同之处在于，此乃营阴大伤为主，彼乃卫气不共营气谐和为主。营血阴液大伤，则肝脉失养而肝气偏旺，故"腹胁痛"，但必痛而喜按，腹筋挛急不舒。阴血伤而虚热生，故"消渴喜凉饮"，乃稍饮辄止，却又屡饮不停，毕竟与纯粹热证之大渴引饮者不同。本病似桂枝汤证之营卫不和，又似阳明病之白虎证，但病发于经漏崩淋之后，则纯属虚证，故绝不可"以外邪论"。其又云"不可纯以外邪论"，则又有仔细观察消息之意，防其万一夹有外邪也。《难经·二十九难》曰"阳维为病苦寒热"，故奇经病证有时亦似外证，两者应仔细分辨，务求审慎从事。叶氏治此，先以"和营卫调中，甘缓主治"，后再根据病情变化做进一步判断。《金匮》谓甘麦大枣汤"亦补脾气"，故方以甘麦大枣汤从中焦化生营血，以收敛卫气而调和营卫，并甘以缓急，濡养肝脉以止腹胁之痛。然毕竟直接养血育阴之力不足，尤以本病乃"经漏崩淋"之后，故更加当归、白芍养血滋阴。另外，又佐以茯神，本品甘、淡、平，有宁心安神、清其虚热之意，对脉数、饮冷有效。

从上述所选三例，以及叶案中其他案例可知，叶氏善用甘麦大枣汤，且多经常加味使用。对心营暗耗的心悸或哭笑无常者，加茯神、柏子仁、炒白芍、建莲；对心液耗而心烦不寐、惊恐畏惧者，加麦冬、白芍、龙骨；对胃津伤而口干渴饮者，加麦冬、白芍；对肝虚动风而抽搐痉厥者，加阿胶、白芍、生地黄、龙骨、牡蛎；对温病后期欲脱者，加人参、龙骨；对产后阴气下泄、阳气外脱而神昏郁冒者，加桂枝、龙骨、牡蛎。另外，常以枣仁代替大枣，一防其过于甘壅，同时更增酸甘化阴、安神养营之力。

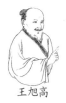

王旭高

2. 王旭高医案

（1）钱　肝苦急，急食甘以缓之。

生甘草一斤（研末），红枣一斤。

将枣煮烂去皮核，与甘草打和为丸。每服三钱，开水送下。

原注：此人并无表证，又无内热，一日数十痉，服此二料即愈。

按：本例病人"一日数十痉"，却无表证亦无内热，意味乃内伤虚证。《内经》谓"诸风掉眩，皆属于肝"，其"掉"，即振掉而动摇不定，当包括痉病在内，故属于肝。王氏配丸方与服，由于此乃久发不止之慢性疾病，故可从容对待。此病或可属于西医学所谓"癔病"之类，多与心情紧张、焦虑有关。发痉，即筋脉拘急并有振摇之象。以甘味药缓其拘急紧张本属经旨，故用之有效。此乃甘麦大枣汤去小麦之方，然征之临床，如以全方，诸药不减，为汤剂服用，其效更佳。

（2）某　脉沉取之数，其阴内亏，其热在里，病延日久，劳损之候。证见咳唾白痰，脘腹时痛，痛则气满，得矢气则稍宽。病由肝郁而成。据云：咳已三年，初无身热，是其根又有痰饮也。经训治病必求其根，兹从痰饮气郁例治之。

半夏　茯苓　桂木　丹皮　白芍　香附　沉香　神曲　归身　甘草　冬术
陈皮　金橘饼

按：本案乃痰饮为病，故咳嗽白痰，已3年不愈。但脘腹时痛，痛则气满，得矢气则稍宽，证明"病由肝郁而成"，即气郁而津液运行受阻化生痰涎也。气郁久则生内热，热久又伤阴液，故脉沉取之数。方以香附、陈皮、沉香、神曲疏肝理气、解郁消食以治成饮之源，并加苓桂术甘汤、二陈汤直接化痰健脾。病久而生内热，故用牡丹皮从营中清其内热。当归本有止咳逆之功，此处用之，以其病久痰阻气滞极易继发血瘀之候，故养血兼以活血，并引领牡丹皮深入血分，更增化瘀之效。选用本案目的，其实是昭示王氏缓肝方的运用。方中用甘草、白芍、金橘饼，已具备缓肝方的大部分药物。其中白芍、甘草合用，对"肝气甚"而气急呛咳者甚效。笔者即常于治肝咳方中佐用之。金橘饼本即有化痰而不伤阴之效，则此处应用亦恰到好处。可见，王氏此案处方实乃二陈汤、苓桂术甘汤、香苏饮、四物汤及王氏缓肝方合方的加减方。古人制方选药，多采取合方化裁之法，学者对其处方加以分解，就能探明其用意。

（3）咳嗽四年，曾经失血。今已音哑，脉形细弱，真阴元气皆亏，劳损根深，药难见效。犹幸胃气尚可，大便未溏。姑拟甘润养阴，希图苟安而已。

北沙参　麦冬　杏仁　川贝　玉竹　扁豆　生甘草　茯苓　橘饼　枇杷叶

再诊：咳嗽止而失血音哑，津液枯槁，劳损成矣。脉形细弱，精气两亏。《内经》于针药所不及者，调以甘药，《金匮》遵之，而用黄芪建中汤，急建其中气。俾得饮食增而津液旺，冀其精血渐充，复其真阴之不足，盖舍此别无良法也。

黄芪（秋石水炒）　白芍（桂炒去桂）　北沙参　生炙甘草　玉竹　麦冬　川贝　茯苓　橘饼

（选自《柳选四家医案》）

按：本病咳嗽已经 4 年，今已音哑，脉细而弱，再询其曾失血，证明非一般外感咳嗽，乃劳损大病。诸症皆示病位虽然在肺，但已气阴两亏。查其大便未溏，胃气尚可，故先以甘润养阴为主，首诊以沙参麦冬汤去桑叶、天花粉，益气养阴；加川贝、枇杷叶、杏仁化痰止咳；并加橘饼、生甘草和胃化痰。全方以清润甘凉为主，重在养阴止咳。药后二诊见其咳嗽虽止，但音哑依然，而失血之症又发，可见脉形细弱乃辨证要点。因其脉弱，证明气虚尤甚，而所谓"俾得饮食增而津液旺"一句，亦可佐证患者当有饮食减少、中气不足之候，虽然津液精气皆亏，但毕竟脾胃为气血生化之源，目前应以建立中气为当务之急。

故二诊处方以黄芪建中汤为主化裁，不用桂、姜辛温之品及大枣甘壅之味，再配沙参、玉竹、麦冬清养肺阴，川贝、橘饼、茯苓化痰健脾和胃，较一诊处方更重在培土治本以生金，有可能取得较好疗效。此方亦有白芍、炙甘草、橘饼三味缓肝之品，意在柔肝养肝，以防木旺克土，妨碍健脾之大局。叶天士常曰"培土必当远木"，此之谓也。

3. 程门雪医案

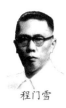

程门雪

（1）胡某，女，63岁。

初诊：1969年11月5日。

腹痛喜按，心悸少寐，恶寒泛清，大便难。舌质淡，苔薄，脉虚细而弦。

治以兼顾。

生黄芪三钱，全当归二钱，川桂枝六分，大白芍三钱，炙甘草一钱，煅瓦楞四钱，淮小麦四钱，火麻仁三钱（研），煨姜一片，红枣四枚。

二诊：

诸症均已轻减。

治以原法。

原按：本例为气血两虚、心营不足、肝脾失和之证。方以黄芪五物汤为主，姜、桂合归、芍，温和肝脾，可治腹痛；合黄芪则固表治恶寒；合甘麦大枣则温养心气，定悸安心。

姜、桂和营卫，养胃气，与瓦楞配合，可治泛清；生姜煨后可减其辛散之性，但仍保持温中之功；与归、芍配合，温和肝脾，治虚寒之腹痛（痛而喜按）；与炙甘草、麻仁同用，成为炙甘草汤中补心气、振心阳、养心血的方法。

这里养心血用归、芍而未用地黄，因其黏滞之性，与泛清不宜，是选药应注意之处。当归、麻仁均可润血虚之便难。

黄芪五物汤、甘麦大枣汤、炙甘草汤三方，均出于《金匮要略》，程老撮合一处，法理相应，配伍得当，据他医复诊记录，病情已见好转。

按：本案实即归芪建中汤与甘麦大枣汤合方加减而成，与黄芪桂枝五物汤及炙甘草汤无涉也。尤其不能认为用了火麻仁就成了炙甘草汤。盖缺少生地黄一味剂量最重的主药，并缺人参、阿胶、麦冬等大量要药，早已不成其为炙甘草汤了。所用火麻仁不过治其便难而已，就如同煅瓦楞治其泛清一样，是针对某一独立症状的佐药。本案腹痛喜按，恰为归芪建中汤所主治，因其泛清，故去饴糖。而心悸少寐，则宜甘麦大枣汤辅佐治之。盖归芪建中汤从中焦化生气血，并缓急止痛，再加甘麦大枣汤甘以缓急，并补益心气，则心悸少寐可除。心脾气血得养，即肝气亦可得以资助而疏泄功能归于常态，卫气输布正常，其恶寒之症自除。舌淡，苔薄乃气血虚之象。脉虚为气虚，脉细为血虚，血虚而肝气失养，则脉弦。上方均可兼顾，故用药有效。

（2）庄某，男，37 岁。

初诊：1965 年 4 月 13 日。

肝升太过，右降不及，烦躁不宁，头痛偏右，眩晕不清，筋脉拘挛，夜寐不安，大便艰，脉虚弦，苔薄腻。

甘麦大枣汤合百合地黄汤加味。

野百合五钱（先煎），大生地四钱，淮小麦一两，炙甘草一钱，炒枣仁三钱，川贝母二钱，夜合花二钱，珍珠母五钱（先煎），红枣四枚。

五剂。

二诊：

前诊用百合地黄、甘麦大枣合法，尚合度，烦躁不寐、头偏痛、眩晕已瘥，筋脉拘挛依然如故。

仍守原法加重。

野百合一两（先煎），大生地四钱，淮小麦一两，炙甘草一钱半，炒枣仁三钱，左牡蛎五钱（先煎），珍珠母五钱（先煎），红枣四枚。

五剂。

原按：烦躁不宁、夜寐不安等精神恍惚之症，颇似《金匮》所谓"百合病"，是肺阴心营两虚之故，所以用百合补肺阴，地黄滋心营，再配合甘麦大枣汤养心安神，介类药潜降，颇有效果。

本例用百合补肺以助其右降，又用珍珠母、牡蛎平肝以制其左升，相辅相成，而达到两脏的相对平衡。方中的贝母有两种作用，一是同夜合花配伍以解郁，二是清肺虚有热之痰，对治疗精神烦躁，也起作用。

按：此案治"烦躁不宁""夜寐不安"，上案治"心悸少寐"，症状相似。但此案烦躁不安为甚，为阴液亏损、虚热内生之象；上案少寐并兼心悸而腹痛喜按、恶寒，则为脾气不足、营血亏损之虚寒之象。故此案重在清养，而上案则重在温养。由此可见，运用甘麦大枣汤治疗多种疾病，应遵叶天士法，根据证候性质不同选择不同方药予以加味。

另，此案病位在心、肝、肺，上案病位在心、肝、脾。病在心、肝则一，病在肺、脾则异。由此而致证候及其主症大不相同。病在肺，由头痛偏右可知，乃右降不及而致左升太过，故应佐金以平木。病在脾，由腹痛喜按可知，乃脾气不升而致肝木失荣，故应培土以养木。其中脏腑气机升降之奥秘，读者应深思而细研之。

4. 笔者医案

刘保和

（1）李某，女，50岁。石家庄铁路工程公司职工。2004年1月14日初诊。

患者头晕已半月，甚则呕吐苦水，并伴心烦失眠，入睡难且易醒，噩梦多。口中唾液特别多，时时上泛，一会儿就要咽一口。手心热甚，欲摸凉物，但特别凉的东西又不敢摸。虽咽干甚，却不欲饮水。每至凌晨3点必醒，醒来就要吃东西，否则即大汗出。脉浮弦滑数而少力。舌尖红，苔薄黄腻。

予化痰清热、益气养阴之法。

方以柴芩温胆汤合生脉饮加减：柴胡、黄芩、陈皮、半夏、茯苓、枳实、竹茹、菖蒲、远志各10克，党参12克，麦冬15克，炙甘草6克。7剂，每日1剂，水煎服。

二诊：1月21日。

上方服后头晕、心烦均减，已不做噩梦了，仍做乱梦，手心热亦减。现仍夜间睡不实，早晨又不想起床。夜间醒后咽干，心烦，时时汗出，有时心慌，当心慌时觉咽中发甜，并在胸部膻中穴偏右处有难以诉说的"难受"感，诉此处难受感已近十年，发时必须将身体蜷缩成"一团"才能睡着，如伸展开来就睡不着。有时白天也一阵一阵地伸懒腰，打呵欠，有时又无故啼哭。口中唾液仍多，不断地向下吞咽。纳差、乏力，心情无故紧张。嘱其仰卧，按其两腹直肌疼痛，敏感而紧张、拘挛。脉浮弦少力。舌尖红，苔薄白腻。

宗王旭高缓肝方法。

炙甘草 10 克，白芍 15 克，陈皮 10 克，小麦 30 克，大枣 10 枚。7 剂，每日 1 剂，水煎服。

三诊：1 月 28 日。

患者服后即能安寐，且诸症随之亦除。现仅晨醒后心中烦躁即出汗，并且只是颈部以上出汗。诉此症亦多年，无论冬夏均是如此。仍有乏力、酸懒之感。

上方加紫石英 10 克。7 剂。

四诊：2 月 4 日。

患者诸症均除，后多次陪同其家人来此看病，诉上述症状一直未发。

按：初诊从少阳痰热兼气阴两虚论治，虽对头晕、呕吐、多梦、心烦有一定效果，但对其宿恙"脏躁"之病则无效。后从患者主诉中才得知此病已近十年，且主症十分明显，故以王氏甘麦大枣汤加味治疗，仅 7 剂，诸症即除。后因其头汗出乃阳浮于上之象，予紫石英镇冲安神，而病皆痊愈。由此可见临床抓主症的重要性和优越性。

（2）康某，男，37 岁。石家庄市桥东区委干部。2007 年 9 月 20 日初诊。

患者 4 个月以来吞咽一般食物正常，但每当喝啤酒及热汤时，咽部即有扎痛感。有时咽干，咽部并无异物感，为此一直就医服药，但并无效果。诉此病由一次喝热汤烫了嗓子以后引起。此后每饮啤酒及热汤心情就很紧张。脉、舌均正常。

予甘麦大枣汤原方。

炙甘草 10 克，小麦 30 克，大枣 10 枚。7 剂，每日 1 剂，水煎服。

二诊：9 月 27 日。

患者服药后虽饮啤酒及喝热汤咽部未觉扎痛，但吞咽时仍觉咽干。诉平时喝豆浆及菊花茶时喜欢放糖。

上方加白芍 10 克。7 剂。

三诊：10 月 4 日。

诸症均除，停药。病未再发。

按：心情紧张、喜食甜物、两腹直肌紧张拘挛而按之疼痛，是甘麦大枣汤证常见症状，而尤以常心情紧张为其主症。

（3）乔某，女，20 岁。本校中医系学生。2002 年 6 月 15 日初诊。

患者两个月以来月经淋沥不尽，医予归脾汤、六味地黄汤类加减治疗无效。饭后胃脘发胀，走路久则足跟痛。腰酸，躺卧后觉舒服。脉细。舌瘦，尖红，中有裂纹，苔薄白。细询其既往病史，诉月经淋沥不尽时发时止已 4 年，少则一二十日，多则二三月不止。医予培补、止血药物可暂止，后又再发。诉本病由在家乡上高中一年级时住校后引起。当时天不亮即起床出操，学习时间很长，休息时间很少，课业负担重，心情十分紧张。考上大学以后，虽然休息时间多些了，但心情紧张之感未除。遇事着急，必赶紧办好才能使心情缓和下来。于是按其腹直肌，果然紧张、敏感。

治以王旭高缓肝之法。

炙甘草 10 克，小麦 30 克，大枣 10 枚，白芍 10 克，陈皮 10 克。7 剂，每日 1 剂，水煎服。

二诊：6 月 22 日。

患者服 1 剂后血即大减，3 剂后已经干净，但因去阅览室看书着凉，血又下。继服原方，现血又大减，仅在白带中夹有淡淡的血丝。诉平日常便秘，便干且色黑，3～4 天 1 次大便。服此方后大便转软，日便 1 次，色已正常。触其腹直肌仍有紧张拘急敏感之象。

再以原方加白芍、当归、黄芪各 10 克。7 剂，每日 1 剂，水煎服。

三诊：6 月 29 日。

未再出血，精神、体力均较以前明显好转。心情紧张之感已除。

嘱其继服补中益气丸，每服 1 丸，日服 2 次，连服 1 个月。后知本病未再复发。

按：此例患者月经淋沥不尽并伴胃脘发胀，走路久足跟痛，腰酸而休息可减，确似脾肾两虚之证，但予归脾汤、六味地黄丸却不见效果，确实令人费解。

对此类疾病必须重视问诊，详细追询其发病原因，否则无从下手。当知其早在高一时即发此病，且与心情紧张关系密切，则主症显露无遗，予王氏缓肝方很快治愈。可见其脾、肾诸症并非主症，一旦肝气急甚得以消除，其脾、肾诸症亦可随之痊愈。"肝气甚"乃本病的中心环节。当然，为使肝气最终得营血之养，必须脾土旺盛，化源充足，故最终以补中益气丸收功。

（4）王某，女，60 岁。住河北师范大学职工宿舍。1991 年 10 月 4 日初诊。

患者由其丈夫搀扶进入诊室，见其极度消瘦，行动无力。诉从 1978 年始，即患吞咽困难，西医经钡餐造影，诊为"贲门痉挛"（贲门失弛缓症），但经中西医多方治疗亦无效果。诉虽然肚子饿得慌，但食物却咽不下去，当食物进入接近心口窝（即剑突下）时，即觉阻挡，此时即发恶心，必吐出始安。近日因过节，家里来人多，心里烦乱，病情更甚，已连续 3 天，每日仅能进食 1 两，近两天连水也不下。虽不能进食，但胃中空虚，诉"抽抽得慌"。身高虽有 1.6 米，但体重不足 30 千克。平时心情不好，每当"乱心"时即病情发作，生气、着急亦可发作，"有时家里什么事也没有，却心里觉得有多大的事似的"，总觉得心情压抑和紧张。现仅能进食少许牛奶和米粥，喝水时却必用大杯盛水，大口吞咽，才能将水进入胃中。精神疲惫，语言无力，诉"上气不接下气"。左腿觉烦扰不宁，要求他人不断加以按压捏揉始舒。两手发凉。舌淡红，苔薄黄腻。脉细而软。

予甘麦大枣汤原方。

炙甘草 10 克，小麦 30 克，大枣 10 枚。7 剂，每日 1 剂，水煎服。

二诊：10 月 11 日。

诉服药 1 剂后，进食时阻挡感即明显减轻，3 剂后已能正常饮水，能多喝些稀粥了，日进食可增至 2 两。未再吐食。

原方 7 剂。

三诊：10 月 18 日。

现进食已无阻挡感，可以少量进食固体食物，如馒头和米饭了。心已不烦，原来总觉"心里悬着"，现这种紧张感也消失了。睡眠转好，原常做噩梦，现亦不做梦了。

原方 7 剂。

四诊：10 月 25 日。

现已不害怕了，心里安静了，原来"成天心悬着，像有事一样"的感觉完全消失，有说有笑了。一天能吃 4 两主食，原进食固态食物要用水送，现已不用水送了。周身已觉有力，气已不短。但脉仍细弱。

予上方加六君子汤：党参、白术、茯苓、陈皮、半夏、炙甘草各 10 克，小麦 30 克，大枣 10 枚。7 剂。

五诊：11 月 1 日。

患者进食已经正常，每日可食主食 6 两。

仍予原方 10 剂。

六诊：11 月 11 日。

患者一切正常，停药。后于 1993 年 7 月 10 日带他人来此看病，诉此病一直未再复发，原来的精神压抑和紧张感也消除了。

按：所谓"贲门痉挛"其实亦属筋脉肌肉拘急挛缩的"痉病"，以甘麦大枣汤缓急，则诸症随之而愈。由此可见经方之神奇。

（四）心得发挥

论甘麦大枣汤证的主症。

先说一个笑话。1995 年笔者为某社会办学的中西医结合学院学生讲授《温病学》，课间一位同学问曰："老师，听您讲课非常推崇经方，我能问您一个问题吗？"笔者请他提问，他说："方剂老师在讲课时说，张仲景的什么方子都好，唯独甘麦大枣汤无效。甘草，每个医生每个方子都用，它能有多大的治疗作用？大枣，我们常吃，它是食品，能治什么病？小麦，我们每天都吃馒头，小麦要是能治病，就没有'脏躁'病了。您说他说的话对吗？"笔者听了以后，感到愕然，一时竟不知怎样回答才好。思索一会儿以后，才给他们讲了上述案（4）王某的案例，证明甘麦大枣汤不仅有效，而且有时会取得不可思议的奇效，并鼓励他们要相信张仲景，学好经方。

对甘麦大枣汤的认识为什么如此肤浅？主要是对中医的基础理论领会不深，尤其是对中药四气五味、升降浮沉、归经等理论不相信、不学习、不应用。所相信的是中药的所谓"药理研究"。没有任何中药的"药理研究"能解释和证明甘麦大枣汤可以治疗"脏躁"，因此就认为它无效。另外，就是不临床，只是本本先生，没有见过他人使用本方治病，自己也不临床，就必然导致以上怪论。

笔者认为，经方之所以难以推广应用，最主要的原因还在于《伤寒论》与《金匮要略》本身的缺陷，就是张仲景并没有把大部分方剂的主症鲜明地提示出来。他在上述两书中叙述的症状，常常并非主症，主症被掩盖起来了。就以甘麦大枣汤方证为例，如果按照条文中所说"脏躁"的症状应用，则门诊医生可能一年也遇不到几个这样的病人。但是如果抛开条文的束缚，而是探讨其病机，并进而在临床中反复研究，把主症挖掘出来，则其适应范围就会无限地扩张，可以应用于无数的疾病。

那么，甘麦大枣汤证的主症是什么呢？就是两个字，"紧张"。这个紧张，既不是急躁易怒，也不是悲观发愁，而是像案（4）病人所述的那样，本来没有什么事，却"心里觉得有多大的事似的"。这种病人多数是急脾气，遇事沉不住气。如果有人交代他做什么事，他会立刻去办，一会儿也不耽搁，这就是"急迫"感，这就是要用甘麦大枣汤缓其急的主症。它体现了肝气甚急的证候本质。

笔者运用甘麦大枣汤治疗了大量病人，所取得的疗效也充分证明了抓住上述主症的正确性和必要性。有一男性患者张某，35 岁，1998 年 6 月 4 日来诊，诉一年前被别人击打后脑，当时疼痛难忍，后疼痛减轻，出现头右侧昏蒙不舒，思维迟钝，迷迷糊糊，右耳发堵。今年春节后又发生左胁肋下筋肉发紧，尤其当心情紧张时发生，伴夜间睡眠不实，时睡时醒，醒后再难入睡。予王旭高缓肝方原方，7 剂后病减 7～8 成，头脑清楚了，左胁肋下筋肉拘紧感亦除。但仍右耳发堵，继予上方加血府逐瘀汤并加石菖蒲、远志、半夏、茯苓而愈。有一女性患者翟某，54 岁，为河北省教育学院教师，1991 年 12 月 29 日来诊。诉阵发汗出已两年，10 分钟可自止，且只上半身出汗，多于着急、紧张时发生，早晨、饭后及夜间睡不着觉时着急，汗必出。并觉心中悸动，有气从剑突下上冲于咽。当出汗时则不太息，不出汗则必胸闷而太息。脉现结象。予王氏缓肝方连服 10 剂，汗出次数及时间均减，但手心常觉热，有时恶心，口中发黏。上方加百合、竹茹、茯苓。再服 10 剂，诸症痊愈。本校中西医结合系有一学生刘某，男，20 岁，1996 年 5 月 11 日来诊，诉 5 年前西医诊其肛门有病，于是特别害怕，常常心情紧张时就打呵欠。健忘。自觉腹部左侧腹直肌有一条发硬，触其此处亦觉十分敏感，按压疼痛不舒。遂以王氏缓肝方 7 剂，再诊诉紧张、健忘皆减，已不打呵欠，腹肌触之亦不太敏感了。但诉平日仍太息，脐下仍觉胀满不舒，肛门有下坠感，坐久则此处觉热。有时心烦。上方加牡丹皮、山栀、泽泻、香附、浙贝母而愈。石家庄市东方医院职工郭某，男，22 岁，2002 年 4 月 3 日初诊。诉 8～9 岁时从车上摔下来，后又曾被其父打耳光而鼻出血，14 岁时即发头晕。近两年来尤以午饭后头晕甚，心中烦热，且不能眠。早晨最易生气。敲击其右胠胁引剑突下痛甚。舌尖红甚，苔白腻。脉涩。予血府逐瘀汤两剂后，午饭后头晕明显减轻，心中已不热，能睡一会儿了。又诉平时想起有刺激的事就心慌、紧张。上方加甘麦大枣汤原方，7 剂。服后心慌、紧张感完全消除，只是晨起觉头蒙，遇凉风吹才觉舒服，上方加菊花。继服 10 剂而愈。

如此等等，不胜枚举，此方真治病救人之奇效良方也。

五、培土泄木

（一）原文

一法曰：培土泄木。肝气乘脾，脘腹胀痛，六君子汤加吴茱萸、白芍药、木香。即培土泄木之法也。温中疏木也。黄玉楸惯用此法。

（二）讲解

此治肝第五法。"肝气乘脾"，即木克土也，但却因脾土虚弱，肝木乘虚而克。其病"脘腹胀痛"，脘属胃，腹属脾，肝气不能正常疏泄，反而乘虚横逆克脾，导致肝脾之气不能从左而升，则腹胀且痛，继而胃气不能从右而降，则脘胀且痛也。黄玉楸即清代医家黄坤载，著有《黄氏医书十一种》，其全部理论均以气机升降学说为基础，尤其重视脾胃的升降，认为脾胃是全身气机升降的枢轴。本书此前在谈到人体气运动的基本模式时已经引用了黄氏的观点："脾升则肾肝亦升，故水木不郁；胃降则心肺亦降，故金火不滞……中气者，和济水火之机，升降金木之轴。"而且，对于脾升与胃降两者，他更重视脾气之升，认为脾湿不运而脾气不升才是枢轴不能运转的根本原因。因此，临床特别强调燥湿健脾，兼寒者还要温中散寒。如在《四圣心源·卷五》论"鼓胀根原"时说："气之化水，由于肺胃；水之化气，由于肝脾。肺胃右降，则阴生，故清凉而化水，气不化水者，肺胃之不降也。肝脾左升，则阳生，故温暖而化气，水不化气者，肝脾之不升也。气不化水，则左陷于下而为气鼓；水不化气，则右逆于上而为水胀。而其根总因土湿而阳败，湿土不运则金木郁而升降窒故也。"《四圣心源·卷五》在论"腹痛根原"时说："腹痛者，土湿而木贼之也。乙木升于己土，甲木降于戊土。肝脾左旋，胆胃右转，土气回运而木气条达，故不痛也。水寒土湿，脾气陷而胃气逆，肝胆郁遏，是以痛作。"王旭高在此段原文最后加一小注，"温中疏木也。黄玉楸惯用此法"，从笔者所引上述黄氏论鼓胀及腹痛病之论，可知确实如此。同时亦可知王旭高所拟六君子汤加吴茱萸、白芍药、木香一方以培土泄木，治疗肝气乘脾的脘腹胀痛，其理论根据亦源于此。由于肝气乘脾的根源并不在肝而在脾，在于脾虚不运而寒湿内阻，故以六君子汤健脾运脾以燥湿化湿，另加木香温中散寒、理气消胀以止痛，吴茱萸、白芍药温肝、柔肝，辛散与酸敛相结合，以恢复肝气的正常疏泄，使之不再克制脾土。如此从本治疗，脾气、肝气从左而升，则胃气自然从右而降，脘腹胀痛之症自除。

（三）医案印证

1. 叶天士医案

叶天士

（1）江　晨起腹痛，食谷微满，是清浊之阻。按脉右虚左弦，不思饮食，脾胃困顿，都属虚象。古人培土必先制木，仿以为法。

人参　淡吴萸　淡干姜　炒白芍　茯苓

按： 不思饮食，食谷微满，病在胃；腹痛，病在脾。前者乃浊气不降，后者乃清气不升，且必因清气不升而后浊气不降，故云"是清浊之阻"。按脉右虚，属脾胃虚弱而困顿之象；左弦，则属肝木乘虚克土之象，故腹痛必发于晨起，以早晨应于春，正肝气升发之时也。本证脉右虚乃识证之眼目，示病本乃在于脾胃之虚也。然木既已乘土，就不可置之不理，此叶氏所以屡言"培土必先制木"也。方中人参、淡干姜、茯苓健脾温中化湿，寓王旭高培土泄木法中六君子汤加木香之意，另有淡吴萸、炒白芍则与王氏法相同，此二味正为"制木"而设。

（2）某　通补阳明和厥阴。

人参　茯苓　半夏　高良姜　吴萸　生白芍

按：此案未述症状只言治则，然以药测证亦可知之八九。此案与上案肝木乘虚克土则一，但此案乃胃浊不降为主，彼案乃脾清不升为主，此叶氏故主"通补阳明"之治也。阳明胃腑，以通为用，即使虚弱，亦不可呆补，故叶氏屡言"胃阳受伤，腑病以通补，与守中必致壅逆"。盖通则胃浊可降，胃阳可复，否则呕吐、哕逆、脘痛诸症发作更甚，以致必不能进食矣。叶氏发明通补阳明之法，与其养胃阴之法具同等重要意义，交相辉映，开后学无限法门。方中人参、茯苓、半夏、高良姜即属通补阳明之品，与王氏六君子汤加木香之法可相互参照，以区别治胃与治脾之不同。至于吴萸、白芍之用，与前述"培土必先制木"无二，故曰"和厥阴"也。

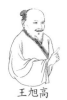

2. 王旭高医案

（1）某　脉双弦，有寒饮在胃也。脘痛呕酸，木克土也。得食则痛缓，病属中虚，当和中、泄木、祛寒，小建中汤加味主之。

白芍　桂枝　干姜　炙草　半夏　橘饼　川椒　党参　白术

王旭高

按：《金匮要略·痰饮咳嗽病脉证并治》曰："脉双弦者寒也，皆因大下后里虚。脉偏弦者饮也。"仲景以脉双弦与脉偏弦区别是寒还是饮，而此案"脉双弦"，王氏认为是"寒饮"，即既有寒又有饮，笔者认为王氏的认识是正确的。因此，仲景此句不妨如此理解：脉偏弦固然是饮，但脉双弦则可能是寒，也可能饮、寒同时并见。否则就逻辑不通了。试想，假如患者一个脉是弦，证明是饮，而又有寒，则双脉必皆弦，此时双弦与偏弦相重叠，就不能认为没有饮邪了。重要的依据还在于临床症状的全面考虑。此患者脘痛而得食可缓，确属中虚无疑，以药测证，应属中气虚寒，故脉双弦可以理解。而同时伴有呕酸，则一方面证明寒饮在胃，一方面证明木邪克土，迫胃气上逆，此时则脉必偏弦矣。可见，确属既脉双弦，又偏弦，最终还是脉双弦。此方虽云"小建中汤加味"，其实与王氏培土泄木方大同小异，参、术、草、半夏、干姜、橘饼，乃似六君子汤加木香也。桂枝、川椒、白芍则与吴萸、白芍道理相同。

（2）某　肝木挟下焦水寒之气，乘于脾胃，脘痛攻胁，呕吐酸水，脉细而弦。拟温中御寒，扶土抑木方法。

炮姜　川椒　吴萸　党参　桂枝　白芍　白术　茯苓　香附　砂仁

按：所谓"下焦水寒之气"乃厥阴寒浊与下焦水气兼夹之邪。厥阴之气夹寒浊水气循经上逆，攻冲于脾胃，则脘痛、呕吐酸水；攻冲于本经，则胁痛。然追溯其病本，仍然在于中土虚寒不能镇制。厥阴有寒，经气不利，故脉细；厥阴上逆，故脉弦。治此仍当以扶助脾胃为主，故健脾温中兼以利水化饮，并佐温肝降逆及敛肝柔肝之品，双管齐下，其病自愈。方中参、术、苓、炮姜、香附、砂仁乃王氏培土泄木法六君子汤加木香之意，川椒、吴萸、桂枝、白芍可以看作原方吴萸、白芍之扩展。

程门雪

3. 程门雪医案

黄某，男，26岁。

初诊：1958年7月7日。

神疲肢倦，脘痛不舒，大便间行而溏，胃纳不香，泛泛欲恶，舌苔根腻前薄。脾虚则健运无权，胃虚则降浊失职。

先拟调和脾胃。

炒潞党参一钱半，炒白术一钱半，云茯苓三钱，煨益智仁一钱，陈广皮一钱半，春砂壳一钱，制半夏一钱半，煨木香五分，土炒白芍二钱，左金丸五分（吞），红枣三枚。四剂。

二诊：

调和脾胃，尚觉合度，诸恙较减。

再以原方出入。

炒潞党参二钱，炒白术一钱半，云茯苓三钱，炙甘草八分，制半夏一钱半，陈广皮一钱半，春砂壳八分，焦白芍二钱，左金丸六分（吞），炒香谷芽四钱，红枣四枚。六剂。

三诊：

诸恙渐和。昨感暑邪，泛恶甚剧，胃纳不香，肢体倦怠。

转用芳香宣化，暂治其标。

藿佩梗各一钱半，制半夏一钱半，陈广皮一钱半，云茯苓三钱，春砂壳八分，白蔻壳八分，佛手花八分，左金丸七分（吞），采云曲一钱半，炒谷麦芽各三钱。四剂。

四诊：

泛恶已瘥，胃纳渐香，神疲乏力，小溲频多。

再拟标本同治。

北沙参三钱，藿佩梗各一钱半，制半夏一钱半，陈广皮一钱半，春砂壳八分，左金丸五分（吞），佛手花八分，炒香枇杷叶三钱（去毛包煎），炒谷麦芽各三钱，茯菟丸三钱（包煎）。五剂。

原按：本例脾失健运，胃气不和，先以香砂六君子汤调和脾胃，左金丸治其泛恶。白芍与左金丸中之吴萸相配，止其脘痛；木香与左金丸中之川连相配，实其大便，左右逢源，是程老常用的配合方法。因苔腻有湿，甘能壅中，故初诊不用甘草。三诊时新感暑邪，转用芳香宣化，急则治其标。《内经》说，"暑、湿、热三气合至而成暑"，暑伤无形之气，湿胜则困脾，热盛则耗气，本已气虚之人，尤须以补气为治本之法，故接着就用沙参以益气养阴（前二诊原用党参补气，感受暑邪之后，湿热未清，因此退一步改用沙参），标本同治。

按：本案三四诊属感受暑令时邪，对此不予研讨。首诊神疲肢倦，大便间行而溏，病属脾虚；脘痛不舒，胃纳不香，泛泛欲恶，病属胃虚。此脾虚则升清无力，胃虚则降浊失职。虽曰"先拟调和脾胃"，未尝不兼以抑制肝木也。故除以六君子汤去甘草加大枣并更加木香、砂壳、益智仁健脾和胃以外，并用左金丸（吴茱萸、黄连）合白芍为戊己丸法，其泄肝之力尤为强大。诸药相合，与王旭高培土泄木之方意完全一致，且更加有力。程氏此方特点在于左金丸用法。该丸以黄连为主，其苦寒降胃之力尤胜，故对泛泛欲恶、胃纳不香而脘痛不舒的胃浊不降尤有针对性。

刘保和

4. 笔者医案

（1）张某，女，17岁。石家庄市一中学生。2008年7月13日初诊。

患者为高中一年级学生。诉13岁月经来潮，经期尚准，但经行第1天必腹痛且胀，痛甚于胀。经期腰酸，并且大腿根痛。经行大便不畅，矢气亦不畅。从上初中始，平时即怕冷，不能吃凉东西，经期小腹尤喜暖怕冷。饿时心中难受，要赶紧吃，而且特别容易饿，但吃一点就饱，饭量很小。全身乏力，上4楼即觉气短而似喘。夜梦多。末次月经6月23日，共经行6天。脉虚软，沉取有弦意。舌淡红，苔薄白腻。

予王旭高培土泄木方（党参、白术、茯苓、陈皮、半夏、木香、白芍各10克，吴茱萸、炙甘草各6克。下同）加当归、川芎、焦三仙各10克。7剂，每日1剂，水煎服。

二诊：7月20日。

饿时难受感减轻了，能多吃些饭了。夜梦亦少，全身怕冷及上楼气短之感均减。近日大便1～2天1次，仍不畅快。

上方加香附、薤白各10克。7剂。

三诊：7月27日。

7月23日经至，今已净，疼痛已大减。以前经行小腹发憋胀，矢气不畅，现均消失。饿时难受之感基本消失，饮食已正常。但活动久仍觉疲累，不愿活动。

上方再加党参、白芍各6克。7剂。

四诊：8月3日。

动后疲累感明显减轻，已无明显不适。

原方再服14剂，下次来月经后再诊。

五诊：8月23日。

诉昨天已来月经，腹痛及胀未发，饮食、二便、体力均已恢复正常。

后随访，知病未再发。

按：笔者长期思考并寻找王氏培土泄木方主症，通过大量临床病例，终于发现其主症是：饿时心中（即胃）空虚难受，欲速食，但又不能多食，少食即饱，过一会儿又觉饿，饭量很小，饮食喜热恶凉。见此主症，不论任何疾病，均可予此方治疗。本例乃痛经病，亦依此而治愈，再一次证明抓主症的重要性。中医疗效之可以重复者，全在于此。盖本证脾胃虚弱为本，故饥则必欲速食，但木横克土，脾胃之气升降受阻，则受纳无力，运化迟钝，又不能饱食。正因如此食少，营养化源不足，故稍后又觉饿而难忍。其饮食喜暖而恶冷，以其中虚且寒也。脾胃虚寒并兼肝木克土而气血运行不畅，则痛经发矣。其经行腰酸则多在腰阳关处，与大腿根痛均属肝经气血运行不畅之象，故并现大便与矢气不畅。中气不足故体力衰弱而上楼用力则气短。脉虚软，乃脾胃气虚，沉取有弦意则属肝气疏泄失常之象。且肝为女子之先天，脾胃又为经血生化之来源，因此调经尤应重视调理木土关系，使之恢复相辅相成之正常状态。王氏此方恰具此功，故用后即效。

（2）王某，女，42岁。住石家庄市东五里村。1993年9月13日初诊。

患者由去年秋季即常发上腹部发胀。诉胃脘部位饥饿时疼痛，但食后却觉胀满不舒，故不敢吃饱。特别怕食冷物。拍击其胃脘部有水声，此处有时并觉悸动不安。脉细软偏数，沉取有弦意。舌尖右侧有紫点，苔薄白滑腻。

予王旭高培土泄木方原方加当归、桂枝、神曲、麦芽各10克。3剂，每日1剂，水煎服。

二诊：9月16日。

脘胀已大减，但诉饭后半小时仍有胀感，上午10点即有饿感且胃痛，下午4～5点又略有疼痛。重按其中脘部及脐上有疼痛。

上方加川芎10克。7剂。

三诊：9月23日。

脘胀、胃痛诸症均除。已能食饱，胃脘部振水音及悸动感消失。

原方继服10剂。后来诉，诸症均未复发。

按： 此例亦具王氏培土泄木方主症，但因食后胀满明显，并胃脘部有振水音及心下悸，故首诊合苓桂术甘汤法，二诊重按其中脘及脐上有疼痛，故加川芎，合上方当归以活血化瘀。可见，本证较王氏培土泄木方证又增水饮及瘀血，故加味治之。

（3）肖某，男，54岁。黑龙江省伊春市人。1991年12月19日初诊。

去年5月31日因坏疽性胆囊炎在当地医院手术切除胆囊。手术前即每夜间2～3点必大便溏泻1～2次，至今已3～4年不愈，便前腹痛，便后稍减。

白天则大便溏泻 3 ～ 4 次，便前微痛，便后痛可止。此症手术后依然不减。常伴吐酸烧心，夜睡多梦。平时常发偏左头痛。脉左沉弦，右虚缓。舌暗红，苔薄白腻。

予王旭高培土泄木方原方加黄连 3 克，乌贼骨 30 克，砂仁 6 克。7 剂，每日 1 剂，水煎服。

二诊：12 月 26 日。

患者夜间已不大便，只是早饭前后各大便 1 次，偏软，不溏、不散。腹痛未发。已不烧心吐酸。未发头痛。

上方加炮姜 10 克。7 剂。

三诊：1992 年 1 月 2 日。

大便已完全正常，成形，日便 1 次。

嘱其原方继服 15 剂。后询之，知病未复发。

按：本例患者夜间 2 ～ 3 点必发腹痛而便溏，且平时即有烧心、吐酸，均属肝木乘虚克制脾土之象，以凌晨乃肝木升发之时也。此类疾病切不可误认为肾阳虚而用四神丸。予王氏培土泄木方加黄连，成戊己丸法，符合苦、辛、酸泄肝治则，更加乌贼骨制酸、砂仁温中散寒（后又加炮姜亦属此功能），则诸症均愈。

（四）心得发挥

论"吃、喝、拉、撒、睡"辨证。

笔者在临床中最重视脉诊与腹诊，主要是因为它们具有客观性，是不以病人及医生个人的意志为转移的，能真实地反映疾病的本质。其次就是问诊，这是由于事实上单凭脉诊与腹诊往往只能判断证候的病因、病位、病性，却很难完全了解由此而引起的所有症状。就以李时珍《濒湖脉学》言，"寸浮头痛眩生风，或有风痰聚在胸"，难道寸脉浮就必然头痛吗？必然眩晕吗？有风痰聚在胸，它的具体症状是什么？又如"寸数咽喉口舌疮，吐红咳嗽肺生疡"，且不说不可能寸数而关尺不数，就算退一步说，对"寸数"有其他解释，那么触之"寸数"了，到底是"咽喉口舌疮"还是"吐红咳嗽肺生疡"呢？任凭猜想，还是等于没说。况且"寸数"也绝非仅仅出现上述这些症状。其实，仔细分析，李氏所描述的只不过是各种症状中的代表症状而已，其目的还是通过症状阐述病机。这与仲景《伤寒论》与《金匮要略》的脉象描述意义是一致的。又如腹诊，《伤寒论》有一条最著名的腹诊论述："小结胸病，正在心下，按之则痛，脉浮滑者，小陷胸汤主之。""正在心下，按之则痛"，确实是小陷胸汤证，因为它体现了此证的本质。但是，从临床可见，有此主症者可以见于难以数计的疾病，每一种疾病又有许多症状，那么仅凭这一主症能判断出这些症状吗？显然不能。所以，最终还是要靠病人主诉，也就是"问诊"。古代医家都是非常重视病人主诉的。最著名的就是明代医家张景岳在《景岳全书》中的"十问篇"："一问寒热二问汗，三问头身四问便，五问饮食六问胸，七聋八渴俱当辨，九因脉色察阴阳，十从气味章神见，见定虽然事不难，也须明哲毋招怨。"后人称此为"十问歌"，此歌从一问至八问是问诊，九、十问已经是切诊、望诊及闻诊了。今人将"十问歌"修改充实，从八问以后改为"九问旧病十问因，再加服药参机变，妇女尤必问经期，迟速闭崩均可见，更兼片语告儿科，天花麻疹均占验"，这就十分完善了。但是，景岳的一至八问十分繁琐，不切实用，事实上也很少有医生一见病人就从寒热至渴问个没完。这种问法对外感热病尚有必要，对一般杂病则既无必要，反而招来病人的反感，以致被人讥为只会"问病开方"的先生。笔者认为，问诊应问人们在日常生活中普遍存在的、能够确实感受到的事物。这就是所有人都不可或缺的"吃、喝、拉、撒、睡"。吃，即进食；喝，即饮水；拉，即排大便；撒，即解小便；睡，即睡眠。用语虽较粗俗，却能体现常人与病人的一切生活状态，由于是群众语言，也便于百姓的理解。其表面是简单明了，但内涵则丰富深刻。由此入手询问，可以辨出绝大部分证候的表里、寒热、虚实。为避免喧宾夺主，本书仅略加议论，更多内容则待他书详加阐述。

一问"吃"，知饥能食否？食后有否不适？凡饿时心中空虚，必欲速食者，多属中虚之证。其中胃脘有下坠感者，多属中气下陷；伴心悸气短者，多属心脾血虚。凡饿时空虚，欲速食，但食后又觉脘腹胀满者，则属脾虚而气滞，乃虚实夹杂之证。凡饿时空虚，少食觉舒，多食又觉胀满甚至疼痛者，如同时脐上伴有压痛，则不属虚证，乃瘀血所致。肝气横逆者，多知饥而能食，但食后胀满不舒；肝气郁结者，必不知饥饿，不思饮食，所谓"饭到口难往下咽"。凡食后觉食物停聚在中脘而难以下行，乃脾湿气壅。又有虽饥而不欲食者，如心中嘈杂而口干舌燥，则属胃阴不足；如腰酸腿软，则属肾阴亏损。凡得温则舒，为寒证；得凉则舒，为热证；凡欲食凉物，但食后不舒者，则为寒热兼夹之证。凡表证多不影响进食，但亦有觉从剑突下部位气逆上冲者，则可并见呕逆而妨进食，又当详加辨识。凡饥饿时周身乏力，病情加重者，多属虚证。凡虽知饥，但能坚持数小时而活动正常，则多属实证。

二问"喝"，渴否？何时最渴，饮后有否不适？从喜饮冷还是喜饮热辨热证与寒证，乃人所共知，兹不复赘。这里只是补充说明，凡夜间与早晨口干而欲饮者，多属阴虚。凡饮不解渴，饮后即尿者，多属三焦气化失常，有膀胱气化不利与肾阳虚衰之不同。凡饮后胃脘有振水音，甚则心下悸者，乃水停中焦之候。凡咽干欲饮，但少饮辄止，稍后又饮者，多属阴虚；而但欲漱水不欲咽，则为瘀血。

三问"拉"，何时大便，性状如何，便前、便时及便后有何不适？关于泄泻、痢疾、便秘等病的一般辨证，自有内科书在，这里不加论述。这里只是说明，不可将多日才 1 次大便，但大便性状正常且无任何排便不适者视为便秘。为辨寒热、虚实计，凡大便清稀、肛门不热者为寒；凡大便黄黏，肛门灼热者为热。凡便后腹部及全身舒适，不论大便性状如何，均属实证；便后全身更加倦怠乏力甚至气短心悸，则属虚证。又，凡肝气横逆而脾不虚者，多见便溏而便前腹痛，便后腹痛减而不除，且有大便不畅不净之感；如脾已虚，则虽便溏亦便前腹痛，但便后却可腹痛消失而大便反觉顺畅已净。所以然者，前者脾不虚而能抵抗，后者脾已虚而无抵抗之力也。

四问"撒"，尿次、尿量及性状如何，排尿前后有何不适？尿量正常，尿色淡黄，排尿前后无不适感，乃正常现象。如尿量已减，尿转深黄，在外感病则为疾病由表入里之象，在杂病则示平素体内即有虚热。此类病人并可兼排尿时尿道有灼热之感。等尿、尿不净则多见于肝气疏泄不利者。夜尿频而量亦多，则多属肾虚。饮后即尿，尿后即渴，则多属三焦气化失常，此症多发于白天，不可仅从"消渴"病考虑，一旦通阳化水，病可自愈。又有常紧张而尿频者，前述甘麦大枣汤证即然。

五问"睡"，入睡易否，睡后易醒否，醒后还易入睡否，早醒否，睡时梦多否，做乱梦还是害怕梦？失眠患者在日常门诊中极为常见，故问睡眠状况很有必要。经治后失眠消除，他症常随之好转。杂病中凡吃饭、睡眠正常者，治疗多易，反之则难。"阳入于阴则寐"，凡难入睡者，多因邪阻或邪扰，或清热、或化痰、或消食、或解郁、或祛瘀，相机施治，皆可见效。睡后易醒，时睡时醒，醒后再难入睡，则有实有虚，实者已如上述，虚者可因阴虚火旺、心脾血虚、肝血不足等，而彻夜难眠，则以阴虚火旺者居多。早醒则多见于心脾血虚或肝血不足。睡眠不实，时睡时醒，伴头晕胀而腿酸软者，多属肝阳上亢，肝魂被扰；如伴悲愁、纳呆，则属肝郁不舒，肝魂失养。睡眠多乱梦纷纭，多属痰阻，兼心烦者，则属痰热。常因噩梦惊醒，则属心胆气虚。凡病，得正常睡眠可明显减轻，多属虚证；如虽正常睡眠但病情不减，或更周身沉困，醒来活动后反觉轻松者，则或因湿阻、或因气滞、或因血瘀，皆属实证。

六、泄肝和胃

（一）原文

一法曰：泄肝和胃。肝气乘胃，即肝木乘土　脘痛呕酸，二陈加左金丸，或白蔻、金铃子。即泄肝和胃之法也。

（二）讲解

此治肝第六法。上法培土泄木，治肝气乘脾之阴土不升；此法泄肝和胃，治肝气乘胃之阳土不降。两法乃对待而言。但上法脾虚为本，肝木乃乘虚而克，故以健脾为主，制木为辅，曰"培土泄木"，"培土"在前，"泄木"在后。此法肝旺为本，乃肝气过亢，胃虽不虚亦被肝木所乘克，故以"泄肝"为主，从而达到"和胃"的目的，曰"泄肝和胃"，"泄肝"在前，"和胃"在后也。从用语排列次序之严格细腻，足见作者理论功底之深厚以及治学之严谨。肝气横逆，过亢而上冲于胃，则迫胃气上逆。胃气以息息下行为顺，今胃气不降而滞阻于胃脘，不通则痛。胃气上逆而发呕逆，乃由肝气之所迫，肝"其味酸"，故呕逆之物必亦味酸。所拟方药，乃以左金丸或白蔻、金铃子为主，但前者治呕酸为佳，后者治脘痛尤胜。其中吴萸、白蔻辛散以疏肝，黄连、金铃子苦降以泄肝，共奏遂其肝用、泄其过亢之功。如此则气逆脘痛呕酸可除。至于二陈汤中陈皮、半夏、茯苓乃为和胃化饮而设，不仅引胃气下行，并能治呕吐酸水。方中半夏合黄连或半夏合金铃子，亦具苦辛开泄之功；甘草为使，并能甘以缓急止痛。

（三）医案印证

叶天士

1. 叶天士医案

（1）顾_{五一} 脉弦，胃脘痹痛，子后清水泛溢，由少腹涌起，显是肝厥胃痛之症。

吴萸五分 川楝子一钱 延胡一钱 茯苓三钱 桂枝木五分
高良姜一钱

按："胃脘痹痛"，痹者闭也，乃停滞不通之意，即胃脘部堵满疼痛。子时以后正值肝旺，此时清水泛溢，并"由少腹涌起"，少腹属肝，由此处有气逆上冲之感，则确属肝经厥气夹寒饮上逆，阻胃气滞而不降，故云"肝厥胃痛"。其脉弦，更提示原发病位在肝。厥者逆也，治此当以平降肝气上逆、温化寒饮之邪为主，并温通胃阳、开痹止痛。方中吴萸合川楝子，辛苦开泄以平肝木，合茯苓、桂枝温化寒饮以降浊阴；另以高良姜温通胃阳，合延胡开痹止痛，则胃脘痹痛与子后泛溢清水之症均可一举清除。叶氏此案，论述症因脉治、理法方药清晰明朗，丝丝入扣，堪为后学之表率。从中可以悟出，叶氏方中茯苓、桂枝、高良姜，本即王氏方中二陈汤之意，其吴萸、川楝子、延胡本即王氏方中所原有。王氏继承叶氏的关系一目了然。

（2）某 肝厥犯胃入膈。

半夏 姜汁 杏仁 瓜蒌皮 金铃子 延胡 香豆豉 白蔻

按：此案与上案"肝厥犯胃"相同，但此案更言"入膈"则异。"入膈"者，从膈间上逆于胸膺也。以药测证，本证除有胃脘痛、泛吐清涎或酸水外，尚应有从剑突下疼痛憋闷，并由此处气逆上冲，延及胸膺部位亦发疼痛憋闷之症。胸膺为肺所主，此不仅肝气上逆迫胃气上逆，亦阻肺气之下降矣。故全方除以金铃子散泄肝止痛以外，并重在半夏、姜汁降胃气、化痰饮，香豆豉、白蔻携杏仁、瓜蒌皮宣降肺气，并以降为主。如此则佐金以制木，肺气得降，不仅胃气随之而降，即上逆之肝气亦可得以平息。此叶氏"通肺气以治肝"之妙着。方中半夏、姜汁，即王氏方二陈汤之简化；金铃子、白蔻乃王氏方所原有，所多者不过是杏仁、蒌皮、香豉、延胡而已。杏仁、蒌皮、香豉其治在肺，延胡其治在肝，体现了叶氏治病重在调节肝肺气机的学术观点。此法被王孟英继承并常用，足见有重要实用价值。

（3）高四四　咽阻，吞酸痞胀，食入呕吐。此肝阳犯胃，用苦辛泄降。

吴萸　川连　川楝子　杏仁　茯苓　半夏　厚朴

按："肝阳犯胃"应作肝气犯胃解。此处特别提作"肝阳"犯胃，乃因本证肝气已有化热之象，热为阳，示阳热之气上逆且甚也。热性急迫，迫胃气上逆，故食入即发呕吐。胃气失于和降，故胃脘痞胀。木气夹胃气升腾于上，故吞酸以至于咽阻，均属肝气上逆令津液随之上逆并凝聚于咽之象。拟方共用川连、川楝子两味苦寒泄降之品，以示清肝降气为重，配吴萸为左金丸，兼佐辛散以遂肝用，从而平息呕吐。杏仁、茯苓、半夏、厚朴有半夏厚朴汤意，去苏叶、生姜之过于辛散发越，加杏仁降肺气以平肝逆，则咽阻、吞酸、痞胀均可随肺胃之气顺降而得以清除。结合王氏方体会其方意，半夏、厚朴、茯苓即二陈汤意；吴萸、川连乃左金丸；川楝子、杏仁乃白蔻、金铃子之变方也。

2. 王旭高医案

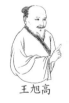

（1）马　心之积，名曰伏梁，得之忧思而气结也。居于心下胃脘之间，其形竖直而长，痛发则呕吐酸水，兼挟肝气、痰饮为患也。开发心阳以化浊阴之凝结；兼平肝气而化胃中之痰饮。

桂枝　石菖蒲　延胡索　半夏　川连（吴萸炒）　茯苓　川楝子　陈皮　蔻仁　郁金　瓦楞子

按：《难经·五十六难》曰："心之积，名曰伏梁，起脐上，大如臂，上至心下，久不愈，令人病烦心。"积乃血之积，为五脏所生，《难经·五十五难》并谓"积者，阴气也，其始发作有常处，其痛不离其部，上下有所终始，左右有所穷处"，而本案所言"居于心下胃脘之间，其形竖直而长"则确与心之积伏梁相似。积乃癥坚有形之物，成因多与情志不遂有关，其邪多由气滞、湿阻、痰凝、血瘀兼夹，其兼寒、兼热、兼气血阴阳诸虚之不同，难以尽述，十分复杂。除包括一般腹部脏器炎症包块、肿大之外，如涉及肿瘤，尤其是恶性肿瘤，则治疗实属不易。古今医家治此病方法不胜枚举，然有效并可重复、可以根治者则寥寥无几。关键在于对其病因病机多属泛泛而论，鲜有切中要害者。可见，中医能够战胜此种顽疾，实在是任重而道远，非从疾病本质上加以研究不可。本例患者胃脘痛，痛发即呕吐酸水，从而辨其夹痰饮、肝气为患当然正确，与前述叶天士诸案相同。唯提出对伏梁应"开发心阳以化浊阴之凝结"是其独特处。拟方半夏、茯苓、陈皮与王氏泄肝和胃方所用二陈汤无异，吴萸炒黄连即左金丸意，蔻仁、川楝子本王氏方所固有。其不同者，即桂枝、石菖蒲之运用，乃"开发心阳以化浊阴之凝结"也。此外，既为瘕积，故用郁金、延胡、瓦楞子活血化瘀、软坚止痛，并无新意。

（2）某　肝气与饮邪，相合为病。脘腹作痛，呕吐酸水。拟苦辛泄木、辛温蠲饮。

川连（吴萸炒）　陈皮　木香　丁香　蔻仁　干姜　川楝子　延胡　香附　川椒

按：王氏泄肝和胃法主治"脘痛呕酸"，本案并兼腹痛，证明病位不仅在中，而且在下，不仅在胃，而且在脾。方中除陈皮、蔻仁所治偏上外，余如木香、丁香、香附、干姜、川椒均宣通温散于中下，故能治脘腹同时作痛。本病主因仍是肝邪上逆，故以吴萸炒川连及川楝子苦泄之，延胡并能行血止痛。本案既云"呕吐酸水"，且由"饮邪"作祟，仍以用二陈汤全方为妥。

3. 程门雪医案

程门雪

徐某，男，成年。

初诊：1949 年 2 月 15 日。

形寒内热，脘中痛，呕恶，目热如火，头眩，口疮。

枳实栀子豉汤治之。

炒香豆豉三钱，黑山栀二钱，枳实炭一钱，赤茯苓三钱，陈广皮一钱半，炒川楝子一钱半，左金丸五分（吞），煅瓦楞四钱，佛手柑一钱半，荷叶边一圈，野蔷薇八分。

二诊：

形寒、脘痛、目热如火均见轻减，呕恶、口疮、头眩如故。

再从前方出入。

炒香豆豉三钱，黑山栀二钱，枳实炭一钱，赤茯苓三钱，制半夏一钱半，左金丸五分（吞），川楝子一钱半，煅瓦楞四钱，陈广皮一钱半，炒杭菊二钱，白蒺藜三钱，荷叶边一圈，佛手柑一钱半。

三诊：

脘痛痞闷不舒，呕恶稍和，口碎亦瘥，苔薄，脉弦。

再方泄肝和胃。

紫苏梗一钱半，焦白芍一钱半，左金丸五分（吞），制川朴五分，云茯苓三钱，制半夏一钱半，陈广皮一钱半，春砂壳八分，娑罗子三钱，炒川楝子一钱半，煅瓦楞四钱，沉香曲一钱半（包煎），佛手柑一钱半。

四诊：

前进泄肝和胃之剂，泛恶已止，脘中仍痛，又见背寒。

拟予前方出入，再加桂枝法和营温中。

桂枝三分炒白芍一钱半，制川朴八分，左金丸五分（吞），紫苏梗一钱半，荜澄茄一钱，娑罗子一钱半，炒川楝子一钱半，炒延胡一钱，煅瓦楞四钱，陈广皮一钱半，春砂壳八分，沉香曲一钱半（包煎），佛手柑一钱半，炒谷麦芽各三钱。

五诊：

脘痛轻减，背寒未尽。

仍从原方出入治之。

桂枝三分炒白芍二钱，紫苏梗一钱半，左金丸五分（吞），荜澄茄一钱，娑罗子三钱，炒川楝子二钱，炒延胡一钱，煅瓦楞四钱，陈广皮一钱半，白蔻壳八分，沉香曲一钱半（包煎），佛手柑一钱半，炙刺猬皮一钱半，煅白螺狮壳四钱。

六诊：

前方合度，诸恙均瘥，惟夜眠欠安。

仍守原意佐以归脾法续进治之，以资调理。

炒潞党参一钱半，桂枝五分炒白芍一钱半，炙甘草八分，淮小麦四钱，抱茯神三钱，炙远志一钱，炒枣仁三钱，米炒麦冬二钱，当归身三钱，川楝子一钱半，煅瓦楞四钱，佛手柑一钱半，红枣四枚。

原按：本例见目热、口疮等症，是为胃气不和，肝胆之火挟胃热上升。先用枳实栀子豉汤、左金丸、栀子厚朴汤等清上宣中，并加入疏肝和胃法。二诊以后上焦热象渐撤，但脘痛未止，背寒又起，乃气机郁滞，营卫失调之故。改以疏肝和胃为主，加入桂枝汤。药后营卫得调，胃气得和，脘痛背寒等症渐趋向愈，以后再用归脾法调理。

程老治疗肝胃病，常用归脾之类以善后。他认为调补气血颇为重要。养血可以柔肝，以减肝之横逆；补气可健脾胃，以御肝之克伐。

按：笔者选录此案是看重其与王旭高泄肝和胃法最为相关的第三诊。但为保持全案前后的连贯性，亦对其他各诊稍做剖析。

首诊患者目热如火、头眩、口疮显然由热蒸于上所致。但原发病位何在，则应探明。其"脘中痛、呕恶"，足以证明病位在胃，所言"形寒内热"之"内热"，就是胃热。但胃分上、中、下脘，那么本案应为何处胃热呢？从所用主方为枳实栀子豉汤分析，应为上脘之胃热，即热郁胸膈之证。笔者从大量临床病例体会到，凡栀子豉汤证，以拇指按其剑突下均可出现憋闷或疼痛，这是笔者运用栀子豉汤的主症之一。那么，此处之热从何而来呢？是外感引起还是内伤所作？以药测证，是由内伤所作，其一由食滞，其二则由肝经气火之上冲。因此方中除以山栀、豆豉宣泄郁热以外，并用枳实、陈皮、佛手柑、荷叶边、野蔷薇理气和胃、消食化积；川楝子、左金丸清泄肝热。方中另有赤苓、瓦楞之用，推测患者应有呕吐酸水之恙，故以之和胃化饮。或问：既然内热，何以形寒？简单地说，是由热郁于内，阳气不能布达于外，皮毛肌腠失于温煦所致。如引经据典，则《内经》早有明示。《灵枢·营卫生会》曰，"上焦出于胃上口，并咽以上，贯膈而布胸中"；而《灵枢·决气》则曰："上焦开发，宣五谷味，熏肤充身泽毛，若雾露之溉，是谓气。"此外《难经·二十二难》亦曰，"气主煦之"，"煦"即熏蒸之意。可见《内经》《难经》观点一致。胃上口即上脘，乃上焦之"气"的出处，此处被热邪郁闭，气不得出，故皮毛肌腠失于温煦而恶寒。治此既不可温散，亦不可温养，只宜清宣泄降。清宣者，栀子豉汤也；泄降者，左金、川楝之辈也。且一旦热郁解、气机畅，脘痛诸症即可随之缓解。经此治法，二诊果见形寒、脘痛、目热三症得减，但呕恶、口疮、头眩如故，所以增半夏加强和胃止呕之力，更增炒杭菊、白蒺藜，加强清头明目之功。此诊已可看出王旭高泄肝和胃法的基本形象。方中已具陈皮、半夏、茯苓、左金丸及川楝子。至于三诊，则明确指出是"泄肝和胃"之法，已完全具备此法药物（其中春砂壳有代白蔻之意）。但方中裁去枳实栀子豉汤，而加苏梗、白芍、厚朴，则将清宣郁热为主渐变为化湿行滞为主，以其主方已为景岳解肝煎矣。此方由白芍、苏叶、半夏、陈皮、砂仁、厚朴、茯苓组成。秦伯未认为所谓"解肝"者，乃解肝之围，适用于土壅木郁的证候，使脾湿得除，肝气自畅。程氏此时以此方，显然认为脘痛痞闷不舒及呕恶乃脾湿不运所致。四诊见泛恶止而脘仍痛，更增背寒一症，故加桂枝炒白芍，乃桂枝汤调和营卫之法。五诊仍有背寒，且脘痛虽轻减却仍未除，方中又加用了炙刺猬皮、煅白螺蛳壳，与此前荜澄茄、娑罗子、煅瓦楞共奏行气和胃、制酸止痛之功。六诊诸恙均瘥，仅夜眠欠安，虽云是"佐以归脾法续进之"，尚不如称作当归建中汤与甘麦大枣汤、生脉饮合方化裁更为贴切。本病最终脘痛呕酸其实并未痊愈，由方中仍用川楝子、煅瓦楞、佛手柑可知。但毕竟大局已定，再予调理可望收功。

原按称"加入疏肝和胃法"，与程氏原意不符。程氏称"再方泄肝和胃"，显然与王旭高原法一致，而"疏肝和胃"则与此大相径庭。盖"疏"者散也，偏于辛开升散，"泄"者降也，偏于苦泄清降。前者以王氏疏肝理气方及四逆散为主方，后者以左金丸、金铃子散为主方，应严格区分，不可混淆。

4. 笔者医案

（1）刘某，女，25 岁。石家庄卷烟厂工人。1992 年 5 月 5 日初诊。

刘保和

患者从春节后白天即时发干呕。现月经已 50 天未至，经查未孕。此前月经亦常错后 10 天左右。近 1 个月来每进食 20 分钟即呕吐酸水，如痰如涕，并夹杂食物。此时虽仍饥亦不能再食，并伴剑突下憋闷。平时夜寐多梦、心烦。脉浮滑数。舌尖红，苔白腻。

仿王氏泄肝和胃法。

陈皮、半夏、茯苓、黄连各 10 克，吴茱萸 3 克。1 剂，水煎服。

二诊：5 月 6 日。

昨晚服药第 1 煎后即将药全部吐出，未再服。今晨又服第 2 煎，即未再吐。半小时后进食 3 两，未发干呕，剑突下亦未觉憋闷。

原方 3 剂继服。

三诊：5 月 9 日。

上方服后干呕与呕吐均未再发，且于 5 月 8 日月经来潮，一切正常，现仍有月经。

嘱其原方继服 7 剂。

四诊：5 月 16 日。

患者于 5 月 12 日经净，一切正常，干呕、呕吐之症亦未再发，心烦、梦多均明显减轻。

后予温胆汤调理而愈。

按：本证乃痰气交阻于胃，并兼肝热上冲，以致干呕、呕吐酸水且致月经不调。予王旭高泄肝和胃法后不仅呕吐诸症得愈，即月经亦至。笔者曾以此法治闭经亦有效果。此因肝胃之气得降，肺气随之而降，则心气可以下达于胞宫，月事即可正常。

（2）王某，女，63 岁。住石家庄市铁路第 31 宿舍。2008 年 6 月 22 日初诊。

患者两年前因贲门癌在省某医院手术治疗。术后已化疗多次。最近一次在 5 月 1 日。现尤以不知饥为苦，烧心，常呕吐黄热苦辣稀涎之物，有时又觉呕吐物发凉。现每日仅能进食主食 2 两。肠鸣音大，诉有"咕噜"声，并觉腹内有虫子爬的感觉。腰痛，尤以右侧为甚。大便干，1～2 天 1 次，便下费力且不净感明显。脉弦滑偏数，重按无力。舌暗红，苔白浊腻。

仿王旭高泄肝和胃法。

陈皮、半夏、茯苓、焦三仙、木瓜、川楝子、延胡、白蔻仁各 10 克，黄连 3 克，吴茱萸 6 克，炙甘草 6 克。3 剂，每日 1 剂，水煎服。

二诊：6月25日。

已知饥了。患者诉由手术后即出现不知饥，不想吃东西，服上方3剂后即已知饥，十分高兴。腹中虫爬及肠鸣感均减，不烧心了。但已4天未大便。

上方加生大黄粉2克，以开水泡后，饮其汤液，日2次分服。4剂。

三诊：6月29日。

饭量已明显增加，每日能进食主食6两。右腰痛亦轻了。但不用大黄粉就不大便。昨晚吃两个桃，又有些烧心。

上方去大黄粉，加熟地黄、山萸肉、生山药各15克，泽泻、牡丹皮各10克。7剂。

四诊：7月6日。

患者食欲、进食均已正常，未再烧心，腰亦不痛，腹中虫爬感亦消失。但仍不想吃油腻。现两天1次大便，不干，无其他不适。

上方加茵陈15克，生麦芽15克。7剂。

五诊：7月13日。

已能进食少许肉类食物了，精神、体力明显转好。

再予原方继服14剂。

六诊：7月27日。

患者一切正常，停药。

按： 本案首诊用二陈汤加焦三仙、木瓜治疗厌食症来源于叶天士法。此法在《临证指南医案》与《未刻本叶氏医案》均有记载，临床应用效果极佳，即叶氏所谓"培土必先远木"之意。常见1岁至10岁幼儿和幼童，玩耍动作正常，而且也很活泼，但就是厌食，不觉饿，家长费尽心思劝其吃饭亦不欲食，因而发育缓慢，身体消瘦而身材矮小，服此方2～3剂后食欲即明显好转。10剂可恢复正常。笔者将此方制成蜜丸，每丸重10克，早晚各服半丸至1丸，在本校门诊部大量应用于厌食症患儿，效果均佳。由此可见叶天士理论及经验的珍贵。

食管贲门癌与胃癌患者因手术中切除了较大部分的胃组织，其残胃消化能力明显减弱，普遍出现食欲减退甚至没食欲的现象，予上述叶天士方法与王旭高泄肝和胃法或培土泄木法合用，常获良好疗效。病情好转后，可以兼用补肾方法，既巩固了正常进食的疗效，又可防止癌症的复发，可谓一举两得，前人谓"久病必归于肾"，对此从肝、脾、胃、肾治疗，正是标本兼治之理。

（四）心得发挥

论温通脾阳与温通胃阳。

《临证指南医案·卷三》有"脾胃"一节，历来颇受医家重视。华岫云在按语中说："今观叶氏之书，始知脾胃当分析而论。盖胃属戊土，脾属己土，戊阳己阴，阴阳之性有别也。脏宜藏，腑宜通，脏腑之体用各殊也。若脾阳不足，胃有寒湿，一脏一腑，皆宜于温燥升运者，自当恪遵东垣之法。若脾阳不亏，胃有燥火，则当遵叶氏养胃阴之法。观其立论云'纳食主胃，运化主脾。脾宜升则健，胃宜降则和'，又云'太阴湿土，得阳始运；阳明阳土，得阴自安，以脾喜刚燥，胃喜柔润也。仲景急下存津，其治在胃；东垣大升阳气，其治在脾'，此种议论，实超出千古。"对华氏此论，就连惯于挑剔的徐灵胎亦大加赞赏："名言至论，深得《内经》之旨。此老必有传授，其学不尔未能如此深造也！"笔者认为华氏此论固然正确，而且被现代医家所学习应用，大有效验，但其最大失误则在于强调了叶氏养胃阴之法而忽视了叶氏温通胃阳之法。从临床所见，此二法皆为叶氏治胃的创见，具有同等重要的意义。关于养胃阴之法，王旭高"培土宁风"法与"清金制木"法均有涉及，容后讨论。这里主要讨论温通胃阳法，兼论温通脾阳法，以示两者的区别。

先从叶案谈起。

1. 某　胃阳受伤，腑病以通为补，与守中必致壅逆。

人参　粳米　益智仁　茯苓　广皮　炒荷叶

2. 钱二　壮年肌柔色黯，脉小濡涩，每食过不肯运化，食冷物脐上即痛。色脉参合病象，是胃阳不旺，浊阴易聚。医知腑阳宜通，自有效验。

良姜　草果　红豆蔻　厚朴　生香附　乌药

3. 汪　舌灰黄，脘痹不饥，形寒怯冷。脾阳式微，不能运布气机，非温通焉能宣达。

半夏　茯苓　广皮　干姜　厚朴　荜茇

4.周_{四十}　脉象窒塞，能食少运，便溏。当温通脾阳。

生白术一钱半　茯苓三钱　益智仁一钱　淡附子一钱　干姜一钱　荜茇
一钱

5.周_{四二}　脉缓弱，脘中痛胀，呕涌清涎，是脾胃阳微，得之积劳，午后病
甚，阳不用事也。大凡脾阳宜动则运，温补极是，而守中及腻滞者皆非。其通
腑阳间佐用之。

人参　半夏　茯苓　生益智　生姜汁　淡干姜

大便不爽，间用半硫丸。

按：此上五案，1、2案是温通胃阳；3、4案是温通脾阳；5案是脾阳与胃
阳兼予温通，所谓"间佐用之"。

《素问·五脏别论》曰："五脏者，藏精气而不泻也，故满而不能实；六腑
者，传化物而不藏，故实而不能满也。"从根本上言，脏宜补，腑宜通。因此，
叶氏5案云脾阳"温补极是"，但为什么又说"大凡脾阳宜动则运"呢？这是
由于寒湿之邪阻滞，此处"宜动则运"，乃祛寒燥湿之谓，邪去而脾不受困，自
然得运，故此亦称"运脾"之法。但毕竟用温中为主、温补为主，故以淡干姜
伍以人参。观3案亦用干姜，4案更干姜与白术、附子并用，其温补之意昭然。
虽云"温通脾阳"，但大要不离温补。再看1案，只有人参益气，并无干姜，亦
无附子、白术，2案则全是通药，毫无补药矣。由此可见，对于寒湿之邪阻滞
气机，虽均用芳香行气、化浊温散之品，但温通脾阳者，则不离温补；温通胃
阳者，则不予温补。若问脾阳不运与胃阳不通症状有何异同？则两者均可出现
脘痹不食之症，且均畏食冷物，形寒怯冷。但脾阳不运者，必见脾气之不升，
故多兼腹满、便溏，此清阳之下陷也；胃阳不通者，必见胃气之不降，故多兼
呕恶清水稀涎，甚则胸脘憋闷窒塞难忍，此浊阴之上逆也。至于用药，既然不
论脾阳与胃阳均当温通，故益智仁、高良姜、草果、荜茇、白蔻仁、陈皮、半
夏、茯苓、丁香、吴萸等均可选用，胃阳不通而病在上脘以上者，亦可兼用瓜
蒌薤白汤法，用瓜蒌、薤白、半夏、姜汁、桂枝、石菖蒲等。然而，胃阳不通
者则不可用白术、干姜、附子之类。此等药乃温补脾阳，用后恐更脘滞不通也。
联系王旭高《夜话录》，则王氏培土泄木法重在温通脾阳，故主方以四君子汤温

补并加二陈汤、木香、吴萸温通；泄肝和胃法，则重在温通胃阳，故主方以二陈汤合吴茱萸或白蔻仁温通，但丝毫不用温补之品。只有从理论上辨清此二法，临床应用才能毫厘不爽、如矢中的。

七、泄肝

（一）原文

一法曰：泄肝。如肝气上冲于心，热厥心痛，宜泄肝，金铃、延胡、吴萸、川连。兼寒，去川连，加椒、桂；寒热俱有者，仍入川连，或再加白芍。盖苦、辛、酸三者，为泄肝之主法也。

（二）讲解

此治肝第七法。此前在讲解"泄肝和胃"法所引用程门雪医案时曾说"原按称'加入疏肝和胃法'，与程氏原意不符"，从而顺便说明疏肝与泄肝的不同。观"疏肝理气"法，纯用辛散，而"泄肝和胃"法则并用苦降矣。此条"泄肝"法，除应用苦降外，更言"或再加白芍"，则又为酸敛。由此可见，虽然"泄肝"与"疏肝"均用辛散，但"泄肝"更增苦降与酸敛，则为重要不同处。这就证明，酸苦并用以收敛、泄降，才是"泄肝"法区别于"疏肝"法的重要特点。而且，酸苦并用是为泄其肝热之气上冲的，故临床常又称作"酸苦泄热"。肝热之气上冲，谓之"热厥"，厥者逆也，厥热之气上冲于心，故导致"心痛"，此心痛其实是正当剑突下胃脘部疼痛。《灵枢·经脉》曰，"肝足厥阴之脉，起于大指丛毛之际……抵少腹，挟胃属肝络胆，上贯膈，布胁肋"，肝气上冲，即可夹胃气上逆，冲激于剑突下胃脘部而导致此处疼痛。由于是肝热之气上冲，故其"心痛"必伴有一系列热象，如胃脘部当剑突下处尤觉灼热、嘈杂，或呕吐酸苦，或心烦不安，或逆气上冲夹酸苦涎水沿食管直达于咽喉，或嗳气、呃逆、烧心频发而不止。由于原发病位在肝，故急躁易怒、胁痛、口苦咽干诸症均可出现。此证乃肝气横逆，肝气过激，郁久化热上冲所致，亦属"肝气"病范围。因此辛散以疏肝在所必用，但此时肝热上冲已为主要致病因素，则苦泄酸敛就更为当务之急。王氏选用"泄肝"药物，除以左金丸中少量吴萸辛散疏肝外，主要重用金铃子、川连苦寒清泄降下之品。另有延胡与金铃子组成金铃子散，乃为行气活血止痛之用。如此则肝之厥热之气得以降泄，"心痛"之症自然消失。其"兼寒"者，言下焦肝经素有寒邪，两少腹可能出现拘挛疼痛，畏寒喜暖，可加川椒、桂枝以温散之。但如热厥仍甚，所谓"寒热俱有"者，仍当纳入川连。为避免椒、桂伤及肝阴，即可"再加白芍"，如此则苦降、辛散、酸敛三法俱备，而成泄肝之主法。这里提示：临床当根据或寒或热的程度不同，选用或多或少的温热或寒凉药物，以取得针对相应个体差异的最佳治疗效果。此源于《伤寒论》乌梅丸法，叶天士随症变化，用之最为纯熟，读者宜深研之。

（三）医案印证

叶天士

1. 叶天士医案

（1）郭　脉弦，心中热，欲呕，不思食，大便不爽，乃厥阴肝阳顺乘胃口。阳明脉络不宣，身体掣痛。当两和其阳，酸苦泄热，少佐微辛。

川连　桂枝木　生牡蛎　乌梅　生白芍　川楝子

按：本案少佐微辛，而以酸苦泄热为主，确属泄肝主法。对此案徐灵胎赞曰："此方用苦辛酸法最合经旨。"所谓经旨，即《素问·至真要大论》所言"厥阴之胜，治以甘清，佐以苦辛，以酸泻之"。脉弦而心中热，即王氏所谓"肝气上冲于心"之"热厥"之象。以其肝热之气上冲而乘胃，故云"厥阴肝阳顺乘胃口"，此"阳"乃"热"之意，导致胃气上逆，故"欲呕"且"不思食"；胃气不降，阳明腑气不利，故"大便不爽"。木乘于土，不仅阳明腑气不利，即阳明经脉、络脉亦不宣畅。阳明主身之肌肉，今被肝木所乘，肝为风脏，发病则动摇拘挛，肝热而肝阴被伤，不仅筋膜失养，而且影响肌肉抽掣疼痛，故云"身体掣痛"。治法"两和其阳"，即和其肝阳与胃阳。但毕竟以和其肝阳，即少佐辛散以疏肝，而以酸苦泄热之泄肝为主。方中仅以桂枝木辛散疏肝，却重用乌梅、生白芍与川连、川楝子酸苦泄热便是。另以咸平微寒的生牡蛎敛阴潜阳，借以平息窜扰阳明脉络之风阳，助生白芍、川楝子以止身体之掣痛；《别录》谓其并能治"心痛气结"及"心胁下痞热"，用于本病可谓一举两得，足见叶氏选药之精思妙想。

（2）芮　前议肝病入胃，上下格拒。考《内经》诸痛，皆主寒客，但经年累月，久痛寒必化热，故六气都从火化。河间特补病机一十九条亦然。思初病在气，久必入血，以经脉主气，络脉主血也。此脏腑经络气血，须分晰辨明，投剂自可入彀。更询初病因惊，夫惊则气逆，初病肝气之逆，久则诸气均逆，而三焦皆受，不特胃当其冲矣。谨陈缓急先后进药方法。"厥阴篇"云：气上撞心，饥不能食、欲呕、口吐涎沫。夫木既犯胃，胃受剋为虚，仲景谓制木必先安土，恐防久剋难复。议用安胃一法。

川连　川楝子　川椒　生白芍　乌梅　淡姜渣　归须　橘红

按：本案大部分内容均在阐述病因、病机，借以发挥医者的学术思想。因此，学习此类医案首要的是提炼出症状。从"肝病入胃，上下格拒"及"诸痛"分析，患者显然以胃脘痞塞疼痛为主要症状，此外，就是引用"厥阴篇"的那些症状：气上撞心、饥不能食、欲呕、口吐涎沫等。而既言"寒必化热"，则亦应具有上案之"心中热"之症。正因如此，所用主药完全相同，即酸苦泄热的乌梅、生白芍、川连、川楝子。只是由于患者有"经年累月"的久寒，因此选用川椒、淡姜渣，此与王旭高所谓兼寒"加椒、桂"之意一致。以其久痛由气及血，由经入络，故更佐行气活血之橘红、归须。所谓"制木必先安土"，乃仲景乌梅丸中如人参之类甘味药，本案此时并未采用，可见乃是预言后续治法。此后果然以归芍异功方法化裁收功，因已不属讨论范围，故从略。

本案其后作者有一番讨论，对理解酸苦泄热之法有一定帮助，兹附录于下：

"《内经》以攻病剋制曰胜方，补虚益体，须气味相生曰生方。今胃被肝乘，法当补胃。但胃属腑阳，凡六腑以通为补。黄连味苦能降，戴元礼云：诸寒药皆凝涩，惟有黄连不凝涩。有姜、椒、归须气味之辛，得黄连、川楝之苦，仿《内经》苦与辛合，能降能通。芍药酸寒，能泄土中木乘，又能和阴止痛。当归血中气药，辛温上升，用须力薄，其气不升。梅占先春，花发最早，得少阳生气，非酸敛之收药，得连、楝苦寒，《内经》所谓酸苦泄热也。以气与热俱无形无质，其通逐之法迥异，故辨及之。"

从上述"今胃被肝乘，法当补胃。但胃属腑阳，凡六腑以通为补"之语可知本案此时尚不宜用补，而且方中亦未用补药。或谓"制木必先安土"指采用助胃腑通降之黄连、白芍等品，此从广义而言，亦通。

这里必须说明，叶案中既有"制木必先安土"，又有"培土必先制木"之语，临床当根据虚实缓急的不同而灵活运用。

（3）王_{四三}　胃脘痛，高突而坚，呕清涎血沫，滴水不能下咽。四肢冷，肌肤麻木，捶背脊病势略缓。此属肝厥犯胃。

开口吴萸　金铃子　炒延胡　生香附　高良姜　南山楂

按：既言"胃脘痛"并"高突而坚"，此乃胃脘部的癥积重症，很可能是胃癌，因此才出现"呕清涎血沫，滴水不能下咽"之恶候。其"四肢冷，肌肤麻木"乃气、血、阴、阳均已大虚之象。因其胃脘彻背而痛，故捶其背脊痛可稍缓，无非转移其痛感而已。本病治疗非易，叶氏以为"肝厥犯胃"，以金铃子散降逆止痛、行气活血，另以吴萸、良姜温通胃阳，香附、山楂调气和血，于理尚通，亦能缓解病情，但预后不良乃势所必然。此案因寒象明显，故符合王旭高泄肝法"兼寒，去川连"之旨，其加用生香附、高良姜，亦与"加椒、桂"之法相近，故采录之。此治标之法，不得已而暂为之。至于根治之法，尚须进一步探讨。

王旭高

2. 王旭高医案

（1）某　肝胃气痛，痛久则气血瘀凝。曾经吐血，是阳明胃络之血，因郁热蒸迫而上也。血止之后，痛势仍作，每发于午后。诊脉小紧数，舌红无苔。乃血去阴伤，而气分之郁热，仍阻于肝胃之络，而不能透达。宜理气疏郁，取辛通而不耗液者为当。

川楝子　延胡　郁金　香附　茯苓　陈皮　旋覆花　山栀（姜汁炒）　白螺蛳壳　左金丸

按：所谓"肝胃气痛"，即肝气横逆犯胃，使胃气壅而不降的胃脘痛。"曾经吐血"，乃由郁热之蒸迫，此与王氏所谓"肝气上冲于心，热厥心痛"一致。血止之后，痛势仍作，并且"每发于午后"，则一因阴伤，一因血瘀。"脉小紧数"，小紧有细涩之象，数则为热象，并为郁热在里、阴液已伤、瘀血内阻之征。"舌红无苔"，更为内热阴伤之象。但此时王氏并未匆忙予以养阴，而是着眼于"理气疏郁"，注意药取辛通而不耗液者。盖气热得疏得泄，血瘀阴伤诸症均可随之缓解也。有鉴于此，王氏采取泄肝法与疏肝理气法及疏肝通络法三法。泄肝以川楝子、延胡、左金丸并合姜汁炒山栀清泄郁热；疏肝理气法以香附、郁金、陈皮合白螺蛳壳化痰散结止痛；疏肝通络法以旋覆花、郁金合延胡化瘀止痛。综观王氏《环溪草堂医案》，用合法合方处极多，读者于此等处恰应深入学习与研究。

（2）某　肝气与饮邪相合为病，脘腹作痛，呕吐酸水，拟苦辛泄木、辛温蠲饮。

川连（吴萸炒）　陈皮　木香　丁香　蔻仁　干姜　川楝子　延胡　香附
川椒

按： 本案不仅脘痛，而且腹痛。以药测症，川连以吴萸炒，乃左金丸意，合川楝子、延胡恰为王氏泄肝法主药，可见应具"热厥心痛"主症，即肝气上逆，冲于剑突下胃脘部，伴灼热、疼痛、烧心、吐酸水。以其吐酸水，证明兼饮邪作祟，故云"肝气与饮邪相合为病"。但针对并见之腹痛，而以陈皮、木香、丁香、蔻仁、干姜、香附、川椒辛香理气、温中散寒之类治疗，则证明此乃由肝气横逆克脾，并兼脾寒气滞所致。此等药物即属"兼寒……加椒、桂"之意。以其"寒热俱有"，故"仍入川连"。因此，所拟"苦辛泄木、辛温蠲饮"之法恰为此证所宜。可见本案与上案不同处即在于：本案病关胃、脾，偏寒者多；上案病关于胃，偏热者甚。然原发病位皆在于肝，故均以泄肝法为主施治。

程门雪

3. 程门雪医案

（1）张某，女，43 岁。

初诊：1969 年 11 月 5 日。

胃痛嘈热，呕吐酸水，畏寒无力，脉濡细，舌淡苔薄。

宗仲景法治之。

姜川连三分，淡干姜五分，姜半夏三钱，炙乌梅三分，花椒炭八分，煅瓦楞四钱，煅代赭石四钱，川桂枝八分，炒白芍二钱，娑罗子三钱。

二诊：

胃痛、泛酸、畏寒均见轻减。

原方不必更动，续进以治。

原按：本例以乌梅丸为主，苦辛酸同用，寒温并投，配半夏、赭石等和胃降逆，瓦楞、娑罗、白芍等制酸理气止痛。程老认为，乌梅丸除有驱蛔杀虫的主要功用外，尚可根据寒热的偏胜，以此方加减，治疗肝胃胆经寒热夹杂、脘腹胀痛或感灼热、呕恶酸冷清水等症状，每能见效。

按："胃痛嘈热"即胃脘痛伴有嘈杂、灼热之感，本病多由"肝气上冲于心"所致，应属"热厥心痛"之类。《伤寒论·厥阴篇》有"厥阴之为病，消渴，气上撞心，心中疼热，饥而不欲食，食则吐蛔，下之利不止"之论，其中从"消渴"至"饥"，均为上热之象，乃由肝气化热上冲于心下所致。本案之"胃痛""热"即"心中疼热"之象；"嘈"，其实是心中嘈杂似饥，即"饥"之象。肝热气冲于上则迫胃气上逆，如胃中有痰饮，即可出现"呕吐酸水"。厥阴病的病机就是上热下寒，上热是标，下寒是本。厥阴本病由少阴虚寒证阳衰阴亦不足发展而来，所以出现"不欲食，食则吐蛔，下之利不止"之症。但程氏此案则与此无关，其下寒乃肝脾之虚寒，故"畏寒无力"而"脉濡细"。病涉肝、脾、胃二脏一腑。上热治其肝胃，故以姜川连、炙乌梅、炒白芍酸苦泄热；下寒治其肝脾，故以淡干姜、花椒炭、川桂枝辛散温补。以其夹有饮邪而呕吐酸水，故以姜半夏、煅代赭石、煅瓦楞、娑罗子理气降逆、化饮制酸。总之不论上下，均以治肝为主，故施予苦、辛、酸治肝主法。方中姜川连与淡干姜为伍，即王氏泄肝法中"吴萸、川连"之意。以其下寒为甚，故不用川楝子，乃与"去川连"意同，并且果然增加了"椒、桂"。至于炙乌梅、炒白芍之用，即"或再加白芍"者。程氏此案治法与王氏泄肝法均源于乌梅丸法，应当相互印证，开拓思路。

（2）周某，男，成年。

初诊：1954 年 3 月 30 日。

背恶寒，胸中觉冷，胃脘不舒，泛吐清水。脉弦，苔白薄。

感受外寒，胃阳不运，通降失常。姑以和胃通阳为治。

川桂枝五分，焦白芍一钱半，紫苏梗一钱半，制川朴八分，云茯苓三钱，制半夏二钱，左金丸五分（吞），荜澄茄一钱，煅瓦楞四钱，炒川楝子一钱半，陈广皮一钱半，春砂壳一钱，焦六曲三钱。

二诊：背寒已除，胸冷亦减，脘痞及泛吐清水十去六七。

前法有效，仍当和胃通阳。

川桂枝七分，焦白芍一钱半，紫苏梗二钱，制川朴八分，云茯苓三钱，制半夏二钱，荜澄茄一钱半，煅瓦楞四钱，陈广皮一钱半，春砂壳一钱，炒川楝子二钱，煨姜一片。

原按：本案病因属于寒束于外而中阳失展，治以温通中阳为主。以桂枝、川朴、苏梗、半夏、荜澄茄、吴萸等为正治法，而性味苦寒之黄连则为反佐法。又因胸阳不展而胸背寒冷，胃阳不运则寒痰上逆，胃失降和则泛吐清水，程老用桂枝汤、二陈汤、左金、泻心等法，参以舒肝理气、和胃化痰之品，配合简明可取。

按：本案方药可以看作王旭高泄肝法与桂枝汤、半夏厚朴汤及景岳解肝煎合方化裁。从"感受外寒，胃阳不运"看，本案病本在胃而不在肝，只是胃脘不舒、泛吐清水与肝经厥气上逆有关。叶天士谓"培土必先制木"，故亦佐以左金丸、炒川楝子，以清泄木郁气逆之乘克。本案与王氏泄肝法所主证候有标本的不同。本案胃为本，肝为标；王氏法肝为本，胃为标，故用药主辅轻重当然不同。但均参用泄肝方药，故亦一并选录，以供参考。

4. 笔者医案

刘保和

白某，女，63 岁。住石家庄市北度村。1997 年 4 月 17 日初诊。

患者因饭后呕吐已 3 天而来就诊。诉自幼年时期即常患胃病，每发先干呕，后即呕吐难止。此症多发于饭后，发时自觉有一股气从脐腹部上冲于胃，必将饭全部呕出，甚至呕苦味胆汁，此时即伴有大便泻下，于是呕吐始止。此病每年不定时发作可达 4～5 次，甚至 10 次以上，以春季发作为甚。1982 年秋季当 48 岁时突然绝经，至今 15 年来身上很少出汗，即使夏天也不出汗。诉下肢不定处有时出现 1～2 块紫癜，约一角钱硬币大小，按之有轻痛，过 10 天左右可自然消失（当地人称此为"鬼拧青"）。现周身不定处有针刺样感和蚁行感。冬日手足发凉，但夏日却手足烦热。按其脐上水分穴处悸动且疼痛明显。脉弦细而涩。舌淡红苔薄白。

予自拟化瘀灵加炮山甲 10 克。7 剂，每日 1 剂，水煎服。

二诊：4月24日。

患者服药两剂后，干呕与呕吐均未再发生。服药5剂后，全身即可出汗了。身上不定处刺痛感及蚁行感减而未除。

再予原方7剂。

三诊：5月1日。

身上刺痛感及蚁行感已经消失。但从前天起又发干呕、呕吐。昨天晚饭后呕吐尤甚，以致手足发凉。发时脐腹两侧有气直冲于胃脘，以致呕吐不止。仔细询问病情，知其平时常咽干、口苦，性情急躁，而脐以下少腹部又怕冷，用手触之亦觉凉。脉仍弦细，并呈紧象。

宗王氏泄肝法。

乌梅15克，川楝子10克，延胡10克，小茴香10克，川椒6克，半夏10克，丁香6克，吴茱萸6克，黄连3克，黄芩6克，白芍10克。7剂，每日1剂，水煎服。

四诊：5月8日。

患者服上方1剂后呕吐即未再发，口亦不苦了。但目前全身怕冷明显，手足仍凉。

上方去黄芩、半夏，加制附片、炙甘草各10克。7剂。

五诊：5月15日。

患者诸症均除，精神、饮食、二便均正常。

嘱其原方再服7剂停药。半年后陪伴他人来治病，诉上方服后病未再发。

按：本案患者其实患有两种不同的疾病。其绝经后突然身不出汗，不时出紫癜及周身不定处刺痛和蚁行感乃瘀血所致，故脐上水分穴压痛明显。首诊予化瘀灵、炮山甲活血通络，瘀血诸症见效，至三诊已经消除，但呕吐之症却又复发，证明导致呕吐的病因未除。细询病情，方知乃肝气上冲于胃，并且表现上热下寒之象，遂仿王氏泄肝法意拟方而见大效。四诊全身怕冷明显，乃病久肾阳亦衰，终以原方去芩、夏加附子、甘草而收全功。

（四）心得发挥

乌梅丸证的主症是什么？

多数医家认为《伤寒论·厥阴篇》的提纲证"消渴，气上撞心，心中疼热，饥而不欲食，食则吐蛔，下之利不止"可用乌梅丸治疗。笔者认为是正确的，因为它确实体现了在下焦虚寒且阴亦不足基础上所出现的上热下寒病机。但是，问题的关键在于，临床上上述症状却是十分罕见的，如果以上述症状为必见的主症，则乌梅丸的应用范围必然十分狭窄。有人说可以根据病机来应用，但病机也要落实到症状上，所以，最终还是要探索其主症。笔者从大量临床病例体会到，其主症有三：①口苦咽干而下腹部、下肢畏冷；②饮食欲冷，但食后不舒；③脉浮弦按之无力或细弱无力。①②两症体现了上热下寒，③症体现了下焦本虚。其中尤其不可忽视脉象。因为前两症在多种上热下寒证中均可出现，并非乌梅丸证所独有，只有见此脉象，才证明以上两症为乌梅丸证。

病案举例：

1. 武某，男，39 岁。石家庄市工商局干部。1997 年 11 月 2 日初诊。

患者近两年来时发口腔溃疡，现下唇及左颊黏膜各有一块溃疡面，有疼痛感。平时口苦、咽干，晨起尤甚。诉大便每日 1 次，但稀黏，便后有不净感已 15 年。有时烧心、欲食冷物，但每食冷及油腻和饮酒后，大便每天即可增至 3～4 次，并伴腹痛，脐周不舒。下腹部及膝以下畏冷喜暖。冬日手足冷，虽多穿衣服亦然。脉细弱无力。舌淡润苔薄白。

予乌梅丸原方加味。

乌梅 20 克，黄柏 6 克，川椒 6 克，制附片 10 克（先煎），黄连 6 克，当归 10 克，细辛 3 克，桂枝 6 克，党参 10 克，干姜 6 克，薤白 10 克，槟榔 10 克。7 剂，每日 1 剂，水煎服。

二诊：11 月 9 日。

服上方两剂后口腔溃疡即愈。大便仅有两天正常，现仍稀、黏、不净。诉自按右下腹部有疼痛感。

上方加炮山甲 6 克，酒大黄 3 克，牡丹皮 10 克。7 剂。

三诊：11 月 16 日。

自按右下腹已不觉疼痛，大便仍稍稀软，但黏与不净感已除。

上方加干姜 4 克，桂枝 4 克。7 剂。

四诊：11 月 23 日。

诸症均除，大便已转正常。口腔溃疡未发。

嘱其原方续服 10 剂后停药。半年后随访，知诸症均未复发。

2.安某，女，64 岁。住石家庄市友谊北大街。1998 年 11 月 5 日初诊。

患者于 5 月 10 日吃黄瓜以后导致水泻，每日达 5～6 次。去某厂医院治疗 20 天无效，又去省级某医院治疗半月，虽化验正常，但便泻依然。最终诊为"慢性结肠炎"。出院后又去厂医院灌肠治疗，大便转为每日 2～3 次，仍肠鸣便稀。近一月来去市某中医院治疗，大便转为每日 1～2 次，呈黏冻样，便后有不净感。患者诉大便不正常由来已久。早在 30 年前即曾连续两年每日大便 2～3 次，稀、黏、不净。询其便时及便后肛门不觉热，并畏食冷物。平时口苦、咽干，晨醒后咽干尤甚。每天凌晨 3～4 点必脐腹疼痛，随之大便一次而疼痛缓解。平时脐周及肛门处均怕冷，尤其怕坐冷处。诊其脉浮弦无力。舌暗淡苔白腻。

予乌梅丸治疗。

黄连 4 克，黄柏 6 克，川椒 6 克，制附片 6 克，乌梅 20 克，党参 10 克，当归 10 克，细辛 3 克，桂枝 6 克，干姜 6 克。3 剂，每日 1 剂，水煎服。

二诊：11 月 8 日。

药后大便即转正常，每日 1 次，呈黄色软便，无不净感。夜间腹痛便泻之症未发。口苦、咽干均除。

嘱其续服 10 剂而愈。

八、抑肝

（一）原文

一法曰：抑肝。肝气上冲于肺，猝得胁痛，暴上气而喘，宜抑肝，如吴萸汁炒桑皮、苏梗、杏仁、橘红之属。

（二）讲解

此治肝第八法。《夜话录》开宗明义即指出，虽然肝病有肝气、肝风、肝火的不同名称，但均能"侮脾""乘胃""冲心""犯肺"。此前"培土泄木"法，治肝气"侮脾"；"泄肝和胃"法，治肝气"乘胃"；"泄肝"法，治肝气"冲心"；此"抑肝"法，则治肝气"犯肺"。前已多次申明，所谓"肝气"病即肝气横逆所导致的疾病。其主要特点是肝气疏泄太过，冲激于人体的某一部位，即某一脏腑组织器官，对其造成伤害。治法不宜封堵，而应疏散，使肝气得以均衡和缓地疏泄于全身各处，则集中一处的冲击力随之减弱而恢复正常。因此，总的治疗原则称作"疏肝理气"。前述"培土泄木""泄肝和胃""泄肝"三法，无一不用吴茱萸，其意即在于此，此外，吴茱萸还有另一特点，就是既升散又下降，最符合肝脏疏泄于四方的生理功能，因此，本法"抑肝"，亦要用"吴萸汁"。对此，清末医家周岩在《本草思辨录》中说，"其性苦过于辛，降多而升少，肝主疏泄，肝平则气自下"；并以左金丸为例进一步阐述曰："抑有用之为反佐者，古方左金丸治肝脏火实左胁作痛，似非吴茱萸热药所宜，顾其方黄连多于吴茱萸五倍，肝实非吴茱萸不泄，连多萸少，则不至助热，且足以解郁滞之热。肝脾两获其益，故腹痛用之，亦每有神验。"由此可见，本法"抑肝"以吴萸汁炒桑皮，显然吴萸的用量很小，而桑皮的用量则大，此与左金丸黄少而连多之意相同。如此用法，一方面取吴萸之辛助肝气疏泄于四方，一方面取吴萸之苦平降肝气于下，使其不能上冲犯肺，反而能帮助桑皮降肺气以平喘。《本草衍义》曰，"吴茱萸下气最速"；《本草便读》亦曰，"吴茱萸……本为肝之主药……其性下气最速，极能宣散郁结"，诸家观点完全一致，可见均从临床实践中验证得来，信而有征。抑肝法所治"肝气上冲于肺，猝得胁痛，暴上气而喘"，其"猝得""暴"均示其病来得突然而剧烈，征之临床，多因大怒而引起。怒则肝气逆于上，首先冲激自身经脉，气血运行受阻，故"猝得胁痛"；《灵枢·经脉》并曰，"肝足厥阴之脉……其支者，复从肝别贯膈，上注肺"，于是复上冲于肺，使肺气下降之路突然受阻，肺气不降反而被肝气逼迫而上逆，则"暴上气而喘"。对此，当然应肝肺同治。王氏抑肝法中除用"吴萸汁"外，并用苏梗、橘红，皆属疏肝治本之意，此二味可看作王氏"疏肝理气"法中"苏梗、青皮、橘叶之属"，而桑皮、杏仁则专降肺气，《素问·脏气法时论》曰，"肺苦气上逆，急食苦以泄之"，则此二味堪当此任。而且张元素《医学启源》

中并载有"橘杏丸"一方，由橘皮、杏仁等分研末蜜丸而成，"治气闭，老人、虚弱人皆可服"，可见王氏此法用药实有所本。《内经》曰，"左右者，阴阳之道路也"，肝气从左而升，肺气从右而降，本为生理之常态，但征之临床，却多见左升太过而右降不及。对此类疾病，叶天士、王孟英多有阐述。王旭高亦于本法特别提示，可见确实值得重视。实践证明，深入理解并正确运用此法，对多种疑难疾病的治疗均可取得意想不到的良好效果。

（三）医案印证

1. 叶天士医案

叶天士

（1）此厥证也。缘情怀失旷，肝胆郁勃，阳气直上无制。夫肝脉贯膈入胃，循绕咽喉，今病发由脘至咽，四肢逆冷，所云上升之气，自肝而出，中夹相火，其病为甚。法以苦降、辛宣、酸泄之治。使阳和气平之后，接续峻补阳明，此病必发稀。以胃土久受木戕，土虚则木易乘克也。

川连　生芍　吴萸　乌梅　橘红　杏仁

（选自《叶氏医案存真》）

按："厥"即气逆之意。症现"病发由脘至咽，四肢逆冷"，并特别指明乃"上升之气"且"自肝而出"，显然属于肝木乘克胃土之证。以其肝气横逆冲激于胃，并迫胃气上逆，则"脘痛呕酸"及"热厥心痛"诸症均可出现。不仅如此，所谓"由脘至咽"，则示从贲门、食管至咽喉均可出现灼热气冲、壅塞堵闷甚至咽滞而咳逆之感，则所侵部位不仅在胃，而且在肺矣。肝气集中力量冲激于肺胃，则疏泄于四末的力量必然减少，以致阳气不达于四末而"四肢逆冷"。此与《伤寒论》四逆散证"少阴病，四逆"者同理。既然如此，苦降、辛宣、酸泄之治当然势在必行，故用川连、生芍、吴萸、乌梅；而橘红、杏仁则为前引张元素"橘杏丸"之意，全从通降肺气处着眼。诸药相伍，与王氏抑肝法方意大体相同，不过更增酸苦泄降之力而已。

（2）风侵作咳，身热。

杏仁　橘红　桑皮　苏梗　通草　桔梗

（选自《未刻本叶氏医案》）

按：本案乃外感风邪而咳嗽、身热，本与内伤之肝气上逆无关。但从所用杏仁、橘红、桑皮、苏梗4味药看，则与王氏抑肝方完全相同。所不同处，在于王氏方以吴萸汁炒桑皮，并去掉通草之淡渗与桔梗之宣升，将宣降肺气之方一举变为疏泄平肝和降肺抑肝之品。将治外感病方稍加调整即变为治内伤病方，足见王氏之聪明和运用叶氏学术之纯熟。

读者将以上两案对照研究，自可理解王氏抑肝法的渊源及组方奥妙，从而体会到王氏对叶氏学术的超越和发展。

2. 王旭高医案

（1）据述病由丧子悲伤，气逆发厥而起。今诊左脉沉数不利，是肝气郁而不舒、肝血少而不濡也；右关及寸部按之滑搏，滑搏为痰火。肺胃之气失降，而肝木之气上逆，将所进水谷之津液蒸酿为痰，阻塞气道，故咽嗌胸膈之间若有膹塞，而纳谷有时呕噫也。夫五志过极，多从火化，哭泣无泪、目涩昏花，皆属阳亢而阴不上承之象。目今最要之证，乃胸膈咽噫阻塞，的系膈气根萌，而处治最要之法，顺气降火为先，稍参化痰，复入清金，金清自能平木也。

苏子　茯苓　半夏　枳实　杏仁　川贝　沙参　橘红　麦冬　海蜇　竹茹　荸荠

（选自《柳选四家医案》）

按：上方实由温胆汤为主方化裁而成。据笔者临床经治大量病例体会，温胆汤证的主症之一就是既悲伤又愤怒。所谓"肝气郁而不舒、肝血少而不濡"所体现的"左脉沉数不利"，就是"由丧子悲伤"所致。而"肝木之气上逆"以致"肺胃之气失降"所体现的"右关及寸部按之滑搏"及"气逆发厥"，则由于愤怒。目前所见"咽嗌胸膈之间若有膹塞，而纳谷有时呕噫"，确由肝木气火上逆、肺胃之气失降，津液运行受阻，蒸酿而为痰火，阻塞气道所致。而"哭泣无泪、目涩昏花"亦确属阳亢而阴不上承使然。唯其中最为痛苦的症状则是"胸膈咽噫阻塞"之感，因而是"目今最要"加以解决之症。所以要急则治标，以温胆汤清化痰火为主。唯其痰火乃因气逆所致，故云"顺气降火为先"。其实温胆汤中橘红、枳实即具此力，况且更加苏子、杏仁、川贝、海蜇、荸荠清金降气化痰，则其力尤宏。所谓"复入清金"，除用以上药物外，更指沙参、麦冬，此二味乃治肝十六法即清金制木法的主要药物。盖肺阴得充，则肺气自降，降则可行清肃之令而能平木矣。魏玉璜一贯煎亦以此二味为主药，其理即在于此。这里附带说明，清末医家王孟英最喜用的"雪羹汤"即由海蜇与荸荠组成。孟英与旭高是同时代人。孟英于1830年迁居浙江杭州行医，历24年之久，而旭高此时正在江苏无锡行医。江浙乃名医汇聚之地，学术必然相互影响，因此旭高善用雪羹汤恐与孟英之学有关。雪羹汤虽可清热化痰，但更能治肝经热厥。孟英谓："此方兼治胸腹饮癖及肝火郁结、胃气壅滞。腹中大痛、疝膨食积、滞下瘀停、产后腹痛诸症并效。"旭高此案恰属肝火郁结、胃气壅滞，雪羹汤并能清肺化痰，一举两得，用之恰到好处。

笔者选录此案，乃因方中具有苏子、杏仁、橘红3味，而川贝、竹茹、海蜇、荸荠均可看作桑白皮之属，因此，本案应属王旭高抑肝法的具体例证。

（2）某　咳嗽月余，痰腥带血，气升呛逆，脉弦滑数。风温久恋，化火蒸痰，灼金耗液，证属肺痈，非轻候也。

冬瓜子　淡芩　薏仁　紫菀　川贝　桑皮　甜杏仁　苏梗　沙参　芦根尖

二诊：咳逆痰腥带血，脉形弦硬，面色暗晦。肺气失降，木火上逆，防加喘急。

羚羊角　鲜生地　川贝　甜杏仁　蛤壳　石决明　桑白皮　紫菀　枇杷叶　芦尖

按：初诊咳嗽月余，痰腥带血，气升呛逆，以其脉弦滑数，故认为乃风温久恋，化火蒸痰，灼金耗液之肺痈，以《千金》苇茎汤去桃仁加芩、菀、贝、桑、杏、苏、沙等味清肺化痰消痈。但二诊脉却转为弦硬，咳逆痰腥带血依然，面色且见晦暗，晦暗者青色也，故诊为"肺气失降，木火上逆"，迅即改变治疗方针，以凉肝法与抑肝法二法相合治疗。其中羚羊角、石决明即凉肝法，川贝、蛤壳、紫菀、杷叶、芦尖清肺化痰，共奏清肝肃肺之功。其实初诊见其"气升呛逆"而用抑肝法中的桑皮、杏仁、苏梗并伍以淡芩、沙参、川贝，已隐然可见旭高防其木火刑金之意，二诊见其脉转弦硬，则证明木火上逆之势已暴露无遗，遂减去抑肝法中苏梗之升散，并进一步加用凉肝法之清镇。由此可见，凡治肺系疾病，医者对木反侮金的可能性均当心中有数，留意观察，一旦病情变化，即可有条不紊，处变不惊，迅速果断地正确处置。《素问·至真要大论》"有者求之，无者求之……必先五胜"者，此之谓也。

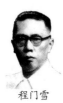

程门雪

3. 程门雪医案

（1）夏某，男，成年。

初诊：1955年2月25日。

便泄之后，腹中痛胀，气癖不舒；气冲于上，则为胁痛咳逆。

仿肝气冲肺之例，旭高法加味。

吴萸三分炒桑皮三钱，紫苏梗一钱半，白杏仁三钱，清炙枇杷叶三钱（去毛包煎），云茯苓三钱，炒白术一钱半，土炒黄连三分，薄橘红一钱半，炙紫菀二钱，象贝母三钱，福泽泻一钱半，大腹皮一钱半。

原按： 清代王旭高《治肝三十法》中有"抑肝"一法，治"肝气上冲于肺，猝得胁痛，暴上气而喘"，其法是化痰以宽肺气，肃肺以抑肝气，法出《八十一难》："假令肝实而肺虚……当知金平木。"所谓"金平木"，即王旭高肃肺抑肝之意。本例肝气犯脾，其气复冲逆于肺，而发为咳逆，故用其法以治之。

又因便泄之后，肠气未舒，胃气未和，尚有胀痛，故以清肠利水、疏和胃气之法为佐。

按： 在《程门雪医案》中，程老在多个医案中均申明所用乃王旭高方法，足见其对旭高方法的肯定、尊重以及从不掠人之美的诚实、谦虚态度。这当然亦与屡用旭高方法均能取得良效有关。本案所用吴萸炒桑皮、紫苏梗、白杏仁、薄橘红即王氏原法原药，一味不少。由于病发于便泄之后，腹中痛胀，气癖不舒，乃脾虚而气滞，故以白术、茯苓、泽泻、大腹皮健脾理气化湿，其用土炒黄连，一为厚肠胃而消癖胀，二与吴萸炒桑皮法相配，有左金丸抑肝之意。由于泄后脾虚，肝木才得以乘虚而克，而令腹中痛胀尤甚；不仅如此，木邪得逞更为肆虐，反而冲逆于上，以致胁痛咳逆。胁痛者，冲激于本经也；咳逆者，冲激于肺，肺气失降反而上逆也。此时亟当佐金以制木，首先恢复肺气之肃降。盖肺主一身之气，肺气降而治节伸，则一身之气皆降，肝气亦不再横逆肆虐矣。因此，除以王氏抑肝方药外，并再加枇杷叶、紫菀，通肺气以治肝，诸症自然痊愈。本案标本兼治，正确处理了肝、脾、肺三者关系，可师可法。

（2）熊某，女，成年。

初诊：1955年6月10日。

颈项作胀屡发，苔薄，脉弦。

拟予泄肝调气化痰为治。

煅牡蛎四钱（先煎），京元参三钱，川象贝各三钱，炒白蒺藜三钱，嫩射干八分，竹沥半夏一钱半，薄橘红一钱半，桑白皮三钱，夏枯草一钱半，绿萼梅八分，炒香枇杷叶三钱（去毛包煎），制香附一钱半。

二诊：

颈项胀已见轻减，面浮足肿，苔薄，脉弦。

再以原法出入治之。

淡吴萸六分，炙桑皮三钱，煅牡蛎四钱（先煎），象贝母三钱，紫苏梗一钱半，白杏仁三钱，带皮苓四钱，大腹皮二钱，炒泽泻二钱，生苡仁四钱，冬瓜皮四钱，陈广皮一钱半，夏枯草一钱半，制香附一钱半。

三诊：

泄肝理气，化痰消肿，面浮足肿已退。

原法合度，从此进展。

吴萸三分同炒桑白皮三钱，白杏仁三钱，紫苏梗一钱半，云茯苓三钱，竹沥半夏二钱，盐水橘红一钱半，象贝母三钱，煅牡蛎四钱（先煎），京元参三钱，夏枯草三钱，绿萼梅八分，制香附一钱半。

四诊：

颈项胀已瘥，足跟痛又作，上下迭发，已延月余。

此乃三阴经之不足也。转方从此调理之。

枸杞子二钱，炒杜仲二钱，炒川断二钱，川独活一钱，桑寄生三钱，酒炒陈木瓜一钱半，炒苡仁四钱，陈广皮一钱半，淡苁蓉八分，淮牛膝二钱，青橘叶一钱半，济生肾气丸四钱（包煎）。

五诊：

经事行而不畅，有血块，腰酸腹胀。足跟痛已瘥。

再以原方出入治之。

炒当归二钱，炒白芍一钱半，茺蔚子二钱，炒川栋二钱，炒杜仲二钱，川独活一钱，桑寄生三钱，云茯苓三钱，春砂壳八分，青橘叶一钱半，炒橘核四钱，淡苁蓉八分。

济生肾气丸四钱（包煎）。

原按： 颈项疬痰肿胀，乃"马刀、挟缨（瘿气）"之类。是阴虚之体，肝经气火郁结，逆犯于肺，煅烁津液为痰，结于颈项、腋下而成，为虚中夹实之证。本例用消疬丸为主方，参合夏枯草膏等法，泄肝清气，化痰软坚为治。

次诊因见浮肿，故加入五皮饮以运脾行皮。吴萸一药与苏梗、陈皮等配合，是鸡鸣散中行气利水法；与桑皮、苏叶、杏仁、橘皮等配合，是王旭高"抑肝法"，泄肝气而肃肺理气。总的是脾、肝、肺三经同治之法。

颈胀、浮肿退后，又见足跟痛，诊为"三阴经之不足"。因奇经八脉之阴跷、阳跷皆起于跟中，与足三阴经有所会合，而阴跷则为足少阴之别脉，故用通补肝肾（即所以补跷脉）之法治之。济生肾气丸中虽有桂、附，但剂量极小，不过借其温和肾气，阳蒸而后能化气，以有利于生精化水。而牛膝、车前既有下行、利水之功，又可约制桂、附温升之弊，这样可有益于浮肿而无害于瘿气。

按： 原按阐发程老所拟方药之理全面、透彻，可从。本案从初诊起即选用桑白皮、薄橘红，至二三诊更选用旭高抑肝法中全部药物，一味不少，是取得颈项胀消、面浮足肿退的关键所在。《内经》云"左右者，阴阳之道路也"，颈项两侧位居人体左右，左右道路通畅，不仅颈项肿胀得消，面浮、足肿亦可得退，此乃周身气血津液皆可随之畅通之故也。而以王氏抑肝方药伍以消瘰丸，恰为的对之法，如此则肺从右降，肝从左升，恢复人体气机运转之常态，诸症自愈。然而，肝气疏泄失常绝非一日之病，短期治疗只能治标，因此四诊又见足跟痛，五诊又发经行不畅、有血块、腰酸腹胀。前者与肾的阴阳不足有关，为水木失调；后者又与肝血不足并且瘀滞有关，为气血不和。最终必须从肾、肝之本论治，始可收功。前人谓肝病最杂亦最难调理，于此可见一斑。

4. 笔者医案

刘保和

（1）曹某，女，72 岁。住河北省委宿舍。1992 年 11 月 24 日初诊。

1982 年因贲门癌在省某医院手术，切除了贲门和部分食管与胃。此后即经常吐涎沫、干呕。遇风冷则头痛，尤以脑后牵颈项部为甚。近 3 年来常觉烧心，胃脘部烧灼感明显，不能躺卧，如躺卧则觉脘腹部有气冲于胸上，导致胸胁撑胀疼痛。夜卧虽能入睡，但必须背靠枕头，不能平卧，如此最多亦只能睡 3 小时，后即反复辗转而至天明。昨晚从夜间 10 点睡至凌晨 1 点，后即一直坐至天明而不能再睡。平时不能弯腰扫地，否则亦发胃脘至胸部灼热难忍。大便干如羊屎，两手心发干、发热，欲触摸凉物，但却畏食冷物，食则烧心更甚。当胃脘灼热、气冲胸胁疼痛时，如用暖水袋熨烫背部可稍有缓解。口渴欲饮却饮不解渴，不喝水就全身难受，并且要喝浓茶才舒。饮后虽不立刻排尿，但小便次数亦多，如此已 30 余年。现在白天 1 小时要尿一次，尿道有灼热感。常口苦，尤以晨起明显。近 3 年来又发咳嗽、气喘。9 月上旬咳喘又发，住省某医院，诊为"肺不张"，当时咽喉有烧灼和痒感，继则连续呛咳而咽喉堵塞感明显。喉中痰鸣，胸闷难忍，必用手从胸上部向下推抚才稍觉舒缓。此时并伴呕吐、腹泻、心慌。医院予输氧、输液及喷雾、消炎等治疗。住院 1 个月，病情缓解后，继又入住市某中医院，该院又诊为"支气管哮喘"。住院 1 月余，于 1 周前出院，现仍时吐黏白痰而难以咳出，如吐出大口黄痰时却稍觉爽快，但仍觉痰粘于咽喉而黏滞不爽。诉口腔内总觉得有烧灼感，嗓子感觉像肿着一样。齿龈红肿，左下齿龈并有一块溃疡面。纳呆，无食欲已 2～3 年。脉两关沉弦，右寸关间浮，两尺沉紧。舌暗红，苔薄白而偏干。

予王旭高抑肝法化裁。

吴茱萸 5 克，半夏 5 克，党参 6 克，苏子 5 克，杏仁 5 克，桂枝 5 克，桑皮 5 克，陈皮 5 克，茯苓 5 克，泽泻 5 克，炙甘草 3 克。2 剂，每日 1 剂，水煎服。

二诊：11 月 26 日。

诉诸症同前，仅饮水量稍有减少。大便已 3 日未下。

上方加瓜蒌 10 克，天花粉 10 克。4 剂。

三诊：11 月 30 日。

28 日大便一次，已成条状、不干，便下亦爽，但昨天至今仍未大便。夜间已能平卧，且未发气冲及胸胁疼痛。但睡一会儿即觉周身疲惫不堪，就要坐起来，昨晚能睡 4 ～ 5 小时。饮水量已见少，小便次数亦减，可两小时小便 1 次。仍咽干痛，觉烧得慌，手心仍热，尤以午后及晚间明显。已有 3 天未吐涎沫及干呕。口腔溃疡已消失。仍毫无饥饿感。

上方加麦冬 10 克。3 剂。

四诊：12 月 3 日。

吐痰已觉爽快，痰量已少，呼吸时已觉畅快。大便已成条状，偏软，每日 1 次，便下爽快。由于未发气冲及疼痛，夜已能平卧睡眠，入睡易，且能睡至天明。但白天弯腰时仍觉烧心。口腔仍觉烧灼感，咽部发痒而干痛。仍无食欲。

上方加木瓜 10 克。4 剂。

五诊：12 月 7 日。

咽痒已减，仍口干、口渴、口苦且口中觉烫热感，排尿仍有热感。睡眠、大便均转正常，仍无食欲。

上方加川木通、生地黄、竹叶各 6 克，黄连 3 克。3 剂。

六诊：12 月 10 日。

尿热已减。气一直未上攻，故能平卧睡眠，一夜可正常睡眠 6 ～ 7 小时。凌晨 4 点口中干渴，必大量饮水，下午 4 点亦要大量饮水，但饮完并不立刻排尿。

予知母、黄柏各 6 克，肉桂 3 克。1 剂。

七诊：12 月 11 日。

昨天上午 11 时服药，下午即未口渴，一碗水未喝。入夜虽仍口干，但程度已减，至夜 12 点以后才觉口干，今天凌晨 3 ～ 4 点才喝了两杯水。

原方 3 剂。

八诊：12 月 14 日。

夜间饮水已不多，早晨及下午喝水尚多。胃脘部微有气冲之感。大便又有些干，但较前尚好。昨夜躺卧时有气上冲之感，坐起后即止，半小时后躺卧即能正常睡眠。近两日似有想吃东西的感觉了。

上方加半夏、瓜蒌各6克。4剂。

九诊：12月18日。

昨天下午1～6点腹痛。夜间睡眠时，后半夜有气攻于胸膈。口干欲饮感已大减。大便3日1次，偏干。

予：吴茱萸6克，半夏6克，党参10克，桂枝6克，杏仁6克，桑皮10克，陈皮10克，苏子6克，知母6克，黄柏6克，肉桂3克。3剂。

十诊：12月21日。

上方服后腹痛、气冲诸症未发，睡眠又转正常。大便每日1次，已转正常。口干欲饮之感已除。

原方7剂。

十一诊：12月28日。

诸症均未再发，嘱其原方再服7剂停药。

按： 本病由1982年因贲门癌手术切除贲门以后，出现胃酸及其他胃内容物反流进入食管而导致，病情逐渐加重，以致近3年来不能躺卧，气冲于胸胁而胀痛，夜因不能平卧及食管反流而不能正常睡眠，甚至反流物刺激咽喉引起咳嗽，吸入气管并引起气管与肺部出现炎症而多次住院治疗。症状复杂而严重，病人十分痛苦。最初宗旭高所谓"肝气上冲于肺，猝得胁痛，暴上气而喘"之论，以抑肝法主方加味，除用吴茱萸、苏子、杏仁、桑皮、陈皮以外，以其病久胃气上逆严重，故加党参、半夏补气降逆；以其渴饮不止，故加桂枝、茯苓、泽泻通阳化气。后因大便难下，故又加瓜蒌、天花粉润肠通便。经治后气冲咳嗽均减，夜已能平卧睡眠，但仍口干、口苦、口渴且小便有灼热感，故又加导赤散及黄连。如此治疗后，大部分病情均已明显好转，唯大量饮水、饮不解渴之症一直未能明显缓解，而且饮后并不立刻排尿，故用李东垣滋肾丸法，以知母、黄柏配少量肉桂，一面滋阴、坚阴，一面助阳气升腾阴液于上，从下焦论治。患者服后果然饮水量明显减少，并且也稍有食欲了，但气冲之症又有发作之兆，故八诊再加半夏、瓜蒌。九诊知病人服后气冲并未减轻，大便3日1次，证明上法无效。最终才尝试以王旭高法与李东垣法合方治疗，方以吴茱萸、杏仁、桑皮、陈皮、苏子伍以知母、黄柏、肉桂，上下同治，以其病久，故仍用党参、半夏和胃降逆。病人服后果然大见成效，诸症均明显减轻以至完全消失。

回顾本案治疗的全过程，实际是用王旭高抑肝法治愈了手术切除贲门后的食管反流，另用李东垣滋肾丸法治愈了长达 30 余年的口渴欲饮之久病。而且，只有两法合用才能取得较好的疗效，颇值得进一步思考。《素问·阴阳别论》曰，"三阳结，谓之膈"，食管贲门癌就是"噎膈"，"三阳"指足太阳膀胱，本病患者渴而欲饮、饮不解渴而小便频数已 30 余年，显系下焦膀胱气化不利，再联系其口苦咽干、手心干燥、手心热而欲触凉物、齿龈红肿有溃疡等热象，实际是下焦阴液长期亏损所致，此症乃"无阴则阳无以化"也。病久则下病及上，导致上焦气化失常，而出现膈证。《内经》云"地气上为云，天气下为雨，雨出地气，云出天气"，阴阳上下本为一气，上病可及于下，下病亦可及于上，由此则"三阳结，谓之膈"就不难理解了。可见，本案两病，溯其本源，其实乃一个病，故合用其治两病的方药才能取得根本的疗效。此案对进一步研究治疗食管癌，应有一定帮助。

（2）孙某，女，72 岁。住河北经贸学院。1990 年 1 月 4 日初诊。

患者常觉胃脘灼热已 10 余年，伴有胃脘及胸膺部憋闷。食后胃脘部有停滞感，平时亦觉此处有气阻截而下不去，甚则气逆向上攻冲于胸部、胁肋，甚至达于咽喉，以致有咽喉堵塞窒闷之感。常吐酸水，嗳气不爽，此时则烧心更甚。咽干不欲饮水，两目多眵而睑缘发黏。按其剑突下、胃脘部有疼痛感。脉沉细而弦。舌暗红偏干而少苔。

仿王旭高抑肝法加味。

吴茱萸 3 克，桑白皮 10 克，苏子 6 克，陈皮 10 克，杏仁 10 克，浙贝母 10 克，牛蒡子 10 克，百合 10 克，乌药 10 克，丹参 10 克，川楝子 6 克，延胡索 10 克。7 剂，每日 1 剂，水煎服。

二诊：1 月 11 日。

患者服后胃中灼热感大部消失，仍有吐酸、嗳气、胃脘憋闷之感，目仍多眵。

上方加厚朴 6 克，黄连 6 克，海蛤壳 20 克（打碎，先煎）。7 剂。

三诊：1 月 18 日。

患者诸症均除，原方续服 10 剂而愈。

按：本病胃脘灼热，胸脘憋闷，食后胃脘有停滞感，剑突下、胃脘部有压痛，并更有气逆冲于胸、胁及咽，其实均由久病肝气横逆犯胃，继而血瘀、痰凝化热，肝胃之气上逆所致。故除以王旭高抑肝法肃肺平肝以外，同时以百合、乌药、丹参、川楝子、延胡索理气、活血、化瘀，浙贝母、牛蒡子化痰，再诊并加厚朴、黄连理气清热，海蛤壳化痰制酸，如此则标本兼治，气、痰、瘀、热一齐尽解，则诸症得愈。由此可见，凡久病，所涉病因、病位必然十分复杂，必须多法多方并用，针对多靶点综合治疗，才能取得疗效。

（四）心得发挥

反流性食管炎可从肺肝论治。

西医学所谓"反流性食管炎"，是指胃、食管反流所致反流物进入食管引起的食管黏膜炎症。临床主要表现为胸骨后灼热感与疼痛，伴有反胃，反流物呈酸味，或带苦味，偶含少量食物。上述症状多于餐后，尤其取平卧、弯腰俯拾姿位时发生。本病重症可因反流物吸入而继发慢性咽炎、声带炎嘶哑或吸入性支气管炎、肺炎。

中医对本病多从胸痛、嘈杂、嗳气、吞酸、烧心以及咳嗽等症状入手辨证治疗。一般从表里、寒热、虚实分析，见仁见智。这里只谈笔者的一些体会，借以阐发《夜话录》的临床应用。

先从《临证指南医案》中所载 3 则医案谈起。

1. 朱　阳明胃逆，厥阴来犯，丹溪谓上升之气自肝而出，清金开气，亦有制木之功能，而痛胀稍缓。

半夏　茯苓　橘红　枳实　竹茹　川连　生白芍

2. 郭五八　知饥能纳，忽有气冲，涎沫上涌，脘中格拒，不堪容物。《内经》谓：肝病吐涎沫。丹溪云：上升之气，自肝而出。木火上凌，柔金受克，咳呛日加。治以养金制木，使土宫无戕贼之害；滋水制火，令金脏得清化之权。此皆老年积劳致伤，岂攻病可效？

　　紫苏　麦冬　枇杷叶　杏仁　北沙参　桑叶　丹皮　降香　竹沥

　　3.高_{四四}　咽阻，吞酸，痞胀，食入呕吐。此肝阳犯胃，用苦辛泄降。

　　吴萸　川连　川楝子　杏仁　茯苓　半夏　厚朴

　　对于以上叶案的分析，涉及气机升降学说的诸多方面，只有全面掌握气机升降学说，才能理解叶案的精髓。其中最应重视的就是肝与肺之间的升降关系。盖肝为阴脏，其气主升，但又为阴中之阳脏，应升而不可过升，故曰"主疏泄"；肺为阳脏，其气主降，但又为阳中之阴脏，应降而不可过降，故曰"主宣肃"。但毕竟肝以升为主，肺以降为主，左升右降，轮旋有节，相辅相成，相互制约，是维持人体气机升降正常进行的生理基础。但就临床所见，却每多左升太过，而右降不及，于是变生多种病证。元代医家朱丹溪在《局方发挥》中强调指出，"上升之气，自肝而出"；针对其升之太过而导致的疾病，例如"膹胀"，在《格致余论》中提出："须养金以制木，使脾无贼邪之虑；滋肾水以制火，使肺得清化之令。"这就为后世医家，尤其是叶天士、王孟英等，开拓了临床思路。在上述 3 案中，案 1 明确说明"丹溪谓上升之气自肝而出，清金开气，亦有制木之功能"；案 2 又曰："丹溪云：上升之气，自肝而出，木火上凌，柔金受克，咳呛日加，治以养金制木，使土宫无戕贼之害；滋水制火，令金脏得清化之权。"其中学术继承的脉络清晰可见。

　　以上丹溪所论，从《内经》中可找出理论根据。《灵枢·经脉》曰，"肝足厥阴之脉，起于大指丛毛之际"，沿下肢内侧，"循股阴入毛中，环阴器，抵小腹，挟胃属肝络胆，上贯膈，布胁肋，循喉咙之后，上入颃颡，连目系，上出额，与督脉会于巅"。人体的脏腑经脉，凡气血的流注从下达上者，只有足厥阴肝经所经路径最长，到达终点最高，由足大指端外侧上达于颠，确实是"上升之气，自肝而出"，而且，"其支者，复从肝别贯膈，上注肺"，从而在肝气上逆的情况下，可导致肺气不降，或反而上逆。《灵枢·经脉》又曰，"肺手太阴之脉，起于中焦，下络大肠，还循胃口，上膈属肺"，肺的经脉起源于中焦脾胃，首先向下络于大肠，体现了肺气的肃降，有助于胃气之下行；而"还循胃口，上膈属肺"，则体现了肺气的宣发，有助于宗气的输布；其"下络大肠"，恰与肝脉"抵少腹……上贯膈"相对立，因而有制约肝气上逆之功。但同时亦可看出，与肝气上升之力比较，肺气下降所经路径较短，力量明显不足，这就为病理状态下出现的"左升太过而右降不及"提供了生理基础。而且，更应引起注意的是，肝脉上行，是"挟胃""上贯膈，布胁肋，循喉咙之后，上入颃颡"，在病理状态下，即可迫胃气上逆，使胃内容逆行，从膈间沿食管直达于咽喉，引起西医学所谓的"反流性食管炎"，如案 3"咽阻，吞酸，痞胀"者便是。此时，肺脉虽然从中焦下行而络于大肠，但由于其气下降之力明显弱于肝气上行之力，不仅不能维护和协助胃气之下降，就连自身之气亦被迫逆而向上，甚至继发咳、喘，如案 2"咳呛日加"者便是。

由此可见，虽然肝气迫胃气上逆是导致反流性食管炎的主要原因，但肺气下降之无力，亦是不可忽视的因素。所以叶天士才宗丹溪之论，"治以养金制木"。除叶氏外，对此治法理解最为深刻、运用最为纯熟者，当非王孟英莫属。由《王孟英医案》可知，王氏认为，肝气上逆，则诸气皆逆；治节不行，则一身之气皆滞。肝属木，肺属金，虽金能制木，但就临床所见，"肝木过升"却每因"肺金少降"，"左强右弱"是升降失调的根本原因。因此，当着重"清肃气道"，帮助肺气肃降，从而抵制肝气之上逆，恢复胃气息息下行之常态，"俾一身治节之令，肝胆逆升之火，胃腑逗留之浊，枢机郁遏之热，水饮凝滞之痰，咸得下趋"，疾病自愈。

笔者运用朱丹溪、叶天士、王孟英理论，从肺肝论治反流性食管炎取得了满意的疗效，深感这一理论的正确性，典型案例在"笔者医案"已述。现总结治法如下：

首先应以二陈汤和降胃气为主，或如案 1 选用温胆汤，或选用王孟英所喜用的"蠲饮六神汤"（旋覆花、橘红、半夏、茯苓、石菖蒲、胆星）；第二，如案 3，根据肝气上逆或肝热上冲程度的不同，选用左金丸、金铃子散或牡丹皮、焦山栀；第三，如案 2、3，加入肃降肺气之品，如苏子、枇杷叶、杏仁等，桑皮、浙贝母、牛蒡子亦可选用；第四，适当佐以制酸降逆之品，如乌贼骨、海蛤壳、瓦楞子等。如兼胃阴虚，可如案 2 选用沙参麦冬汤，乌梅、白芍亦可加入。如胃阳受伤，则兼温通胃阳，选用荜茇、荜澄茄、益智仁、丁香、白蔻仁等；如用左金丸，此时应采取倒左金法，即多用吴茱萸，少用黄连。如兼瘀血阻滞，可仿程钟龄启膈散意，选加丹参、郁金、茜草、降香等品。

九、肝气病小结

肝气病是指由于肝气横逆而引起的疾病。导致肝气横逆的原因是五志中的"怒"。怒则气逆。肝主疏泄，木曰曲直，在正常生理状态下，肝气向四面八方和缓均衡地运动，行使其疏泄功能，帮助人体各个脏腑、组织、器官进行正常的生理活动。但在人体受到某种不良情志刺激以后，有些人就表现为急躁、愤怒，继而出现肝气横逆，而引发肝气病。肝气病始发，首先冲激于本经，即一法之所谓"自郁于本经"，以两胁气胀为主要病症，有的患者亦可兼见两胁疼痛，治疗原则是疏肝理气。如肝气在本经郁滞已久，即可由气滞导致血瘀，此即所谓"营气痹窒、络脉瘀阻"，此时再予舒肝理气之法必然无效，即应改用疏肝通络之法。

肝气不仅可以郁于本经，亦可以冲激于他处，最常见的就是"侮脾、乘胃、冲心、犯肺"。"侮脾"者，肝气乘脾也，此乃由脾虚而肝乘，或肝乘进而导致脾虚，故治宜培土泄木。"乘胃"者，肝气上逆迫胃气壅滞或反而上逆也。此病肝气过亢但胃并不虚，因此要泄肝和胃。"冲心"者，是指肝气上逆冲激于剑突下胃脘部，虽曰"冲心"，实乃冲胃，所云"心痛"，实即剑突下疼痛。本病与肝气乘胃大同小异，只是热象更为明显而已。患者尤以心烦口苦、胃脘灼热疼痛为主要表现，甚则呕吐酸苦、气逆上冲于胸膺咽喉。云"热厥心痛"，乃肝气化热，上逆而冲激于剑突下引起疼痛之意。治此当以苦、辛、酸泄肝主法。以其肝气病之本质未变，故仍应辛散助其向四面八方正常疏泄，但气逆而热象明显，故应重在酸苦泄热降逆。由于患者体质各异，其肝经素有寒邪者，可加川椒、桂枝；如仍以肝热上冲为甚，则仍当重用黄连、白芍之类酸苦泄热。"犯肺"，是指肝气上冲于肺，因其病由肝气郁于本经而后发，故"猝得胁痛"，继而迅速上冲而犯肺，阻肺气不降反而上逆，"暴上气而喘"，治此当抑肝，实即肃降肺气以平抑肝气，使金能制木，恢复人体左升右降气机运转之常态。

至于"柔肝"与"缓肝"两法，其治已非真正意义的肝气病。肝气病乃肝气横逆之实证，此两法所治乃肝虚之证。其所谓"肝气胀甚"及"肝气甚"者，皆似实乃虚之证。"柔肝"法所治"肝气胀甚"乃虚胀，辨之之法甚易，以其喜揉喜按也。此证主因肝血不足，或兼肝肾阴虚，或兼肝肾阳气不足，气血或水木的关系失调，即血虚不濡及水不濡木也。治此当养肝肾阴血为主而柔肝，故以当归、枸杞子、柏子仁、牛膝。其有兼热、兼寒之不同，乃由或阴虚尤甚，或阳虚兼见也。"缓肝"法所治之"肝气甚"，乃指肝气紧张、拘急之状态，非"胀"甚之谓，此由中气虚而气血化源不足，肝气失养。缓肝之急当以甘药，培补中气亦当予甘药，主方除以甘麦大枣汤甘以缓肝建中外，另加白芍酸以柔肝，合甘药酸甘化阴以缓急，加橘饼予理气解郁，防其酸甘壅滞过甚。可见，所谓"柔肝"与"缓肝"两法，乃与此上诸法对待而言，有鉴别诊断之意，学者切勿混淆，以致"虚虚实实"。

兹以图6简示于下：

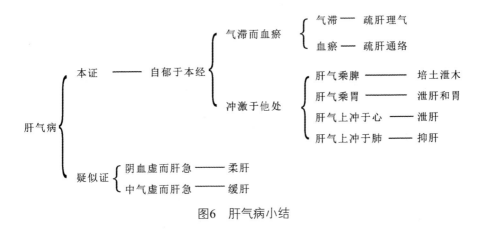

图6　肝气病小结

第二章　肝风病

一、肝风病概说

（一）原文

肝风一证，虽多上冒巅顶，亦能旁走四肢。上冒者，阳亢居多。旁走者，血虚为多。然内风多从火出，气有余便是火，余故曰肝气、肝风、肝火，三者同出异名，但为病不同，治法亦异耳。

（二）讲解

王旭高将肝风病列在肝气病之后及肝火病之前，在理论上是有缺陷的。其在《夜话录》的第一句话就是"肝气、肝风、肝火，三者同出异名"，排列次序显然。而此段原文及以后部分果然将肝风排在肝火之前，这与疾病的发展演变过程是不相吻合的。其实，王氏本人也承认这一点，所以才说"内风多从火出，气有余便是火"，明确道出肝气过亢可致肝火，而肝风则多由肝火所继发。既然如此，为什么不把肝风排在肝火之后呢？对于这一点，笔者难以解释，只好存疑。但为了尊重原著，仍旧按照王氏所列次序讲解，读者应心中有数。只要通读全书，并前后加以对照，领会其精神实质，则如此次序编排之小疵，亦可无碍学习应用之大局。

重要的是对"肝风"定义的理解。秦伯未先生认为："肝风"是"病理名词，亦为病名。肝为风木之脏，血虚则生燥生风，称为'肝风'；因其不同于外来之风，亦称'内风'。风性动摇，它的主要症状多指眩晕欲仆，耳鸣，肢麻，抽搐，亦常引起呕恶、心悸等证。故《内经》上说：'诸风掉眩，皆属于肝。'《类证治裁》也说：'风依于木，木郁则化风，为眩，为晕，为舌麻，为耳鸣，为痉，为痹，为类中，皆肝风震动也。'又说：'肝阳化风，上扰清窍，则巅痛，头晕，目眩，耳鸣，心悸，瘸烦。'临床上概称为肝风证。"不仅如此，秦老并且对"肝风"与"肝阳"加以区分，指出"'肝风'和'肝阳'是两个证候，习惯上又以肝风都由肝阳所化，所谓'肝阳化风'，又叫'厥阳化风'，因而常把'风'和'阳'结合起来。我认为肝阳是血虚内热而阳浮的一种证候；肝风是纯粹一种虚象，不仅肝血虚而且肾阴亦虚，由于阴血极虚而不能濡养空窍和肢体，故出现震动不定现象。虽然与肝阳有共同之处，实际上大有区别。临床证明，肝阳轻者用清热潜镇，重者佐以养肝；肝风则必须填补肝肾，滋液养阴，虽然也有镇静的治法，用药亦不同于肝阳。为此，我认为一般所说的风阳，系指肝阳的严重证候，真正的肝风，不能与肝阳混为一谈，主要是无阳可潜，亦无风可熄"。

从秦老上述论述似可得出以下结论：①肝风可以是病名，这里主要指"内风"，意味着不同于外感热病的热极生风。②肝风的主要症状是眩晕欲仆，耳鸣，肢麻，抽搐，亦可出现呕恶、心悸。③肝风与肝阳不同。肝阳是血虚内热而阳浮，肝风则是肝血虚而且肾阴亦虚。④肝阳由于内热而阳浮，故轻者用清热潜镇；由于肝血虚，故重者佐以养肝。肝风则纯属虚证，无阳可潜，无风可息，只能填补肝肾，滋液养阴，即使也有镇静之法，用药亦不同于肝阳。

那么秦老此论与王旭高的说法一致吗？综观王氏所论肝风部分的全部内容，可以看出基本一致，只是需要融会贯通并且相互对照才能得以理解。以下王氏所论息风和阳法，就是针对肝阳的。而息风潜阳与养肝之法，则是针对肝风的。至于培土宁风法，则针对肝风"亦可出现呕恶、心悸"之症的。只是暖土以御寒风之法与肝风一病无涉，乃对待比较而言，故云"此非治肝，实补中也"。由此可见，王氏在肝风部分，是既论肝阳，亦论肝风的，证明肝阳与肝风虽有轻重、虚实的不同，但在症状上有相似之处，在病理上也是有内在联系的，对此在理论上确应加以区别，但在临床上不可也不能截然划分。因此，笔者更认为应对秦老"习惯上又以肝风都由肝阳所化，所谓'肝阳化风'，又叫'厥阳化风'，因而常把'风'和'阳'结合起来"这句话加深理解。总的来讲，风性动摇不定，作为肝风而言，既可向上，亦可向外。向上者，即"上冒巅顶"；向外者，即"旁走四肢"。但上冒者，则多属肝阳上亢；旁走者，则多属血虚失濡。

两者并不能截然划分。因此才说前者"居多"，后者"为多"，对如此字眼之斟酌，读者应深思其用意。

二、息风和阳

（一）原文

一法曰：熄风和阳。如肝风初起，头目昏眩，用熄风和阳法，羚羊、丹皮、甘菊、钩钩、决明、白蒺藜。即凉肝是也。

（二）讲解

此治肝第九法。王氏在上条云"内风多从火出"，而本条恰为"肝风初起"，可见与"火"应有密切的因果关系。正因如此，医家多以"风阳上扰"形容此证。盖"阳"有热意，所谓"风阳上扰"，或更云"肝阳化风"，其中都寓其必有热象。对此，秦伯未先生亦有恰当的论述，"肝脏的功能有阴和阳两种表现，在临床上遇到阳的作用有浮动现象，便称作'肝阳'证。引起肝阳浮动的原因，一为肝热而阳升于上，一为血虚而阳不潜藏。它的主要症状，为头晕微痛，目眩畏光，恶烦喜静，并易惹动胃不和降，泛漾呕恶。但是，肝热引起的肝阳可兼血虚，血虚引起的肝阳亦多见内热，两者不能绝对分开"；并且强调说明，虽然"前者偏于实，后者属于虚"，但"总的来说，肝阳的性质近于热，基本上是一个虚证"。至于治法，则引用《临证指南医案》所说："凡肝阳有余，必须介类以潜之，柔静以摄之，味取酸收，或佐咸降，务清其营络之热，则升者伏矣。"由此可见，肝阳乃肝的阳热之气升浮于上的证候，不论肝热引起还是血虚引起，其均有热象则是一致的。所以《临证指南医案》指出最终的目的是"务清其营络之热，则升者伏矣"。本条"肝风初起"而表现的"头目昏眩"，即属于"肝热而阳升于上"之"偏于实"者，此时所用"熄风和阳"之法，其实重在清热，故曰"凉肝"。所用药物大体可分为 3 类：羚羊角、甘菊、钩钩、白蒺藜直接凉肝息风于上，为最主要药物，此类药辛凉清散，直达于头部，所谓"上者上之"也，治疗头目昏眩有独特疗效；而牡丹皮则属于叶氏所谓"清其营络之热"的主将；至于"决明"，到底是草决明还是石决明则与"肝阳化风"的治则关系重大。笔者详阅王氏《环溪草堂医案》全部息风和阳的凉肝医案近十则，所用"决明"均为石决明，并无一例用草决明，足以证明这里所说的"决明"是石决明，亦足以证明王氏践行了叶氏"凡肝阳有余，必须介类以潜之"的重要治则。如此上散、内清、下潜，三管齐下，风阳上扰之证得以平息和降，故曰"熄风和阳"。"内风多从火出"，此火包括肝火与肝热两者，但不论是肝火还是肝热，均有上升浮动的趋势，亦均有耗伤肝肾阴血的走向，其所形成的肝风，上升浮动者偏实，阴血耗伤者属虚。本条由于是肝风初起，阴血耗伤尚不严重，故以偏实为主，治以凉肝息风和阳，未用滋阴养血之品。但从病因、病机判断，绝不可始终不用，待风阳得以平息，必然还要滋阴养血，从本施治，如此肝木得以涵养，疏泄归于常态，即再无过亢过升过动之象矣。

（三）医案印证

叶天士

1. 叶天士医案

（1）此肝火上冒耳，当养阴泄阳为主。

羚羊角　桑叶　细生地　石决明　丹皮　浙菊炭

（选自《未刻本叶氏医案》）

（2）肝火上冲，头旋目赤。

石决明　生地　桑叶　川石斛　丹皮　茯神

（选自《未刻本叶氏医案》）

按：（1）案言病机、治则，（2）案言病机、症状。因病机相同，用药相似，治则、症状恰好相互补充，故合在一起讨论。所谓"肝火上冒"与"肝火上冲"，其实均指风阳上扰之阳热之象，非"气有余便是火"之"肝火上炎"也。因此才未言苦寒泻降肝火，而是"当养阴泄阳为主"，其主症即"头旋目赤"。"目赤"二字足以表明其头旋乃由肝阳上亢所致。秦老已经说明，肝阳浮动的原因，一为肝热而阳升于上，一为血虚而阳不潜藏。因此，以上两案用羚羊角、桑叶、浙菊炭清其阳升之肝热，用生地黄、石斛养阴血而补虚，均用牡丹皮"清其营络之热"、石决明"介类以潜之"，与王氏息风和阳之凉肝法完全一致。

（3）梁　木火体质，复加郁勃，肝阴愈耗，厥阳升腾，头晕目眩心悸，养肝熄风，一定至理。近日知饥少纳，漾漾欲呕，胃逆不降故也。先当泄木安胃为主。

　　桑叶一钱　钩藤三钱　远志三分　石菖蒲三分　半夏曲一钱　广皮白一钱半　金斛一钱半　茯苓三钱

　　又，左脉弦，气撑至咽，心中愦愦，不知何由，乃阴耗阳亢之象，议养肝之体，清肝之用。

　　九孔石决明一具　钩藤一两　橘红一钱　抱木茯神三钱　鲜生地三钱　羚羊角八分　桑叶一钱半　黄甘菊一钱

　　按：《内经》谓木火体质之人"好劳心，少力，多忧劳于事""多虑""急心"。此类体质之人性情多急躁，却又经常过度思虑操劳，令火郁于内，本自暗耗肝阴，今"复加郁勃"，因情志受到剧烈刺激，郁而勃发，以致"肝阴愈耗，厥阳升腾"，肝阳陡然逆而上升，风阳扰于清空而头晕目眩，所谓"诸风掉眩，皆属于肝"也；耗伤营阴则心悸不宁，即叶氏所谓"肝阳内风震动"也。治此当然宜"养肝熄风"。但"近日知饥少纳，漾漾欲呕"，叶氏认为主要是因肝气犯胃所致。因此，重用橘白、半夏、茯苓、石斛和胃安胃，其次才是以桑叶、钩藤平肝息风治其头晕目眩，菖蒲、远志宁心安神治其心悸。当然，桑叶、钩藤亦有"培土必当制木"之意。但服后上症并不见效，反而更增"左脉弦，气撑至咽，心中愦愦"，患者诉"不知何由"，其不适之状，难以言述。此时，叶氏细审病情，方知此前知饥少纳、漾漾欲呕之症并非肝气犯胃，而是由肝风犯胃、劫伤胃津所致，所用橘白、半夏、茯苓、菖蒲等味伤津耗液，以致肝风迫胃气上逆尤甚，而气撑至咽；因津亏液少、胃络失养，而心中嘈杂、难以言述，呈现"愦愦"然不安之象。此时阴更耗而阳更亢，故"左脉弦"尤为突出，只有从平息肝风论治，"养肝之体"，滋液育阴以治本，"清肝之用"，息风和阳以治标，方可臻于顺境。故转方以鲜生地清热养阴，重在"清营络之热"，但毕竟以标症为急，故重用石决明"介类以潜之"，钩藤、桑叶、羚羊角、甘菊辛凉以清泄之；另佐橘红、茯神，不过和胃与安神，以缓其泛呕及心悸而已。此方羚羊角、甘菊、钩藤、石决明乃王氏凉肝方之所固有，而生地黄之用则有类于牡丹皮，桑叶之用则有类于白蒺藜。由此可见叶、王二氏的继承关系。

（4）某　操持惊恐，相火肝风上窜，目跳头晕，阴弱欲遗，脉左弦劲，右小平。

生地　白芍　丹皮　钩藤　天麻　白蒺藜　黄菊花　橘红

按： 操持惊恐，平时即暗耗肝肾阴血，以致病发则相火肝风上窜于清空，令目跳头晕；肝肾阴伤、下元失固而欲遗。脉左弦劲示肝风肆虐，而脉右小平则示胃气被风阳袭扰而压抑不和。治此仍当育阴清热以治本，故主以生地黄、白芍、牡丹皮；息风和阳以治标，故辅以钩藤、天麻、白蒺藜、黄菊花；此外仍以橘红和胃以助食纳。本方牡丹皮、菊花、钩藤、白蒺藜乃王氏凉肝方所固有，其生地黄、白芍乃增牡丹皮"清营络之热"之力，天麻增菊花、钩藤、白蒺藜息风和阳之功，只不过更增橘红和胃而已。方中重在滋下清上，未用介类潜镇，以其已有"欲遗"之症，不欲其过度降下也。

2. 王旭高医案

（1）钱　郁怒伤阴，木火上乘窍络，耳生息肉，名曰耳菌，最属淹缠，久久不已，防有血出翻花之变。

生地四钱　丹皮钱半　北沙参三钱　元参钱半　远志三钱　钩钩二钱　羚羊角三钱　石决明一两（先煎）　刺蒺藜三钱　滁菊钱半

另用藜芦　腰黄　硇砂

上三味，皆少许，为细末，点入耳中，立效。

按： 旭高弱冠即从舅父高锦庭学习疡科，并精于此，所著《外科证治秘要》在论及"耳菌"时说："耳中发一粒如豆，色红无皮，不作脓，不发热。此属肝火湿热。"本案又云此病"最属淹缠，久久不已，防有血出翻花之变"，可见极有可能是癌症。实践证明，癌症多由情志不遂引发，病位在肝，而溯其本源则与奇恒之腑、奇经八脉有关，故《内经》谓之"奇病"。本案王氏用全部息风和阳的凉肝药物，即羚羊角、牡丹皮、滁菊、钩钩、石决明、刺蒺藜，亦意在清泻平息肝阳风火，此与治疗头目昏眩虽症状不同，但其理则一。此病必伤肝、肺、胃、心之阴血，故又以生地黄、北沙参、玄参滋液养阴。以其耳窍与心、肾相关，故用远志交通心肾。病属外证，可加外用药以消蚀之。中医外科多有内外兼治之法，此为一例。

（2）朱　五脏六腑之精气皆上注于目。目之系上属于脑，后出于项，故凡风邪中于项、入于脑者，多令目系急而邪视，或颈项强急也。此证始由口目牵引，乃外风引动内风。内风多从火出，其源实由于水亏，水亏则木旺，木旺则风生。至于口唇干燥赤碎，名䑏唇风，亦由肝风胃火之所成也。治当清火、熄风、养阴为法。

大生地　丹皮　沙参　钩钩　桑叶　羚羊角　石决明　白芍　川斛　芝麻
蔗皮　玄参心　梨皮

按："邪视"即斜视，与始病之口目牵引，后又兼颈项强急，均属水不涵木，筋脉失于濡养而挛急之象。案语虽曰"外风引动内风"，其实主要还是内风，此由案语又曰"内风多从火出，其源实由于水亏，水亏则木旺，木旺则风生"可知。此语完全透彻地阐明了肝风的病因、病机，与王氏《夜话录》所云"内风多从火出"毫无二致。而且更进一步阐明由于火旺而水亏，又由于水亏而木旺，再由于木旺则风生的病理演变过程，不仅证明笔者所说"肝风"次序应排在"肝火"之后，更证明肝风基本上是水亏而导致的虚证，这与秦老的论述也是一致的。《夜话录》后面治肝第二十六法之"搜肝"法，所用治疗外风引动内风的"搜风之药"，本案一味亦未选用，亦证明本病实乃内风。正因如此，才以息风和阳之牡丹皮、钩钩、羚羊角、石决明，凉肝清火以息风为主，再伍以大生地、沙参、白芍、玄参心、川石斛诸养阴之品，从本施治。其佐以芝麻、蔗皮、梨皮均属甘柔濡润、滋养胃阴之品，主治"䑏唇风"也。"䑏"同舔，王氏《外科证治秘要》又谓之"䑏唇疳"，曰："䑏唇疳，唇红碎裂，喜以舌䑏唇。"本病既亦因"肝风"及"胃火"所致，故以上方同样有效。

（3）李　肝风肝阳弛张，兼夹湿热，上混清窍，左耳常流清水，时或作痒，右鼻燥而窒塞，头晕沉沉。法以熄风和阳。

羚羊角　石决明　滁菊　钩钩　粉丹皮　黑山栀　磁石　蒺藜　赤苓　通草　稽豆衣

左慈丸三钱

按：本案明确申明是"熄风和阳"法，所用亦王氏凉肝法全部药物。其主症乃"头晕沉沉"，即王氏所云"肝风初起，头目昏眩"之意，亦属"肝风肝阳弛张"所致。而"左耳常流清水，时或作痒，右鼻燥而窒塞"则与"兼夹湿热，上混清窍"有关，故更佐赤苓、通草、黑山栀，以利湿热从三焦下行，由小便排出体外。"左慈丸"即"耳聋左慈丸"，由六味地黄丸加石菖蒲、磁石、五味子组成，主治肾虚耳鸣、耳聋及目眩等症。本案更佐以磁石、稽豆衣，则滋补肝肾、平肝潜阳之力更强。以药测症，由于左耳常流清水，时或作痒，除兼夹湿热外，并且肝肾亏虚，风阳上扰，应更兼有耳鸣、耳聋之症。

由本案证候及其用药可知，肝病并非仅仅"挟寒挟痰"，各种内邪、外邪均有夹杂之可能，临床必须予以兼顾。

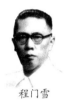

程门雪

3. 程门雪医案

（1）田某，男，54 岁。

初诊：1958 年 4 月 7 日。

水不济火，引动肝阳上亢，失眠多梦，头痛偏左。舌红中剥，脉细弦数。

法当滋水济火，平肝潜阳。

大生地四钱，天麦冬各三钱，细石斛三钱，珍珠母六钱（先煎），煅龙齿四钱（先煎），辰茯神三钱，炒枣仁三钱，夜交藤四钱，夜合花二钱，炒杭菊三钱，嫩钩钩三钱（后下），炒丹皮一钱半。

原按：本方用生地、天冬滋肾阴，麦冬、石斛养肺胃之阴，均治其本。珍珠母、龙齿平肝潜阳，茯神、枣仁、夜交藤、夜合花安神，以治其标。滋阴与安神药相配，可以济阳；滋阴与平肝药相配，可以涵肝，则为标本同治之配合法。

程老认为：肝阳之升扰于上者，投石类、介类以重镇、潜降，不能完全使之下降，常须加入辛凉清泄之品如薄荷、钩藤、桑叶、菊花、蔓荆子之类，使之从上而散，具有"在上者因而越之"（这个"越"字不作"吐"字解）之意，是为"从治"之法。肝火既旺，重镇、潜降之外，常须加入清肝药如丹皮、山栀、苦丁茶、龙胆草、黄芩之类，清其气火，使之从下而泻，是为"逆治"之法。随程老临诊，常闻病者诉述，服药之后或则头目清醒、痛胀轻减，或则烦热消失、炎上悉平；可见标本、主次之兼顾与配合，至为重要。

按： 肝阳之治，不外上散、内清、下潜 3 法，其用辛凉清泄之品，恰为正治（即"逆治"），非"从治"也。王氏所选杭菊、钩钩、白蒺藜等品，乃因其均能达于高颠之上，"上者上之"也。虽曰辛凉，但均能平肝息风，并非一般辛散搜风之品可比。

本案用药，杭菊、钩钩、牡丹皮乃王氏方所固有，其珍珠母、煅龙齿，即石决明之属。另以大生地、二冬、石斛滋培阴血虚衰之本；茯神、枣仁、夜交藤、夜合花兼治失眠多梦之标。此例病人舌红且中剥，脉弦数且细，示阴血虚衰特甚，用药尤当重在治本，此与王氏凉肝方药另有不同也。

（2）沈某，男，58 岁。

初诊：1958 年 7 月 28 日。

口颊㖞斜，头胀脑鸣，肢末作麻，脉象弦小而滑，舌苔白腻，胃纳不香。

风袭经络，内风挟痰上扰，类中之兆已见，慎防跌仆。

白蒺藜（去刺炒）三钱，竹沥半夏三钱，煨天麻一钱，煅石决明五钱（先煎），炒杭菊二钱，嫩钩钩三钱（后下），化橘红二钱，枳实八分炒竹茹一钱半，生葛根三钱，陈胆星八分，水炒川雅连五分，焦六曲三钱，酒洗嫩桑枝三钱，指迷茯苓丸四钱（包煎）。

二诊：

口颊㖞斜稍正，头胀脑鸣见减。指麻。纳食尚香，大便带薄。

痰浊有泄化之机，但风犹未定，仍防类中。

白蒺藜（去刺炒）三钱，竹沥半夏三钱，煨天麻一钱，煅石决五钱（先煎），嫩钩钩三钱（后下），化橘红二钱，枳实八分，炒竹茹一钱半，生葛根三钱，陈胆星八分，水炒川雅连五分，焦六曲三钱，酒洗嫩桑枝三钱，指迷茯苓丸四钱（包煎）。

原按： 本方治则：辛凉祛风，以散外风；咸寒潜降，以平内风，是内、外风并治的方法。生葛根以泄阳明之热，为颊车的引经药。在和胃、化痰方面，用了黄连温胆汤、六神汤，于全方中占了很大的比重。指迷茯苓丸以祛经络之痰湿，而给以下泄之出路。

内风外风交煽，痰浊阻滞，是造成类中的主要原因。本例肢麻颊㖞，风痰已袭于经络，是类中之象。其脉弦小而滑，不是弦紧、弦数、滑大，知内风尚不十分炽张，程老治内风仅用一味石决，可见其重治外风之意。

按：原按始终认为本病有外风在，是最大的错误。程老本自两次申明"类中之兆已见""仍防类中"，类者伪也，即非中于外风也。中于外风者当称"真中"。叶天士谓"内风乃身中阳气之动变"，以"肝为风脏，因精血衰耗，水不涵木，木少滋荣，故肝阳偏亢、内风时起"，似风而非外风也。初诊所谓"风袭经络"亦是内风袭扰经络，与外风毫不相干，不可一见"风袭"二字即望文生义而认为乃外风所袭。《临证指南医案·肝风》曹氏案曰："离愁菀结，都系情志中自病。恰逢冬温，阳气不潜，初交春令，阳已勃然，变化内风，游行扰络，阳但上冒，阴不下吸，清窍为蒙，状如中厥，舌喑不言。刘河间谓将息失宜，火盛水衰，风自内起，其实阴虚阳亢为病也。"处方以生牡蛎、生白芍、炒生地、菊花炭、炙甘草、南枣肉治疗。对此就连极尽挑剔的徐灵胎亦大加赞曰："医案亦甚明简，以后自以为通人者，万不能及。"可见，程案之"风袭经络"与叶氏所谓"阳已勃然，变化内风，游行扰络"完全是一个意思，毫无外风可言。亦不可以为程案"脉弦小而滑，不是弦紧、弦滑、滑大，知内风尚不十分炽张"。《临证指南医案·肝风》吴案曰："脉弦小数，形体日瘦，口舌糜碎，肩背掣痛，肢节麻木，肤腠瘙痒，目眩晕耳鸣，已有数年，此属操持积劳，阳升，内风旋动，烁筋损液，古谓壮火食气，皆阳气之化。先拟清血分中热，继当养血熄其内风。安静勿劳，不致痿厥。"拟方以生地黄、玄参、天冬、丹参、犀角、羚羊角、连翘、竹叶心治疗。对此徐灵胎亦予标注肯定。可见，程案之"脉象弦小而滑"与叶案之"脉弦小数"皆是"脉弦小"，其兼滑与兼数之不同，乃缘于前者夹痰，后者则血热为甚也。

其实程老此案很容易从"内风挟痰上扰"6字得以全面理解。以其内风，故现口颊㖞斜，头胀脑鸣，肢末作麻，用药除以石决明外，诸如天麻、白蒺藜、炒杭菊、嫩钩钩均能平息内风也。而舌苔白腻，胃纳不香，并脉见滑象，证明夹有痰热，故以竹沥半夏、化橘红、枳实、陈胆星、川雅连、焦六曲、指迷茯苓丸清化之。其用葛根，不过是借其通行阳明经络之力，以增治口㖞肢麻之功而已。二诊肝风渐息，故口颊㖞斜稍正，头胀脑鸣见减，但仍指麻，故去杭菊、钩钩之清上，加桑枝横行走于四末，仍以温胆汤加味清化其经络中风痰。王氏《夜话录》篇首即着重提示，肝病常"挟寒挟痰，本虚标实，种种不同"，此案即以夹痰为甚，故用方如此。案中白蒺藜、炒杭菊、嫩钩钩之用，显然源于王旭高息风和阳之法，非如原按所谓"治内风仅用一味石决，可见其重治外风之意"也。

（3）郑某，女，中年。

初诊：

久恙之体，烦劳后感受暑气，陡然热高，发痉发厥。厥返之后，肢搐头疼仍甚，热高不退，渴欲引饮。诊脉弦而数，苔黄腻。

此素体早虚，肝用本强，烦劳之后，又受暑邪，热盛风生，引动风阳，上窜于脑，横流四末，故见痉厥之象。本虚标实，有正不胜邪、厥而不返之虑。治法清泄重镇，以熄风阳。而安脑府，固为必要，但当先以清暑之品退其壮热，以热不退则风阳不平，退热乃釜底抽薪之计也。从前病象，只能暂置不议。急则治标，古有明训，际此标症鸱张之时，尤当先治暑矣。列方于后，以备酌取。

羚羊片四分，生石决八钱（先煎），白滁菊三钱，霜桑叶三钱，抱茯神三钱，益元散四钱（先煎），鲜藿佩各一钱半，西瓜翠衣三钱，连翘壳三钱，粉丹皮一钱半，竹茹叶各一钱半，嫩钩钩三钱（后下），鲜荷叶一角，荷梗一尺（去刺），白荷花露、枇杷叶露各半斤（代水煎药）。

二诊：

今诊脉数见平，细而弦如故，苔转薄白。热势潮高潮低，头疼肢蠕动，梦语如谵未止，口苦无味。

以症脉论，暑邪渐化，肝阳未平，湿热未尽。其身热之不尽者，以素有虚热也。目四眦黑，经事二载不行，内有干血无疑，姑暂置之。再用平肝潜阳、安神化湿热法为继。

生白芍二钱，生石决八钱（先煎），杭菊炭二钱，鲜竹茹二钱（玫瑰花三朵同炒），辰茯神三钱，真川贝三钱，橘白络各一钱，鲜佩兰一钱半，嫩钩钩三钱（后下），水炙桑叶一钱半，枇杷叶露一斤（代水），鲜荷叶一角，荷梗一尺（去刺），益元散四钱（包煎）。

三诊：

头眩痛仍甚，带下频频，腹中胀，溲黄赤。

肝阴本亏，肝气滞而肝阳升，湿热下注，带脉不束。暂投柔肝潜阳、化湿束带法。

大白芍二钱，稽豆衣三钱，生牡蛎八钱（先煎），炒杭菊二钱，砵茯神三钱，真川贝二钱，瓜蒌皮三钱，鲜竹茹一钱半（玫瑰花三朵同炒），橘叶络各一钱半，生薏仁四钱，川柏炭八分，桑螵蛸四钱，鲜荷叶边一圈，荷梗一尺（去刺）。

原按： 干血之症是大实致虚，虚中夹实。此例虚实夹杂，标本交错，使辨证甚为困难。程老在辨证上首先认准了其高烧有暑热、虚热二种因素。痉厥既是热盛生风，又是本体的肝阳化风，上犯清空而厥，流窜经络而痉。其可虑之处，既在邪热鸱张，又在正不胜邪，虚中生变。

治法以"急则治标"为前提，用清暑热（益元散、连翘、藿香、佩兰、荷叶、荷花、荷梗）、平肝潜阳（羚羊、石决明、牡蛎）、清泄风阳（菊花、桑叶、牡丹皮、钩藤）、安神（茯神、朱砂——益元散），一剂而诸症缓和。二三诊即转入柔肝（白芍、稽豆衣）、化痰湿（橘白、橘络、瓜蒌、川贝）、化湿束带（薏仁、黄柏、桑螵蛸）等法，取效甚捷。

此病转机的迹象，二诊时由高热转为潮热，由痉搐而转为肢蠕动，由昏厥而转为头痛、梦语如谵（已经清醒，但睡熟时有梦呓），病势均见缓和了。

至于干血劳的治法，仲景有大黄䗪虫丸，为程老所常用。他的理论是"润而濡其干，灵动入血之药（即虫类药）以通其瘀，先行干血，缓用补虚"。此例当待暑邪退、肝阳平、体力恢复后用之。

按： 本案乃内伤与外感相兼为病。何以知其内伤？以明言此乃"久羔之体"，"烦劳"后感邪而陡然"发痉发厥"，虽厥返，仍"肢搐头疼"且"脉弦"。何以知其外感？以其病发于暑季，陡然"热高"且"热高不退""渴欲引饮""脉数"而苔黄腻。对此本虚标实之证，治疗实属不易，亦只能急则治标，当先治暑以退其壮热。二三诊暑湿热邪见退，肝阳未平，继以原法化裁。

选录此案之意义在于，虽云急则治标，但亦不可不顾其本，故一诊即选用旭高息风和阳之凉肝法中的大部分药物：羚羊片、生石决明、白滁菊、粉丹皮、嫩钩钩，并伍以霜桑叶，从而对其肢搐、头疼的缓解发挥了重要作用。由此可以领悟到，学习王旭高治肝方法，不仅在内伤杂病中有广泛的实用价值，即在外感热病中亦有其用武之地。这是由于中医治病重视的是人，是人的体质特点。对任何疾病，都要先审视其体质，这才是治病的根本。

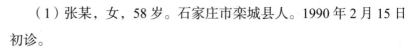

刘保和

4. 笔者医案

（1）张某，女，58岁。石家庄市栾城县人。1990年2月15日初诊。

患者一月前突发高热达40℃，经西医治疗，一周后热退，但遗两腿酸困憋胀，走路不稳。本病每于感冒发热而热退后发生，一年可发2～3次，已发6年。现并觉小便不畅，排尿时尿道觉热。两下肢觉凉。诊其脉濡、沉取细数。苔黄腻。

先予清利下焦湿热法。

苍术、黄柏、萆薢、怀牛膝、薏苡仁、木瓜、车前子、海桐皮各10克。2剂，每日1剂，水煎服。

二诊：2月17日。

小便不畅及排尿时尿道热感已除，两下肢已不觉凉。但左腿觉憋胀难忍，烦乱不宁，喜用力敲打。脉转沉弦细、偏数。苔黄腻已除，舌红，中有裂纹。

予：柴胡、枳实、赤白芍、怀牛膝各10克，炙甘草6克。2剂。

三诊：2月19日。

服药后左腿已不觉烦扰不宁，腿的前外侧已不觉憋胀，但小腿腓肠肌仍觉胀，并伴夜不能寐。

上方加夜交藤15克，丹参10克。7剂。

四诊：2月26日。

上方服后小腿憋胀已除。但近3日来夜难入寐，睡后亦常醒，醒后再难睡，伴头晕眩，两目发胀，时有耳鸣。脉沉弦细数。舌根苔薄黄腻。

予王氏息风和阳法。

生石决明30克（先煎），白蒺藜10克，钩藤15克（后下），珍珠母30克

（先煎），生龙牡各 30 克（先煎），菊花 15 克（后下），牡丹皮 10 克，连翘 10 克，夏枯草 10 克，竹叶 10 克，蝉蜕 10 克，夜交藤 10 克。2 剂。

五诊：2 月 28 日。

夜已能寐，且亦不醒，可睡至天明。头目均已清爽，耳鸣已除。诊其脉弦象亦减，已较前为柔和，仍偏细数。舌根苔腻已除。

上方加生地黄 15 克。7 剂。

六诊：3 月 15 日。

上方服后诸症已除，故未再继续就诊。近两日又觉稍有头晕。

再予原方 15 剂。后于 6 月 13 日来治胃脘胀满，诉原病未发。

按：本病病机较为复杂。其人常发高热，且热后必见两腿酸困憋胀，走路不稳，伴小便不畅、尿道灼热，下肢却凉，证明乃素有湿热之邪郁阻于下焦，阻碍阳气不达于下。经与清利下焦湿热法后，左腿仍憋胀烦乱，则由湿热伤及肝阴，并且肝气郁滞不畅所致，故予四逆散加减而效。四诊见其寐差而头晕目胀、耳鸣、脉沉弦细数，则证明肝气郁久化热，阴液被伤，风阳气火逆冲于上，故以王氏息风和阳法治其肝风，以清肝法治其肝火，两法合用化裁而有效，最终加生地黄养阴，合牡丹皮清营络中热而收功。由此可见，肝病变化多端，在其发病过程中常肝气、肝火、肝风并见，此尤以老年人为多，临床应心中有数，预为之防，随证施治，方不致手足无措。

（2）刘某，女，55 岁。住石家庄市平安南大街。2006 年 8 月 7 日初诊。

患者两太阳穴痛及头顶发胀，昏蒙不舒，两眼亦觉胀，视物模糊不清。此病已 1 个月，近半月来并觉胸部憋闷，两腿没劲，尤以阴雨湿热郁蒸的所谓"桑拿天"为甚。此等症状于每年的暑热季节必发，已连续 4 年，今年尤甚，故来就诊。诊其脉弦数有力。舌红，苔根薄黄腻。

予王氏息风和阳法化裁。

桑叶、菊花、密蒙花、草决明、夏枯草、钩藤、黄芩、白芍、怀牛膝、车前子、荷叶、竹叶各 10 克，生石决明、生牡蛎各 30 克。7 剂，每日 1 剂，水煎服。

二诊：8 月 14 日。

头胀痛、目不舒、胸憋、腿没劲均明显减轻，但天气太热时仍觉头胀痛。

上方加秦皮 10 克。7 剂。

三诊：8 月 21 日。

上方服后诸症即除，虽"桑拿天"亦未觉不舒。

原方继服 7 剂停药。

按： 前选程老（3）案即证明素体肝阳亢盛者于暑热季节最易发病，本案即然。予王氏息风和阳法治其本病，再予车前子、竹叶、荷叶略加清利其暑热即可获效。

（四）心得发挥

谈天麻钩藤饮证主症。

王氏息风和阳法所选用的羚羊、牡丹皮、甘菊、钩钩、决明、白蒺藜等品，只适用于"肝风初起，头目昏眩"的症状。而临床常见疾病远较此证为复杂，应当掌握更多方剂以备应用。就肝阳上亢、肝风上扰而言，常用方有羚羊钩藤汤、镇肝熄风汤、建瓴汤、滋生青阳汤、羚羊角汤等。笔者临床体会，疗效最好、适用范围最广、最容易掌握的方剂就是天麻钩藤饮。本方首载于《杂病证治新义》，由天麻、钩藤、石决明、山栀、黄芩、夜交藤、朱茯神、益母草、杜仲、桑寄生、川牛膝组成。临床只要见到头晕而胀喜凉爽、失眠或睡眠不实、腰膝酸软三大主症，不论任何疾病，用之均有肯定疗效。这由于本方基本上由三部分组成，其一为天麻、钩藤、石决明、山栀、黄芩，清泻风火与潜镇肝阳并用，专治头晕而胀喜凉爽；其二为夜交藤、朱茯神，清心安神，专治失眠或睡眠不实；其三为益母草、杜仲、桑寄生、川牛膝，引血下行并补肝肾、壮腰膝，专治腰膝酸软。临床所见轻、中度高血压病属肝阳上亢者，大多并见此三大主症，适用本方的机会很多。这里需要说明的是，三大主症必须缺一不可，否则就应考虑选用其他方剂。有很多病人，常以失眠为主诉就诊，即使并非高血压病，只要具备此三大主症，失眠病亦可迅速治愈，而且只有本方才能取得如此佳效。就此类失眠的治疗而言，本方可谓"存在而且唯一"。

病案举例：

1. 王某，女，35岁。住石家庄市元北小区。2005年11月15日初诊。

一年来着急则血压可升至140～150/90～100mmHg，现查血压为160/110mmHg。头晕，晕时必须闭眼，否则即觉房屋在旋转。稍过一会儿可晕止。晕甚时又恶心，如吐出少许食物可舒。常觉头顶有堵闷感。有时耳鸣。平时怕热，喜凉爽，头晕时如凉风吹觉舒适。难入睡，且易醒，再难睡。睡时多乱梦，醒后心烦。有时觉心慌，发则伴有上气不接下气之感，深吸气觉气堵于剑突处而再难下行。腰酸腿软，诉如喝醉酒样，头重脚轻，但手足尤以两足却觉冷甚。夜尿3～4次。月经正常，但经行觉小腹发冷。脉寸浮滑数，关尺细数而尺脉无力，呈上实下虚之象。舌暗红，苔白腻。

予平肝息风合和胃化痰法，以天麻钩藤饮加味治疗。

天麻、钩藤、夜交藤、桑寄生、茯神、黄芩、川牛膝、杜仲、焦山栀、益母草、地龙、陈皮、半夏、竹茹、槐花各10克，生石决明（先煎）、夏枯草各30克。7剂，每日1剂，水煎服。

二诊：11月22日。

上述诸症均已大减。今查血压130/90mmHg，头顶已不觉堵闷了。原不能转头，现能转了，但低头时仍觉晕。手足已转温。仍有吸气时堵闷于剑突部位之感。睡眠已转正常，头重脚轻之感已除。

上方加苏子、葛根、制首乌各10克。7剂。

三诊：12月10日。

今陪同其子来看病，诉上方服后一切症状消失，血压已转正常。今测其血压为125/85mmHg。

按：本例患者具典型天麻钩藤饮证三大主症。此外其多梦、心烦、时有呕恶，吸气难达于剑突下，乃痰热阻滞，故合温胆汤法而取效。

2. 刘某，女，43岁。河北省艺术学校教师。2007年10月13日初诊。

患者一年来血压明显升高，现虽服倍他乐克血压仍为160/110mmHg。诉此病可能与遗传有关，其父母均患高血压病。现头晕甚，伴两太阳穴胀痛，颈项板滞不舒，头部如戴帽样感觉，头顶发蒙，常欲用手来揪，遇凉风却觉舒适。

腰膝酸软，上楼无力，诉两脚如踩棉花一样的感觉。但晨起两手发胀，拳握不实，稍活动后却觉减轻。月经正常，但经前常头痛加重，经后可减轻。睡眠不实，有时做噩梦，心烦，晨起口苦咽干。脉沉弦细偏数。舌暗红，中有裂纹，苔薄白。

方予天麻钩藤饮加味。

天麻、钩藤、夜交藤、桑寄生、茯神、黄芩、怀牛膝、杜仲、山栀、桑叶、赤白芍各 10 克，菊花、益母草各 20 克，生石决明 30 克（先煎）。7 剂，每日 1 剂，水煎服。

二诊：10 月 20 日。

今查血压 135/90mmHg，仍服原量倍他乐克。头晕及太阳穴疼痛均大减，头顶不舒之感已除，睡眠已转正常，心不烦了。腰酸腿软亦减，上楼觉有劲了。仍然觉颈项板滞，晨起两手发胀。有时烧心。

上方加吴茱萸 3 克，黄连 6 克。7 剂。

三诊：11 月 28 日。

上方服完后，患者又继服 1 个月，并停服倍他乐克。今查血压 130/85mmHg，除晨起手仍酸胀外，余症均除。

按：患者颈项板滞，晨起手胀，乃气血瘀滞之象，又有时烧心，亦属肝气郁热，故首方加赤白芍，继方又加吴萸、黄连，而成戊己丸法，清泄肝经郁热。本病具天麻钩藤饮证三大主症，故始终以此为主方，终于获效。

三、息风潜阳

（一）原文

一法曰：熄风潜阳。如熄风和阳不效，当以熄风潜阳，如牡蛎、生地、女贞子、玄参、白芍、菊花、阿胶。即滋肝是也。

（二）讲解

此治肝第十法。前面已经说过，王旭高谓"内风多从火出"，证明肝风来源于肝火、肝热。肝风初起，虽然阴血已伤，但仍以火、热之象明显，火、热为阳，阳升于上，故始病即以头目昏眩为主要表现。此时亦可称作肝阳，以阳者热也。其所用"和阳"之法，是清热以使肝阳得以和平下降之意，故又曰"凉肝"。然而，又有肝火、肝热病发已久，或病已呈现肝阳，却久延而未经正确治疗，火热与阳热严重耗伤肝肾阴液者，病则由偏实之肝阳转为纯虚之肝风。所以，秦伯未先生才说："肝阳是血虚内热而阳浮的一种证候，肝风是纯粹一种虚象，不仅肝血虚而且肾阴亦虚，由于阴血极虚而不能濡养空窍和肢体，故出现震动不定现象。"可见，王旭高这里所说的"熄风和阳不效"之症状，仍然是指"头目昏眩"。论及治疗原则，秦老曰，"肝阳轻者用清热潜镇，重者佐以养肝；肝风则必须填补肝肾，滋液养阴，虽然也有镇静的治法，用药亦不同于肝阳"，因为"无阳可潜，亦无风可熄"。这里所说的肝风治法，即王氏所谓"熄风潜阳"法，或曰"滋肝"之法。那么，为什么无风可息，却称"熄风"，无阳可潜，却称"潜阳"呢？笔者认为，应从"滋肝"二字得以理解。这里的"风"与"阳"，并非病机，而是指"头目昏眩"的症状。此前的"熄风和阳"法，针对的是风阳上扰而出现热象的病机，而这里的"熄风潜阳"法，针对的是头目昏眩而类似风阳上扰的症状。正因为症状相同而病机不同，所以再用"熄风和阳"法必然不效。因此，这里的"熄风潜阳"确实如秦老所说乃"填补肝肾，滋液养阴"，"虽然也有镇静的治法，用药亦不同于肝阳"。从用药看，填补肝肾如女贞子、阿胶；滋液养阴如生地黄、玄参、白芍；而镇静药则为牡蛎；以其毕竟仍有头目昏眩，并且仍有少许热象，故另以菊花清头明目稍予清泄，但与息风和阳法中大队羚羊、钩钩、白蒺藜之伍以甘菊凉肝，已大不一样。而且，就"镇静"用牡蛎而言，与凉肝之石决明亦不相同。两者虽均属介类，确实均有潜镇作用，但前者则多偏于滋下而收敛，后者则多偏于清上而重镇。秦老前引《临证指南医案》所云肝阳治法"必须介类以潜之……则升者伏矣"，于本法所选药物得以最充分体现。其中"介类以潜之"即牡蛎；"柔静以摄之"，即女贞子、阿胶；"味取酸收"，即白芍；"或佐咸降"即牡蛎；"务清其营络之热"，即生地黄、玄参。以其毕竟头目昏眩，仅佐一味菊花以清头明目。可见，本方并非仅"滋肝"而已，实则不仅养肝血、滋肝阴，更重要的是滋肾阴，肝肾同治，才与"不仅肝血虚而且肾阴亦虚"的肝风病，有纤毫不差的针对性。

那么，息风和阳法与息风潜阳法皆治头目昏眩，两者在症状上应如何加以鉴别呢？笔者体会，前者头目昏眩必伴有胀、热之感，耳前动脉搏动明显，尤以头顶不舒，心烦而喜凉爽为甚；后者头目昏眩但胀、热不显，尤以脑后不舒，躺卧可减，并伴头重脚轻，甚则时时欲仆为甚。此以前者上实为主，病唯在肝，后者下虚为甚，兼重在肾；前者为肝阳上亢，后者则水不涵木。此故前者当清热以凉肝，后者当壮水以滋肝也。

（三）医案印证

叶天士

1. 叶天士医案

（1）脉涩，便血，心悸，头胀。此营虚阳浮不潜为病。

生地　牡蛎　白芍　阿胶　茯神　条芩

（选自《未刻本叶氏医案》）

按： 此"营虚"，既指肝血虚，亦指肝肾阴虚，血虚则气升，阴虚则阳亢，此皆由便血所致。以其气升而阳亢，热象尤为明显，故以头胀为主症，即所谓"阳浮不潜"者。虽曰"阳浮"，实乃由肝阳渐转为肝风。肝风扰心，且血不养心，故心悸。阴血虚少，故脉涩。溯其本源，应从便血论起。此便血乃由肝热所致，故主以条芩、白芍清肝热，生地黄清营络中热，不仅止其便血，更能清其头目之热而治头胀。牡蛎、阿胶不仅止其便血，并能咸降以平息其虚风，亦能治其头胀。另外，条芩、阿胶、白芍具黄连阿胶汤意，与牡蛎、生地黄、茯神配合，尤能清热养心安神而止其心悸。寥寥数味，却面面俱到，一药而发挥多种功能，此叶氏之所以堪称国医之老手也。值得注意的是，本案除以条芩清其内热外，并无风药以清头明目，体现了肝风的基本治法是滋下而非清上。

（2）脉涩，心悸，内热。

生地　白薇　柏子仁　条芩　稽豆　茯神　左牡蛎　白芍

（选自《未刻本叶氏医案》）

按： 本案未言头目症状，选此是为与上案进行对照。上案未言"内热"，而本案则明言"内热"，足以证明上案之便血确由肝热所致，故两案均用条芩、白芍清肝热，生地黄清营络中热。以药测症，本案亦应有"头胀"一症。程门雪先生在《未刻本叶氏医案》的《校读记》中说："方重出者不少，其相类者尤多，大概普通病证均有一定标准，主药数味不甚换，其换者一二味耳。虽云套法，却堪究味。聚而玩之，制方选药，因症转移之理，十得八九……此集按方之佳处，正在相类方多，可资研究。"两案均选用生地黄、牡蛎、白芍、茯神、条芩5味药物，只是由于（1）案便血，故加阿胶养血止血，（2）案由于心悸、内热尤甚，故加柏子仁、穞豆、白薇安神清热。程老对此集的独到评价，于此两案可见其正确性。

两案均有生地黄、牡蛎、白芍，（1）案并有阿胶，均可看作旭高滋肝法之所本。

（3）某，内风乃身中阳气之动变，甘酸之属宜之。

生地　阿胶　牡蛎　炙草　萸肉炭

按：华岫云曰："今叶氏发明内风乃身中阳气之变动。肝为风脏，因精血衰耗，水不涵木，木少滋荣，故肝阳偏亢，内风时起，治以滋液熄风、濡养营络、补阴潜阳。"对此，徐灵胎亦盛赞曰："此翁学有渊源，心思灵变，与前人所论，分毫不背。"从本案可知，对所云肝风之"纯粹一种虚象"，叶氏是丝毫不用辛散的，因为的确是"无阳可潜，亦无风可熄"。案中所用生地黄、阿胶、牡蛎乃旭高滋肝方所固有，而炙甘草与萸肉炭，则确属甘酸柔静收摄之品，诸药合用，完全符合肝风病机。

（4）某五三　下元水亏，风木内震，肝肾虚，多惊恐，非实热痰火可攻劫者。

生地　清阿胶　天冬　杞子　菊花炭　女贞实

按：《灵枢·本神》曰，"肝气虚则恐"，《素问·阴阳应象大论》曰，"恐伤肾"。今因"多惊恐"，故"肝肾虚"。此"肝肾虚"者，乃肝肾之阴虚也，故曰"下元水亏"。水不涵木，风木故现震动不定之象，而病缘于内伤，故曰"风木内震"。虚于内者，非实热痰火可比，当然不可以攻劫。方中以生地黄、阿胶、女贞子滋阴，为防辛散，菊花并且炒炭，均属旭高滋肝方药；另以天冬、杞子更增滋养肝肾阴液之力，则肝风之震动自可平息。若问本案具体症状如何，以药测症，当主要呈现"头目昏眩"，另亦可见惊惕心悸、腰膝酸软、口干舌燥、脉沉弦细数而尺弱之象。

（5）赵四四 郁勃日久，五志气火上升。胃气逆则脘闷不饥；肝阳上僭，风火凌窍，必旋晕咽痹。自觉冷者，非真寒也，皆气痹不通之象。《病能篇》以诸禁鼓栗属火；丹溪谓上升之气，从肝胆相火，非无据矣。

生地　阿胶　玄参　丹参　川斛　黑穞豆皮

按："郁勃日久"，言情志不遂，抑郁已久，其中当以恼怒忧怨为甚，久则郁而化热而成肝热。肝热久则不仅伤及肝脏阴血，并且下汲肾阴，阴血大伤，水不涵木，则气火上升。肝气上逆，肝风扰胃，灼伤胃津，胃气失降，不仅脘闷，而且不饥。肝阳僭越于上，清窍被风火凌激，则致旋晕、咽痹。所谓"咽痹"者，乃咽中似有物梗塞，干涩堵闷甚至入夜疼痛之象。所谓"自觉冷"者，乃全身阵发凛然而觉冷，由肝阳风火升腾于上，他处自然阳气减少而肌肤失于温煦也。叶氏谓"非真寒也，皆气痹不通之象"，并引《病能篇》即《素问·至真要大论》所谓"诸禁鼓栗，如丧神守，皆属于火"以为论据，使人以为此乃阳气郁闭于内而不达于外之证，则于理不通。否则又云"丹溪谓上升之气，从肝胆相火"，再当做何解释？气已上升，如何言痹？若论"气痹不通"，则气火升腾于上，头、目、咽喉气痹不通尚可；而他处觉冷者，乃因阳气彼多则此少也，与气痹不通无关。临床常见肝阳上亢或肝火上炎者多有两足冰冷之象，乃阳气升腾于上，两足阳气不足所致，与本案"自觉冷"者，其理相通。

本案既云"五志气火上升"，则不能仅治肝阳风火，所拟方剂中生地黄、阿胶、玄参乃旭高滋肝方中主药，虽息风潜阳以治肝为主，当然亦滋养肾阴；而丹参则清心火、开痹而利咽喉；川斛则养胃阴以治脘闷不饥；黑穞豆皮滋补肝肾，尤能止其旋晕。

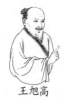

2. 王旭高医案

王旭高

（1）潘　情怀郁勃，肝胆风阳上升，右目昏蒙，左半头痛，心嘈不寐，饥而善食，内风掀旋不熄，痛势倏忽不定，营液消耗，虑其痉厥。法以滋营养液，清熄风阳，务宜畅抱，庶可臻效。

大生地　玄精石　阿胶　天冬　滁菊　白芍　羚羊角　石决明　女贞子
钩钩

复诊：用滋阴和阳法后，风阳稍熄。第舌心无苔，心嘈善饥，究属营阴消烁，胃虚求助于食。议滋柔甘缓。

大生地　石决明　麦冬　阿胶　白芍　橘饼　大麻仁　女贞子　洋参
茯神

按： 王氏治肝第九法为息风和阳之"凉肝"法，此第十法为息风潜阳之"滋肝"法。前者治上实，重在清热；后者治下虚，重在滋阴。而本案首诊治法为"滋营养液，清熄风阳"，再诊更简称其为"滋阴和阳"法，证明本案乃滋肝法和凉肝法合用，并以滋肝法为主，故先曰"滋阴"后曰"和阳"。亦可证明，对本虚标实之风阳，王氏常既治本又治标，既滋下又清上。可见临床对虚实兼见之证，常有虚实兼治，此为王氏医案中最常用之法。本案"右目昏蒙，左半头痛"，显然由肝阳上亢，风阳上扰所致；其"痛势倏忽无定"，乃风善行数变，动摇不定之象。而"不寐"，则为肝肾阴虚，心神失养；"心嘈（心中嘈杂）""饥而善食"，则为肝肾阴虚，胃阴亦无化源，更兼肝风袭胃，胃阴更伤，以致虚热内扰，欲引谷自救之象。对此，王氏选用大生地、阿胶、女贞子、滁菊、白芍，乃滋肝法中大部分药物，并伍以天冬，加强滋营养液之力。另则选用羚羊角、石决明、钩钩，并伍以滁菊，乃凉肝法中药物。两相比较，显然以息风潜阳之滋肝法为主，其所用玄精石，则一药而两用，既咸寒而滋阴降火，又重镇而平息肝阳。再诊见"风阳稍熄"，意味着目昏、头痛之症已得缓解，而"舌心无苔，心嘈善饥"，则证明胃阴大伤而未复，究其根源，乃由"营阴消烁"，肝肾阴血大伤，故再诊更以滋柔甘缓之复脉汤中主药如大生地、麦冬、阿胶、火麻仁为主，并伍以洋参、白芍，取吴鞠通加减复脉汤仍用参法，合女贞子，从肝肾下焦大补真阴。真阴复则胃阴亦有化源，心嘈善饥自可消除。此外，再用石决明介类潜镇，治其头目昏痛之余疾；橘饼和胃，并防阴柔之品碍胃妨食。由此可见，对于肝阳、肝风，虽然在理论上应加以区别，但在临床上是不可也不能截然划分的。唯最终必从虚治，必从本治，则是一定之规。

（2）李　阴亏于下，气逆于上，抑塞于中，煎熬津液，气急痰凝，病成煎厥。本属为难，而药必清滋，效非容易。所虑酷暑将临，外受炎蒸之热，内无宁静之期，则有甚加剧耳。

鲜生地　枣仁（猪胆汁炒）　玄参　茯神　女贞子　牡蛎　石决明　羚羊角

远志（甘草汤制）　竹茹

按：《素问·生气通天论》曰："阳气者，烦劳则张，精绝，辟积于夏，使人煎厥。目盲不可以视，耳闭不可以听，溃溃乎若坏都，汨汨乎不可止。""汨"，音骨。对本段经文高士宗注曰："'阳气者'，由内而外，根于阴精。如烦劳则阳气外张，阴精内绝，阴不交阳，故曰'绝'。'辟积'，重复也。'辟积于夏'者，冬时受病，病不能愈，重复时日，至于夏也，夏月火盛，内亡其精，故使人'煎厥'。'煎厥'，如火之焚而热极也。精气不注于目，故'目盲不可以视'；精气不充于耳，故'耳闭不可以听'。'溃溃'，乱貌。'溃溃乎若坏都'，言耳目昏乱。'汨汨乎不可止'，言神气散弛，流而不返，不可挽回而止之也。此烦劳伤精，而神气内乱也。"可见，煎厥是病名，指的是由于平素阴精亏损，阳热亢盛，复感暑热，而引发的耳鸣、耳聋、目盲，甚至突然倒地昏迷的疾病。本案从王氏所述"气急痰凝，病成煎厥"看，显然患者将要或已经昏迷，并且胸闷气急，痰涎上涌。其成因乃由平素"阴亏于下"，或谋虑过度，或突遇情志刺激，肝气、肝阳乘势冲逆于上，裹挟并煎熬津液成痰而抑塞于中，恰逢酷暑将临，两阳相合，成痰热而蒙闭清窍。此时风阳之热当清，素体阴亏当滋，但痰与热恋则难涤清，滋阴更有碍痰热之清化，故云"效非容易"。对此证王氏仍然采取标本兼治之法，可谓三管齐下。一用鲜生地、玄参、牡蛎，合女贞子，为息风潜阳之滋肝法；二用羚羊角、石决明，为息风和阳之凉肝法；三用竹茹、远志合茯神、枣仁清化痰热而安神。然综观全方，毕竟以治本为主，可见此患者平素"阴亏于下"尤甚也。笔者以为，对如此疑难重证，似应更增清热化痰开窍之品，如瓜蒌、天竺黄、胆星、竹沥、石菖蒲等，以迅速涤痰开窍醒神为急务。

3. 程门雪医案

程门雪

（1）杜某，男，成年。

初诊：1960年。

肺损及肾，肾阴亏耗，金水两伤，虚风内煽，浊液凝痰，清肃之令不行。上为喘呼，下为尿少，头面汗多，舌短缩，神识昏蒙不清，面浮，脉下垂入尺泽。

证脉相参，已属危笃时期，恐难以挽回。今拟生脉散加味，大养肺肾阴液，佐以熄虚风、安神明之品，以作最后挽回。

吉林参三钱（另煎冲），西洋参一钱半（另煎冲），泡麦冬四钱，五味子六分，天竺黄一钱半，真川贝二钱（去心），阿胶珠四钱（蛤粉炒），煅龙齿四钱（先煎），煅牡蛎五钱（先煎），甘杞子三钱，大生地五钱，北沙参五钱，淮小麦四钱，炙远志一钱。

上药煎浓汁，缓服，不拘时。

二诊：

进生脉散加味，育肾阴、养肺气、安虚神、化痰热法，神蒙渐清，喘呼亦平，小溲较多。苔光舌绛，脉左弦细，右软弱。

肺肾阴亏，虚风内动，挟痰热上蒙清窍，毫无可疑。前方既合，毋庸改弦更张，仍当守原法出入。惟虚证善变，是否续有变化，须视今后数日情况而定。

西洋参三钱（另煎冲），天麦冬各三钱，五味子六分，大生地五钱，北沙参五钱，阿胶珠四钱（蛤粉炒），甘杞子三钱，煅龙齿四钱（先煎），煅牡蛎五钱（先煎），炙远志一钱，真川贝三钱（去心），天竺黄一钱半，淮小麦五钱。三剂。

三诊：

据述诸恙尚平善，惟小溲短少，色深黄，气促汗多。

仍以肺肾两虚着手。

西洋参二钱（另煎冲），天麦冬各三钱，五味子六分，大生地五钱，北沙参三钱，阿胶珠四钱（蛤粉炒），甘杞子三钱，旱墨莲三钱，熟女贞三钱，炙远志一钱，真川贝三钱（去心），天竺黄一钱半，煅牡蛎六钱（先煎）。三剂。

四诊：

每见小溲短少，则病势必转剧。先溲少，继则胸烦闷，渐次昏蒙不清，面浮色紫。今诊脉虚弦带数，舌红紫少苔，神识时蒙时明。

因思肺为水之上源，源不清则流不洁，心与小肠相表里，痰热内蕴，火腑不宣，则溲浑赤。拟养肺、清心、导赤法，以作挽回之计。

西洋参三钱（另煎冲），北沙参五钱，天麦冬各三钱，小生地四钱，阿胶珠三钱（蛤粉炒），益元散四钱（包煎），炙远志一钱，干菖蒲五分，细木通八分，淡竹叶一钱半，真川贝三钱（去心），天竺黄一钱半。局方牛黄清心丸一粒，和入药内化服。

五诊：

据述病情又见好转，神识已清，小溲畅多，惟仍汗多，烦闷阵作。

再从原方增减，冀望持续得效，不变乃佳。

西洋参三钱（另煎冲），北沙参五钱，天麦冬各三钱，小生地四钱，阿胶珠三钱（蛤粉炒），益元散四钱（包煎），野百合四钱，炙远志一钱，淮小麦五钱，真川贝三钱（去心），天竺黄一钱半，淡竹叶一钱半。局方牛黄清心丸一粒（化服）。

原按：此例危重病证，当时经 5 次诊治，得以转危为安，疗效甚佳，给我们极深印象，历久不忘。程院长在分析此案病情时，着重介绍两点：第一，古法成方可以灵活运用。如此案肺损及肾，法当气阴两顾，以生脉散为主方，然第四诊见小溲短少则病势加剧，考虑肺为水源，源不清则流不洁，若仍用生脉散，则五味子当去之，因酸温收摄之品与病不宜。此时病情之变化，乃由于心移热于小肠，当加用清心导赤法。所以古法成方是可以随证变化、灵活应用的。第二是牛黄清心丸的用法，一般都用万氏牛黄清心丸主治热入心包、中风内闭等症，而局方牛黄清心丸中不但有犀角、羚羊角、牛黄、麝香之类清心开窍药，更有人参、当归、阿胶等扶正之品。所以杂病中虚实夹杂、内闭外脱等证，则以用局方最为相宜。

按：本案病情严重，症状复杂，治疗确属不易，最终竟能治愈，当然得力于程老经验之丰富、学识之渊博。

治疗本病最困难之处在于识其标本。"上为喘呼，下为尿少"，到底是喘呼引起尿少，还是尿少导致喘呼，这是问题的关键。至于头面汗多、舌短缩、神识昏蒙不清、面浮、脉下垂入尺泽等症，只要辨清喘呼与尿少孰标孰本，则均可清楚解释。从一诊至三诊，程老显然认为是喘呼引起尿少，因此才断定"肺损及肾，肾阴亏耗，金水两伤"，以生脉散原方加味，从肺论治。虽病情有所好转，但至第三诊仍"小溲短少，色深黄，气促汗多"，维持原法治疗。至第四诊方查知"每见小溲短少，则病势必转剧，先溲少，继则胸烦闷，渐次昏蒙不清，面浮色紫"，可见本病的主症是尿少。尿少是决定证候本质的主症。所谓"治病必求于本"，就是要治其原发病位。原发病位何在？在于小肠火腑也，联系首诊"脉下垂入尺泽"，用语虽不准确，并且过于夸张，但毕竟说明尺脉动数有力。吴鞠通《温病条辨·中焦篇》曰，"左尺牢坚，小便赤痛，时烦渴甚，导赤承气汤主之"，并自注曰："火腑不通，左尺必现牢坚之脉，小肠热盛，下注膀胱，小便必涓滴，赤且痛也，则以导赤去淡通之阳药，加连、柏之苦通火腑。"在《吴鞠通医案·卷一》周案中，患者"小便短而赤甚，微咳"，而且"尺脉仍有动数之象"，即以"甘润益下，以治虚热，少复苦味，以治不尽之实邪"，指出此乃"甘苦合化阴气而利小便法"，"盖热伤阴液，小便无由而生，故以甘润益水之源；小肠火腑，非苦不通，为邪热所阻，故以苦药泻小肠而退邪热。甘得苦则不呆滞，苦得甘则不刚燥，合而成功也"。反观程氏此案，正因为尿少，浊气不降而反逆攻于上，以致肺气不降而喘呼；浊热上蒸于头面，则头面汗多；浊热伤阴，并夹痰蒙蔽心窍，故舌短缩而神识昏蒙不清；浊邪害清故面浮；而"脉下垂入尺泽"恰为火腑不通之象。可见，一、二、三诊从肺治上，用生脉饮，从肾治下用王旭高滋肝法中阿胶、牡蛎、生地黄，更伍以枸杞子、龙齿等，以为"熄虚风"之用，对于缓解气阴之损伤虽有一定效果，但终因火腑之热不除，邪热更伤阴液而不止，病又转剧。四诊终于识得病本，断然弃用牡蛎、五味、女贞、杞子、旱莲草等滋补固涩之品，而转用导赤散合局方牛黄清心丸，与西洋参、北沙参、天麦冬、生地黄、阿胶，共成甘苦合化阴气之剂，同时伍以菖蒲、远志、天竺黄、川贝开窍化痰，从心、肺、小肠论治，终于取得理想效果。回顾五诊全部过程，可知"神识昏蒙不清"并非"虚风内煽"，亦非"虚风内动"，实乃浊邪害清也。因此，方中加用王旭高息风潜阳滋肝方药中的牡蛎、女贞子显然是不正确的，此所以四诊即断然弃而不用也。而生地黄、阿胶仍用，乃取其"甘润益下""甘润益水之源"之意。

由此可见，对神识昏蒙一症，是肝风内动，还是浊邪害清，应当详加辨识。

（2）徐某，男，老年。

初诊：1948 年 6 月 26 日。

肝肾真阴久亏，阴不恋阳，阳亢于上，筋惕肉眴，头蒙不清，目眩无所见，耳聋失聪，喑哑无声，大便艰燥，脉象虚弦，舌边尖红，苔中腻。

望六之年，本虚先拨（笔者按："拨"字疑错印，应改为"拔"），草木之类，难图急攻，血肉之品，又碍脾胃，始拟滋养肾阴，而潜浮阳，佐以润腑之品。

原石斛四钱（先煎），大生地四钱，盐水炒山萸肉二钱，泡麦冬三钱，辰茯神三钱，炙远志一钱，淡苁蓉三钱，杭菊花二钱，煅石决一两（先煎），煅牡蛎一两（先煎），甘杞子二钱，熟女贞三钱，淮小麦四钱。

二诊：

阴亏，阴不恋阳，阳浮于上，五液干涸，腹内陷，大便不能自行，喑哑无声。

再以前法出入。

天麦冬各三钱，炙龟板四钱（先煎），细石斛三钱，盐水炒山萸肉一钱半，大生地四钱，淡苁蓉一钱半，鲜首乌四钱，灵磁石四钱（先煎），左牡蛎四钱（先煎），京元参三钱，熟女贞三钱，旱墨莲三钱。

三诊：

久虚之体，虚不肯复。大便通后，先硬后溏，虚气上冲，心悸不安寐，脉象虚弦，舌边尖红绛，苔中腻。

虚中生波，可虑。再拟养心安神，平虚冲，和脾胃。

紫石英四钱（先煎），大白芍一钱半，辰茯神三钱，炙远志一钱，炙甘草八分，淮小麦五钱，莲子心八分，京元参三钱，红枣二枚。

四诊：

肾虚阴不敛阳，虚冲因而不纳，冲气上逆不平，汗出头眩，脘中不舒，脉象虚弦。

再拟育阴敛阳，而纳冲气。

淡苁蓉一钱半，制首乌四钱，紫石英四钱（先煎），灵磁石四钱（先煎），冬虫草一钱半，甘杞子二钱，冬瓜子四钱，煅蛤壳八钱，川象贝各三钱，瓜蒌皮三钱，七味都气丸三钱（包煎）。

五诊：

育阴敛阳，而纳冲气，迭进以来，诸虚象均有轻减。

仍从原法出入。

紫石英四钱（先煎），灵磁石四钱（先煎），煅牡蛎四钱（先煎），冬虫草一钱半，甘杞子二钱，辰茯神三钱，炙远志一钱，大白芍一钱半，川象贝各二钱，瓜蒌皮三钱，煅蛤壳八钱，冬瓜子四钱，钩藤一钱半（后下），七味都气丸四钱（包煎）。

原按：本例五脏俱虚，表现在心悸不安寐，筋惕肉瞤（心营不足）；头蒙不清，目睆无所见，眩晕（虚阳上浮，肝虚不能养目）；苔中腻，大便先干后溏，腹内陷（脾虚运化不及，腹肌干瘦）；喑哑无声（肺虚无以润喉，又足少阴之精不至）；耳聋，舌红绛，气冲汗出（肾阴大虚，冲气不纳）。患者年龄未满60，而如此虚象毕露，所以说其根本已经动摇了（“本虚先拨”）。五脏之虚又以肝肾大虚为主，故程老用育阴补肾、平肝潜阳以及养心安神、补肺润肠、和脾胃、纳冲气等法为治则，以地黄饮子去桂、附，以及三甲复脉汤、杞菊地黄汤、二至丸等方加减，经5次诊治，诸种虚象均有轻减。

在第三诊时，程老曾改变方法，用甘麦大枣汤、清宫汤等养心清心，加入石类重镇之品以纳冲气，虚象未见明显改善，第四诊又回过来仍用原法补肝肾，纳冲气，佐以化痰，逐渐取得了效果。

关于补血填精、培补肝肾的用药，程老的经验是：草木之品，不如血肉有情之物有效。如汉代张仲景的当归生姜羊肉汤；明代张景岳的全鹿丸、左归丸、右归丸（龟板、鹿角）；韩飞霞常用霞天膏（牛肉）、鹿茸、鹿肉、鹿角、鹿血等；叶天士常用河车膏、海参膏、鱼鳔膏，猪、牛、羊的脊髓等等。但这些药味都有厚腻或腥膻的特点，对脾胃有湿或运化不良者难以接受，甚至影响其纳谷。本例虽是五脏俱虚，肝肾尤甚，因其脾胃运化失司，所以程老对使用血肉之品，有所顾忌而不用。

按：本案初诊选用大生地、杭菊花、煅牡蛎、熟女贞，二诊选用大生地、左牡蛎、京元参、熟女贞，三诊选用大白芍、京元参，五诊选用煅牡蛎、大白芍，皆有王旭高息风潜阳法主要药物，而程老首诊言其大法亦为“滋养肾阴，而潜浮阳”，与王氏法一致，故录此案以资研究。

本案初诊即见病人筋惕肉瞤，头蒙不清，目睆无所见，耳聋失聪，喑哑无声，给人的印象确实是五脏虚象毕露，"本虚先拔"，而且如此之虚，却又大便艰燥，治疗起来尤为不易。一诊、二诊以地黄饮子部分药物配合王旭高息风潜阳法中的大生地、杭菊花、煅牡蛎、熟女贞、京元参，意在培补肝肾阴血以平息内风，潜纳浮阳，并加鲜首乌以通便。但三诊却见大便通后，先硬后溏，虚气上冲，心悸不安寐，认为是心虚而冲气上逆，以甘麦大枣汤加紫石英、白芍等养心镇冲。四诊发现效果也不理想，不仅冲气上逆仍发，而且汗出头眩，脘中不舒。病至于此，如何进行下一步治疗，确实使人有手足无措之感。原按谓"第四诊又回过来仍用原法补肝肾，纳冲气，佐以化痰，逐渐取得了效果"，对此，笔者以为第四诊所用并非原法。原法中地黄饮子及王旭高息风潜阳方药除淡苁蓉一味外，均已荡然无存，哪里还称得上"原法"？然而，恰恰从此诊开始取得了明显疗效，这是值得深思的。笔者认为，本病首诊所现诸"虚象"，可能确实与肝肾阴虚之所谓"本虚先拔"有关，但是，从舌边尖红，苔中腻，则应考虑是否有实邪在。一、二诊用滋补药后，反致"虚气上冲"，三诊用甘麦大枣汤后更致"冲气上逆不平""脘中不舒"，证明纯用补法是有缺陷的。其实，本病乃痰邪阻滞于中焦，以致水火不能既济，阴阳不能交通，头中诸窍因清阳不能上达而"头蒙不清，目�无所见，耳聋失聪，喑哑无声"，大肠因浊阴不降而"大便艰燥"，筋肉因营卫不和，营阴不能外达而"筋惕肉瞤"，其根本原因皆在于"苔中腻"所体现的中焦阻隔。其主症即四诊之"脘中不舒"。想来此症初诊即已查知，故曰"血肉之品，又碍脾胃"，惜未能充分重视耳。从四诊以后，对此才有充分认识，改弦更张，一面补肾纳气以治本，一面清热化痰以治标，选用冬瓜子、煅蛤壳、川象贝、瓜蒌皮，终于清除中焦之阻截，使上下内外阴阳得以交通而见明显疗效。从最终结果看，程老不愧是善于体察病情并随时大胆更换思路的高明医家，从而掌握了治疗疾病的主动权，但是，这是需要下一番大功夫的，一般是难以做到的。

在全部《程门雪医案》中，只有以上两案选用了王氏息风潜阳方药，但均未取得预期效果，其根本原因即在于对虚实辨证的失误。由此可以体会到，王氏此方只能用于纯虚之证。换句话说，既然王氏息风潜阳方药是治疗肝风的，也恰恰证明秦伯未先生"肝风是纯粹一种虚象"的论断完全正确。

4. 笔者医案

刘保和

赵某，女，72 岁。石家庄市光明路小学退休教师。2006 年 3 月 6 日初诊。

患者平日即时觉从少腹部位有气向胃脘部冲顶，昨晚又发作，并剑突下堵满，有"扎扎乎乎"的感觉，自服越鞠保和丸后效果不显，今晨故来就诊。患者诉以往血压偏低，近十年来反而正常，现有时收缩压升高达 160 ～ 170mmHg。西医检查血糖稍高，血液黏稠度高，有轻度脂肪肝。有阵发性汗出已 20 年不愈。每早晨醒来即全身出汗。常手足与小腿肌肉抽筋，头晕，眼干，耳聋，手麻，咽干而痒，怕热不怕冷，头喜凉爽，入睡难，多乱梦，喜太息。常觉胃中嘈杂，嗳气始舒。右胁下胀满不舒。诊其脉虚弦。舌红中裂而少苔。

予王氏息风潜阳法加味。

生牡蛎 30 克（先煎），生地黄、女贞子、菊花、阿胶（烊化）、玄参、白芍、旱莲草、柏子仁、麦冬、制首乌、木瓜、炒枣仁、枸杞子各 10 克，炙甘草 6 克。7 剂，每日 1 剂，水煎服。

二诊：3 月 13 日。

少腹气冲及剑突下堵满、嗳气、嘈杂大减，晨起未再出汗，目干、头晕、手麻减而未除。耳聋依然，但诉如按揉耳屏则觉暂时不聋。诉近两日晨起口苦明显。

上方加磁石 15 克（先煎），五味子 10 克，黄芩 6 克，熟地黄 15 克。7 剂。

三诊：3 月 20 日。

上方服后诸症续减，口苦已除，耳聋见轻，有时不用揉按亦可听到声音了。

原方 7 剂。

四诊：3 月 27 日。

除耳聋未完全治愈外，余症大部消失。

再嘱其原方续服 20 剂。后未再诊。

按：本病既有阴虚而风阳上扰，又有血虚而肌肤筋脉失养。前者则现头晕而喜凉爽、眼干、耳聋、咽干痒；后者则现手麻，手、足与小腿抽筋。寻其起病之因，与20年前绝经后阴血渐亏，肝气渐旺，且气郁久化热，更伤阴血有关。所以右胁下胀满不舒，阵发性汗出已20年不愈。因阴亏血虚而风阳渐亢，血压由平素偏低却逐渐高于正常。其中最耐人寻味的是气从少腹部位冲于胃脘而致剑突下堵满及嗳气、嘈杂一症。此即叶天士常说的"肝风扰胃"之证。《临证指南医案·肝风》沈案曰，"年岁壮盛，脘有气瘕，嗳噫震动，气降乃平……今入夜将寐，少腹气冲至心，竟夕但寤不寐……总是肝风之害"；王案曰，"惊恐恼怒动肝，内风阳气沸腾，脘痹、咽阻、筋惕、肌麻，皆风木过动，致阳明日衰。先以镇阳息风法"，方以"阿胶、细生地、生牡蛎、川斛、小麦、茯神"治疗。叶氏常云，"肝风内扰，阳明最当其冲犯"，并且认为对此类风阳袭扰阳明之证，当以甘酸静摄之法。本案病情与叶氏所论完全一致，病已属于肝风，所以患者再用治疗肝气病的越鞠保和丸当然无效。此类疾病临床十分常见，用疏肝理气、舒肝解郁、消食化痰、清热通降诸法均无效果。可见，深入研究中医基础理论，不拘一法，辨证论治，才是提高中医学术水平的正确途径。

（四）心得发挥

谈大定风珠证主症。

在成方中，治疗肝风病的最佳方剂是哪一首？是大定风珠。本方载于吴鞠通《温病条辨·下焦篇》，由生白芍、阿胶、生龟甲、干地黄、麻仁、五味子、生牡蛎、麦冬、生鳖甲、炙甘草、鸡子黄组成。治疗"热邪久羁，吸烁真阴，或因误表，或因妄攻，神倦瘛疭，脉气虚弱，舌绛苔少，时时欲脱者"。秦伯未先生在《谦斋医学讲稿·论肝病》一文中特别推崇此方，指出"在肝病中遇到肝肾阴血极虚，内风煽动不息，如眩晕不能张目，耳鸣，筋惕肉瞤，心慌泛漾，亦常用此加减。凡风阳上扰，肝阴多虚，且有水不涵木现象，故常用白芍、生地黄治本，结合熄风潜阳"。笔者在临床中喜用此方，对于"是纯粹一种虚象"的肝风病效果良好。并且认为，要彻底明白并掌握大定风珠证的主症，应首先从对《伤寒论》炙甘草汤证及《温病条辨》诸复脉汤证的理解开始。

炙甘草汤一名"复脉汤"，在《伤寒论》中治疗"伤寒，脉结代，心动悸"，由炙甘草、生姜、人参、桂枝、生地黄、阿胶、麦冬、麻仁、大枣组成。用清酒加水煎煮，取汁，入阿胶烊化后服。"脉结代"显然即为脉律不齐，但最重要的字眼却是"心动悸"。换言之，如果仅仅脉结代却无心动悸，是不能应用炙甘草汤的。那么"心动悸"意味着什么呢？在《伤寒论》中谈到"心悸""心下悸"的地方很多，那么"心动悸"具有什么特点呢？这就应当从与其他心悸不同的"动"字理解。对于心悸而"动"，《灵枢·经脉》曰："心主手厥阴心包络之脉，起于胸中，出属心包络……是动则病……心中憺憺大动。"因此要理解"动"的真正含义，还要从"憺憺"开始。"憺"字有三解。《说文》曰"憺，安也"，即安静的意思；《集韵》曰"憺，动也"，与澹通，动荡不宁之意；此外，在《灵枢·四时气》中又有"心中憺憺，恐人将捕之"，则此"憺"字又有恐惧之意。那么这里的"心中憺憺大动"的"憺"字应作何解为最佳呢？笔者认为，三者共同具备为最佳。因此，"心中憺憺大动"是指病人在安静状态下，即觉心中动荡不宁，并且有恐惧感。这显然是心之气血阴阳大虚的表现。安静时尚且如此，那么活动后就更加严重了，所以，回过头来再体味《伤寒论》的"心动悸"，就有心因动而悸甚之意。笔者在临床中运用炙甘草汤的主症就是：虽然病人在安静时即觉心悸，但活动后心悸更甚，这种心悸除具有一般所谓的心慌感觉外，并觉动荡不宁，恐惧不安。而且，由于"心主手厥阴心包络之脉，起于胸中，出属心包络"，则这种"心动悸"的部位应当在左胸部当心前区处，从而体现出与"心下悸"，即剑突下胃脘部悸动不安的病机有根本的不同。前者属心的气血阴阳严重虚衰，后者则多属水停心下即中焦的水气病。虚实之别如此明朗，其临床意义之重要不言而喻。

仲景《伤寒论》将炙甘草汤列为"辨太阳病脉证并治"的最后一首方剂，与太阳病第一首方剂桂枝汤前后遥相对应，意义重大。体现仲景治疗一切疾病，不论内伤、外感均重视"保胃气，存津液"的宗旨。二方均能从中焦化生气血阴阳，为后世补益方剂的祖方。

在历代医家中，对炙甘草汤最为重视，且运用最为纯熟者，首推清代医家叶天士。从《临证指南医案》中可知，叶氏将本方广泛地应用于外感温热病、内伤虚劳与中风病、妇女经产诸病。其中最主要特点是更加重视本方滋补肝肾阴血的功能。为此，他常去姜、桂之辛热，或加白芍敛阴养肝，或加鸡子黄补心血安神，或加牡蛎敛汗固脱，或加鳖甲滋阴潜阳息风，或加乌梅、五味子化阴生津，将原来的通阳复脉法变为滋阴生液之甘润咸寒法，用于各种阴虚液涸之证，见舌绛裂纹、舌红若赭，口渴饮冷，虚风动厥诸症者，效果极佳。如在"卷一·肝风"金女案中，曰"温邪深入营络，热止，膝骨痛甚。盖血液伤极、内风欲沸，所谓剧则瘛疭，痉厥至矣。总是消导苦寒，冀其热止，独不虑胃汁竭、肝风动乎？拟柔药缓络热熄风"，方拟"复脉汤去参、姜、麻仁，生鳖甲汤煎药"。又如在"卷五·温热"黄案中，曰"体虚，温邪内伏，头汗淋漓，心腹窒塞，上热下冷，舌白烦渴。春阳升举为病，犹是冬令少藏所致。色脉参视，极当谨慎"，方以"阿胶、生地、麦冬、生牡蛎、生白芍、茯苓"。又如"卷五·燥"张案中，曰"脉数虚，舌红、口渴，上颚干涸，腹热不饥，此津液被劫，阴不上承，心下温温液液，用炙甘草汤"，方拟"炙甘草、阿胶、生地、麦冬、人参、麻仁"。

叶天士学术经验对其后医家影响很大，至清朝中晚期，吴鞠通的《温病条辨》一书，即是总汇叶氏治疗温病理论与实践，再加本人临床经验编写而成。对于此书，在这里最应当提出的，就是继承叶氏应用炙甘草汤治疗温热病的经验，化裁而创立的诸复脉汤及大定风珠。在《温病条辨·下焦篇》，首列"加减复脉汤"，由炙甘草、干地黄、生白芍、麦冬、阿胶、麻仁组成，治温邪由中焦传入下焦，伤及肝肾之阴，而致"脉虚大，手足心热甚于手足背者"，另外，亦治"心中震震、舌强神昏""耳聋"，虽经汗下而"六七日以外，脉尚躁盛"，或"误用升散，脉结代、甚则脉两至者"，或"汗下后，口燥咽干，神倦欲眠，舌赤苔老"者。以上诸症现，但病人却"大便溏"，则去麻仁加牡蛎，而成一甲复脉汤；"脉沉数，舌干齿黑，手指但觉蠕动，急防痉厥"，则于加减复脉汤中加生牡蛎、生鳖甲，而成二甲复脉汤；"热深厥甚，脉细促，心中憺憺大动，甚则心中痛者"，上方更加生龟甲，而成三甲复脉汤；病情进一步发展，所谓"热邪久羁，吸烁真阴，或因误表，或因妄攻，神倦瘛疭，脉气虚弱，舌绛苔少，时时欲脱者"，则于上方更加鸡子黄、五味子，而成大定风珠。并且在方后专门注明，"喘加人参，自汗者加龙骨、人参、小麦，悸者加茯神、人参、小麦"，从而提示了有时加人参的必要性。为了强调人参的作用，这里还要附带说明一方，即"热入血室，邪去八九，右脉虚数，暮微寒热者，加减复脉汤，仍用参主之"，即前加减复脉汤内更加人参。吴氏对此自注曰："脉右虚数，是邪不独在血分，故仍用参以补气。"可见，一旦邪少虚多，不仅阴液大伤而且元气亦虚者，还是加参为宜。在临床运用大定风珠的时候，加参的机会是很多的。

学习运用大定风珠，就要熟悉吴氏论述的从加减复脉汤证至大定风珠证全过程的脉症发展变化。可以这样认为，此前诸复脉汤证所列的各种症状，至大定风珠证应为集其大成者。即此前各种症状，在大定风珠证中均可具有。只有这样认识，才能充分体现大定风珠的实用价值，并最大限度地扩展其适用范围。若论主症，笔者认为，还是应当联系大定风珠的祖方，即仲景的炙甘草汤，从"脉结代、心动悸"，着重体会脉象与心悸的特点。

从脉象看，共有"脉虚大""脉尚躁盛""脉结代，甚则脉两至""脉沉数""脉细促"，直至大定风珠证的"脉气虚弱"以及加减复脉汤仍用参方的"右脉虚数"。从心悸看，共有"心中震震""心中憺憺大动"，最后，大定风珠证还有加茯神、人参、小麦所治之"悸者"。对脉与悸的综合研究至此，可以明显体会到，大定风珠证的脉象，可大可小，可快可慢，可浮可沉，可粗可细，律可整可不整，但必须"脉气虚弱"，即重按应当是无力的；而心悸则为必备的感觉，并仍然突出一个"动"字，即"心中震震""心中憺憺大动"。此与前述炙甘草汤证"心动悸"的症状表现一致。

以上，是大定风珠证所具有的与炙甘草汤证相同的主症，但没有包括与其不同的主症，那就是"口燥咽干"。此症远在加减复脉汤证中即已列出。以后在二甲复脉汤证列出的"舌干齿黑"，是它的进一步发展。直到在大定风珠证病机"热邪久羁，吸烁真阴"的表述，均有包含此症在内之意。

研究至此，即可确定大定风珠证的主症应为：脉虚弱尤以尺脉无力；口燥咽干；安静时觉心前区悸动明显，活动后更加严重，并觉动荡不宁，恐惧不安。

在以上主症具备的前提下，当然可以出现许多或然症，如"手足心热甚于手足背""舌强神昏""耳聋""神倦欲眠""手指但觉蠕动""厥甚""心中痛""神倦瘛疭""时时欲脱"等。而且，特别应当指出的是，这里列出的"手指但觉蠕动""神倦瘛疭"二症，足以体现肝风内动，从而为后世医家运用此方治疗肝风病提供了重要线索和理论依据。王旭高息风潜阳滋肝方仅 7 味药，就有牡蛎、生地黄、白芍、阿胶 4 味为大定风珠主药，从中亦可看出端倪。

病案举例：

肖某，女，40 岁。石家庄市某医院医生。2006 年 7 月 20 日初诊。

患者 7 月 1 日因感冒发热达 39.7℃，服用某西药后发生过敏，全身出皮疹，体温达 40.2℃。在其本院输液，经用激素及抗生素治疗后，大量出汗，体温得降，但饮水即吐。查血清钾、钠及氯化物降低，血糖升高，皮疹反而更增，伴心悸怔忡，夜卧恐惧而不眠，头晕目眩。本院中医予清热解毒药，皮疹已消失，但心悸诸症未减，且并发耳鸣、耳聋，尤以右耳更觉发堵，诉两耳如刮风一样嗡嗡作响，本院医生再予清热解毒法无效，已经达 10 天。口干舌燥，夜间及晨起尤甚。患者诉平时脉搏每分钟 50～60 次，但发病后则每分钟达 120 次，左胸心前区搏动明显，自感跳动时恐惧不安，心中难受，倦怠乏力。现诊其脉疾数而尺弱，每分钟达 110 次。舌质紫晦而少苔。

方拟大定风珠加减。

炙甘草 10 克，阿胶 10 克（烊化），生地黄 15 克，麦冬 15 克，炒枣仁 15 克，党参 10 克，白芍 10 克，生牡蛎 30 克（先煎），生龟甲 15 克（先煎），生鳖甲 15 克（先煎），五味子 6 克。

2 剂，每日 1 剂，水煎服。

二诊：7 月 22 日。

患者自觉心悸稍缓，仍头晕目眩，耳鸣甚，用手按摩耳部自觉耳堵可减。手足酸胀。脉搏每分钟 100 次，脉仍疾数，尺脉无力。舌质晦暗已减，已有红润之色。

上方加党参 10 克，丹参 10 克，桃仁 10 克。2 剂。

三诊：7 月 24 日。

心悸与头晕目眩已减大半，睡眠已正常，入睡已易，并可一直睡至天明。左耳已不觉堵，耳聋减轻，仍耳鸣，有时有耳内疼痛感。脉疾已减，现脉搏每分钟 90 次。舌色已转红润。仍有咽干。诉平时饿则心中空虚难忍，必欲速食，已 2～3 年。近半年来月经量明显减少，经行仅 1 天即净。最近 7～8 天以来，每天夜间 3～4 点必大便一次，质稀，但可便净。白天下午 3～4 点也要大便一次，仍稀。

上方加生黄芪 30 克，当归 10 克，补骨脂 10 克。3 剂。

四诊：7 月 27 日。

心悸、头晕已愈。两耳均已不聋，耳鸣亦消失，但右耳仍有少许堵胀感，如用手按住耳孔，再放开，则觉堵感减轻。现脉搏每分钟 85 次，脉转弦数尺弱。舌红苔润而少。

上方加天冬 15 克，生黄芪 20 克。7 剂。

五诊：8 月 7 日。

上方共服 11 剂。诉耳聋、耳鸣、耳堵均除，自觉已无不适。脉搏每分钟 75 次，脉弦细稍数，尺仍弱。舌红已有薄白苔且润泽。应本月 12 日来月经，希望再治月经减少。

上方加制首乌 20 克。7 剂。

六诊：8 月 14 日。

今晨来月经，经量较前稍多，继予原方服 20 剂。

后于 2007 年 3 月 12 日来治咳嗽，诉上方服后经已正常，经行 3～4 天，量已正常。除有时偶有头晕外，余症未再复发。

按： 本病原为一般感冒发热，因用西药过敏，后又大发汗，再加素体气血虚弱，以致肝肾阴血大伤，出现心动悸、头晕目眩、耳聋耳鸣诸症，与《温病条辨·下焦篇》大定风珠证完全一致。经用大定风珠去鸡子黄、麻仁加炒枣仁、党参治疗，首诊即见功效，证明方证相符，继用原方加补气、养血、活血、补肾诸品，终获全效。可见大定风珠治疗此类病证，只要抓住主症，并予适当化裁，必能取得良好效果。

四、培土宁风

（一）原文

一法曰：培土宁风。肝风上逆，中虚纳少，宜滋阳明，泄厥阴，如人参、甘草、麦冬、白芍、甘菊、玉竹。即培土宁风法，亦即缓肝法也。

（二）讲解

此治肝第十一法。此法曰"缓肝法"，而治肝第四法亦曰"缓肝"，两者有何不同？盖治肝第四法列入肝气病中，是"肝气甚"，此法列入肝风病中，是"肝风上逆"。第四法是"中气虚"，在中医理论中，言"中气"者，皆指"脾气"，故"中气虚"即为"脾气虚"；此法言"中虚纳少"，未言"中气虚纳少"，则此"中虚"既可为脾虚，亦可为胃虚。那么，到底是脾虚还是胃虚呢？下面"滋阳明"三字给出了答案，证明指的是阳明胃虚。另从"滋"字体会，以及从用药分析，虽然用了人参、甘草之补气，更用了麦冬、玉竹、白芍之滋阴，显然不仅指胃气虚，更主要指胃阴虚。

正因为在病因、病位、病机方面有所不同，体现的症状也不相同。第四法"肝气甚而中气虚"，其肝气甚主要表现为拘急、紧张、焦虑状态，虽亦有一定程度的闷胀不舒，但最主要的则是一种不得舒展的压抑状态，也就不能正常地行使肝气的疏泄功能，从而导致脾气亦虚，可能出现纳呆、厌食等症；另一方面，正由于脾气亦虚，从中焦化生营血之力不足，进而导致肝血虚，更加重了"肝气甚"的状态。"肝苦急，急食甘以缓之"，因此，主要用甘温益气的甘麦大枣汤健脾，并佐以白芍养肝阴，橘饼疏肝气。这里所说的"肝气甚而中气虚"，乃肝气甚与中气虚互为因果，"而"字乃"而且""并且"之意。本法"肝风上逆，中虚纳少"，则明确指出乃因"肝风上逆"而导致"中虚纳少"，"肝风上逆"为主、为本，"中虚纳少"为从、为标。此"肝风上逆"，首先应具备"肝风"病头目昏眩的基本特点。由于其上逆而犯胃，胃气亦因而上逆，常见心中嘈杂、泛漾呕恶；胃气难以和降，且肝风内含阳热之气，耗伤胃阴，常虽知饥而不欲食，或虽能食亦食量很少，故曰"纳少"。此与肝气不能舒展以致脾气不运的不知饥而纳呆厌食者有明显不同。

不论"肝气甚而中气虚"，还是"肝风上逆，中虚纳少"，毕竟关乎肝与脾或肝与胃两方面，因而都要两者兼治。

这里主要谈"滋阳明，泄厥阴"的"培土宁风法"。肝风袭胃，目前以"纳少"为主症，当然以"滋阳明""培土"为急务，此症体现了胃气虚、胃阴更虚，故以甘温之人参、甘草益气，亦有"甘守津还"之意，但更重要的则是以麦冬、玉竹甘凉濡润之品清养胃阴，另有白芍伍以甘草，不仅养肝阴，亦养胃阴。所谓"泄厥阴""宁风"乃治本之法。水亏则木动、木动则风摇，"泄"有清泄之意，泄其过亢，泄其上腾，滋水涵木，自然能泄其厥阴之过亢、上腾，从而达到宁风的目的。因此，养肝阴、息肝风更为主要治则。其中白芍伍以甘草，酸甘化阴，而且麦冬、玉竹滋养胃阴亦可有助于肝阴之恢复；另用菊花清头明目，亦即平息肝风。

《内经》云，"肝苦急，急食甘以缓之"，凡用甘味药治疗肝病，均可视作"缓肝"之法，但第四法重在甘温益气，此法重在甘凉益阴，其中既有肝气、肝风之别，亦有脾气、胃阴之异，学者当精思细辨之。

（三）医案印证

1. 叶天士医案

叶天士

（1）痈疡脓溃以来，卧床气机未畅，肥甘过进，胃壅生热，致口中味甜，纳少不饥。只因津液溃散之余，原非痰凝之比。辛燥渗泄，都是动药，洞然忽空，求助于食，阳动为消也。自述火升由下上巅，病来迅如风雷，与仲景厥阴心热如饥恰合。可见厥阳震，内风生，肝失和，胃受扰。咽干舌枯，亦是厥阴消渴。此肝为主病之脏，胃为受病之腑。古人谓九窍不和，都从胃治。夫清养胃阴，必先制肝阳之扰，故取甘酸化阴之法。

人参　炙甘草　炒麦冬　佩兰叶　木瓜　生白芍　乌梅肉

（选自《眉寿堂方案选存》）

按：仔细梳理案语，可知患者痈疡溃脓以后，本已气阴两伤，但因过食肥甘，以致口中味甜，纳少不饥。医者见此，以为脾湿所致，治以"辛燥渗泄"药物，以致肝、胃阴液大伤。患者除有咽干舌枯症象之外，并觉有火热之气从下腹部直冲于颠顶，由于事发突然而激烈，故曰"病来迅如风雷"，同时并觉心下胃脘部有空虚感，欲迅速进食。联系案语中"与仲景厥阴心热如饥恰合"，可知此时乃心中嘈杂似饥，其实并不能进食。以其火热之气上冲，当亦有心中灼热之感，两症并见，故曰"心热如饥"。此为患者最为痛苦症状，急当解决。

对此证的病机解释为"厥阳震，内风生，肝失和，胃受扰"，是十分恰当而准确的。胃阴伤，肝阴亦伤，则厥阳震动，直冲于上而成肝风。肝风既可冲于颠，亦可冲于胃，故曰"肝为主病之脏，胃为受病之腑"。治胃，当清养胃阴，治以甘凉濡润；然培土必先制木，"必先制肝阳之扰"，故亦用甘药缓肝之急，并加酸药制肝之用。两相配合，即为"甘酸化阴"之法。

方中以人参、炙甘草、麦冬甘凉滋养、清养胃阴并兼益气；木瓜、白芍、乌梅酸凉滋养肝阴而制肝之用，与前药配合，酸甘化阴，缓肝之急，则肝风止，胃气和，诸症自愈。本病主症其实是嘈杂似饥而不欲食，叶氏治疗此类纳少之症，常用木瓜。由于"口中味甜"，毕竟因过食肥甘而胃壅生热，故佐以佩兰叶芳香除陈以消胃壅，与木瓜、乌梅、白芍相合，恰能刚柔相济而无伤阴之弊。

本案取用人参、炙甘草、炒麦冬、生白芍，从中可见王旭高培土宁风缓肝之法的理论源头，故录此以供参考。

（2）心悸如饥，头晕肢麻，此乃内起肝风。汗多淋漓，气弱阳泄。近日肌浮腹大，木传土也。仿丹溪养金制木，使脾少贼邪之害。

阿胶　天冬　生白芍　细生地　麦冬　明天麻　菊花炭

（选自《叶氏医案存真》）

按：本案白芍、麦冬、菊花为王氏培土宁风缓肝法中主要药物，而头晕肢麻为肝风典型症状，心悸如饥则为肝风上逆所致，此与王氏治肝第十一法证候基本一致。本案最耐人寻味处在于，曰"气弱阳泄"而"汗多淋漓"，却不益气扶阳；曰"木传土"而"肌浮腹大"，却未予理气、健脾、利湿。此以前者乃阴损及阳，后者乃血虚木旺而克土也。所谓"仿丹溪养金制木"，无非是以阿胶、白芍、生地黄、麦冬滋养肺阴而已。其实乃肺、肾、肝、胃诸阴皆补也。本案以其头晕肢麻，故用天麻与菊花炭。由此亦可旁证王氏培土宁风法所治当有头晕之症。

2. 王旭高医案

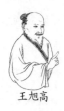

王旭高

（1）薛　营虚肝郁，颈结痰核，溃者未敛，坚者不消，脉数食少，有时呕恶，此脾胃气虚也。慎勿漫进苦寒消痰之药，当以益气养营为主，冀其呕止热减为妙。欲图速效，断断不能！

党参三钱　半夏曲一钱　陈皮八分　川贝母一钱半　归身一钱半（酒炒）　白芍一钱半　炙草三分　麦冬一钱半　茯苓二钱　玉竹三钱（炒）　青蒿一钱半　竹茹五分（水炒）　十大功劳叶三钱（蜜炙）

按： 本病属颈部瘰疬结核之类，有的已经破溃，但未收敛，他处则仍然坚硬不消。此时脉数、食少、呕恶，后又言"冀其呕止热减"，可见还应有低热、潮热之症。

颈部两侧，乃肝胆经脉循行所过之处，此处痰结成核，多属"营虚肝郁"，津液运行受阻所致。且营虚肝郁，必生肝热，耗伤气血，克伐脾胃。溃后则脾胃气血更伤，以致潮热、脉数、食少、呕恶。此时即使有痰邪在，再予苦寒消痰之药，必然更伤脾胃，气血无从恢复，溃疡亦永无愈期。王氏乃外科高手，此时从培补脾胃气血津液着手，佐以清化虚热、解郁化痰之品，标本兼治，可收良效。

方以归芍六君去白术加竹茹，重在补脾家气血，兼以化痰；以培土宁风缓肝之方去甘菊加青蒿，重在滋胃家气阴，兼以清泄肝热。两方均主以甘缓，然有甘以温养与甘以清养之别，对疮疡溃后，气血津液均伤者，两方合用，尤为适宜。另则以川贝解郁化痰散结，十大功劳叶清虚热化痰，两药合用，恰能治结核性瘰疬及其引起之潮热。

由本案可知，王氏培土宁风缓肝之方可以随症加减，亦可以同他方联合应用，全在对病机审查之准确。

（2）苏　肝阴久亏，风阳上扰不熄，头顶目珠皆痛，痛则心嘈难过，漾漾欲呕，多烦少寐，大便燥结。高年当春分节阳升勃勃之际，自宜育阴熄风，镇逆宁神。

生地　茯神　阿胶　沙参　鲜首乌　沙苑子　麻仁　枣仁　甘菊　麦冬　石决明　炙甘草

按： 王氏应用培土宁风缓肝方时，常以沙参取代人参，本案即以沙参、麦冬、甘菊、甘草培土宁风为主，既"泄厥阴"，治其头顶目珠皆痛，亦"滋阳明"，治其"痛则心嘈难过，漾漾欲呕"。然而本病乃"肝阴久亏，风阳上扰不熄"，仅此4味尚不能滋阴以息风、重镇以和阳，故又伍以息风潜阳滋肝之生地黄、阿胶以及息风和阳凉肝之石决明，实际是治疗肝风的九、十、十一法合用，而以十一法为主。由于其多烦少寐，故佐以枣仁、茯神；大便燥结，故佐以鲜首乌、麻仁，亦均属标本兼治之法。三法均用菊花，可见菊花乃治疗各种肝风见头目症状时的必用之品。

程门雪

3. 程门雪医案

叶某，男，成年。

初诊：1935年6月20日。

肝火扰犯肺络，络损血溢。苔薄，脉弦带数。咳嗽痰红，红虽暂止，咳嗽痰多未清，仍防复吐，不可忽也。

姑与清肝肃肺、去瘀宁络法。

水炙桑叶皮各三钱，粉丹皮一钱半，黛蛤散四钱（包煎），甜杏仁三钱，象贝母三钱，瓜蒌皮三钱，广郁金一钱半，茜草炭一钱半，十灰丸三钱（包煎），鲜竹茹三钱，清炙枇杷叶三钱（去毛包煎）。

二诊：

咳嗽痰红，再次举发。气上则咳，咳后红至，膺肋引痛，脉弦数。

此肺金清肃不行，络损血溢也。肝火未平，痰瘀未清，难期速效。再以肃肺宁络之法进治，须安静怡养为佳。

水炙桑叶皮各三钱，甜杏仁三钱，川象贝各二钱，炙苏子二钱，抱茯神三钱，黛蛤散四钱（包煎），粉丹皮一钱半，茜草炭一钱半，侧柏炭一钱半，鲜竹茹一钱半，冬瓜子三钱，广郁金一钱半，清炙枇杷叶三钱（去毛包煎）。

三诊：

咳血已止，肋痛亦除，近有心悸虚汗。

再以培土生金、养肺化痰、柔肝宁络而敛虚液之法，复方继进，以资调复。

淮山药三钱，湘莲肉三钱，白扁豆三钱，南沙参三钱，茯苓神各三钱，炙远志八分，炒白芍一钱半，炙甘草五分，淮小麦四钱，蜜水炒陈广皮一钱，肥玉竹二钱，清炙枇杷叶三钱（去毛包煎），糯稻根须一两（煎汤代水）。

原按：症由肝火犯肺，肺气失于肃降，上逆而咳，咳震损络；肝火亦伤阳络，而致咳血。肝火是其主因，脉弦不平，可见主因未去；咳嗽或气逆不止，则络道不宁，络不宁则血亦不止。膺肋为肺肝之分野，若肝火窜络，络道有瘀，痰热阻肺，肺气失肃，均可引膺作痛。凡膺痛未止，再见脉弦不平，或痰有腥味，或头痛面赤，或烦躁失眠等症，咳血虽暂止，常易复发。同时也须劳逸适度，不犯情志，以免触动已损而尚未恢复的络道，故程老于此例一再叮咛之。

程老治吐血，颇重视缪仲淳三法："降气（即肃肺）不宜降火，补肝不宜伐肝，行血（即祛瘀）不宜止血。"此例用桑皮、苏子、杏仁、枇杷叶等以降气；仅用青黛、丹皮清肝，避免大苦大寒之品，不犯"伐肝"之戒；亦不过早用白及、阿胶等止血药，以免留瘀，均是缪氏之法。如本例用黛蛤散清肝化痰热，治肝火犯肺；蒌、贝合用则清肺化痰解郁；十灰丸凉血止血，而能祛瘀（亦即十灰散，其中大黄炭、茜草、茅根、丹皮等有祛瘀作用），是程老常用的方药。

三诊乃善后调复之方：白芍、甘草，缪氏称为"制肝之专药"，亦即"补肝"法。茯神、淮小麦、湘莲养心安神（缪氏治吐血也用安神法），具有宁络之意。培土不用党参、白术，而用山药、扁豆以养其脾阴，避免甘燥动血，考虑周密可取。

按：本案为咳血病，从其脉弦带数、气上则咳、膺肋引痛，断其乃"肝火扰犯肺络，络损血溢"。"气有余便是火"，肝火本由肝气化火而致。所谓"气上则咳"，亦足以证明肝气之上逆，因此，初诊、二诊实际是采用王旭高抑肝之法。初诊用桑皮、杏仁，二诊更加苏子，皆具此意。在此基础上，再伍以牡丹皮、黛蛤散、竹茹清泻肝火，川象贝、瓜蒌皮、冬瓜子、枇杷叶等清肺化痰、佐金制木。三诊咳血止，肋痛除，证明肝火已平息，但心悸虚汗，则为脾胃气阴两伤，肝风震动之象。在此引用程老此案，其意主要在于探讨第三诊。

三诊所用沙参、白芍、玉竹、甘草，乃王旭高培土宁风缓肝之法，以沙参取代人参，性味甘凉，治在胃，显然是滋养胃阴；用山药、莲肉、扁豆、糯稻根须，性味甘平，治在脾，显然是滋养脾阴。盖肝火既然上冲犯肺，亦必然横窜克犯脾胃，尤以伤阴为甚，故咳血虽止，为恢复气血生化之源计，就必然要滋培脾与胃的阴液，这是程老考虑问题的周到全面处。叶天士不仅常谓"培土必当远木"，亦常谓"制木必先培土"，只有恢复脾胃的气阴，气血生化有源，肝阴肝血亦得以充盛，肝气自不亢盛，肝火亦不再产生，此乃治本之策。

4. 笔者医案

刘保和

赵某，男，21 岁。石家庄市第二印染厂工人。1991 年 1 月 4 日初诊。

患者因急性阑尾炎于去年 8 月 6 日住石家庄市某医院，并于 8 月 9 日手术。术后于 8 月 13 日突发急性肾衰竭。透析 13 次后，从去年 9 月底至今一直多尿，现每日尿量 4000mL，但尿色却深。去年 12 月 22 日查尿蛋白定量 1.4g/24h。今年 1 月 3 日再查尿蛋白（＋）。虽口干亦不敢饮水。心烦，恶热，怕室温高。有时心下悸，两手皮肤黄白、颤抖。纳少，一天进食不超过 4 两，喜食酸物。白天醒时尚能正常排尿，夜间睡觉则常因尿多而憋醒，以致睡不好觉。大便日两次，稍稀。脉沉弦数有力。舌红，苔薄白腻。

予滋补脾阴法。

龙眼肉、生山药、莲子肉、黄精、薏苡仁、扁豆各 10 克。3 剂，每日 1 剂，水煎服。

二诊：1 月 7 日。

尿色已转淡，仍口干、多尿、欲饮水。心悸感基本消失。大便正常，日一次。仍然纳少。脉仍弦数有力。

上方加熟地黄 10 克。3 剂。

三诊：1 月 10 日。

心悸消失。日尿仍 3000mL 以上，夜卧睡眠时尿尤频，故多次醒而排尿。纳少，口干，欲饮，手颤，心烦。舌红少苔。脉右关弦硬而尺弱。

以六味地黄丸、四物汤合王氏培土宁风缓肝法加减。

熟地黄、山萸肉、生山药、当归、白芍、制何首乌、沙参、麦冬、玉竹、莲子肉、龙眼肉、陈皮各 10 克，炙甘草 6 克。7 剂。

四诊：1 月 17 日。

尿量每日 1700～1900mL，纳仍少，咽干减，夜尿 2 次，右手仍抖。脉右关仍弦硬。舌边尖红，少苔。

予王氏培土宁风缓肝法原方。

党参 10 克，麦冬 10 克，白芍 10 克，玉竹 10 克，菊花 10 克，炙甘草 6 克。7 剂。

五诊：1 月 24 日。

尿量正常。尿蛋白定量 0.3g/24h，夜尿仅 1 次。咽干与手抖均除。纳已增，一天可进食 6 两。脉右关弦硬感已减。

再予原方 15 剂。

六诊：2 月 8 日。

尿量仍正常，一天进食可达 8 两。脉右关弦，尺弱。

再予原方 15 剂。后继服六味地黄丸，早晚各服 1 丸。

七诊：4 月 15 日。

西医检查一切正常，认为疾病已愈。停药。

按：本病乃外科手术后继发的急性肾衰，经透析治疗后，虽已度过少尿期，但自接诊时已历 3 月余多尿不愈。初诊因其脉沉弦有力而数，大便日两次，认为乃脾阴虚，水液转输失常，而采取滋脾阴法。大便虽转正常，但尿量仍多，诊其脉右关弦硬而尺弱，故以六味地黄丸、四物汤合王氏培土宁风缓肝方法加减，仅服 7 剂，四诊即尿量减为每日 1700～1900mL。但脉右关仍弦硬，且右手仍抖，故单纯以王氏培土宁风缓肝法，服后纳增，咽干与手抖均除，且脉右关弦硬感亦减。继予原方，后再继服六味地黄丸而愈。可见，水液的正常转输不仅与脾有关，与肝、肾、胃亦有关。本案以其右关弦硬而纳少、手抖，更证明与肝、胃有关，故终以王氏培土宁风缓肝法而收全效。

（四）心得发挥

谈脾阴虚与胃阴虚主症。

王氏培土宁风缓肝之法，谈及"中虚"，乃指胃阴虚，因此才主要应用麦冬、玉竹甘凉濡润之品。近来不论教科书还是杂志论文，常有论及脾阴虚及胃阴虚者，两者却又分不太清，以致在教科书上干脆混言而称"脾胃阴虚"。其实脾阴虚与胃阴虚大有区分的必要，而且也是容易分清的。从上述笔者医案可知，凡脾阴虚与胃阴虚，均应具有阴虚的共同症状，即口干欲饮而心烦，其不同之处则在于：脾阴虚则升清无力，见便次多而偏稀；胃阴虚则降浊无力，见嘈杂似饥却纳少而大便正常或偏干。从脉象看，脾阴虚多偏气亦虚，脉多虚软无力；胃阴虚则阴虚尤甚，并偏热象，脉多弦数有力，如被肝邪所乘，更可见弦硬有力。其有力乃阴液不足，筋脉失于濡养而拘急紧张之象，绝不可认为实证。上案首诊以其尿多而大便日两次质稀，认为是脾阴虚，予龙眼肉、山药等滋脾阴，大便虽转正常，但口干欲饮而尿多、脉弦数有力之象仍在；继予六味地黄丸、四物汤合王氏培土宁风缓肝方药加减，尿量渐转正常，而纳仍少，脉右关仍弦硬，咽干减而未除，最终单纯以王氏培土宁风缓肝法而获效。可见，从脉症两方面，即可分清脾阴虚与胃阴虚。

五、养肝

（一）原文

一法曰：养肝。如肝风走于四肢，经络牵掣或麻者，宜养血熄风，生地、归身、杞子、牛膝、天麻、制首乌、三角胡麻。即养肝也。

（二）讲解

此治肝第十二法。此法乃与息风潜阳法对待而言。肝风病乃由肝肾阴血亏损而引起。主要因肝肾阴虚而引起者，则风阳上扰清空，上冒颠顶，以头目昏眩为主症，当以息风潜阳之滋肝法；主要因肝血虚而引起者，则筋脉、肌肉、皮肤失于濡养，虚风旁走于四肢、肌肤，表现为筋脉拘挛、震颤、抽掣以及皮肉顽麻、瘙痒等，当以养血息风之养肝法。王氏在论及肝风病机时说："肝风一证，虽多上冒巅顶，亦能旁走四肢。上冒者，阳亢居多。旁走者，血虚为多。"这里"居多""为多"二字值得注意，说明二者阴亏与血虚只有偏多偏少之别，不可截然分开。因此，息风潜阳法虽以滋阴为主，却未尝不予养血，如阿胶、白芍即然。此法虽以养血为主，却未尝不予滋阴，如归身、制首乌主以养血，而生地黄、枸杞子则兼以养阴。此外，并佐以疏通经络之品以助营血达于全身内外上下，其中三角胡麻即茺蔚子疏通经络于上，牛膝疏通经络于下，天麻则疏通经络于上下肌表，三味合用，除能治疗"经络牵掣或麻"外，亦能兼治肝风上扰而致的头目眩晕。由此用药可知，肝风上扰与肝风旁走原本即可兼有，则头目眩晕与经络牵掣或麻当然即可兼见，此理与阴亏与血虚难以截然分开者相同。

（三）医案印证

叶天士

1. 叶天士医案

（1）钱　偏枯在左，血虚不营筋骨，内风袭络，脉左缓大。

制首乌四两（烘）　枸杞子（去蒂）二两　归身二两（用独枝者，去梢）　怀牛膝二两（蒸）明天麻二两（面煨）　三角胡麻二两（打碎，水洗十次，烘）　黄甘菊三两（水煎汁）　川石斛四两（水煎汁）小黑豆皮四两（煎汁）

用三汁膏加蜜，丸极细。早服四钱，滚水送。

按： 此《临证指南医案》的第一案。叶氏此案乃王氏养血息风之养肝方来源。案方除缺生地黄外，具有王氏方全部药物，仅另外有石斛及黑豆皮二味。肝气从左而升，血虚不能养肝，故偏枯在左，以在左之筋骨经络失于濡养也。病源于内，故云"内风袭络"。血虚于内则气浮于外，乃纯粹里虚之证，故脉左轻按浮宽重按空软，而呈缓大之象。所谓"内风袭络"，不过为描述其一系列似风之动摇现象而已，其实本"无风可熄"，"血虚不营"四字才是病证之真谛。

（2）脚气，古称南地多因湿热，医用苦辛宣通，开气渗湿。久进病未祛除，而血液反耗，心热气冲，目黄呕涎，烦躁头痛，昏厥，四肢筋纵掣痉，大便艰涩。显然肝血衰涸，内风掀起。此风乃阳气之化，非外来八风同例而治。分经辨治，病在肝脏，扰动胃络，由气分湿热延中，血中枯燥。静摄小安，焦烦必甚。盖内伤情怀，草木难解，斯为沉痼。

石决明　稽豆皮　天冬　生地　茺蔚子　阿胶

丸方：

生地　白芍　天冬　桂圆肉　丹参　杞子　阿胶　麦冬　知母　茺蔚子　稽豆皮

乌骨鸡煮烂杵丸。

（选自《叶天士医案》）

按： 脚气病是以腿足酸楚、麻木、软弱无力为主要症状的疾病，因其症状先从脚起，故称脚气。脚气病分为湿脚气与干脚气两种。前者足胫浮肿，后者则足胫不肿，却日渐消瘦，下肢麻木酸疼，饮食减少，时作呕吐，大便干结。根据症状分析，本案应为干脚气。对干脚气应以清热养血为主，而"医用苦辛宣通，开气渗湿"，显然是针对湿脚气的。由于治疗错误，不仅"久进病未祛除，而血液反耗"，病情迅速加重，出现所谓"脚气冲心"之严重证候。其中"心热气冲"，乃心中烦躁不安，心悸气短，胸脘满闷，气逆上冲之感，此阴液血液大亏，肝气肝热上冲于心胸之象。"目黄呕涎"，乃肝热化风，迫胃气上逆。"烦躁头痛，昏厥"，皆肝阳化风，冲激于上，上扰清空之象。"四肢筋纵掣痉"，乃血虚而肝风袭络，筋脉失养所致。"大便艰涩"，则更显肝血衰涸，肠道失濡而传导不利。因此，叶氏断其为"肝血衰涸，内风掀起"是十分正确的。本病主因是肝血衰涸，而内风之掀起则同时出现上冒与旁走两方面。因此，汤方以石决明、阿胶偏治其上冒，以稽豆皮、茺蔚子偏治其旁走，均以生地黄、天冬滋液养阴而固下。丸方则重在治本固下，大量应用生地黄、白芍、天冬、桂圆肉、杞子、阿胶、麦冬、稽豆皮滋养肝肾阴血，仅用丹参与茺蔚子二味疏畅经络。可见，丸方更接近于王氏养血息风之养肝方法。叶氏于案中虽云病"由气分湿热延中"，但既已"血中枯燥"，则方药丝毫不涉渗湿、燥湿之品。可见，中医治病千万不要斤斤计较于病名，而应时刻不忘辨证。本案汤方应用生地黄、茺蔚子，丸方更加枸杞子，皆与王氏养血息风方相关，故录此以供参考。

（3）肢麻肉瞤偏左，脉涩，此虚风萌动，良由肾精肝血不足使然。

何首乌　白蒺藜　浙菊炭　天麻　枸杞子　桑椹子

（选自《未刻本叶氏医案》）

按： 王氏养肝法适用于"肝风走于四肢，经络牵掣或麻者"，上案"四肢筋纵掣痉"，即属"经络牵掣"，本案"肉瞤"亦然。而本案"肢麻"则为"或麻"之类。以其诸病偏左而脉涩，则确属肝血虚而虚风萌动。案语云"良由肾精肝血不足使然"，则再一次证明肝肾同源，阴精与血液难以截然分开。且征之临床，滋阴应当养血，养血亦须滋阴，不可偏废。方中何首乌、天麻、枸杞子为王氏养血息风之养肝方主药，另加桑椹子以增养血之力，加白蒺藜、浙菊炭以增息风之功。寥寥六味，标本兼顾，故程门雪盛赞叶方"六味之中，涵咏不尽……加减变幻之美，从来所无"。

2. 王旭高医案

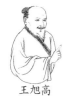

王旭高

（1）钱　类中5年，偏瘫在右。元气不足，痰流经络。近今两月谷食大增，虽为美事，亦属胃火。火能消谷，故善食而易饥也。调治方法，不外补养精血，熄风通络，和胃化痰。

制首乌　当归　大熟地　刺蒺藜　三角胡麻　桑寄生　茯苓　半夏曲　麦冬肉　新会皮

按：本病患类中风达5年之久，见身体右侧偏瘫不遂。人体右侧为气所主，故曰因"元气不足"所致。气虚则津液运行无力，每易化生痰浊，痰邪流注经络，气血运行受阻，亦是病发右瘫之因。气虚夹痰本不能多食，而近两月却谷食大增，则为痰邪郁久化热引发胃火所致。痰热胃火更伤人体肾精肝血，必然尤增肢体筋骨失养而偏瘫日甚。此时补气恐增其痰热胃火，育阴养血则能滋润经络而息内风。因此在采用陈皮、半夏、茯苓化痰的同时，兼用首乌、当归、熟地黄、麦冬补养精血以息内风，刺蒺藜、三角胡麻、桑寄生通经活络而治偏瘫。然而，综观全方，化痰清热之力明显不足，而且既云"元气不足"，则补气之品亦不可一味不用。方中如能加入竹茹、沙参等品当更为全面。本案制首乌、当归、三角胡麻为王氏养血息风方所固有，其用大熟地替代生地黄可能与病久精血损伤为甚有关，然既云"善食而易饥"，二地同用亦未尝不可。

（2）蒋　酒客中虚嘈杂，木胜风动，头旋掉眩，兼以手振，此内风挟痰为患。须戒酒节欲为要。

天麻　冬术　茯苓　杞子　沙苑子　钩钩　制首乌　当归　白芍　半夏　石决明　滁菊

按：酒客嗜酒，常耽误正常进食，不仅营养不足而致中土虚弱，而且酿湿生痰以致化热伤及阴血。中虚阴伤则令脘中嘈杂似饥。土虚不能固木与血虚不能养肝，均可致木摇而风动，于是上扰清空而头旋掉眩，旁走四肢而兼以手振。对此内风夹痰之症，除以白术、茯苓、半夏健脾化痰、固木定风以外，并以王氏养肝方中天麻、杞子、制首乌、当归，更加沙苑子、白芍，滋阴养血以息风。以其头旋掉眩为主，证明风阳上冒尤甚，故选用凉肝方中钩钩、石决明、滁菊凉肝息风以和阳，可见本方乃养肝与凉肝合用之法。

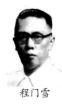

程门雪

3. 程门雪医案

（1）戴某，女，成年。

初诊：1955 年 2 月 4 日。

腰、背、挟脊俱酸痛，头眩不清，纳不香。

以调补肝肾为主。

酒炒大白芍一钱半，稽豆衣四钱，炒杭菊二钱，潼白蒺藜各三钱，抱茯神三钱，炙远志一钱，炒枣仁三钱，炒补骨脂一钱半，炒杜仲三钱，桑寄生三钱，酒炒杜狗脊二钱，酒炒巴戟肉二钱，炒川断三钱，炒香谷芽四钱，左归丸四钱（包煎）。

二诊：

腰、脊酸痛均见轻减，头眩未尽，少腹弦痛，胃纳稍增。

再以归脾出入为治。

炒潞党参一钱半，酒洗当归身二钱，炒冬术一钱半，清炙甘草八分，云茯苓三钱，炙远志一钱，炒枣仁三钱，酒炒巴戟肉一钱半，炒川断二钱，稽豆衣四钱，焦白芍二钱，苗木香各一钱，红枣四枚。

三诊：

腰、脊酸痛大减，头眩尚未清。

再以原方出入，续进以治。

大生地三钱，炒川断三钱，炒杜仲三钱，酒炒山萸肉二钱，细石斛三钱，酒炒巴戟肉二钱，枸杞子二钱，炒杭菊二钱，潼白蒺藜各三钱，酒洗当归身二钱，酒炒大白芍一钱半，稽豆衣四钱，桑寄生三钱，左归丸四钱（包煎）。

原按：本例腰痛头眩，属于虚证，所用调补之法有三：补心脾用归脾汤；补肝肾用杞菊地黄汤；补奇脉，用左归丸和地黄饮子，法简而效宏。

按：本病证属肝肾亏损无疑。腰为肾之府，背与夹脊乃脊筋之所在，脊筋属肝，腰、背、夹脊酸痛，乃酸软而痛也，此与头眩均属肾精肝血亏损，易于理解。肝虚则疏土无力，肾虚则生土无力，常见食欲不振或虽饥而不欲食，故云"纳不香"。少腹亦为肝所主，此处"弦痛"，乃拘急而痛之意，亦由肝血虚而不濡所致。一诊直接滋补肝肾，二诊欲从补脾以生肝血，至三诊诸症均减，但"头眩尚未清"。"诸风掉眩，皆属于肝"，证明诸证虽涉肝、脾、肾，但主要病位在肝，肝血虚而肝风袭扰为其主要病机。故三诊集中力量从养血息风立法，方以王氏养肝方中大生地为首，伍以石斛、白芍；以枸杞子为首，伍以川断、杜仲、巴戟肉、潼蒺藜、桑寄生；以当归身为首，伍以山萸肉、穭豆衣；并加杭菊、白蒺藜，乃养肝方中天麻、三角胡麻之意。总之，此诊用方，师王氏养血息风之法显而易见。

（2）周某，男，老年。

初诊：1955年3月27日。

腿足不仁，右臂麻木。

治当益气和营，祛风通络，佐以宣化痰湿之法。

炙黄芪五钱，制首乌四钱，竹节白附子一钱，三角胡麻三钱，酒洗全当归四钱，云茯苓三钱，竹沥半夏三钱，化橘红一钱半，生苡仁五钱，左秦艽二钱，酒炒丝瓜络三钱，炙僵蚕四钱，嫩桑枝三钱，九制豨莶丸四钱（包煎）。

二诊：

腿足不仁、右臂麻木均见轻减。

前方有效，毋庸更张，可以续服。

药味同上，豨莶丸改指迷茯苓丸四钱（包煎）。

原按：《金匮》云，"但臂不遂者，此为痹，脉微而数，中风使然"，微为气血虚，数为风邪中，仲景指出此痹属于虚中夹实。《金匮》又云，"邪在于络，肌肤不仁；邪在于经，即重不胜"，因邪在经络，其入尚浅，故仅有麻木不仁的症状。本例老年气血先虚，即属此类。

治用白附子辛温祛风，与僵蚕相配，有牵正散（白附子、僵蚕、全蝎）之意。又佐以当归、首乌、胡麻仁等养血润燥之品，以为颉颃，制其辛温，润其经络。除"制"与"润"二种意义外，养血亦即有祛风之意。

按：此内风、外风合治之法。内风以麻为主，外风以不仁与木为主。内、外风皆可兼夹痰湿之邪，以致不仁与木更为显著。方中以制首乌、三角胡麻、全当归重在养血以息内风，兼以和血，主治其"麻"；秦艽、丝瓜络、僵蚕、桑枝、豨莶丸重在祛风通络以驱外风，主治其"不仁"及"木"。以其"不仁"及"木"尤甚，故佐以茯苓、竹沥半夏、橘红、苡仁宣化痰湿。其用黄芪，则既助养血，亦助祛风，亦助化痰也，以其老年病患，病必已久，气虚故也。

原按认为三角胡麻乃"胡麻仁"，错误。程氏所编《〈西溪书屋夜话录〉歌诀》的自注中明确指明三角胡麻为"茺蔚子"，云"茺蔚子即三角胡麻也"。李时珍《本草纲目》专门有胡麻仁与茺蔚子之辨："胡麻即脂麻也……其茎皆方……节节结角，长者寸许，有四棱、六棱者，房小而子少；七棱、八棱者，房大而子多……苏恭以四棱为胡麻，八棱为巨胜，正谓其房胜巨大也……今市肆间，因茎分方圆之说，遂以茺蔚子伪为巨胜……茺蔚子长一分许，有三棱……不可不辨。"可见，正因为茺蔚子有三棱，横切面呈三角形，才称其为"三角胡麻"，实则本非胡麻也。

4. 笔者医案

（1）孙某，女，64 岁。住石家庄市槐北路。2005 年 6 月 4 日初诊。

刘保和

因近三月来时时不自主摇头而就诊。近五年以来晨起醒后脊背酸困，颈项板滞，下床活动可以减轻，而且伴口干、两目多眵而黏。近一年来常觉两手指发麻。脉弦细偏软。舌暗红，苔薄白。

予王氏养肝方加味。

当归、枸杞子、怀牛膝、制何首乌、生地黄、茺蔚子、天麻、钩藤、益母草、葛根、白芍、槐花各 10 克，生龙牡各 30 克（先煎），炙甘草 6 克。7 剂，每日 1 剂，水煎服。

二诊：6 月 11 日。

脊背酸困难受感已除，颈板滞、手麻、口干、目多眵而黏，仅余十之一二。但摇头仅减十之二三。

原方继服 14 剂。

三诊：6 月 25 日。

摇头已减十之六七，余症均除。

原方继服 14 剂。

四诊：7 月 9 日。

摇头消失，诸症痊愈。

按：本病俗称"摇头风"，比较难治，只是由于病程较短，因而取得了较好效果。患者晨起脊背酸困、颈项板滞，活动后可减，既属肝脏阴血亏虚而筋脉失养，亦因肝血瘀滞而经络不通；其摇头、指麻均属阴血不足、虚风内动之象；口干，两目多眵而黏，则因阴虚肝热。方以王氏养血息风养肝法全方，更加白芍、甘草养阴柔肝，钩藤、生龙牡平肝息风，益母草、葛根活血通络，槐花清泄肝热，药证相应，因而取得理想疗效。

（2）李某，女，60 岁。河北省平原县人。1991 年 11 月 18 日初诊。

患者因右面神经痉挛，颜面肌肉抽动，右眼睑跳动，已 1 年半，近半年来更加频繁而就诊。另嘴角偏向左歪已有 10 年。近 10 年来动则气短，走路时汗出，胸骨后悸动不安，手发胀，但睡醒后则不胀。腰痛，干活儿加重，伴肩痛、腘窝处筋痛。夜卧咽干。查出血压高已 3 年，现血压为 190/110mmHg，却无头晕等不适感觉。服复方丹参片多年。身体偏肥胖，诉有时下肢稍有水肿，现不肿。脉沉弦紧有力。舌淡红润而颤，苔薄白。

以王氏养肝方加味。

当归、枸杞子、怀牛膝、制首乌、生熟地、茺蔚子、天麻、白芍、川断、桑寄生、麦冬、五味子各 10 克，沙参 20 克，黄芪 15 克，炙甘草 6 克。3 剂，每日 1 剂，水煎服。

二诊：11 月 21 日。

患者未服降压西药，现血压 180/100mmHg，自觉面部抽动减轻。

原方 7 剂。

三诊：11 月 28 日。

走路气短及手胀感、面部抽动感均减 4 成。

上方加防风、僵蚕各 10 克，全蝎 6 克。7 剂。

四诊：12 月 5 日。

气短、手胀及心悸、汗出均明显减轻，面部抽动感已减 7 成。

上方加丹参 10 克。7 剂。

五诊：12 月 12 日。

已不气短，心悸、汗出均除。右上下眼睑及右口角抽动已除，仅偶尔右颧面部有紧张感，嘴角偏左歪依然。脉弦而有力。

原方继服 30 剂。服后来诉，右面神经痉挛已愈，面部抽动已止。但血压仍为 180/100mmHg。

按：本例患者虽查出高血压三年，但血压高亦无头晕等不适感，可以推断其高血压病一定存在多年。其脉弦紧而有力即体现此肝阴不足、肝血亏损而筋脉失濡、虚风内动之象。面神经麻痹、嘴向左歪已 10 年，近 1 年半又发右面神经痉挛而抽动不止，皆与此虚风有关。由于患者动则气短、心悸、汗出，证明心肺气阴亦虚，故处方以王氏养血息风之养肝方为主，另加黄芪生脉饮补益心肺气阴，川断、寄生补肝肾，白芍、甘草滋肝阴。三诊更加防风、僵蚕、全蝎以增息风之力，终于使面神经痉挛痊愈。但因病已久，其高血压及面神经麻痹之口歪症未愈。

（3）马某，女，50 岁。河北医科大学中医学院职工。1993 年 3 月 17 日初诊。

患者于 1982 年夏季曾因患慢性肾小球肾炎继发尿毒症，全身高度浮肿，日尿不超过 50mL，呕吐不止，住市某医院，但以中西药治疗无效，院方已下病危通知，后经笔者予胃苓汤加味肿消病减，终予金匮肾气丸合十全大补汤加减治疗 1 年始愈。愈后除身体时觉乏力外，各项检验及纳、眠、二便均正常，一直参加工作。但从 1989 年始，左臂及两胁下瘙痒，日夜搔抓不止，直至 1 年前痒发更甚，痒感遍及全身，身上搔抓血痕满布，夜不能眠，十分痛苦，虽经笔者及院内多位中西医专家治疗亦无效验，只好忍受痛苦至今。今来就诊，非为治痒，乃为治其手麻。诉 3 天来两手发麻，较身痒更为难忍，动则尤甚，以手按压其麻可减。夜不能眠，并伴头痛、头晕，躺卧可稍减。诊其脉虚软无力。舌淡润苔薄白。笔者突然想到，此正为王氏所云"肝风走于四肢"之"麻"症，此前身痒，其实亦属此证，只是由于认识不清，而用一般荆、防、蝎、蜈伍以补气、活血、养血之法，与病证不符，所以无效。今其手麻，血虚之象暴露无遗。笔者故曰："这次不仅手麻可愈，即身痒亦可除。"

予王氏养血息风养肝方加味。

熟地黄 20 克，制首乌、黄芪各 15 克，当归、白芍、川芎、天麻、桑枝、怀牛膝、苊蔚子、枸杞子、菊花各 10 克。5 剂，每日 1 剂，水煎服。

二诊：3 月 22 日。

患者手麻已除，尤可喜者，身痒亦明显减轻，躯干痒已止，仅四肢偶痒，夜已能正常睡眠。

再予原方 7 剂。

三诊：3 月 29 日。

患者手麻未发，身痒全除，夜眠及饮食、二便一切正常。脉已较有力。

原方 7 剂续服。

四诊：4 月 5 日。

诸症痊愈，停药。至今未再复发，身体一直健康。

按： 由此案可知，对痒、麻诸症，首应分清虚实。痒虽有虚有实，但麻则多属血虚及气虚。而痒已兼麻，则证明此痒属虚证已暴露无遗。这是此案最终能迅速获效的基本辨证要点。从中亦可体会到王氏养血息风养肝方治此确有肯定疗效。

（四）心得发挥

论脉沉取之有力并非辨实证的依据。

中医辨证，其三要素为病因、病位、病性。其中辨病因最为重要。辨病因即为辨虚实。《内经》云，"邪气盛则实，精气夺则虚"，可见，判断虚实即判断人体疾病到底是由于正气虚而引起，还是因邪气实而引起，因此是辨病因。一般教科书及诸家论述均认为，对切脉而言，有力为实，无力为虚，当然，这里的有力、无力是指沉取。但实际临床中却在很多情况下并非如此。许多沉取有力的脉象，其病却为虚证。这就给临床判断疾病本质带来了极大困难，也为脉象在中医诊断学中的重要性和可靠性打了问号。如《金匮要略·血痹虚劳病脉证并治》曰："男子平人，脉大为劳，极虚亦为劳。"一般顺文衍义，往往将"脉大为劳"解释为脉大而无力为劳，然而，"极虚"实际上就是无力了，那么岂不是前后重复了吗？其实，这句话是说，脉按之极为有力是虚劳，脉按之极为无力也是虚劳。这与临床实际也是相符的。如张景岳在《景岳全书·脉神章》中说："弦强类实，而真阴、胃气大亏及阴阳关格等证，脉必豁大而弦健，是强不可概言实。"又说："凡脉见弦急者，此为土败木贼，大非佳兆。"既然如此，到底应当如何正确辨脉呢？张景岳说："凡治病之法，有当舍证从脉者，有当舍脉从证者，何也？盖证有真假，脉亦有真假，凡见脉证有不相合者，则必有一真一假……病而遇此，最难下手，最易差错。"那么如何取舍呢？张景岳说："大都证实脉虚者，必其证为假实也；脉实证虚者，必其脉为假实也……盖实有假实，虚无假虚，此其所以无假也。大凡脉证不合者，中必有奸，必先察其虚，以求根本，庶乎无误，此诚不易之要法也。"笔者在临床中反复实践，体会到张景岳此论完全正确。例如癌症病人，虽有肿瘤在体内，病属晚期，肿物很大，凭此一点完全可以视作实证，但如脉虚弱无力，却应当作虚证看，予以补益方可缓解病情，如一味攻逐，则足以促其早亡。又如肝风病，乃纯粹虚证，但按脉却弦劲有力，此时如作实证看，妄予或清热、或攻下，病即迅速恶化以致不救。那么，如何区分脉之有力何者为真实，何者为假实呢？笔者认为，《内经》早已给出答案。《素问·玉机真脏论》曰："脉弱以滑，是有胃气。"这里的"滑"，即有力之义，而这里的"弱"，并非虚弱无力之谓，而是言其从容和缓之象。故张景岳引高阳生言"阿阿软若春杨柳，此是脾家脉四季"。可见，不论脉之有力到何种程度，只要按之从容和缓，即为真正实证之脉，反之，毫无和缓之象，而是责责然劲急坚韧，则此种有力必为大虚之证。本节所选笔者（2）案，脉弦紧有力即为此种脉象，但结合全部症状，却纯属血不养肝，肝风窜扰经络之虚象，故最终予王氏养血息风之养肝方药合黄芪生脉饮而效。在肝风病中，此类脉象十分常见，故在此特加强调，以备临床不时之需。

六、暖土以御寒风

（一）原文

一法曰：暖土以御寒风，如《金匮》《近效》白术附子汤，治风虚头重眩苦极，不知食味。是暖土以御寒风之法。此非治肝，实补中也。

（二）讲解

此治肝第十三法。《近效》白术附子汤载于《金匮要略·中风历节病脉证并治》之附方中，"治风虚头重眩苦极，不知食味，暖肌补中，益精气"。方由白术二两、附子一枚半（炮，去皮）、甘草一两（炙）组成。以上三味，锉，每五钱匕，姜五片，枣一枚，水盏半，煎七成去渣，温服。

对于王氏此法此方，《中医各家学说讲义》（二版教材）说："脾胃阳气虚弱，外则易遭风寒之邪侵袭，内则易为肝肾浊阴上犯，故不论外感内伤，凡因中气虚弱引起的头重眩晕，都属于风虚范围。这类病证，欲治其风寒，必须先补其已虚的中气，即所谓'扶正达邪'之义。方如《近效》白术附子汤，治风虚头重，眩苦极，不知食味，即属此法。"而且，在此后谈到《夜话录》的不足之处时并说："这是一套比较完整的肝病治疗方法，若非学识经验两皆丰富，很难达到这个境地。不过，其中也有不尽然处……暖土御风寒（笔者按：王氏本谓"暖土以御寒风"）一法，用大建中或附子理中，其效尤捷于白术附子汤。"

对于此讲义的说法，笔者认为其中固然有合理的可参考处，但亦有"不尽然"处。对于王氏这段原文，有两个词汇最应注意，一个是"寒风"，一个是"风虚"。"风虚"一词，在《金匮》原文中已有，从其"暖肌补中，益精气"之句看，此"风虚"根本与外感无涉。既然如此，王氏所谓"暖土以御寒风"之"寒风"，当亦纯属内伤，否则，当不曰"寒风"，而直称"风寒"可也。或曰"此乃在外之风寒之邪乘虚侵袭"，果然如此，则应取王氏其后"搜肝"之法，即搜风之药与补中之品共用，但此处却绝无搜风之药，乃纯粹"补中"。可见，这里的"寒风"纯由内伤虚证所出，并无邪实可言。此乃土虚而木动之证。由于脾土阳气大衰，阳虚则生内寒，阳虚则土湿不运，阳虚则中土不实、不固，于是，土中之木根本动摇，最终导致肝木亦虚，肝木为风脏，故曰"风虚"。"风虚"者，"风"之"虚"也，故呈现头沉重而难举，目眩晕而苦极之象。此时脾土不运，当然毫无食欲，食亦不知其味。此种病证类似外感风邪，亦类似寒邪外中，但仅仅症状相似而已，却无任何外感症状并见，如"脉浮、头项强痛而恶寒"，如"发热"，或如"鼻塞、喷嚏、流涕"之类。因此，王氏才称其为"寒风"而不称其为"风寒"。此由阳虚内寒而生风，故必须从本施治，"暖

217

土"即可，而不必再散寒、散风。方取《近效》白术附子汤，其中除以炙甘草、生姜、大枣补益中气以调和营卫外，更用白术与附子相伍，从中焦温健脾阳，崇实脾土，如此则肝木牢固于中，不再动摇不定，反而可成中流砥柱，以上诸症自然痊愈。学者应对土虚则木动、木动则风摇之理深加体会。

至于讲义所云此方不如大建中汤及附子理中汤效捷，笔者以为未必。盖三方各有其主症在。如头目眩晕特甚，以致头沉重而不能抬举，并伴不知食味，则此方疗效最佳。而如头旋虽甚，但非头重不举，而是腹中疼痛剧烈，上冲皮起，出见有头足，伴严重呕吐，则用大建中汤；如手足不温，腹痛便溏，则用附子理中汤。王氏此法乃从实践中来，并被实践检验而证实者，吾辈当笃信不疑。

本书既言治肝，为何又选用"此非治肝，实补中"之方？盖"诸风掉眩，皆属于肝"，病已头重眩苦极，乃土虚而木动，最终已影响及肝，不过此乃最终病位，非原发病位。另外，肝气、肝风、肝火诸病，其头眩多伴有头胀，而此头眩主症却为头重，即头沉重，低头而不能抬举，可见乃有疑似辨证对比之意义在，示后人应分清原发病位是在脾还是在肝，慎勿误治也。此后第十八法，"补母"以"六味丸、大补阴丸之类"，同样寓有治标与治本、治原发病位与治最终病位之辨，读者可互参。

（三）医案印证

1. 叶天士医案

（1）周　大寒土旺节候，中年劳倦，阳气不藏，内风动越，令人麻痹、肉瞤、心悸、汗泄、烦躁，乃里虚欲暴中之象。议用封固护阳为主，无暇论及痰饮他歧。

叶天士

人参　黄芪　附子　熟术

按：此《近效》白术附子汤去草、姜、枣，加参、芪法，叶氏称此为"封固"法。大寒节为冬季之末，《内经》认为土寄旺于四季，故云"大寒"为"土旺节候"。土旺则阳气本应封藏稳固，且正值中年，体力尚壮，更应如此。但因"劳倦"，即由于内伤，脾土之阳气反而不能收藏，以致植根于土中之肝木动摇不定，而呈"内风动越"之"麻痹、肉瞤、心悸、汗泄、烦躁"诸象。

"里虚"而脾阳不藏，则在外之卫阳不固，恐有"暴中"即猝然昏仆之可能，此时即使夹有痰饮之邪，亦无暇东顾，只能以封固之法，固其脾肾阳气，否则肝风动摇，风阳外泄，大汗一出，即气脱矣。可见，《近效》白术附子汤乃封固脾土阳气之祖方，另加参、芪，不过增其补气之力而已。封脾土而固阳气，从而制止肝风之动越，其中孰为标，孰为本；孰为原发病位，孰为最终病位，不言自明。

（2）某_二_　脉细自汗，下体怯冷，卫阳式微使然。

黄芪三钱　熟附子七分　熟白术一钱半　炙草五分　煨姜一钱　南枣三钱

按： 此亦属汗证。自汗虽因卫阳式微不固，但脉细而下体怯冷，则证明脾肾阳虚，阳虚而封固无力，且卫气出于下焦，故卫阳式微而自汗。此时亟当封固，故培之、补之，方以《近效》白术附子汤原方加黄芪而效。近代医家张锡纯认为："凡人元气之脱，皆脱在肝，故人虚极者，其肝风必先动，肝风动，即元气欲脱之兆也。"张氏除用山萸肉补肝固脱外，亦常用黄芪，认为"黄芪之性温而上升，以之补肝，原有同气相求之妙用……凡遇肝气虚弱不能条达，用一切补肝之药皆不效，重用黄芪为主……服之覆杯即见效验"。《近效》白术附子汤所治之"风虚"证，实即肝虚证，以肝为风木之脏也。但此乃因脾阳虚衰而导致的风木不固之虚，故以此方封固之，而加黄芪，恰好补其肝虚，并且固护卫阳，一举两得，此所以叶氏常用也。

以上两案，均为汗证，且均以《近效》白术附子汤封固之。（1）案之"麻痹、肉瞤、心悸"诸症，乃肝风病所常见，叶案虽无用本方治疗"头重眩苦极"者，但触类旁通，举一反三，知"头重眩苦极"当亦属此病。肝风病乃纯虚之证，故曰"风虚"。此笔者强调其为内伤，而丝毫不涉外感之理由所在。

（3）脉小肢麻，属阳微失护，痰饮内阻。日久有类中之患。

术附汤

（选自《未刻本叶氏医案》）

按： 此"术附汤"即《近效》白术附子汤，在《临证指南医案·附录集方》中有载，其方即由白术、附子、甘草、生姜、大枣组成。

所谓"阳微失护"，与前二案所谓"阳气不藏，内风动越"以及"卫阳式微"之意相同，因此（1）案才有"欲暴中"之虑，（2）案才有自汗之象，而此案则更云"日久有类中之患"。"暴中"与"类中"，均属肝风动摇之最甚者，以致猝然昏仆，不省人事，而溯其根源，却在于脾土之阳虚。此案脉小，即土虚之象；而肢麻，则为风动之象。土虚则木摇，木摇则风动，正合乎运用术附汤之机理。至于"痰饮内阻"，（1）案认为已无暇顾及，仍当以此方"封固护阳为主"。可见，在有些情况下，类似《近效》白术附子汤证病情是可以出现痰饮证候的，只是叶氏认为一旦脾阳壮旺，痰饮可随之消失，故仍当以术附汤补中为主，而不必再加化痰之品。

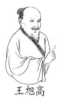

2. 王旭高医案

王旭高

顾　头眩心悸，脉沉弦者，饮也。病发则呕吐酸水，满背气攻作痛，得嗳则痛松。此浊阴之气上攻阳位，当以温药和之。

熟附子　桂木　半夏　陈皮　冬术　川椒　茯苓　沉香

按：遍查《环溪草堂医案》，亦未见选用《近效》白术附子汤原方之案例。本案所拟乃其加减方，用治痰饮病者。此前选录之叶氏三案，（1）（3）两案均谈到此方证有涉及痰饮之可能，从本案恰可得以证明。对此类证候到底应否顾及痰饮，值得探讨。徐灵胎对叶氏（1）案即有"此当扶正托邪，岂一味蛮补，病发不治矣"的批评。王氏此案，痰饮征象更为明显，诸如头眩心悸、呕吐酸水、满背气攻作痛、得嗳则痛松以及脉沉弦等，固然亦可用土衰而肝风动越解释，但确有饮邪，即"浊阴之气上攻阳位"作祟。溯其本源，仍由脾肾阳微所致，故仍以术、附补中为主，此外尚配伍陈皮、半夏、茯苓化痰祛饮，桂枝、川椒、沉香平降肝逆。如此则恰与徐氏"扶正托邪"之论相合，达到补脾与化饮同治的目的。可见徐氏之论确有可取之处。

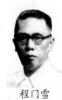

3. 程门雪医案

程门雪

余某，男，成年。

初诊：1955 年 6 月 13 日。

脉濡软，苔薄白，精神疲乏，头眩甚剧，短气，寐欠安，大便溏。

书云"头眩苦风虚者，近效白术附子汤主之。"今仿其意，增损以进。

黄厚附片一钱（先煎），炒白术一钱半，煅牡蛎四钱（先煎），煅龙齿三钱（先煎），抱茯神三钱，炙远志一钱，淮小麦四钱，焦白芍一钱半，陈广皮一钱半，春砂壳八分，炙甘草八分，炒香谷芽四钱，荷叶边一圈。

二诊：

近效白术附子汤加味，尚觉合度。头眩短气、神疲乏力较见轻减，便溏已实，胃纳稍香，小溲黄，苔薄腻，脉濡软。

再以原法出入治之。

炙黄芪三钱，黄厚附片一钱（先煎），炒白术一钱半，炙甘草八分，辰茯神三钱，炙远志一钱，炒枣仁三钱，煅龙齿四钱（先煎），煅牡蛎四钱（先煎），酒炒大白芍一钱半，陈广皮一钱半，春砂壳八分，淮小麦四钱，炒香谷芽四钱。

三诊：

头眩气短、神疲乏力续见进步。眠欠安，纳稍香，小溲黄，脉濡软，苔薄腻。

仍从前法出入以进。

炙黄芪四钱，黄厚附片一钱（先煎），煅牡蛎四钱（先煎），煅龙齿四钱（先煎），辰茯神三钱，炙远志一钱，炒枣仁三钱，炙甘草八分，炒冬术一钱半，大熟地三钱，酒炒菟丝子一钱半，川黄柏一钱半，淮小麦四钱，炒香谷芽四钱。

原按：风虚之眩，由于肾阳不温中土，中焦虚馁，无以御风，风性鼓动，故其眩甚剧。纳食减少，下为便溏，神疲乏力，亦均阳虚之征。《近效方》说："风虚头重眩，苦极，不知食味。""苦极"二字，形容甚似。

近效白术附子汤，原方主治，"暖肌补中，益精气"，是温肾补脾之法。本例又参以仲景真武汤、甘麦大枣汤等方治之，以芪、附固表暖肌，用以御风，并佐以安神镇定、和胃升清之品，故见效甚速。三诊加入熟地黄、菟丝子与附子、黄柏相配，有平衡阴阳，且泄湿热（溲黄）之作用。

按：本案处方并非如二诊所谓"近效白术附子汤加味"，而是"近效白术附子汤加减"，是原方去生姜、大枣，再加诸药。其加味药物，基本上来源于两法。一为王旭高"缓肝"法，即一诊至二诊所用的焦白芍、陈广皮、淮小麦、炙甘草，并用炒枣仁代替大枣，此代替法亦为叶天士及王旭高所常用。二为上海火神派代表人物祝味菊先生运用附子时的"温潜"法，即加用龙齿、磁石、酸枣仁、茯神四药，与附子相配伍。本案虽未用磁石，但另加煅牡蛎，其意相同。至于三诊所加大熟地、川黄柏、菟丝子与附子、甘草同用，似又有火神派所推崇的滋肾丸、封髓丹两方之含意。可见程老学术之兼收并蓄，而无门户之见。

本案所拟方药太杂，而无中心思路，是其一大缺点。仅用附子一钱、白术一钱半、炙甘草八分，早已淹没于其他大量药物之中，失去了制方之本意。脉濡软，证明脾虚而湿甚，亦不适合牡蛎、龙齿重镇之品。既无"肝气甚"之象，用甘麦大枣汤亦无着落。其实，综合一二诊全部症状以及三诊的"小溲黄"，均证明脾虚蕴湿，除神疲便溏、纳不香外，在上则因清阳不升而头眩、短气、寐不安，在下则因浊阴不降而小溲发黄，方取李东垣半夏白术天麻汤最为适宜。该方以黄芪合六君子汤健脾化湿，从中焦升清降浊，更以天麻息风治其头眩，苍术、黄柏、泽泻清化下焦湿热以治溲黄，药证相对，丝丝入扣，效果当更好。

4. 笔者医案

冯某，男，50 岁。河北省井陉县微水镇农民。1994 年 10 月 18 日初诊。

刘保和

患者 3 天前突发头目眩晕，不能抬头，觉头沉重以致必须低头，周身倦怠无力，不能行走，由他人搀扶来到诊室。询其有否呕恶之感，诉无。询其有无天旋地转之感，诉亦不明显，只是不能抬头，抬头费力而晕甚。再询其近来饮食如何，诉发病后即毫无食欲，对任何食物均丝毫不感兴趣，只是在家人劝说下才勉强吃上几口。大小便正常。只是身着厚衣，畏惧寒冷。两手微冷。诊其脉浮软宽大而无力。舌淡润苔薄白。

予王氏暖土以御寒风法。

制附片 10 克（先煎），白术 10 克，炙甘草 10 克，生姜 3 片，大枣 6 枚。1 剂，水煎两次，分上下午服。

二诊：10 月 19 日。

今晨患者来诊，诉服上方仅 1 煎，眩晕即大减，已能抬头视物；再服 1 煎，眩晕消失，食已知味，精神体力明显好转。

再予原方 2 剂，每日 1 剂，水煎服。

三诊：10 月 21 日。

患者来诉，一切症状消失，饮食正常。嘱其停药。

按： 此例是笔者于 1994 年 10 月去井陉县中医院带学生实习时所诊患者。此前从来没有用过《近效》白术附子汤，对论中所云"风虚头重眩苦极"，亦缺乏理解。经此例诊治，方知所谓"头重"，是头觉沉重，难以抬举而被迫低头之意。"眩"，即头晕之甚者，而且是在"头重"的伴随下发生的。换句话说，非"头重"之"眩"，则不属本方证。患者确实"不知食味"，对任何食物也吃不出滋味，高度厌食。脉象必见虚软无力。由此可见，《金匮》对《近效》白术附子汤证的主症交代得一清二楚，只要遵其应用即可，而且确有肯定疗效。从中亦可体会到，本证并无外感症状，纯属内伤虚证。由于在临床中并不多见，故人多忽视。本方药物很少，主要药物仅附子、白术、甘草，因此在临床应用时，为体会本方与证候的相互对应性，应当不予加减为好。否则过多地加减药物，反而证明不知其主症何在。模糊了方剂所对应的主症，也就离开了立法制方之本意，就会错过准确运用该方剂的机会。

（四）心得发挥

由"头重"引发的联想。

《金匮要略·中风历节病脉证并治》在谈到《近效》白术附子汤证时说："治风虚头重眩苦极，不知食味，暖肌补中，益精气。"对这段话，应分三部分理解：①"风虚"，指本方证的病机，即病因、病位。②"头重眩苦极，不知食味"，是本方证的症状，其中有三，一是"头重"；二是"眩"，"苦极"是言其痛苦程度，超出了一般疾病的头重及眩；三是"不知食味"，即不知食物之滋味，厌食。③"暖肌补中，益精气"，是本方的功用、功能。"暖肌"，是指本方作用的病位在于肌肉，既然是"暖"肌肉，证明原来肌肉必然不暖，不暖则意味着有寒、有湿，肌肉缺乏阳气的温煦。"补中"，即实脾；"益精气"，肾藏精，益精气即为补肾。联系本方药物，虽然有 5 味，但主药却只是白术、附子、炙甘草。白术、炙甘草，可以视作半个理中汤，重在补中；附子、炙甘草，可以视作半个四逆汤，重在益精气。其中均有炙甘草坐镇中焦；并有生姜、大枣协助，从中焦调和营卫，化生气血，证明本方主治的原发病位主要在脾，其次在肾。在脾，是补脾气；在肾，是温肾阳。补脾气则化湿；温肾阳则祛寒。证明本方有祛除中下焦寒湿的作用。人体上为阳，下为阴，阴邪，即中下焦寒湿之邪，往往在人体阳气不足的情况下，乘机上逆，谓之"阴来搏阳"，亦谓之"浊阴上逆"。本证是由于浊阴上逆于头，寒湿之邪浸渍于头及颈项部肌肉，而致头重难举。此时，清阳被寒湿蒙蔽，而致眩晕不清。由于病发于中下焦，而寒湿之浊阴上逆严重，故病人"苦极"，即痛苦极甚。对此证为何称作"风虚"？这就涉及脾与肝、肌肉与筋的关系。本病原发病位在脾，寒湿困脾，故"不知食味"，由此影响到脾所主的肌肉。但脾属土，肝属木，脾虚而湿渍，植根于脾土中的肝木既不荣且不固，于是木动则风摇，而头眩；肌肉失去脾的营养，并且被寒湿之邪浸渍，不仅失去束骨、利机关之力，而且失去了向筋输送气血津液的功能，导致了筋虚而无力。肝木失荣而不固，筋失养而无力，均属风之虚象，故曰"风虚"。"风虚"者，肝虚也，筋虚也。可见，导致"头重"而"眩"的最终病位，其实是在肝与筋。只是由于原发病位在脾，王旭高才说"此非治肝，实补中也"。

这里需要着重研究的是：同是"头眩"，怎样区别原发病位在脾还是在肝？

治肝第九法曰，"肝风初起，头目昏眩"，此法曰，"风虚头重眩"，其症状区别只是在于"头重"与否。据临床体会，凡头晕眩，伴有头胀而有轻飘之感，则属于肝风，此时因血不养筋，则颈后筋肉觉僵硬而板滞；如伴有头沉而重着之感，则属于脾湿，此时因湿邪浸渍，则颈后筋肉觉柔软而沉重。正因如此，凡肝风者，觉头部左右转动板滞不灵；而脾湿者，则觉头部向上挺抬沉重无力。肝风本为虚证，如阴血虚甚而需息风潜阳滋肝之法者，并自觉头脑中发空，虽头胀亦喜按。脾虚而湿渍，浊阴上逆，其标则偏实，如脾虚不甚，湿邪亦不甚，仅仅"头重如裹"者，只要化湿健脾即可，以藿香正气及平胃散之类即效；如脾虚甚而寒湿亦甚，头重以致不能抬举，则只好采用《近效》白术附子汤了。

七、肝风病小结

肝风病，是指病位在肝，表现为游走或动摇不定一类症状的疾病。导致肝风病的原因有二：一为肝血虚，一为肝肾阴虚。导致肝血虚与肝肾阴虚，既可因素体不足，亦可因后天戕伐。就肝病的发展规律而言，则多因肝热与肝火耗伤。肝热与肝火本为实证，久伤肝血与肝肾之阴，病则逐渐由实转虚，发展到纯粹肝风病，则纯粹是一种虚证了。

肝木失于阴血的滋养，则动摇不定而呈风象，故曰"肝风"。此时肝风既可向上，亦可向外，窜扰不定。

肝风向上，即"上冒巅顶"，以头目昏眩为主症，多属阴亏于下而阳亢于上。初起仍有肝热与肝火所遗之热象，如阴亏不甚，尚应"凉肝"，以息风和阳之法，所取药物乃辛散与凉泄并用，如羚羊角、牡丹皮、甘菊、钩钩、石决明、白蒺藜之类。其中牡丹皮并从内清其营热，石决明并从上潜镇肝阳。病久阴血亏虚已甚，热象所遗无几，则当以滋补肝肾阴血为主，所谓"熄风潜阳"，实即滋水涵木，故曰"滋肝"，所取药物以甘润酸敛咸降为主，如生地黄、女贞子、玄参、白芍、阿胶等味。以其头目晕眩而喜凉爽，恐仍有少许热象，故参以菊花辛凉清散；以其头目晕眩而胀，乃阳亢于上，故用牡蛎咸寒滋阴潜阳。

肝风向外，即"旁走四肢"，多因肝血虚而筋脉、肌肤失养。筋脉失养则"经络牵掣"，肌肤失养则"麻"。此时纯属血虚，阳热之象已不存在，只有虚风窜扰动摇不定之状，故应"养血熄风"，谓之"养肝"，药如生地黄、归身、杞子、牛膝、制首乌等品，以其血虚不濡而生内风，故加天麻以息风；以其血虚不运可致络瘀，并加茺蔚子通络。

由于木土关系最为密切，肝风一病常与脾胃相关。

肝风与胃相关，乃因胃阴不足，肝风乘袭，或因肝风袭胃，导致胃阴亏虚，两者常互为标本。发病既有肝风上逆之头目眩晕，亦有胃阴亏虚之纳少。此时当"滋阳明，泄厥阴"双管齐下，故曰"培土宁风"，选药以人参、甘草、麦冬、玉竹滋阴培土，以白芍、甘菊泄木宁风。虽然总属酸甘化阴，但毕竟仍以甘药为主，故亦称"缓肝"。但此缓肝重在养胃阴以息风，与肝气病之缓肝重在补脾气以缓急者有明显之不同。

至于"暖土以御寒风"而用《近效》白术附子汤法，其证则纯属脾土之阳虚，土虚则木动，木动则风摇，其本在脾，其标在肝，原发病位在脾，最终病位在肝。此不仅与凉肝、滋肝、养肝诸法所治病本在肝者不同，而且与缓肝法所治病本同在肝与胃者亦截然不同。可见，此乃对比辨似之论，意在说明另有"非治肝，实补中"之法也。

兹以图 7 简示于下：

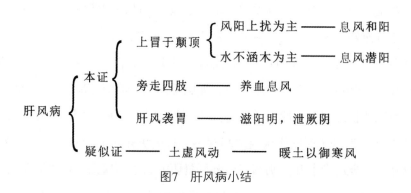

图7　肝风病小结

第三章　肝火病

一、肝火病概说

（一）原文

肝火燔灼，游行于三焦，一身上下内外皆能为病，难以枚举。如目红颧赤，痉厥狂躁，淋秘疮疡，善饥烦渴，呕吐不寐，上下血溢皆是。

（二）讲解

从此段原文以下至第十九法，为论述肝火治法部分。

需要特别指出的是，这部分虽曰论肝火，其实亦论肝热。在临床上肝火与肝热的病机、症状及治法是不一样的，必须加以明确区分。

这里不妨再次引用秦伯未先生的论述。

秦老认为：肝火既是"病理名词，亦为病名。凡肝脏机能亢进，出现热性及冲逆现象的，概称'肝火'。引起肝火的原因为肝脏蕴热，或由肝气转化，所谓'气有余便是火'，故有时称作'气火偏旺'。由于火性炎上，其症状以头痛昏胀、面热面红、口苦、目赤、耳鸣等最为常见。冲逆无制，并能影响其他内脏，出现更多的病证。所以《类证治裁》上说：'木郁则化火，为吞酸胁痛，为狂，为痿，为厥，为痞，为呃噎，为失血，皆肝火冲激也。'"又说："肝火来势急骤，在临床表现都为实证，因而一般治法采取苦寒直折。但另一方面，火能伤阴，营血、津液受其消烁，往往伴见咽干、大便秘结、小溲短赤等。故从肝火的本质和发展来看，也须注意到阴虚的一面，前人泻肝方剂里经常佐入生地、白芍一类，便是为此。"

对于肝热，秦老仅认为是"病理名词"，不作病名看。因为"'肝热'和'肝火'的性质相同"。所以此前将"凡肝脏机能亢进，出现热性及冲逆现象的概称'肝火'"。可是又说："但在临床上，肝热多指烦闷，口干，手足发热，小便黄赤等，无冲激上逆现象。因此我的体会，静则为热，动则为火，肝热与肝火的意义不同，在程度上也有差别。引起肝热的原因，有外感温邪传变的，如《内经》上说：'肝热病者，小便先黄，腹痛，多卧，身热，热争则狂言及惊，胁满痛，手足躁，不得安卧。'有因外邪伤肝和气郁化热的，当其化热内伏，或有化火倾向而没有冲逆的时候，称为'郁热'，或称'郁火'。也有因肝主藏血，血虚生内热，其特征为午后潮热，手足心灼热汗出。凡肝脏郁热，亦易暗耗营血，所以经久不愈，能变虚证。这种因郁热转变的虚热，和血虚而产生的虚热，由于病机不一样，治法有所出入。"

对于秦老上述论述的大部分，笔者是赞同的，只是对不把肝热作为病名，有不同意见。这与疾病的定义相关。什么是病？"当阴阳失去平衡时，人体出现不正常反应的过程，就是病"。不同疾病的名称之所以不同，就在于所出现的不正常反应及其过程不一样，而且与不同的病机、治法紧密地联系在一起。就内伤杂病而言，肝火病是由肝气病而引起，所以秦老说"气有余便是火"；那么，肝热（暂不称其为"病"）是由什么所引起的呢？秦老承认是由"气郁化热"所致，而且是"化热内伏"，或者即使"有化火倾向而没有冲逆"。那么，这种"气郁"是什么病？秦老在谈到肝郁时，指出肝郁既是"病理名词，亦为病名"，"一般以气郁为先导，先有情志郁结，引起气郁"，可见这种气郁就是肝郁病。并且着重指出"肝郁证的另一特点，由于情志忧思郁结，气机不舒，久则化热，这种热也郁伏于内，不易发泄，出现急躁忧愤、小便黄赤等，不同于肝火的冲激"。这就证明，肝热是由肝郁病而引起的。那么，既然肝气与肝郁是不同的病，由肝气病引起的肝火可以称作病，由肝郁病引起的肝热为什么不称作病呢？综合秦老对肝火与肝热的论述，也证明二者在病因病机、症状及治法方面均有明显不同，因此，肝热亦应称作病。更重要的是，将肝热作为一个独立的病，从而区别于肝火病，不仅理论成立，而且也是古今医家的共同实践。

从王氏本段原文看，是论述肝火病的。三焦是气道，正气由此出入，邪气亦可由此出入，当肝火燔灼时，当然亦可通过三焦而冲激于一身上下内外。其中目红颧赤、瘈厥狂躁，为冲逆于上；淋秘为冲逆于下；善饥烦渴、呕吐为冲逆于胃；不寐为冲逆于心；疮疡与上下血溢则为冲逆于肌肉、血脉，为一身之上下。

以上总论部分虽然是言肝火，但第十九法之"化肝"，则是论治肝热的，故曰："治郁怒伤肝""清化肝经之郁火"。此正如秦老此前所谓"当其化热内伏，或有化火倾向而没有冲逆的时候，称为'郁热'，或称'郁火'"。

由此可见，这一部分确实虽曰论肝火，其实亦论肝热。既然如此，从理论与实践的结合上，分清肝火与肝热的不同，就显得十分必要。

关于肝火与肝热在病因病机、症状上的不同，秦老已经谈过，对肝火的治法是"苦寒直折"也已交代，那么，对"肝热"应当如何治疗呢？秦老没有明确说明。笔者认为，应当"辛开苦泄"。用通俗的语言表达，对肝火冲逆于上，要"散一下，压下去"，对于肝热久郁于内，则要"掀一下，掏出来"。

二、清肝

（一）原文

一法曰：清肝。如羚羊、丹皮、黑栀、黄芩、竹叶、连翘、夏枯草。

（二）讲解

此治肝第十四法。所谓"清肝"，当然是清肝火，是针对肝火的。但所用药物并非纯属苦寒直折，这就要研究此病的来路。

此法没有症状的描述，在论肝火游行三焦时已有交代，此有省略之意。然而，此后又有泻肝、清金制木、泻子、补母以及化肝诸法，其主症有何不同，却未说明，造成了阅读这部分内容以及在临床中准确运用的困难。对此类内容，只有靠临床应用体会，结合药物组成特点来阐释。

首先从羚羊角谈起。羚羊角，为牛科动物赛加羚羊等的角，《神农本草经》谓其咸寒，《别录》谓其"苦，微寒，无毒"。对羚羊角阐发最为全面的是李时珍《本草纲目》，谓本品"平肝舒筋，定风安魄，散血下气，辟恶解毒，治子痫痉厥"。并对此详加解释曰："羊，火畜也，而羚羊则属木，故其角入厥阴肝经甚捷，同气相求也。肝主木，开窍于目，其发病也，目暗障翳，而羚角能平之。

肝主风，在合为筋，其发病也，小儿惊痫，妇人子痫，大人中风搐搦，及筋脉挛急，历节掣痛，而羚角能舒之。魂者，肝之神也，发病则惊骇不宁，狂越僻谬，魇寐猝死，而羚角能安之。血者，肝之藏也，发病则瘀滞下注，疝痛毒痢，疮肿瘘疡，产后血气，而羚角能散之。相火寄于肝胆，在气为怒，病则烦懑气逆，噎塞不通，寒热及伤寒伏热，而羚角能降之。羚之性灵，而筋骨之精在角，故又能辟邪恶而解诸毒。"从平、舒、安、散、降、辟、解等方面加以论述，有条理，有蕴意。这里特别应当注意体会的是，言平、言安、言降均有清降之意，而言舒、言散、言辟、言解则又有清散之意。这就说明，虽然羚羊角性味咸寒，或苦微寒，主要作用是向下的，却又有向上及向外的趋势。对此，近代医家张锡纯深有体会。他在《医学衷中参西录》中说："羚羊角，天生木胎，具发表之力，其性又凉而解毒，为托表麻疹之妙药。疹之未出，或已出而速回者，皆可以此表之。即表之不出而毒气内陷者，服之亦可内消。为其性原属木，故又善入肝经以治肝火炽盛，致生眼疾，及患吐衄者之妙药。"羚羊角生长于头部，又由于既降且升，故王旭高治肝第九法以其凉肝息风，治头目昏眩的肝风病，本法又以其清肝泻火治肝火病。治疗肝风，有甘菊、钩钩、白蒺藜协同，而增其清泄头目风阳之力。治疗肝火，有连翘、夏枯草协同，亦升达于上，先散而后降。肝风来源于肝火，肝风初起，肝火仍在，用羚羊角既清肝火，又息风阳，恰当其时，从中恰好体会到肝火与肝风的关系，以及为何肝风初起仍要清其肝火。

前面已经说过，秦老对肝火的治法，总结为"苦寒直折"，其实这是"泻肝"主法，而对于肝火冲逆于上，则当"清肝"，应采取"散一下，压下去"的方法。"苦寒直折"，只强调了"压下去"，这是两法的不同处。王氏"清肝"法中连翘、夏枯草味苦且辛，轻清上浮，具解散之力，即"散一下"；而其又具寒降之力，与羚羊角、黄芩清降肝火相同，乃"压下去"的作用。这种双重作用与单纯苦寒直折者有明显不同，应谓"苦辛清散"。最值得深思的是牡丹皮、黑栀二味。牡丹皮入里清营分郁热，山栀炒黑亦入里，清气营郁热。此法用此二味，紧随羚羊角，不仅提示此乃本法主要药物，而且提示了本法所治证候的来路。来路是什么？就是"肝热"。热郁于里，才是肝热证，所郁之处，可深达营血，最浅亦要在气营之间，此所以主用牡丹皮、黑栀的原因。这种方法，就叫"掏出来"，并配伍竹叶，与黑栀一道从三焦导热外出。这就证明，本证乃肝热转为肝火的过渡阶段，虽然以肝火为主，却仍然不能忽视肝热的存在。既然以肝火为主，火已经升腾了，仅用连翘、夏枯草散一下即可，而不必再用力"掀一下"。关于"掀一下"，第十九法将专门讨论。

对本法所涉及主症的探讨，亦同样离不开上述对病机的认识，从而严格区别于单纯"苦寒直折"的肝火。为此，要从病史及目前病情一并探讨。根据临床体会，应有以下三个特点：①病程较长，症状渐增、渐重。②热象渐增，烦急为主。③红肿热痛结聚一处，一般偏于上部。下面对此加以解释。

本证由肝郁病开始，肝郁的情志改变是忧愁郁闷，长期不得排解，则气郁产生内热，而成肝热，这时即表现为忧愤相兼了，心中有一种忿忿然不平的感觉，也就是"烦急"，一阵一阵地烦躁起急。此乃肝热阵发冲逆之象。这是一个比较长的过程，郁热渐增、渐重，病人常难以说出是什么原因导致。亦无突发的情志刺激，但各种症状均加重，并可能出现新增症状。这些症状多种多样，但总之不出肝郁、肝热的范围。肝热的不断加重，最终必冲逆于上，终于形成肝火。但这种肝火乃由肝郁、肝热而来，仍然具有肝郁之气血郁滞特点。主要表现为红肿热痛结聚于一处，或头痛、目赤、耳鸣，或皮肤疮疡肿毒，偏于人体的上部、外部，同时伴有心烦、不寐等精神症状。这就是本法除以牡丹皮、黑栀、黄芩、竹叶从下、从内清泄内热外，更以羚羊角、连翘、夏枯草从上、从外清散郁热的原因。因此，对肝热转化而成的肝火，不仅法以"苦辛清散"，不同于由肝气直接生成肝火的"苦寒直折"，而且如遗一部分肝热，仍当清泄其郁热，如牡丹皮、黑栀之类，治其病本。这就是笔者反复强调一定要分清肝热与肝火的原因。

（三）医案印证

叶天士

1. 叶天士医案

（1）秦氏 年前肝风眩晕，主以凉血分，和阳熄风，一年未发。今岁正月春寒，非比天暖开泄。此番病发，必因劳怒触动情志，至于呕逆，微冷倏热，交丑寅渐作耳鸣咽痹，食纳久留脘中。

想少阳木火盛于寅，胆脉贯耳，犯逆之威必向阳明，而后上凭诸窍。脉右涩大，胃逆不降，食味不甘，而脘中逆乱。熏蒸日炽，营血内耗，无以养心，斯寐不肯痊，心摇荡漾，有难以鸣状之象。今头重脘痹，全是上焦为木火升腾，阻遏清阳。前方滋清，血药居多，必不奏功。今议汤剂方，以苦降其逆，辛通其痹。然汤宜小其制度，以久病体虚，初春若此，冬藏未为坚固可知。其丸剂当以局方龙荟丸，暂服半月再议。

连翘一钱半　黑栀皮一钱　羚羊角一钱　鲜菊叶三钱　紫菀二钱　郁金八分　大杏仁（去皮尖勿研）六粒　土瓜蒌皮一钱　鲜菖蒲根四分（忌铁）

午服。

按：一年之前所患眩晕属于肝风，以和阳息风法并且主凉血分，即牡丹皮、生地黄、玄参伍以羚羊、钩钩之类。今春正月又发，并非因天暖阳气开泄之故，乃由久病体虚，冬藏不固，以及劳怒触动。肝胆木火随春升之气而冲逆，首先上冲阳明，继则上凭诸窍。冲于阳明则胃逆不降而发呕逆、食味不甘、脘痹而脘中逆乱，脉右涩大，并继发营卫失和而微冷倏热；上凭诸窍则于交丑寅少阳木火旺盛之时头重、耳鸣、咽痹。肝火扰心，且营血久已内耗而无以养心，故不寐、心摇，且难以明言其苦状。此病宿恙肝风，乃由肝热暗耗阴血所致，故前以主凉血分而获效，今则由肝热升腾而成肝火，既已阻遏清阳，非肝风纯虚夹热者可比，再以滋清血药，治下而不治上，当然无效。但亦须上下兼治。治其肝热形成肝火而阻遏于上者，当以苦辛清散，即"苦降其逆、辛通其痹"，如羚羊角、连翘、黑栀皮，既清降其下又通散其上者便是。为增其通散之力，并佐金以制木，故除以菊叶、郁金、菖蒲外，更加紫菀、杏仁、瓜蒌皮。然毕竟苦降之力不足，为增其力，故另加当归龙荟丸，与苦寒直折法并用，此因肝火上冲过甚，而胃逆不降之呕逆诸症尤为严重，当归龙荟丸苦寒通下，尤能降肝胃之火逆也。

（2）黄氏　肝胆风火上郁，头面清空之筋挛不和，治以清散。

羚羊角　犀角　山栀　连翘　瓜蒌皮　荷叶梗　薄荷梗　青菊叶

按：此案亦以羚羊角、山栀、连翘为主药，并提示乃"清散"之法。上案言"上焦为木火升腾，阻遏清阳"，此案言"肝胆风火上郁"，其中"阻遏"与

"郁"，含义相同，故当散之而辛通其痹，再次体现虽同为肝火，但对于由肝热而来并郁阻于上者，与单纯气火上冲者治法之不同。

（3）陆　鼻左窍有血，左肩胛臂痛，皆君相多动，营热气偏。脉得右虚左数，先以清肝通络。

丹皮　山栀　羚羊角　夏枯草　蚕砂　钩藤　连翘　青菊叶

按：本案牡丹皮、山栀、羚羊角、夏枯草、连翘，乃王氏清肝方除黄芩、竹叶以外的全部药物。药证相对加以研究，颇能体会王氏清肝法所治证候的病机。"君相多动"，并脉"左数"而用"清肝"之法，证明病乃肝火，但"营热气偏"，则证明乃由肝热继发而来。营热郁于内，本自耗血动血，今又继发肝火上冲，以致鼻左窍出血。"左肩胛臂痛"，乃肝火郁阻于上焦肝络所致，以肝气行于左也。治法所谓"清肝通络"，即苦辛清散之意，"通"即"散"也。上述王氏方药除具清散之功外，其中牡丹皮、山栀并有清泄营热之效，从治其肝热着眼，乃"掏出去"之法，配合蚕沙、钩藤、菊叶"掀一下"并通络止痛，一举两得。由此可见，王氏清肝法确实适用于肝热转化为肝火的过渡阶段，对肝热与肝火一并施治，但重在治其肝火。

（4）鲍氏　秋风化燥，上焦受邪，目赤珠痛。

连翘　薄荷　黄芩　山栀　夏枯草　青菊叶　苦丁茶　桑皮

按：此案载于《临证指南医案·卷八·目》。丁圣彦在按语中说："目者肝之窍也……无论外感与内症，皆与肝胆有关系焉。"此案虽曰秋燥而病在上焦肺部，但目赤珠痛，则证明乃木火升腾，上刑肺金之候。当从肝火治例。故拟方连翘、黄芩、山栀、夏枯草，均为王氏清肝方中要药，另以薄荷、青菊叶、苦丁茶散肝风、清头目，桑皮清肺热以佐金平木。

（5）某　风热毒闭，项后肿。

竹叶　滑石　芦根　牛蒡　马勃　薄荷叶　黑山栀　连翘　川贝　生甘草

按：项后乃颈筋所在之处，肝主筋，凡肝血虚、肝血瘀、肝风、肝火均可使筋脉不柔而令颈筋板滞不舒。本案项后肿，乃肝火结聚之象，而疮疡亦为肝火燔灼，游行于三焦的一大病证。故王氏于肝火总论中亦列有"疮疡"一症。项后又为足太阳膀胱经循行所过之处，故方中除以黑山栀、连翘清肝火，伴马勃、生甘草清肺热解毒外，并伍以竹叶、滑石、芦根通利三焦，导热毒从膀胱而出。另以牛蒡、薄荷、荷叶从上从外清散风热，川贝解郁散结且佐金平木。竹叶、黑山栀、连翘乃王氏清肝方中主药，体现对郁热升腾所致肝火病的治疗，既要辛凉散郁于上，亦应苦泄导热于下。

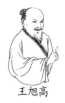

2. 王旭高医案

王旭高

（1）杨　郁火内燔，气血消灼，湿热不化，酿成疡毒。四肢麻痛，眼鼻牵引。肝火内动，脾胃受戕，虑延败证。姑先清气血之燔，佐以熄风通络。

羚羊角　连翘　木防己　苡仁　滑石　赤苓　黑山栀　丝瓜络　丹皮　钩钩　通草　藿香叶

按：本案亦属疮疡病，可与叶案（5）案对照，而四肢麻痛、眼鼻牵引，则与叶案（2）案之"头面清空之筋挚不和"相近，亦当参看。此本肝热与湿热相兼为病，久则肝热升腾，而成"肝火内动"，故四肢麻痛，眼鼻牵引；湿热不化，脾胃受戕，再加肝火燔灼，而酿成疡毒。肝火、湿热相并，两阳相合更增气血之燔，清热解毒尤为当务之急，故主以牡丹皮、黑栀泄其久郁之肝热，羚羊角、连翘清其已成之肝火，并佐以钩钩平肝息风，木防己、苡仁、滑石、赤苓、通草、藿香叶化湿通络。

本案载于《环溪草堂医案·卷二·肝气肝风肝火》中，未载于"疮疡"案中，且案语亦未言"疡毒"具体部位及症状，是一大缺点。从大量应用化湿通络药物看，病位当偏下，且除红肿热痛外，当流有滋水。

（2）顾　头痛呕血，皆在上午，阳经之火无疑。法以清降。

犀角　羚羊角　麦冬　石决明　生石膏　知母　丹皮（炒焦）　竹叶　钩钩

复诊：清泻阳明之火，头痛已减。仍用前法。

羚羊角　玄参　生石膏　麦冬　泽泻　知母　石决明　淡芩　生甘草

按：本病主症是头痛呕血，以其病发均在上午，才断其"阳经之火"，复诊云"清泻阳明之火"，可见乃指胃火。所用药物生石膏、知母、麦冬、玄参等，与景岳玉女煎相近。然而又以犀角清心火解毒，更大量应用羚羊角、牡丹皮、竹叶、淡芩清肝火，并配石决明、钩钩息肝风，则证明本方并非仅清胃火，乃心、肝、胃火并清之法。可见，以头痛呕血发于上午而断其仅为胃火是不准确不全面的。云"阳经之火"乘阳时而升腾于上，于理尚通，以心、肝之火均属阳热之邪，非仅胃火一家也。

选取本案，乃印证王氏肝火总论所谓"肝火燔灼"，游行于上，可致头痛，亦可冲激于胃，导致呕血。呕血即"上下血溢"之一例。羚羊角、牡丹皮、竹叶、淡芩并可治之。

（3）荣　颈项左右发出瘰疬，骤然而起，延今半月有余。手足有丹毒，鼻孔且肿痛，此必有热毒阻于经络，大抵在手太阴、足阳明二经。致病之由，或触染秽恶而得之，或误食毒物而得之，均未可知，然其为热则一也。方书有鼠疬、蝼蛄疬之名，此症类似。今且清其热毒再议。

金银花　夏枯草　大贝母　天葵草　甘草　丹皮　连翘　玄参　钩藤
桑叶

二诊：女子以肝为先天，肝血亏则木火易炽，木火炽则津液燥结，阻于经脉，而成瘰疬。瘰者，累累然如贯珠；疬者，历久而不易愈者也，故曰瘰疬。

逍遥散加减主之。

柴胡三分（盐水炒）　大生地四钱　玄参三钱　牡蛎三钱（煅）　归身一钱半　白芍一钱　茯苓三钱　川贝母三钱　夏枯草三钱

三诊：前用解毒清肝之剂，痰核未见消散。据述：素有鼻衄，不时举发，体质阴亏阳亢，已露一斑。然则误食毒物之说，或者其然。而所以结核成痰之故，究素阴虚于下，阳浮于上。

今拟清肝兼舒其郁，盖痰无郁不生耳。

羚羊角　石决明　夏枯草　丹皮　玄参　穭豆皮　柴胡　女贞子　大贝母
细生地　天葵草

按：本案乃突发之瘰疬，以其伴见手足丹毒及鼻孔肿痛，故首诊认为病位在手太阴肺与足阳明胃，疑其外触秽恶，内中食毒，故先清其热毒，药用金银花、天葵草、连翘、玄参，而夏枯草、牡丹皮、连翘乃王氏清肝方中主药，可见王氏已考虑到清肝火的必要。此外大贝母散结，钩藤、桑叶息风，亦均与治肝有关。二诊虽以消瘰丸法伍以夏枯草解郁散结，但主旨却转为以逍遥散治疗肝郁，清肝解毒之品明显减少，故至三诊痰核并未消散，且不时举发鼻衄，最终又改为以清肝为主兼疏郁化痰。所用羚羊角清肝解毒之力尤大，其余夏枯草、大贝母、天葵草、牡丹皮、玄参均为一诊用过之品，只不过更增细生地黄、女贞子、穞豆皮育阴而已。

综合三诊用方过程，主旨仍在肝火之清散，故最终仍以清肝之羚羊角、夏枯草、牡丹皮为主药。从其所用药物看，已自我否定了病因触染秽恶、误食毒物及病位在肺、胃的最初判断。

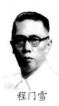

3. 程门雪医案

陈某，男，成年。

初诊：1955 年 3 月 5 日。

咽痛，舌根疳痛。

程门雪

气火炎上之故，清泻之剂为先。

小生地四钱，川雅连四分，京元参三钱，甘中黄八分，苦桔梗一钱，嫩射干八分，净银花三钱，连翘壳三钱，粉丹皮一钱半，黑山栀一钱半，酒炒黄芩一钱半，山豆根一钱半。

原按： 本例治疗特点是：清心以治舌，如小生地、元参、川连；清肺胃以利咽，如甘中黄、桔梗、射干、山豆根。

按： 案语本云"气火炎上之故"，并且"清泻之剂为先"，则本例治疗特点应是清泻肝经气火兼以解毒利咽。观方中主以牡丹皮、山栀、黄芩、连翘，皆王氏清肝方要药，并伍以甘中黄、射干、金银花、山豆根、桔梗便知。至于生地黄、玄参之滋阴以涵木，黄连之清心以泻子，皆有助于肝火之泻降也。

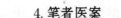

4. 笔者医案

田某，男，34 岁。河北省教育学院教师。1997 年 5 月 22 日初诊。

刘保和

患者两年多以来，两耳后乳突处常发红肿热痛，本次又发半月。以往发病服西药或注射消炎药后痛可渐除，但后又常再发。本次发作虽亦用上法却无效。今测体温 37.8℃。常从左耳后乳突红肿热痛开始，向上可延及头维穴处亦疼痛，并继发右乳突红肿热痛。诉平时性格内向，想事常向坏处想，常叹息。此病即由两年前因工作调动发愁所致。另诉因大量吸烟而多痰，却不易咳出。常胃脘部堵闷不舒，小便黄而热。脉弦数。舌红苔薄黄腻。

予王氏清肝方与逍遥散合方化裁。

柴胡、当归、赤白芍、木通、青皮、连翘、竹叶、夏枯草、牡丹皮、山栀、黄芩、浙贝母、瓜蒌各10克，半夏、薄荷、炙甘草各6克。3剂，每日1剂，水煎服。

二诊：5月25日。

两乳突红肿已退，疼痛已除，脘闷及尿黄热均消失，体温36.2℃。脉已转缓。舌仍红，苔黄腻已除。诉原来头部有盖物感，服药后亦大减，但未消失。

原方加白蒺藜10克。7剂。

三诊：6月1日。

诸症消失。

嘱其继服7剂，停药。后随访，知此病未再复发。

按：由于羚羊角价高，故笔者在应用王氏清肝方时尽量不用。本例患者发病乃由肝郁所致，且至今仍情怀不畅，故郁热不解，并时有气火升腾而呈乳突红肿热痛之状。对此以逍遥散去白术、茯苓，重在解郁以治本，并以王氏清肝方清散肝火以治标，伍以蒌、贝、木通、青皮、半夏之类解郁化痰，终于取得良好疗效。由此可见，对由肝郁而肝热而肝火之证，解郁、清热、泻火之法可同时施用。

（四）心得发挥

怎样理解清肝法与凉肝法的不同？

秦伯未先生在《谦斋医学讲稿·论肝病》一文中谈到"清肝、凉肝"时说："肝热内郁，肝火内扰，均宜凉剂清之，故曰清、曰凉。"从字面上看，似乎"清"与"凉"没有区别，均为"凉剂"之意，而且肝热内郁与肝火内扰亦无区别，因此均可治之"曰清、曰凉"。但王旭高则分之甚清，对肝风病需息风和阳者，方称作"凉肝"，对肝火病之需苦辛清散者，方称作"清肝"（对肝火病之需苦寒直折者，其后称作"泻肝"）。因此，"熄风和阳"即"凉肝熄风"；"苦辛清散"即"清肝泻火"。这种区别，有重要的临床价值，是必要的也是正确的。

关于需要清肝的肝火病病机与需要凉肝的肝风病病机，此前已详细论述，这里特别指出的是，要加深对王氏"内风多从火出，气有余便是火"的理解。虽云"肝气、肝风、肝火同出异名"，但"为病不同，治法亦异"，其根本原因就在于发病由肝气而肝火而肝风的阶段性。"气有余便是火"，是说肝郁与肝气均可导致肝火，这时基本为实证；而肝火再导致肝风，则基本是虚证了。这就是阶段性。

其"为病"之"不同"，就体现了这种阶段性。而恰因"为病不同"，才"治法亦异"。换句话说，要从根本上理解清肝法与凉肝法的区别，就必须严格区分清肝法所治的肝火，与凉肝法所治的肝风在症状上究竟有何不同。

前面已经说过，此肝火乃因肝热所致，肝热郁勃于内，已然热盛于里，继而成肝火而充斥于上、下、内、外，故曰"肝火燔灼，流行于三焦，一身上下内外皆能为病"。诸如目红颧赤、痉厥狂躁、淋秘疮疡、善饥烦渴、呕吐不寐、上下血溢，既有《素问·至真要大论》著名的病机十九条中"诸转反戾，水液浑浊"及"诸呕吐酸，暴注下迫"之热象，又有"诸热瞀瘛""诸禁鼓栗，如丧神守""诸逆冲上""诸躁狂越""诸病胕肿，疼酸惊骇"之火象，如此亢盛之火热之象，完全证明是实证。此时阴血津液虽然已被肝火灼伤，但正气并未大亏，仍以邪实为主，尤其表现为红肿热痛严重，烦躁特甚，口苦而大渴，舌红绛苔黄燥，尤以脉浮取弦大，重按沉弦数而有力为其特点。

此肝风，乃内伤杂病，非热病之热极生风，乃由肝热或肝火渐变而来，有一个较长的发病过程。在这个过程中，先有肝血与肝肾阴液的逐渐耗灼而亏损，火热之邪亦随之衰减而成邪少虚多的局面。当其病初起，虚尚不甚，邪热仍有留存之时，即成需要凉肝的"肝风"病。此时"风阳"呈现热象而袭扰于上，故头目昏眩而胀，仍然恶热而喜凉，但与红肿热痛及大烦、大渴等已大不相同。此时舌红或绛，但苔已薄白或少；脉虽浮弦而数，但按之无力。

在中医理论中，有寒热温凉四气之说，体现了寒热的程度。热之重者，称为热；热之轻者，则称之为温。对热者，当以清法；对温者，则当以凉法。以此推论，王氏对肝火病，治以清肝，就证明肝火之热重；而对肝风病，治以凉肝，就证明肝风之热轻。体现在用药方面，不论肝火与肝风，虽然均选用凉药，而且均清其内蕴之热而用羚羊角、牡丹皮，但对肝火则偏重于苦寒，如黑栀、黄芩、连翘等，对肝风则偏重于辛凉，如甘菊、钩钩、白蒺藜等，此种分寸的掌握，体现了理论的严密性和与临床实践的一致性，值得深入思考与学习。

三、泻肝

（一）原文

一法曰：泻肝。如龙胆泻肝汤、泻青丸、当归龙荟丸之类。

（二）讲解

此治肝第十五法。《医方集解》龙胆泻肝汤由龙胆草、黄芩、栀子、泽泻、木通、车前子、当归、生地黄、柴胡、生甘草组成。《小儿药证直诀》泻青丸由当归、龙胆草、川芎、山栀子仁、川大黄、羌活、防风共为末，蜜丸，以竹叶煎汤，同砂糖，温开水化服。《丹溪心法》当归龙荟丸由当归、龙胆草、栀子、黄连、黄柏、黄芩、芦荟、大黄、木香、麝香（一方加青黛）共为末，蜜丸，生姜汤下。

方书谓龙胆泻肝汤功能泻肝胆实火，清下焦湿热，主治肝胆实火上扰，症见头痛目赤，胁痛，口苦，耳聋，耳肿；或湿热下注，症见阴肿阴痒，筋痿阴汗，小便淋浊，妇女湿热带下等。泻青丸功能清肝泻火，主治肝经郁火所致的目赤肿痛、烦躁易怒、不能安卧、尿赤便秘、脉洪实，以及小儿急惊、热盛抽搐等。当归龙荟丸功能清泻肝胆实火，主治肝胆实火所致头晕目眩、神志不宁、谵语发狂，或大便秘结、小便赤涩。

秦伯未先生认为"泻肝"法适用于"肝火上扰，须在清肝的基础上进一步用苦寒直折以泻之，故曰泻"。揣度其意，似乎认为适用于泻肝法的病情，是适用于清肝法病情的进一步发展，前者要较后者严重，因此才在其基础上"进一步"用苦寒直折。既然是"在清肝的基础上"，当然应包括清肝法的用药。但从王氏严格分清清肝法与泻肝法，所拟方药亦完全不同来看，则秦老此说值得商榷。导致这种情况的根本原因，还是对肝热与肝火概念认识上的差异。秦老认为"'肝热'和'肝火'的性质相同"，于是既模糊了二者的来路，亦混淆了二者的证候，随即认为需"泻肝"的肝火是需"清肝"的肝火的"进一步"发展，才"进一步用苦寒直折"。实际上，这两种肝火的来路是不同的，需"清肝"的肝火来源于由肝郁而产生的肝热，需"泻肝"的肝火则来源于肝气的直接化火。前者治法是清散与清泄并用，同时要将里热即营热"掏出去"，故必用牡丹皮。后者则径直采用清下，以苦寒直折，兼通利二便，将肝火"压下去"，并从二便排出体外，"导出来"。诸如龙胆草、黄芩、黄连、黄柏、青黛即属"压下去"；伍以泽泻、木通、车前子、大黄、芦荟，使其从二便排出，即属"导出来"。

就本法所言，最典型的苦寒直折而"压下去"的方剂只是龙胆泻肝汤与当归龙荟丸，所以均云其"主治肝胆实火"，而对泻青丸，则云其"主治肝经郁火"。从用药可以看出，虽然三方均以苦寒药为主，但龙胆泻肝汤仅稍用一味柴胡辛凉之升，以顺其肝喜条达疏泄之性，却更多地应用泽泻、木通、车前子，导热从小便而出；当归龙荟丸仅用少量木香、麝香行气通窍，却用大苦、大寒的大黄、芦荟导热从大便而出。二者下行之力如此强大，故曰"压下去"。泻青丸虽亦用大黄通便、竹叶煎汤利尿，但更多地应用了辛温的羌活、防风，显然具有"散一下"的特点，符合治疗肝热的原则，故云其治"肝经郁火"。对此，本方创制者钱乙谓"治肝热"；汪讱庵《医方集解》则谓"治肝火郁热"。结合两家论述，恰好说明泻青丸治疗肝热郁久所化之肝火，与另两方比较，其清泻肝火则一，但重用辛温之羌、防，体现了"火郁发之"的"散一下"特点，则有所不同。

研究至此，即可对由肝郁引起的肝热、由肝气引起的肝火、由肝热发展而来的肝火不同治法进行如下总结：①对由肝郁引起的肝热，要"掀一下，掏出来"；②对由肝气引起的肝火，要"压下去，导出来"；③对由肝热发展而来的肝火，要"散一下，压下去，导出来或掏出来"。

（三）医案印证

叶天士

1. 叶天士医案

（1）倪　骤然惊惕，阳气上逆，遂神呆不寐，倏尔叫喊，不食、不饥、不便，有癫痫之象。

龙荟丸二服。

按： 叶氏常以当归龙荟丸治疗癫痫，其实多属于阳证范围的狂病与痫病。本案称"有癫痫之象"，将癫与痫合称，其实是指痫病。痫病发作无时，猝然昏仆，筋脉瘛疭，口中作声，后人因其声似，分马痫、牛痫、猪痫、羊痫、鸡痫5种。本案只"倏尔叫喊"，即突然急速地喊叫，而未言痫病他症，乃省略之词，此在叶案中皆然。龚商年总结叶氏治法时说："痫之实者，用五痫丸以攻风，控涎丸以劫痰，龙荟丸以泻火。"此案即属以龙荟丸苦寒直泻肝火者。虽有神呆不寐，不食，不饥，但运用龙荟丸的主症则是"不便"。本方龙胆草、栀子、黄连、黄柏、黄芩为"压下去"，芦荟、大黄则为"导出来"，将肝火从大便导出体外。

《内经》云"诸逆冲上，皆属于火"，今因"骤然惊惕，阳气上逆"，而肝火直冲于心，心神失灵且不安，故神呆不寐；肝"在声为呼"，气火上冲于肺，故"倏尔叫喊"；肝火上冲于胃，胃气失于和降，故不食、不饥、不便。本方通利大便，并苦寒直折肝火，心神宁而肺胃之气得降，诸症自愈。

（2）常熟三十二眷　寡居无欢悦之念，肝胆中气火郁勃，直上直下，莫能制伏，失其疏泄之用，小溲成淋。谓肝脉环绕阴窍，用龙胆泻肝法。

龙胆草　黄芩　栀子　当归　生地　柴胡　泽泻　木通　甘草　车前子
（选自《叶天士医案存真》）

按： 此为龙胆泻肝汤全部药物，对应的主症是"小溲成淋"，与上案主症"不便"恰好对照研究。"郁勃"，即郁而勃发之意。寡居不仅无欢悦，在封建社会更是被人欺凌压迫的对象，心中常怀愤怒不平之情在所必然。一旦肝气化火勃发而"燔灼，游行于三焦，一身上下内外皆能为病"，故云"直上直下"。肝气化火，乃疏泄太过之象。肝火冲激于下，却又逢下焦湿邪所阻，湿热相合，更加阻滞气机，则欲下而不能下，小便则呈现痛、热、涩滞不爽之淋象。龙胆泻肝汤除以龙胆草、黄芩、栀子苦寒直折肝火外，并大量应用泽泻、木通、车前子诸利水通淋之品，使肝火与湿热一并排出体外。前者属于"压下去"，后者则属于"导出来"。此方与龙荟丸最大不同之处，除在于一重在利小便、一重在通大便外，亦在于有柴胡之应用。本病起因为情志之"郁勃"，故加柴胡解郁以疏肝治本；此外，柴胡并可利少阳枢机而通畅三焦，有助于肝火从小便排出体外。

（3）叶$_{二九}$　五志阳升，神识迷惑，忽清忽甚者，非有形质之邪，乃热气化风上巅，至于竟夜不寐。攻痰疏利，决不效验。先以极苦之药，冀其亢阳潜降。

生地　龙胆草　丹参　木通　山栀　芦荟　青黛　薄荷

按：此乃龙胆泻肝汤与当归龙荟丸合方化裁。龙胆草、山栀为二方所共有，更增一味青黛，为苦寒直折，具"压下去"之用；木通为龙胆泻肝汤中利小便之品，芦荟为龙荟丸中通大便之品，共具"导出来"之用。此外生地黄、丹参养阴清心；薄荷辛散有类柴胡，并清头明目，共治神识迷惑及彻夜不眠。本方标本兼治，对于纯属肝火冲激而非痰热内扰者有效。

由此案可知，龙胆泻肝汤与当归龙荟丸虽然一重在利小便，一重在通大便，但肝火燔灼，常有大小便同时不利者，则二方可化裁合用。

2. 王旭高医案

（1）华　病由丧子忧怒抑郁，肝火偏盛，小溲淋浊，渐至遗精，一载有余，日无虚度。今年新正，加以左少腹睾丸气上攻胸，心神狂乱，龈血目青，皆肝火亢盛莫制也。《经》云：肾主闭藏，肝司疏泄。二脏皆有相火，其系上属于心。心为君火，君不制相，相火妄动，虽不交会，亦暗流走泄矣。当制肝之亢，益肾之虚，宗越人东实西虚，泻南补北例。

川连　焦山栀　延胡索　鲜生地　赤苓　沙参　川楝子　知母　黄柏　龟板　芡实

另当归龙荟丸一钱，开水送下。

按：关于《难经》"东实西虚，泻南补北"之论，可参本书关于肝的治疗部分的第11条。

本案为遗精病，由肝气化火所冲激，向上则由左少腹睾丸气上攻胸，狂乱、龈血、目青；向下则小溲淋浊，渐至遗精。"一载有余，日无虚度"，可知其病之甚。本病乃本虚标实之证，故云肝亢而肾虚。本虚，为肾水亏损，乃由平素肾水即虚，病发而肝火炽盛，下汲肾阴，肾水亏之又亏；标实则为肝火燔灼，上下窜扰而发病。对此当泻心火、滋肾水，并佐金平木，即《难经》所谓东实西虚，泻南补北之法。然而综观全部用药，亦未尝不用直接泻降肝火之品，其丸方当归龙荟丸便是。

汤方以川连、焦栀清降心火泻南方，伍以金铃子散（川楝子、延胡索），苦寒直折肝火，并降气疏肝；大补阴丸（鲜生地、知母、黄柏、龟甲）大滋肾水补北方；沙参益肺之气阴，以佐金平木，并使金能生水。此外，以赤苓导热从小便而出，并同时佐以芡实涩精，使开合有度，肝之疏泄归于常态。为增强汤方直折相火之力，故另以当归龙荟丸加服。

（2）某　经停，少腹痛，小溲淋漓有血缕。此肝火与瘀凝交阻，当通而导之。

龙胆草　小蓟炭　车前子　丹皮　桃仁　大黄（酒炒）　冬葵子　海金沙　延胡索　焦山栀

按： 此病为闭经。肝火炽盛，疏泄失常，在男子可致遗精、阳痿，在女子可致月经不调，如经少、闭经，或经水淋沥不尽，甚则成崩漏大症。本案闭经伴少腹痛，小溲淋沥不畅而有血缕，乃夹瘀之象，故云"肝火与瘀交阻"。对肝火应清降，对瘀凝则当通导。方中龙胆草、车前子、焦山栀、酒大黄，取龙胆泻肝汤与当归龙荟丸合方化裁之意，苦寒直折，并从二便导肝火外出。此外，以牡丹皮、桃仁、延胡化瘀止痛以通经血，小蓟合冬葵子、海金沙利水通淋兼止尿血。肝火除，瘀凝祛，闭经自愈。

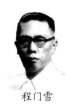

3. 程门雪医案

程门雪

金某，男，30岁。

初诊：1969 年 11 月 24 日。

由泻转痢，腹中痛，胃纳不香，两胁支满，脘胀不舒，足软无力。

肝脾为病，姑与扶脾抑肝、理气助运为治。

赤石脂三钱（先煎），禹余粮三钱（先煎），炮姜炭五分，香白芷一钱，炙甲片一钱半，焦白芍三钱，炒谷麦芽各三钱，焦楂炭三钱，焦六曲三钱，香连丸一钱（吞），橘叶皮各一钱半，制香附三钱。三剂。

二诊：

原方有效，可以续服。五剂。

三诊：

上方加蛇含石三钱（先煎）。

四诊：

泻痢已止，不成形如故。两胁支满、脘胀不舒、足软无力虽减未除。苔腻口苦，胃纳不香。

拟方肝脾并治。

太子参三钱，生白术三钱，云茯苓三钱，炙甘草一钱半，全当归二钱，大白芍二钱，软柴胡一钱半，龙胆草二钱，西茵陈四钱，黑山栀三钱，炒枳壳一钱半，制香附三钱，焦六曲三钱。三剂。

原按：此例脾虚肝旺，运化失常，程老用赤石脂禹余粮汤合归芍异功散、逍遥散加减。其脾虚之因有二：一系由泻转痢致脾虚，故治以温涩；一则为肝旺侮脾致成脾虚，故治之以和肝健脾。由于苔腻口苦胁满，肝家湿热亦盛，所以配用茵陈、柴胡、龙胆、山栀、川芎等品。炙甲片与归、芍、柴、芎同用，活血祛瘀、柔肝止痛，乃程老常用之配伍法。

蛇含石是蛇类在冬蛰时口含之土，到来春发蛰时吐出，一般在二月采，大如弹丸，坚如石，色外黄内黑，性温，能散下焦虚寒之气（见《政和经史证类备用本草》卷五，《本草纲目》卷十引《庚辛玉册》所载亦同）。程老常与丁香、赤石脂、禹余粮合用，治脾泻、肾泻之类，颇有效果，尚无毒性发现。另有蛇黄一药，性冷，治惊热肿毒，与蛇含石不同。

按：不论泄泻与痢疾，均可由气滞、湿热、食积所导致。本案由泻转痢，意味大便下之不爽，里急后重，或更夹有脓血黏滞。其病多因涩、补过早。此时虽病涉脾虚，仍当以行气导滞、化湿清热为主。其症见腹痛、纳呆、胁满、脘胀均属气机不畅所致，而足软无力，虽可能缘自脾虚，但更可能由于湿热。故一、二、三诊用赤石脂、禹余粮涩剂之后，虽泻痢止，但便仍不成形，意味黏滞不爽之症仍在，其他诸症虽减未除，反更增"苔腻口苦"，肝火湿热更增。四诊变更思路，从疏肝健脾、清肝化湿入手，实际是逍遥散、四君子汤、龙胆泻肝汤、四逆散、茵陈蒿汤诸方加减化裁，调畅气机、清利湿热为主，尤着眼于清肝泻火，取龙胆泻肝汤中甘草、当归、柴胡、龙胆草、山栀诸品，清泻肝火湿热，利疏泄而通大肠，方才取得转机。

4. 笔者医案

刘保和

（1）宋某，男，45岁。井陉铁路工务段职工。1994年10月31日初诊。

患者因阳痿而不能性交已1年，诉突然发生，由与其子生气后导致。一年来迭经中西药治疗无效。诉前两年工作时挖沟，掉到沟里，臀部着地，导致腰痛至今。每上夜班时，如饥饿则胃中空虚难忍，得食可安。纳、眠、二便均无异常，体格强壮。脉沉弦有力。舌如常人。

综合上述症状，先后施予血府逐瘀汤、逍遥散、柴胡疏肝散、十全大补汤，并加蜈蚣、仙茅、淫羊藿、巴戟天等兴阳、壮阳之品，均无丝毫效验。一直治疗到12月22日，已至第八诊。

八诊：1994年12月22日。

诉以上治疗无效，并且着重说明吃冷物则腹中难受，故一直不敢食冷。但诊其脉仍沉弦有力。

遂小其剂以龙胆泻肝汤试探之：柴胡、生地黄、黄芩、川木通、车前子、山栀、当归、泽泻各6克，龙胆草5克，炙甘草4克。7剂，每日1剂，水煎服。

九诊：12月29日。

患者来诊，喜悦异常，诉上方仅服两剂阴茎勃起即恢复正常。1周来已正常性交两次，无任何不适，与以往一样。诊其脉却由沉弦而转为浮大。

原方继服7剂。再诊其脉已转缓和，阳痿未再复发，遂停药。

按：本例首诊亦为笔者在井陉县中医院带实习时所治。由于患者伴随症状极少，只能根据主诉发病过程及某些特殊症状拟方。从其与子生气所致，予柴胡疏肝散、逍遥散；从其外伤，予血府逐瘀汤；从其夜饿难忍，以十全大补汤；并加兴阳、助阳之品，却均无效验。至第八诊，患者诉食冷腹中难受，脉却沉弦有力，如此脉症不符，多见于肝胆火盛病人。回忆曾亲眼所见刘渡舟教授于1973年在河北省昌黎县治一壮汉，夏日畏冷极甚，虽着厚棉衣、棉裤亦觉寒冷彻骨不减，但却目光炯炯，语声亢奋有力，刘老予大柴胡汤7剂而愈。此案脉沉弦有力，却畏食冷物，与刘老所治病人机理一致，均属火极而似水之象，故以龙胆泻肝汤苦寒直泻其肝火而愈。可见临床脉诊之重要性。

（2）王某，女，67岁。住石家庄市桥西区西五里村。1993年12月6日初诊。

患者偏左头痛已10余年，每生气即发。发时先觉从左胁下有一股热气沿胸部直冲于左面颊，一直到左头上部，这时即觉头左部既热而且胀痛难忍，伴两目发胀，胸脘部位亦灼热难忍，欲食冷物、心烦、口苦，但大便却正常。本病时发时止，每发则头痛六七日，服药无效，只能自然消解。一年可发五六次，深以为苦。本次头痛尤甚，已历半月未止，因而就诊。诊其脉沉弦而数。舌红苔中黄腻。

予泻青丸原方。

当归、川芎、山栀、防风、羌活、竹叶各6克，龙胆草4克，生大黄3克。3剂，每日1剂，水煎服。

二诊：12月9日。

患者仅服1剂，头痛即止。至今未痛。停药。

此后半年，患者又发头痛，症状如前，已3天，再以上方7剂，痛即未再复发。

按： 由此案可知，泻青丸中大黄乃引火下行，大便正常者亦可使用。本病乃肝火郁久时发，发后又郁而再发，故偏左头痛时发时止而不愈。泻青丸除以苦寒直泻肝火外，并用风药升散，竹叶、大黄降泻，上下分解，其所郁之肝火自然得以散解，此足以证明与龙胆泻肝汤证及当归龙荟丸证之不同处。盖此乃郁而化火，彼乃气火之升腾无制也。故此则病发时作时止，彼则一旦发作无有终止也。

（四）心得发挥

论龙胆泻肝汤证的上与下。

"火曰炎上"，在人们的头脑中，对火邪上腾、上炎是容易理解的，但对火邪可以下泻，下迫，则不甚了了。对此，王旭高清楚地告知读者："肝火燔灼，游行于三焦，一身上下内外皆能为病。"这在龙胆泻肝汤证中看得最为清楚。

1964年夏季，笔者随唐山地区医疗队一个小组在河北省邯郸地区魏县开展巡回医疗工作。一天上午9点，某村一位中年妇女到医疗队员住所，诉说其子突然昏迷不省人事，要求医生迅速往诊。该医疗队小组长系唐山地区医院外科副主任，为了方便治疗，特别招呼笔者一起前往。到病家后，见一20岁男子躺卧在门板上。呼之不应，昏迷不醒。虽然针刺其十宣、人中、涌泉等穴，亦无动于衷。询问其母发病原因，诉早晨8点钟，与邻居因纠纷吵骂，大怒之际，突然大叫一声，大呼头痛，随即倒地昏迷，直至此时。视其身体强壮，面红目赤，触其耳前动脉搏动剧烈，脉浮弦大有力。其口紧闭不开，用力撬开少许，只见舌边尖红赤，舌苔则难以看清。由于是内科疾病，小组长嘱笔者治疗。根据其大怒所致，及现有脉症，予龙胆泻肝汤原方一剂，嘱其母立刻取药（当时是救灾，医药均免费），煎后立即给病人灌服，待午饭后再来复诊。中午12点半，笔者再赴病家，见患者正在吃饭，精神、言语一切正常。其母诉其在10点钟服药，经半小时即清醒。询其除头稍有些胀痛外，别无所苦，遂未再进行任何处置而归。

上述病人，是典型"气有余便是火"的气火上冲之证，由于头痛剧烈，竟致昏迷。可见虽属内伤，头痛亦有如此严重者。中医教材常谓内伤头痛多悠悠而痛，足见其片面，脱离实际，纯属纸面功夫。

本例肝火暴冲于上，与笔者所治（1）案阳痿一病有何不同？盖后者乃肝火泄迫于下也。王氏云"肝火燔灼，游行于三焦"，是对本证的最佳解释。三焦既是气道，又是水道。肝火随肝气而冲于上，证明三焦是气道；肝火随津液而迫于下，证明三焦也是水道。水液随上、中、下三焦，自上而下，如患者素有水湿之邪，则必以下焦停蓄最多，此时肝火在下焦最易与水湿相合，而呈现湿热之象。方书每称此为"湿热下注"，其实乃肝火与下焦原有之水湿相合也。此时肝火湿热之邪，即可循肝脉熏灼浸淫于宗筋和阴器，导致《素问·痿论》所说的"筋痿"，即阳痿之病。

辨别之法，除其他见症外，最主要的还是脉象。肝火冲激于上，脉应浮弦大数而有力；肝火下迫，与下焦水湿相合，而成湿热之证，脉则沉弦数而有力。后者一旦湿热得祛，如仍遗有剩余肝火，此时火性炎上，脉又可转为浮大，再予清热泻火，旋即和缓如常矣，观（1）案便是。

四、清金制木

（一）原文

一法曰：清金制木。肝火上炎，清之不已，当制肝，乃清金以制木火之亢逆也，如沙参、麦冬、石斛、枇杷叶、天冬、玉竹、石决明。

（二）讲解

此治肝第十六法。以下尚有泻子法、补母法，均为借助五行生克制化间接治疗肝火病的方法。

此法与治疗肝气病的"抑肝"法同属佐金以制木之法。"抑肝"法只是治疗肝气上冲于肺，此时肝气尚未化火，病发短暂而急促，故"猝得胁痛，暴上气而喘"。本"制肝"法是治疗肝火病发已久，虽用清肝、泻肝诸法亦无效验者。此时肝火燔灼而上炎，耗伤肺胃阴液，导致肺气不降，或反而上逆，而见或咳，或喘；或虽未发咳喘，但见肺胃阴伤，亦可将本法药物加入清泻肝火方药之中，借助此法养肺胃之阴，降肺胃之气，清金以制木，从而增强清泻肝火之力。

本法沙参、石斛、玉竹、天冬、麦冬养肺胃之阴，枇杷叶降肺胃之气，从而清金制木。仅用一味石决明，提示仍须平肝降逆而清泻肝经风火，并具代表意义，意味其他清泻肝火、潜镇肝风之品，均可适当选用，非谓仅此一味即足以胜任也。

（三）医案印证

1. 叶天士医案

（1）诊脉左数微弦，寸、尺、关虚数。阅 5 年前，病原左胁映背胀痛，不能卧席。曾吐瘀血，凝块紫色，显然肝郁成热，热迫气逆血瘀，虽经调理痊愈，而体质中肝阴不充，肝阳易动。凡人身之气，左升主肝，右降主肺，今升多降少，阴不和阳。胃中津液，乏上供涵肺之用。此燥痒咳呛，吐出水沫，合乎经旨：肝病吐涎沫矣。肝木必犯胃土，纳谷最少而肢软少力，非嗽药可以愈病。此皆肝阳逆乘，实系肝阴不足。仲景云：见肝之病，先理脾胃，俾土厚不为木克，原有生金功能。据述凡食鸡

叶天士

248

子，病必加剧，则知呆滞凝涩之药，皆与病体未合。

北沙参　生扁豆　麦冬　玉竹　桑叶　生甘草　蔗浆

（选自《叶天士医案》）

按： 在叶案中，叶天士反复强调"凡人身之气，左升主肝，右降主肺"，可见这一气机升降理论在中医学中的重要性。而且，从临床所见，又每多左升太过而右降不及，"升多降少"；左为阴，右为阳，左升太过，木反侮金，故云"阴不和阳"。导致左升太过之因，本案则为"肝郁成热""肝阴不充"，以致"肝阳易动"。5年前左胁映背胀痛，不能卧席，并继发吐瘀血紫色凝块，即因"肝郁成热"，随之"热迫"而"气逆血瘀"。虽经治疗，但肝热已经灼伤肝阴，肝阴不充，则肝阳易动，目前脉象左数微弦，寸、尺、关虚数即体现此种病机。左数微弦为肝热而阳动，寸、尺、关虚数，乃阴液大伤之象。而且不仅肝阴伤，肺胃阴液亦大受损伤。其典型表现即为"燥痒咳呛，吐出水沫"。所谓"水沫"，其实是黏涎泡沫，纯属肺燥之象，并非痰饮病的清稀水泡痰。此因一方面胃阴亏虚，无津液上供于肺，另一方面，肺阴亏虚，肺气亦不能肃降输布津液于全身，现有少许津液不得不随上逆之肺气呈泡沫状咳出。由于肝气犯肺，肝主风主动，往往病发突然，肺气被迫上逆，咽燥而痒，呛咳连声。此时应从何处入手治疗？是治肝，还是治肺，还是治胃？叶氏发现患者"纳谷最少而肢软少力"，证明胃阴不足尤为严重。盖胃为水谷之海，一身气血津液的来源，胃阴亏虚，津液生化无源，肝阴、肺阴亦无从恢复，故必须"先理脾胃"，实则首先滋养胃阴，从而"土厚不为木克"，并且发挥"生金功能"，可谓抓住中心环节而一举多得。

本案处方实由叶氏养胃方去天花粉加生甘草、蔗浆组成，增强了甘凉益胃之功。回顾王旭高清金制木法，其中沙参、麦冬、玉竹乃方中主药，更加天冬、石斛，具叶氏养胃方基本方意，此外枇杷叶、石决明清降肺气并且平肝，与叶氏方中桑叶之用大旨相似。可见，王氏制肝法虽曰"清金"以"制木"，实则仍以养胃阴为主，通过养胃阴而滋肺阴，而清降肺气，从而达到制木的目的。

（2）嗽不减，左脉弦。

玉竹　川贝　南沙参　地骨皮　生草

白糯米泡汤代水

（选自《未刻本叶氏医案》）

按："左脉弦"，病在肝，由肝经气火上逆，致肺热而上逆。方仍以养胃法，以沙参、玉竹滋养肺胃之阴，更增生甘草、白糯米甘凉濡润，另以地骨皮清肺、川贝降肺，从而达到清金制木的目的。

（3）左脉数，按之无序，阴亏阳动之象。日久恐有失血之累。但鼻血、咳呛、项核，先宜清理上焦。

桑叶　南沙参　夏枯草　川贝　白花粉　生甘草

（选自《未刻本叶氏医案》）

按：此典型清金制木之方。"左脉数，按之无序"，乃肝火上炎之象；肝火犯肺，肺阴大伤，肺气上逆，故曰"阴亏阳动"。日久热迫血行，即可导致出血，目前已有鼻衄之象即其先兆。此外，肝火犯肺则咳呛，即突发呛咳而连声。"项核"，更证明乃肝火夹津液成痰核而郁结于上。"上焦"者，肺金也，"清理上焦"即王氏所谓"清金以制木火之亢逆"也。方中沙参、天花粉滋养肺胃阴液，并合生甘草、川贝化痰散结，共奏清降肺气之功。另以桑叶、夏枯草凉肝、清肝，后者并能解肝火之郁结。如此则肝火上炎之证必愈，继发诸证自除。

本方沙参、天花粉、生甘草，即王氏方中沙参、天麦冬、石斛、玉竹之意；川贝，即枇杷叶之意；桑叶、夏枯草，即石决明之意。明乎此，即可明了叶、王二氏学术的继承与延续关系。

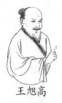
王旭高

2. 王旭高医案

（1）某　始由肝肾不和，久进温通之剂，肺胃液伤，气火上逆，症成喉痹。金不制木，木盛化风，风阳入络，颈项筋急。拟清金平木，生津降火。

北沙参　麦冬　马料豆　钩藤　川石斛　石决明　天花粉　生草　玄参　雪梨肉

按：肝属木，肾属水，"肝肾不和"，或因水不涵木，水亏而木旺；或因肝热内郁，下汲肾水，均当予清润之品，却"久进温通之剂"，不仅更伤肝肾阴液，即肺胃亦阴液大伤。肝肾阴伤，则肝经气火上逆，而肺胃阴伤，则肺气不得肃降。此即左升太过而右降不及之证。肺胃阴伤，津液不能上达于喉，而肝经气火上逆更加灼伤喉部津液，即成咽干而痛的喉痹。右降不及而金不制木，则木火更加亢盛，阴伤而风动，风阳入络，颈项络脉失养而成颈筋急紧之症。此时滋补肝肾已缓不济急，唯拟"清金平木，生津降火"，才能顿挫病势。待肺胃阴液得复，木火风阳得平，再从本治不迟。

方拟沙参、麦冬、石斛、玄参、天花粉、雪梨肉、生甘草生津而清金，钩藤、石决明降火以平木，另以马料豆补益肝肾，养肺阴平肝，共奏王氏所谓"清金以制木火亢逆"之效。

（2）徐　丧弟悲哀太过，肝阳升动无制。初起病发如狂，今则心跳少寐，头晕口干，略见咳嗽。拟安神养阴、清火降气为法。

石决明　丹皮　枣仁　茯神　川贝　北沙参　广橘红　麦冬　玄参　竹茹枇杷叶

按：本案体现了肝气、肝火、肝阳的全部发病过程。"丧弟悲哀太过"，病起于肝郁，郁久化热而成肝热。肝热久勃然而发，而成肝火。肝热、肝火一并灼伤阴液，而成肝阳。肝阳升腾无制，扰乱心神，故发病即现狂状。然肝热、肝火必伤心、肺、肝、肾及胃的阴液，营热甚而心阴伤，则心跳少寐；肝肾阴伤而肝阳上扰，则口干头晕；肺胃阴伤而肺气上逆，则咳嗽。肝阳之升动既因五液之亏损，故潜降肝阳必须养阴清火。此外，为佐金以平木，则当清降肺气；为止悸安寐，则当清营安神，故王氏最终拟以"安神养阴，清火降气"之法。由于病发如狂并心跳少寐，故将安神放在首位，其实养阴清火、清降肺气才是核心治则。

方中沙参、麦冬为王氏制肝方中养阴之主药，今更伍玄参，不仅滋养肺胃之阴，更滋养心、肝、肾阴，照顾更为全面，从而治疗木火灼阴而成的肝风；枇杷叶为王氏制肝方中清降肺气之主药，今更加川贝、竹茹、橘红清热化痰以佐金平木；石决明为王氏制肝方中清肝息风主药，今更伍牡丹皮、枣仁、茯神并与玄参相配，清营热以安神。其中牡丹皮乃治肝热导致肝火并从而导致肝阳的必用之品，观王氏清肝法与凉肝法便知。

（3）李　咳嗽喉痒，痰或稀或浓，浓则腥臭。脉象右弦而滑，左弦小数。

肝经有郁勃之热，肺家有胶黏之痰。此痰为火郁而臭，并非肺痈可比。当以平肝开郁，参清金化痰。

沙参　橘红　苏子　杏仁　石决明　川贝　茯苓　丹皮　蛤壳　枇杷叶　陈海蛰（漂淡）　地栗

按： 咳痰浓厚而腥臭，貌似肺痈，但并无脓血，亦无咳引胸痛，故非肺痈，乃一般痰热壅肺可知。而其热之源，则在于肝，在于"肝经有郁勃之热"，肝热化火，时而上冲，从而灼伤肺津，炼液为痰。肝经气火冲逆于肺、咽，故咳嗽而咽痒。此虽咽痒，但与外感咳嗽不同，必无嚏、涕在先，且必突发气冲而咽痒、呛咳频数也。热冲而频，郁暂则痰稀；热冲而缓，郁久则痰浓而腥臭。其脉左右皆现弦象，乃肝热而木火刑金，右滑为肺家痰热，左小数则为肝郁而阴伤。治此仍以王氏清金制木法，以沙参滋养肺胃阴液，以枇杷叶清降肺气，以石决明清热平肝。病发于肝经气火上逆而犯肺，故更伍以"抑肝"法部分药物，如橘红、杏仁，再加苏子替代苏梗便是，协同川贝、海蛤壳、雪羹（海蛰、地栗）以及茯苓清肺化痰，佐金平木。病起于肝热，故必伍牡丹皮清"肝经郁勃之热"。诸味相伍，虽曰"平肝开郁"，但毕竟以清肺降气化痰之品为多，实乃典型"清金以制木火亢逆"之法。

3. 程门雪医案

王某，男，老年。

初诊：1935 年 9 月 14 日。

咳嗽痰多，寐时惊惕气升，口糜舌尖痛，牙根摇动，其为虚阳上浮无疑。惟舌光脉细，素体阴液亦亏，其阳浮者，以阴不敛阳，虚阳上越，而非阴盛格阳之证可比。温下之品，只能为佐，当以育阴敛阳为之主，且用桂胜于用附，以附不能收摄纳之功也。

拟方如下：

大熟地四钱海浮石一钱半同捣，山萸肉二钱，黑料豆四钱，甘杞子二钱，元参三钱，石斛四钱，真川贝三钱，牡蛎一两（先煎），龙齿八钱（先煎），清炙枇杷叶三钱（去毛包煎），上猺桂一分（研细末，泛丸，药汁过下）。

二诊：

痰呛气升，寐则惊惕，舌绛口燥。

气阴大亏，肺失清肃，肾失摄纳，虚气升越，中无砥柱。再用益气阴，肃肺纳肾，佐以化痰之法。

藿石斛一钱，元参三钱，北沙参三钱，茯神三钱，龙齿四钱（先煎），左牡蛎五钱（先煎），真川贝三钱，杏仁三钱，清炙枇杷叶三钱（去毛包煎），七味都气丸四钱（包煎），银杏肉二枚（打）。

三诊：略。

原按：略。

按：本案治疗效果不佳，至三诊又改用金匮肾气丸法，虽叙证辨理之语颇多，但亦未知结果如何，故略之不录。原按亦属顺文衍义，读之乏味，故一并略去。

患者老年，五液俱虚，故舌光而脉细。肺阴虚，且阴损及气，肺气亦虚，津液不布，故咳嗽痰多。人寐则魂归于肝，肝阴虚，不能吸摄肝魂，魂飞不安，故寐则惊惕气升。心胃阴虚，则口糜而舌尖痛。肾阴虚，则牙根摇动。此时确当育阴敛阳。育阴者，育五脏之阴尤以肝肾之阴为主也；敛阳者，敛肝肾之虚阳也。但对其咳嗽痰多，则应养肺胃之阴而清化其痰热，并可收佐金平木以镇虚阳之功。一诊以枇杷叶、石斛，二诊以沙参、石斛、枇杷叶，均为王氏清金制木法药物，其所用牡蛎、龙齿，平肝镇肝，又有此法中石决明意。综观二诊全部药物，不过更增玄参以助沙、斛，更增贝、杏以助杷叶而已。余则都气丸合银杏肉滋阴温肾而纳气，则属常法，容易理解。

本案疗效虽然欠佳，但亦属年老而病情复杂所致。选录本案，可知程氏在学术上确实与王氏有一定渊源，并能对王氏法加以变通而施于临床。

4. 笔者医案

刘保和

孙某，女，75岁。住石家庄市红旗大街。2002年1月20日初诊。

患者诉患肺心病已10余年，西医并诊有左胸腔积液、胸膜肥厚。近两天来咳嗽咯血，背部灼热如火烘烤感。平时两太阳穴牵前额发胀。脉弦硬而大。舌红少苔。

方拟王氏清金制木法加味。

沙参、石斛、天冬、麦冬、玉竹、枇杷叶、川贝、白芍、藕节各 10 克，生石决明 20 克（先煎），生龟甲 15 克（先煎），白茅根 30 克。

4 剂，每日 1 剂，水煎服。

二诊：1 月 31 日。

上方服 4 剂后，患者自觉有效，又再取 7 剂续服。现已不咯血了，背热已减十之六七，咳减一半。现仅晨起咳嗽明显，偶有胸痛如针刺感。头胀已除，仅有时头晕。

上方去藕节、白茅根，加茜草、桑叶、菊花各 10 克。7 剂。

三诊：2 月 7 日。

背热、咳嗽、胸痛、头晕均除。

原方续服 10 剂。后停药，两月后来诉，以上诸症未复发。

按： 脉弦硬而大，舌红少苔，证明阴液亏损，水不涵木，肝火及风阳亢盛，故头胀为甚。咳嗽咯血，为木火刑金；背部灼热如火烤感，多见于阴虚阳亢之老年人。首诊以王氏原方清金制木，并加龟甲、白芍滋阴潜阳，藕节、茅根清热凉血。二诊诸症大减，咯血已除，但仍头晕，胸痛如刺，故去藕节、茅根加茜草化瘀通络，桑叶、菊花清肝散风。三诊诸症均除，再以原方巩固而愈。

（四）心得发挥

运用王氏清金制木法治疗多种疾病的经验。

王氏清金制木法共由三组药物组成：①滋养肺胃阴液，使肺气随阴而降，为沙参、麦冬、石斛、天冬、玉竹；②肃肺化痰，清除肺气下降之路障，为枇杷叶；③凉肝、清肝、平肝，制止肝经气火上逆，为石决明。以上 3 组药物尤其是后两组，仅具代表意义，临床可随机扩充。由药物数量可知，①组药物最为重要，不可缺少。运用此法，可治疗许多常法治疗无效的疾病。

1. 呛咳

呛咳是一种特殊类型的咳嗽，方书多以泻白散与黛蛤散合方加味治疗，但效果并不肯定，以王氏清金制木法化裁，可以取得十分满意的效果。

呛咳，既可由外感咳嗽发展而来，亦可由内伤所导致，其典型症状是：患者在完全不能预知的情况下，突觉气上冲于咽喉，此时或咽痒，或咽不痒，但必然继发连续性干咳，或有痰亦少，一阵咳声可达 7～8 次以上，急促而短，呈阵发性，咳几阵后可自然停止，过一段时间又重复发咳如前。病人主诉像吃饭喝水不小心呛了一样，因此谓之"呛咳"。对于此种疾病，各种宣肺化痰、清热化痰、养阴化痰、降气化痰均无效果，病情常迁延不愈，患者深以为苦。本病临床并非少见，故此详述证治如下。

其主症是：①呛咳，症如上述；②咽干，尤以夜间与晨起为甚；③心烦。

治法：清金制木，以自拟呛咳饮。

方剂组成：桑叶、沙参、麦冬、玉竹、百合、杏仁、桔梗、前胡、川贝、枇杷叶、蝉蜕、僵蚕、地龙、夏枯草、钩藤、白芍各 10 克，炙甘草 6 克。

每日 1 剂，水煎服。

效果：上方服 1 剂后，咽干心烦除，呛咳可减一半，再服 1～2 剂，呛咳即愈，最多不超过 7 剂。患者服后先觉痰出见多而易于咳出，继则痰渐少而咳止。

典型病案：

（1）王某，男，2 岁。1997 年 8 月 10 日初诊。

患儿半年来常因感冒而咳嗽、发热，去医院输液 1 周左右可愈。但平均 1 月仍发 1 次，难以根治。本次来诊，家长诉 1 个月前发热、咳嗽，医院诊为肺炎，经住院半月后，肺炎虽愈，但阵发咳嗽至今不止。刻下见患儿确实时发呛咳，每次连声咳嗽达 7 次以上。脉弦滑数。舌红少苔。

听其乃干咳，咽中无痰声，予自拟呛咳饮，药量为成人 1/2 量，4 剂，每日 1 剂，水煎服。14 日复诊，家长诉服 1 剂后呛咳即未再发，且一咳痰即出来，随之病愈。遂停药未再复发。

（2）杜某，女，41 岁。石家庄市炼油厂职工。2001 年 8 月 16 日初诊。

患者经常咽痛，时发时止，已 20 年。6 月中旬又发咽痛，并且发热，西医予服抗生素热不退，1 周后又出现咳嗽，此后半月又喘。经住某医院半月后，咽痛与喘虽除，但咳嗽发热未止。今体温 38.5℃。现阵发呛咳，其咳与是否躺卧无关。咽干，夜间及晨起为甚。因咳甚牵引两胁下痛。诉本次发病由于厂方令其买断工龄而生气所致。病始发仅咽痛，并无喷嚏、流涕症状。治疗至今，已花费 4000 余元亦未见效。脉弦数而涩。舌暗红少苔。

予自拟呛咳饮原方，3 剂，每日 1 剂，水煎服。

二诊：8 月 19 日。

服中药后即自行停用抗生素，现体温 37.5℃，已不呛咳，痰已多，且易出。上楼及走路久则气短似喘，仍咽干甚，诉咽喉干涩如锉样，时欲饮水而解其干。服药前大便 3 日 1 次，现已正常，每日 1 次。

再予原方 3 剂。

三诊：8 月 22 日。

体温已正常，热退，咳止，气短似喘大减，但夜仍咽干甚。

上方沙参、麦冬、玉竹、百合各增至 15 克，连服 10 剂而愈。

2.反流性食管炎、闭经

杜某，女，43 岁。石家庄市体委干部。2006 年 11 月 27 日初诊。

患者胃有烧灼感，反酸，嗳气，已 2～3 年，每于饭后发生。常于夜间 2～3 点钟因烧心而醒，必起来喝点水方可再睡。西医诊为慢性胃炎及反流性食管炎，治疗效果欠佳。另诉从 1994 年行右侧卵巢囊肿切除术后，即常常两月至半年不来月经。本次月经已经 8 个月未至。右侧附件长期患慢性炎症。此外，有"慢性咽炎"10 余年，常咽干而痒，咽有痰黏滞感，可咯出呈米粒状小痰块。平时能吃凉物。脉弦滑偏数。舌红苔薄黄。

予王氏清金制木法加减。

沙参、麦冬、玉竹、枇杷叶、生地黄、百合、白芍、川贝、川楝子、延胡索、牡丹皮、乌药、丹参各 10 克，乌贼骨、瓦楞子各 15 克。7 剂，每日 1 剂，水煎服。

二诊：12 月 4 日。

诉昨日已来月经，今已第二天，经量正常。服药后胃热、反酸、嗳气均减大半。原方 7 剂。

12 月 14 日三诊，上方共服 10 剂，经行 5 天已净，诸症均除，仅偶有烧心反酸，多于吃点心以后发生。

原方继服 7 剂。2007 年 1 月 15 日来诉，上方服后诸症未发。嘱其继服 7 剂后停药。

3. 高血压、自汗、夜卧心悸

高某，男，43 岁。住石家庄市宝晋南街。2003 年 7 月 26 日初诊。

患者多年以来患高血压病，现虽服降压胶囊，但血压仍在 180/115mmHg 而难降，只是当血压更高时才觉头胀，否则无不适感。诉此病由 1994 年患心肌炎后引起。此后并同时出现出虚汗，平均每天发作 2 ～ 3 次，每次半小时。汗出时心中空虚如饥饿感，故速进食，食后可缓解。1 个月前因生气，又出现夜间常心跳而醒，1 周可出现 4 ～ 5 次，伴口干、口苦，尤以晨起为甚。梦多、心烦。脉沉弦有力。舌淡红，苔白腻。

予王氏清金制木法化裁。

沙参、麦冬、玉竹、枇杷叶、生地黄、白芍、玄参、丹参、夏枯草、钩藤、地龙、夜交藤、怀牛膝各 10 克，珍珠母、生石决明各 30 克（先煎）。7 剂，每日 1 剂，水煎服。

二诊：8 月 2 日。

血压 160/95mmHg，为多年来最低者。出虚汗次数已减，本周共发作 4 次，每次 10 分钟左右，出完汗后，仍饥饿难忍，欲速食。口苦已除，仍晨起稍有口干。本周夜间仅心跳而醒 2 次。

上方加生黄芪 20 克，龙眼肉 10 克。7 剂。

三诊：8 月 9 日。

血压 150/90mmHg，汗出、心悸诸症未发，仍晨起口干。

再予上方继服 14 剂，后停药。

4. 右乳癌切除术后口干、干咳

唐某，女，45 岁。河北师范大学教师。2004 年 3 月 11 日初诊。

患者于 2003 年 9 月 1 日至 9 月 10 日住河北医科大学第四医院，行右乳癌切除术。术后至今已进行 6 次化疗，1 次放疗。术后即发右胸满闷，觉有痰在右胸内而难以咳出，因而每天常阵发干咳，每次 2 ～ 3 声，至今不愈。口干夜甚，夜间常因干渴而醒。夜寐不实，3 ～ 4 点必醒，醒后再难睡。术后即无饥饿感，纳少，稍多食则胃胀、嗳气、烧心。脉弦滑数而无力。舌红，前半无苔，中后苔灰腻。

予王氏清金制木法化裁。

沙参、麦冬、玉竹、百合、川贝、枇杷叶、天花粉、玄参、枣仁、夜交藤、柏子仁、牡丹皮、乌药各 10 克，乌贼骨、珍珠母、生牡蛎各 15 克（先煎）。4 剂，每日 1 剂，水煎服。

二诊：3 月 15 日。

口干已减，夜间已不必饮水。右胸内已不觉有痰。胸闷减，昨起不再咳嗽。药后矢气频多，胃胀除，烧心、嗳气均大减，但仍不知饥而纳少。仍夜卧早醒，再难睡。

再予原方 7 剂。

三诊：3 月 22 日。

患者除纳少、早醒未愈外，余症均除。

此后再予养胃安神法调理。

5. 胸膜间皮瘤

翟某，男，66 岁。河北省迁安市干部。1997 年 11 月 4 日初诊。

该患者为我校一位干部的兄长，经其弟介绍来此就诊。3 个月以来，觉左胸部满闷不舒，呼吸困难，并时觉跳痛、刺痛。时时咳嗽不止，咯痰难出。前日去河北医科大学第四医院（肿瘤医院）诊为"胸膜间皮瘤"。医生建议手术治疗，但患者拒绝。现晨起咽干甚。平时患高血压病，因治高血压用利尿药后体重已减 10 余斤，现消瘦明显。脉细滑数。舌红中有裂纹，苔薄白偏干。

予王氏清金制木法化裁。

沙参、麦冬、玉竹、百合、生地黄、川贝、枇杷叶、瓜蒌皮、郁金、玄参、丹参、夏枯草、地骨皮各 10 克，乳香、没药各 6 克，鳖甲、生牡蛎各 30 克（先煎）。3 剂，每日 1 剂，水煎服。

二诊：11 月 7 日。

诉胸闷、胸痛已减 3 成，咽干减一半，原手心无汗，现已有汗。已能咳痰出来，但仍欠爽，仍觉吸气费力。

上方加紫菀、苏子、杏仁、前胡各 10 克。7 剂。

三诊：11 月 14 日。

诉胸闷、胸痛已减一半，咽干已除，咳痰已爽，吸气费力明显减轻，欲回家继续服药治疗。

遂仍予上方，嘱其继续服用至症状消失。后其弟诉，上方继服 1 个月，诸症均已消失，生活与劳动一如常人。追访至今（2012 年），患者一直健康，诸症未再复发。

按： 前面已经说过，王氏清金制木法共 3 组药物，均具有代表性，临床当随机扩充运用。第一组药物，可选用沙参、麦冬、天冬、玉竹、石斛、百合、生地黄、玄参、白芍等；第二组药物，可选用枇杷叶、川贝、杏仁、桔梗、前胡、苏子、瓜蒌皮等；第三组药物，可选用石决明、生牡蛎、珍珠母、鳖甲、蝉蜕、僵蚕、地龙、夏枯草、钩藤等。在此基础上，理气可用乌药、青皮、川楝子等；活血可用丹参、郁金、延胡索、赤芍、乳香、没药等；安神可用枣仁、远志、夜交藤、柏子仁等；制酸，可用瓦楞子、乌贼骨、海蛤壳等。只要紧紧抓住 3 项核心组成内容，再随症加减，一般均可取得良好疗效。

五、泻子

（一）原文

一法曰：泻子。如肝火实者，兼泻心，如甘草、黄连。乃"实则泻其子"也。

（二）讲解

此治肝第十七法。"实则泻其子"亦属五行生克制化理论在肝病治疗中的具体运用。关键是一"实"字，即"肝火实"者。盖肝火有呈虚象者，或因水虚而火旺，或因血虚而气旺，呈现虚火上扰如肝阳、肝风者，均不可用泻子之法。而且即使确属实性肝火，亦不可单纯泻心火，故曰"兼泻心"。肝火而宜泻心者，常见烦躁特甚、失眠严重、口舌生疮、胃脘灼热疼痛等症，如当归龙荟丸中用黄连便是。小便淋沥灼热，甚或尿痛、尿血，可用导赤散，亦属"实则泻其子"之例，此在龙胆泻肝汤中所用生地黄、木通、生甘草已有所体现，再加竹叶即可。泻青丸中亦用竹叶，其理同此。导赤散中再加黄连、玄参，则照顾更为全面，效果更佳。

（三）医案印证

1. 叶天士医案

关格者，《经》言脉数俱盛四倍，阴阳结邪相离，而不复相管，赢不及于天气之精气则危矣，极言关格之不可治。前贤拟方，亦皆未尽善。愚意离愁郁结，病属七情，果难措手。今此证由甘肥积热，酒性慓悍，致伤脏腑津液，治以清通清滋，或尚可希冀。

川连　生草　瓜蒌皮　元参　枳壳　胆星　苦丁茶　柏子仁　元明粉等分蜜丸。

（选自《叶天士医案存真》）

按："关格"为《内经》病名。张景岳认为，"关格"一病在《内经》中专指脉象的表现。《素问·六节藏象论》曰："人迎与寸口俱盛四倍以上为关格，关格之脉赢，不能极于天地之精气，则死矣。""赢"，新校正云："详'赢'当作'赢'，脉盛四倍以上，非赢也，乃盛极也，古文'赢'与'盈'通用。"。可见，这里的"赢"应为"赢"，即盈余过盛之谓。叶氏本案"极"写作"及"，为误写，但意思大体相同，均为"达到"之意。"不复相管"应为"不复相营"，此由以下所引王冰之论可知。总之，《内经》这句话是说，"关格"专指人迎与寸口脉都大于平时四倍以上的疾病。这种疾病不能达到天地阴阳精气平衡的生理状态，会很快死去。但唐代医家王冰并不认为关格病专指脉象，而曰："阳盛之极故格拒而食不得入也……阴盛之极故关闭而溲不得通也……阴阳俱盛不得相营故曰关格。"至于导致"关格"的原因，张景岳认为"关格之证，则以阴阳偏盛之极，而或见于人迎，或见于气口，皆孤阳之逆候，实真阴之败竭也……正以脉盛之极为无阴，无阴则无根，而孤阳浮露于外耳。凡犯此者，必死无疑"。从叶氏此案案语及用药看，大体上与张景岳论述相合。张氏云此病"实真阴之败竭"，叶氏则云"此症由甘肥积热，酒性慓悍，致伤脏腑津液"。但从治法不仅用玄参"清滋"，更多用"清通"，则证明本例患者应有大小便不利之候，与王冰所论亦有一定关联。从用药看，吴鞠通常谓"小肠火腑，非苦不通"，叶氏则用黄连通火腑而利小便，另外，更有玄明粉与瓜蒌皮、玄参、柏子仁相伍通大便，均属"清通"之例。本病由"离愁郁结，病属七情"，病位在肝，乃肝热、肝火与食积之热相合为病。由此可见，方中川连与生草合用，确有"实则泻其子"之意。吴鞠通在《吴鞠通医案·卷一·暑温》周案中说："甘苦合化阴气利小便法，举世不知……盖热伤阴液，小便无由而生，故以甘润益水之源；小肠火腑，非苦不通，为邪热所阻，故以苦药泻小肠而退邪热。甘得苦则不呆滞，苦得甘则不刚燥，合而成功也。"拟方亦用黄连、甘草，并与玄参相伍，将此论发挥得淋漓尽致。反观叶氏此案，所用胆南星、苦丁茶均有清肝火作用，再用川连、生草，通小肠以利小便，心与小肠相表里，实即清心火。由此可见王旭高所言"肝火实者，兼泻心，如甘草、黄连"理论的由来。

本案病由肝热、肝火与甘肥积热相合，诸热灼伤津液，而甘肥积热又化生痰热，清浊不分，上则头目眩晕，故以苦丁茶清肝火明头目，痰热壅盛，故以胆南星、瓜蒌皮、枳壳合玄明粉清化痰热，并清金以制木；下则大小便不利，故以川连、生草合玄参利小便，以瓜蒌皮、玄参、枳壳、柏子仁、玄明粉通大便。大小便得以通利，不仅甘肥积热得除，而且肝火亦有下行之路，此与龙胆泻肝汤与当归龙荟丸法异曲同工。其中黄连、甘草兼泻其子。诸药相合，热除而阴津自复，清升浊降，关格即愈。

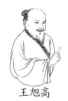

2. 王旭高医案

汪　肾水不足，君火上炎，相火下炽，心中如燔，舌光如柿，阳事易举，阴精易泄。拟清君火以制相火，益肾阴以制肝阳。所虑酷暑炎蒸，恐药力无权，将亢阳为害，而增剧耳。

川连　淡芩　黄柏　阿胶　甘草　大生地　鸡子黄一枚（搅和冲服）

另鸡子一个，破头，纳大黄三分，蒸熟。每日服一个。

复诊：投咸苦坚阴降火，以制亢阳，心中之燔灼、舌色之光红，已减三分之一。然上午之身热如燎者未退。幸纳食颇增，苦寒可进，再望转机为吉。

川连　大生地　淡芩　玄参　蛤壳　阿胶　玄精石　甘草　鸡子黄一枚

（冲服）

三诊：舌干红，知饥善食。水亏阳亢，土燥于中，咸苦坚阴之剂，虽衰其燔亢之势，但未能尽除其焰。时当炎暑，湿热与相火蒸腾。拟复入清中固下，仍不出咸苦之例。

洋参　甘草　川连　生石膏　蛤壳　大生地　知母　麦冬　阿胶　黄柏末

猪胆汁丸三钱。每朝开水送下一钱。

按：患者"心中如燔，舌光如柿，阳事易举，阴精易泄"，乃由"肾水不足，君火上炎，相火下炽"所致。此处"君火"即指心火，"相火"不仅指肾火，更指肝火。故拟方"清君火以制相火"，即含清心火而制肝火之意，此由"益肾阴以制肝阳"亦可得以印证，确属"实则泻其子"之法。故虽一、二、三诊均以咸苦坚阴降火为大法，但每诊皆必用川连、甘草则为一大特点。

本案处方以仲景黄连阿胶汤化裁。叶天士医案中亦常用此方清泻肝火，可见王氏方有其继承性。综合三诊处方，以阿胶、蛤壳、玄精石之咸与川连、黄芩、黄柏、猪胆汁之苦相配，共成咸苦坚阴降火之剂，另以大生地、玄参、鸡子黄、麦冬、洋参与生石膏、知母、甘草协同，滋阴清热，如此则滋阴、坚阴与清热、降火并举，标本同治，"肾水不足，君火上炎，相火下炽"所致诸症自除。

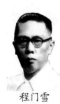

程门雪

3. 程门雪医案

吴某，男，成年。

初诊：1944 年 10 月 31 日。

肝阳上亢，水火不交，则为不寐。

治以珍珠母丸合温胆汤加减。

珍珠母五钱（先煎），煅龙齿三钱（先煎），泡麦冬二钱（去心），竹沥半夏一钱半，北秫米一钱半（包煎），抱茯神三钱，炙远志一钱，川连三分炒枣仁三钱，薄橘红一钱半，枳实五分炒竹茹一钱半，夜交藤四钱，朱灯心一扎，淮小麦四钱。

二诊：

木旺水亏之体，水不涵木则肝阳上扰，水不济火则心神不安，举凡心悸不眠、头眩耳鸣、肢胀诸恙，均缘乎此。

治法滋水涵木、柔肝养心、安神和胃既已得效，今再于前方中加入黄连阿胶汤法，以资调理。

蛤粉炒阿胶珠二钱，川连三分同炒枣仁三钱，大白芍一钱半，煅牡蛎四钱（先煎），炙龟板五钱（先煎），辰茯神三钱，炙远志一钱，淮小麦四钱，炙甘草八分，北秫米三钱（包煎），竹沥半夏二钱，广橘白一钱半，红枣四枚。

三诊：

水不济火，则为不寐。

前进清心平肝、安神和胃法，尚合病机。仍从原法加味，以治其本。

蛤粉炒阿胶珠二钱，炙龟板三钱（先煎），大白芍二钱，煅牡蛎六钱（先煎），川连三分炒枣仁三钱，抱茯神三钱，盐水炒肥知母一钱半，夜合花二钱，夜交藤四钱，朱灯心一扎，鸡子黄一个（包煎），青盐一摄（服时调入）。

原按：本例用珍珠母丸镇肝；半夏秫米汤、黄连温胆汤和胃化痰。但镇肝与和胃，只是先治其发病之标，其本则由于肾水之亏，以致心火失济、肝胆失涵。故次诊以后进而治心、肾，转为黄连阿胶鸡子黄汤、甘麦大枣汤、大补阴丸、大定风珠等法，补肾柔肝、养心安神，以治其本。

"咸能补心、软心""咸能润下"，是《内经》之法。本方取阿胶、龟板、青盐以滋肾阴、降心火，达到水火交济之目的。

按：珍珠母丸为宋代医家许叔微所著《普济本事方》之第一方，"治肝经因虚，内受风邪，卧则魂散而不守，状若惊悸"之证，由珍珠母、当归、熟地黄、人参、酸枣仁、柏子仁、犀角、茯神、沉香、龙齿组成，共为蜜丸，以辰砂为衣，金银薄荷汤下，日午夜卧服。方中珍珠母乃"未钻之珍珠也"，以其"大于常珠，形状不一"，故曰"珍珠母"，并非本案所用之珍珠母。本案所用珍珠母乃珍珠贝科动物珍珠贝、马氏珍珠贝或蚌科动物几种河蚌贝壳的珍珠层。将贝壳用碱水煮过，漂净，刮去外层黑皮，煅至松脆即成。本品性味咸凉，归心、肝经，功能平肝、潜阳、定惊、止血，善治头眩、耳鸣、心悸、失眠、癫狂、惊痫、吐血、衄血、妇女血崩等症。本案一诊即取本品，伍以炒枣仁、茯神、煅龙齿，含《本事方》珍珠母丸之意。

本案主要症状为"不寐"，此外又有"心悸""头眩耳鸣、肢胀"诸恙。二诊加入黄连阿胶汤法，方见大效。病由"肝阳上亢，水火不交"，所用黄连阿胶汤法与此前所选王旭高所治汪案相同，从中亦可见二者的继承性。特别值得指出的是，每诊均用黄连，而二诊并用黄连、甘草，从中确实可见"清心平肝"之意，属于王氏"实则泻其子"之法。

4. 笔者医案

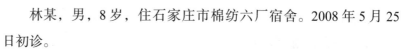

刘保和

林某，男，8 岁，住石家庄市棉纺六厂宿舍。2008 年 5 月 25 日初诊。

患儿自幼即厌食，纳食很少，现 1 日主食不超过 2 两，但却好动，体重 18kg。每饭后必大便，1 日 3 次。左侧阴囊常有疝气脱坠而下，尤在哭闹时发生。脉弦稍数。舌淡红苔薄白。

予叶天士和胃制木法。

陈皮、半夏、茯苓、木瓜、焦三仙各 6 克，炙甘草 4 克。7 剂，每日 1 剂，水煎服。

二诊：6 月 1 日。

患儿仍不欲食。大便 1 日 2 次，仍吃了饭即大便。其母诉患儿性情急躁，常发脾气。

上方加黄连 2 克。7 剂。

三诊：6 月 8 日。

其母诉患儿进食明显增多，已经知道饿，要东西吃了。1 日能进主食 3 两。大便仍 1 日 2 次。患儿虽入睡好，但睡不实，常醒，醒后能再睡，已 1 年以上。偶有咳嗽，已数月。

原方 7 剂。

四诊：6 月 26 日。

上方一直服用至今，饭量明显增多，1 日可进食 4 两。原来不吃水果，现在要吃了，不咳嗽了。大便日 1 次，饭后不大便了。仍夜睡不安，常醒，睡眠时间短。

再予原方 7 剂。

五诊：7月30日。

上方断续服用至今，食量明显增多，日食可达半斤。睡眠已正常，从夜间10点可睡至次日7点，中间已不再醒。仍有疝气掉坠。

上方加党参6克，黄芪10克，升麻6克，柴胡6克，白芍6克，白术6克。7剂。

六诊：8月13日。

上方服用至今，疝气未发。患儿纳、眠、二便一切正常。停药。

按：叶天士治疗厌食症，常用二陈汤加木瓜、麦芽、谷芽等治疗，此在《未刻本叶氏医案》中有多达10余案收载。笔者仿其例，以二陈汤加木瓜、焦三仙，命名曰"增食灵"，对小儿厌食症有效率可达80%以上。但本例却无效，细询之，方知患儿脾气急躁，爱生气，乃肝火偏旺，遂宗叶氏"健脾必当远木"之旨，除用原方木瓜柔肝外，并加少量黄连，取"实则泻其子"意，清泻肝火，果然取得明显疗效。不仅食欲大增，且便次多、眠不实之症亦除。最后治其疝气，合补中益气汤法而效。

（四）心得发挥

1. 谈叶天士"培土必当远木"论及其对黄连的应用。

"培土必当远木"，是叶天士的重要临床体会。在《临证指南医案》等多种叶案中均有记载。这里仅就《未刻本叶氏医案》所载，并且主要涉及黄连的应用，加以综述。

（1）哕逆脉弦，胃虚木乘使然。

半夏　木瓜　川石斛　茯苓　谷芽　广皮白

按：上方橘白（亦可用陈皮）、半夏、茯苓、木瓜、谷芽（亦可用麦芽）为叶氏治疗纳呆之主方，此处更加石斛，有养胃阴之意。关键在"木乘"二字。综合全方，明显证明木瓜可防木邪之乘。这是本方大能增进食欲的根本原因。

（2）有年气弱，食下少运，左脉弦劲，肝邪僭逆，将来恐有关格之患。

煨姜　宣木瓜　人参　茯苓　半夏曲　陈皮

按："左脉弦劲，肝邪僭逆"，对此，综观全方，只有木瓜之酸才能制肝、柔肝，从而"远木"。

（3）左脉弦数，头重，味酸，肢冷，病后致此，乃脾阳困顿，木火顺乘，阳明少降使然。东垣谓补脾胃必先远肝木，良有以也。

人参　茯苓　黄连　新会皮　青皮　白术　半曲　白芍　生干姜

按："左脉弦数"，证明木火亢盛。方中虽以六君子汤合干姜健脾温阳、和胃降逆，但更主要的则在于应用黄连、白芍，酸苦清泻肝火。用白芍之意与木瓜同，证明真正治疗"木火顺乘"者，乃黄连，实本"实则泻其子"之意也。

（4）脉弦而濡，气分殊弱，湿热不能尽泄，不饥少寐，神倦痰多。宜健脾和胃，佐以远木。

人参　生谷芽　木瓜　神曲　茯苓　新会皮　炙草　川连

按："脉弦"乃肝旺，"脉濡"乃脾虚，并湿热未尽。上方以人参、谷芽、神曲、茯苓、新会皮、炙草健脾和胃。其"远木"者，则在于木瓜、川连也。

综上所述，可知叶天士"培土必当远木"之"远木"药物，当属木瓜、白芍、黄连3味最为主要，而其中对木火亢盛尤有针对性者，则非黄连莫属。由此可见，王旭高所论"肝火实者，兼泻心"，选用黄连以"实则泻其子"的正确性。

2. 从叶天士将黄连阿胶汤作为治肝病主方看黄连的作用。

前引王旭高汪案，"清君火以制相火，益肾阴以制肝阳"之"咸苦坚阴降火"法，以及程门雪吴案"清心平肝"法，主方均为黄连阿胶汤，证明王、程二氏对黄连阿胶汤的应用已超出《伤寒论》提示的范围。《伤寒论·辨少阴病脉证并治》曰："少阴病，得之二三日以上，心中烦，不得卧，黄连阿胶汤主之。"方由黄连、黄芩、芍药、鸡子黄、阿胶组成。时至今日，医家一致认为，此言少阴病得之二三日以上，由于肾阴不足，不能上济心火，于是心火亢盛而出现心中烦、不得卧等症。方中以黄连、黄芩清心火，芍药、阿胶、鸡子黄滋肾水，使心肾得交，水火既济，则诸症自愈。就连程门雪先生在其所著《〈伤寒论〉歌诀》中亦说："黄连阿胶鸡子黄，芍药黄芩配作汤，病久心烦不得卧，育其心阴抑心阳，取坎填离成既济，壮水之主制阳光，五志火燔阳亢盛，少阴阴伤热灼方。"很显然，完全是把黄连阿胶汤作为治疗少阴热化证专方来应用的。但是叶天士则不这么认为，他认为本方是治疗厥阴病。他的这种认识不同凡响，使人读后大有拨开迷雾、别有洞天之感，临床意义十分重大。

现选《叶天士医案》中一例加以证明：

"脉弦数右大，舌绛色，面微浮，咳呕上逆，心中热，腹中气撑，卧侧著右，暮夜内外皆热。自五月起，病百日不晓饥饱。病因忧愁嗔怒而起，诸气交逆，少火化为壮火，烦热不熄，五液皆涸，内风煽动，亦属阳化，见症肝病，十之八九。秋金主候，木尚不和。日渐加剧，病属郁劳，难以久延。议咸苦清养厥阴之阴以和阳。

阿胶　川连　生地　糯米　白芍　鸡子黄

再诊：脉百至、右弦数、左细数，寒热无汗，渴饮呕逆。病中咯血，经水反多，邪热入阴，迫血妄行。平日奇经多病，已属内虚，故邪乘虚陷，竟属厥阴之热炽，以犯阳明，故为呕为闷、目胞紫暗羞明、咽中窒塞、头痛，由厥阴热邪通胃贯膈，上及面目诸窍。先寒后热、饥不能食、消渴、气上冲心、呕哕，仲景皆例厥阴篇中。此伏邪在至阴之中，必熬至枯涸而后已。表之则伤阳，攻之则劫阴，惟咸味直走阴分，参入苦寒以清伏热，清邪之中，仍护阴气，俾邪退一分，便存得一分之阴，望其少苏。

阿胶　鸡子黄　生地　白芍　黄连　黄柏"

从本案再诊案语"经水反多"，可知患者乃育龄妇女。首诊即申明"病因忧愁嗔怒而起""见症肝病，十之八九"；再诊更判断所现诸症"竟属厥阴之热炽，以犯阳明"，此等证"仲景皆例厥阴篇中"。发病从五月春夏之交始，历百日已至"秋金主候，木尚不和"，且"日渐加剧""少火化为壮火""五液皆涸，内风煽动"，均属"阳化"内风之证，故首诊即"议咸苦清养厥阴之阴以和阳"，再诊"惟咸味直走阴分，参入苦寒以清伏热"。两诊处方均不离黄连阿胶汤加生地黄，只是首诊去黄芩加糯米，再诊去黄芩加黄柏而已。可见，一诊所言"咸苦清养厥阴之阴以和阳"之"苦"、之"清"中有黄连，二诊所言"参入苦寒以清伏热"，仍不离黄连。这就证明：第一，叶天士是把黄连阿胶汤作为清肝火主方的；第二，黄连是本方清肝火的最主要药物。然而，医家皆知黄连是清心火的，而且黄连阿胶汤在少阴篇中，仲景也确实是用来清心火的，这就只能用王旭高的理论解释，即"如肝火实者，兼泻心"，黄连果然是"实则泻其子"的最重要药物。

通过研究叶氏此案，并联系上述王、程医案，可知黄连阿胶汤确实是治疗肝火病主方，临床意义极大。其实略加思考本应如此，并无奇怪之处。方中阿胶补肝血、白芍养肝阴，鸡子黄从中焦化生营血，均补肝之体；而黄连清心火以泻其子，黄芩本自清肝胆之热，均制肝之用。全方治疗肝火病，本即在情理之中，惜无人似叶天士之慧眼识珠耳。由此可取得一个教训，学习经方也好，时方也罢，皆不可将着眼点死死固定在方书所提供的功用及主治上，而应当从方剂的药物组成及配伍特点方面加以思考。如此才能识其真谛，大大拓展应用范围。

六、补母

（一）原文

一法曰：补母。如水亏而肝火盛，清之不应，当益肾水，乃"虚则补母"之法，如六味丸、大补阴丸之类。亦乙癸同源之义也。

（二）讲解

此治肝第十八法。如同治肝之第十六法"清金制木"及第十七法"实则泻其子"，此法"虚则补母"，再一次运用五行生克制化理论治疗肝病。这里特别强调"水亏而肝火盛"，申明此"肝火"非"气有余便是火"者，乃由"水亏"即肾水亏虚而导致，纯属虚证。水亏则木旺，水亏则火旺，水亏则肝火炎上，对此单纯以清泻肝火之法，不治其本，当然"不应"。水为木之母，"益肾水"以制肝火，故曰"虚则补母"。最后又再次指出"亦乙癸同源之义"，是说明肝肾同居人体下焦，一为阴中之阳脏，一为阴中之阴脏，肝血肾水均属人体阴液，相互间相生相长，不可分离，且水能生木，木能汲水，在功能上亦相互配合，同源且同生、同长，意义重大。此足厥阴乙木与足少阴癸水"同源"之义也。明乎此，则肝血虚当滋肾水，肾水亏亦当养肝血，前人谓"精血同源"，清晰可见。举例如六味丸、大补阴丸之类。

六味丸即六味地黄丸，原名"地黄丸"，首载于宋代医家钱仲阳所著《小儿药证直诀》，治小儿"肾怯失音，囟开不合，神不足，目中白睛多，面色㿠白"等症。王旭高《医方证治汇编歌诀》曰,"六味地黄平补剂,酸苦甘辛咸淡比,地黄萸药苓泻丹,肝肾阴亏洵堪奇",指出"钱仲阳因仲景肾气丸,减去桂、附,以治小儿,今通治大小证"。此后又说:"六味原从肾气裁,肾气即是热八味,《金匮》肾气治转胞,妇人转胞系了戾。"可见,王旭高与大多数医家一样,认为六味地黄丸是《金匮》肾气丸减去桂枝、附子而成。在这里,笔者认为应特别指出,《金匮》肾气丸,其中地黄是用"干地黄",而六味地黄丸所用地黄却是"熟地黄",虽然用量相同,但生熟不一,明乎此,对判断其功用与正确加以使用关系密切。因而,笼统地将六味地黄丸视作《金匮》肾气丸减去桂枝、附子而成,是有缺陷的。

大补阴丸,原名"大补丸",首载于元代医家朱丹溪所著《丹溪心法》,功能"降阴火,补肾水",由黄柏、知母、熟地黄、龟甲为末,猪脊髓蜜丸,空心盐白汤下。在《医方证治汇编歌诀》中王旭高曰:"大补阴丸知、柏、地,败龟板与猪脊髓,水亏劳热火炎宜,直折龙雷暂调济。"但又特别告戒"世谓丹溪善补阴,立法不无偏执弊,苦寒久服反伤阴,后人因此多訾议"。因此,对王氏所谓"直折龙雷暂调济"之"暂调济"三字应特别引起重视。

总之,二方虽药物组成不同,但补肾水之功则一。六味地黄丸乃平补之剂,王氏谓其"不寒不热","为平补足三阴之剂","曰'地黄'者,重补肾也"。这个论断是正确的。以其"不寒不热",适用范围极广,在需要温阳与降火时,则是应当对其加味的。大补阴丸纯属滋阴降火之重剂,而且以降火为主,苦寒之知、柏乃为坚阴,"水亏劳热火炎"之甚者宜之,但过用苦寒与滋腻,不仅伤阴,而且败胃,临床当慎用。事实上朱丹溪并非不知此弊,《丹溪心法·补损五十一》在运用此类方药时,常配伍人参、干姜、陈皮、砂仁、香附、乌药等品,可见全在医者之善学善用也。

（三）医案印证

1. 叶天士医案

叶天士

（1）幼稚惊痫,至13岁患发,每发必于子夜阳动之时,想阴未充溢,肝风乘阳,冒乱神识,痰涎上涌,治痰清火无效。盖肝为肾子,木中阴火燔灼肾液,皆为上泛矣。女子天癸得来,斯病当有愈期。

大熟地 怀山药 当归身 茯苓块 山萸肉 紫石英 丹皮 泽泻 河车胶

（选自《叶天士医案存真》）

按：患者为少女，天癸尚未至，但已超过 13 岁。从 13 岁始患"惊痫"，即痫病。其临床表现为"每发必于子夜阳动之时"，"冒乱神识"并见"痰涎上涌"。前医予治痰清火常法无效。盖涤痰清火法适用于痫病由痰火窜扰而引起的实证，多发于白昼。此痫病夜发，且必于子夜，乃肝阳初动之时，此时阳欲升动而阴血未充，血不养肝，水不涵木，则阳化内风而陡升于上，携津液而化生痰涎蒙蔽清阳，窜扰经络，致昏不识人、痰涎壅盛、四肢抽搐。追溯其根本病因，乃在于"木中阴火燔灼肾液"，此必由先天木火亢盛、肾水不足，或后天惊恐忧忿，肝郁化热，汲灼肾水所致。病本在于肝肾，而肝火风阳之陡升又在于肾水之不足，故只有采取滋水涵木兼补益肝血之法，才能使肝风得以平息，肝气得以正常疏泄，痫病始愈。拟方以六味地黄丸，"虚则补母"，滋水涵木，并加当归身、河车胶补肝而益精血，紫石英镇摄风阳而温通奇经。如此则水充血旺，经血化生有源，"天癸得来"，肝经气火风阳随天癸之至而得以和降，疏泄归于常态，痫病自愈。案语"肝为肾子，木中阴火燔灼肾液"，是王旭高治"水亏而肝火盛"，采取"虚则补母"之法而用六味丸的最好注脚。

（2）阳亢阴虚，烦躁妄言无寐。苟非镇静，焉得神清。议乙癸同治，熄内风、和阳扰为近理。

水制熟地 茯苓 生白芍 磁石 泽泻 山药 丹皮 辰砂

（选自《眉寿堂方案选存》）

按：此"阳亢阴虚"即肾阴虚而肝阳亢之意。肾为癸水，肝为乙木，癸水亏虚，水不涵木，则乙木风阳上扰心阳，故"烦躁妄言无寐"。欲使神清，必息风阳；欲息风阳，必滋肾水。对此从本施治，叶案中常以六味地黄丸去山萸肉之酸温，加生白芍之酸寒，或更加金石介类镇静之品，此例即以此法，选用磁石镇潜浮阳，辰砂清降心火，共奏滋水涵木、息风和阳、重镇安神之功。案语云"乙癸同治"，由"乙癸同源"也。

（3）钱$_{五十}$ 据说热自左升，直至耳前后胀。视面色油亮，足心灼热，每午后入暮皆然。上年用茶调散，宣通上焦郁热不应。此肝肾阴火乘窍，却因男子精亏，阳不下交。《经》言以滋填阴药，必佐介属重镇，试以安寝竟夜乃安，参阳动阴静至理。

熟地　龟板　萸肉　五味　茯苓　磁石　黄柏　知母　猪脊髓丸

按：人身左为阴，右为阳。肝肾从左而升，心肺从右而降，今五旬男子，阴精大亏，水不涵木、水不济火，则肝肾阴火从身左而上腾乘窍，以致耳前后胀、面色油亮；阴亏而火旺于阴分，故足心灼热，尤以午后入暮为甚。病本在阴而不在阳，在下而不在上，宜其年前用川芎茶调散宣通上焦郁热而不应。此阴火升腾、阳不下交既因阴精肾水亏损，故必以滋填阴药方属治本，同时以介属重镇，潜纳浮阳，如此阴阳相交，水火既济，必能竟夜安寝，余症痊愈可期。所谓"阳动阴静"者，盖病属风火郁于上焦，自当以阳动之品，清之散之；而病源肝肾阴亏者，则当以阴静之味，滋填镇摄也。或谓制约阳动之状，当以阴静之品，亦通。

方拟丹溪大补阴丸原方，大补肾水，滋阴坚阴而降火，并佐磁石镇潜，萸肉、五味收摄，茯苓利窍导热安神，方药配伍缜密合理，为善用名方之典范。

王旭高

2. 王旭高医案

（1）某　营阴虚则气火易升，肝木横则脾土受侮。腹满头晕，肝脾之病；耳鸣喉燥，虚火之愆；阴虚生内热，肾虚故腰痛。拟补阴潜阳，扶土抑木法。

生地（砂仁炒）四两　炒茯苓（烘）三两　山药（炒）三两　萸肉（酒炒）三两　丹皮（酒炒）二两　泽泻（炒）三两　龟板（炙）三两　沙苑（盐水炒）三两　党参（炒）三两　杜仲（盐水炒）三两　归身（酒炒）三两　白芍（炒）二两　石决明（煅）四两

上药为末，炼蜜打和为丸，晒干，泛上后药。

香附三两（分三份，一份盐水炒，一份醋炒，一份蜜水炒）　陈皮（盐水炒）七钱　沉香三钱　神曲一两

上药为末，用橘叶汤泛上前丸为衣。

按：本案证候复杂，组方用药亦颇有巧思。"营阴虚"，营者血也，乃阴血

虚，即肝肾阴虚与肝血虚之谓。血虚则气亢，阴虚则火旺，亢、旺则升腾，故云"营阴虚则气火易升"，此与所谓"水不涵木""水不济火"之意相同。肾阴虚则腰痛；肝肾阴虚，虚火上炎，则耳鸣喉燥；肝经气火亢旺而阳升于上，则头晕；木横克土，脾气不运，则腹满。综上所述，病位在肾、肝、脾，治宜补肾阴、潜肝阳、扶土抑木。肝气火旺、肝阳上亢实由肾水之亏虚，故主方以六味地黄汤去熟地黄加生地黄，滋水涵木，"虚则补母"；亦由肝血不足，故加当归身、白芍养血柔肝，并具"培土必当远木"之意。然而，"制木亦当培土"，故又加党参，健脾益气。肝阳既已上亢，故加滋补肝肾、潜镇肝阳之品，如沙苑、杜仲、龟甲、石决明。由于腹满而脾气不运，故诸药均经制过，以防滋腻碍脾，更有趣者，虽以上药炼蜜为丸，却另以三制香附、陈皮、沉香、神曲研末，并以橘叶汤泛上前丸为衣，则更增理气除满之力。对此，柳宝诒评曰："以补药为丸，而以和气之药末泛上为衣，与喻嘉言药用外廓之意相合。虽无精义可取，而心思灵巧，可备一格。"据临床所见，凡上焦素有痰热、中焦素有气滞者，即使下焦确有肾虚，单服六味丸每致胸闷而痰涎难出，腹胀而饮食难进，均可仿此制丸之法，或配合清化痰热及理气化湿之品同用。

（2）某 肝风胃湿，凝聚成痰。每逢劳碌，则气逆而痰涌，骤然昏迷，少顷复醒，醒后数日无力。此属痫类。其原总由水亏，不能涵木所致。煎方无效，宜用丸药。

生地 茯神 山药 丹皮 枣仁 茯苓 萸肉 泽泻 磁石
上药为末，炼蜜捻作小丸，将后药泛上。
半夏 南星（制）陈皮 青黛 蛤壳 郁金 石决明 沉香 琥珀
上药为末，泛上前丸为衣，晒干，每服五钱，淡盐花汤送下。

按：本案与上案制丸方法相同，柳宝诒赞曰："作丸之法，颇极精妙。"区别在于，上案肝肾阴虚并肝血虚、肝木乘土、风阳上扰，故主以归芍六味滋补肝肾，加党参补土，苑、仲、龟、决平息肝风，以为内丸；以其木横乘土而气滞腹满，故用诸理气和胃之品防诸药滋腻而除满，以为外衣。本案为痫病，病由水不涵木、木气上逆、风阳上扰则同，故亦以六味丸去生地黄法为内丸加枣仁、磁石安神息风；但胃湿酿痰，由肝风气逆而上升闭窍则异，且此痰多为热痰，故用诸化痰清热、开窍醒神、平降肝风气火之品以为外衣。由此可见，需用六味丸所治之证，凡中焦气滞，确当兼理气行滞；凡上焦痰热，确当兼清热化痰。推而广之，临床凡用六味丸者，单用之多无效验，必随症加味始效。盖"久病必归于肾"，而久病仅单纯肾阴亏损而无兼夹证候者，极为少见。

（3）参见治肝第十五法，即"泻肝"法医案印证所选王旭高医案（1），本案由淋浊渐至遗精，乃由"肝火亢盛莫制"，治法"制肝之亢，益肾之虚"，故汤方主以大补阴丸（鲜生地、知母、黄柏、龟甲）加味，与川连、焦栀相伍，共成"泻南补北"之剂，既"泻子"又"补母"。对此，柳宝诒曰："遗泄有专属乎肝者，此等证是也。此方可引以为例。"

（4）蒋　肾藏精，肝藏血，膀胱主疏泄，故前阴一物也，而有二窍。二窍不并开，水窍开则湿热常泄，相火常宁。若房事过度，则相火旺而精血不藏，混入水窍，为血淋窍痛焉。

大生地　玄精石　丹皮　龟板　五味子　川黄柏　血余炭　沙参　知母麦冬　茯苓　阿胶

按：所谓"前阴一物也，而有二窍"，言男子阴茎之尿道口虽为一物，排尿与排精皆由此出，但尿液则来源于尿道，精液则来源于精道，故云有"二窍"。在本案，又称尿道为"水窍"。平时排尿则水窍开，膀胱即使有少许湿热，亦可由水窍排除，则肝肾相火亦有出路而"常宁"。但房事过度，肝肾水亏而相火亢旺，由是肾不藏精，肝不藏血，则精血反从精道混入尿道。此时湿热过盛，水窍难以完全将其顺利排泄，即成血淋窍痛之候。治疗本病，必须大剂滋阴坚阴而泻降肝肾相火，故取"虚则补母"之意，以大补阴丸去熟地黄加生地黄、阿胶为主方，另以沙参、麦冬滋肺阴而佐金制木，玄精石滋阴降火，牡丹皮清肝泄热，茯苓利窍，诸药治本。此外，五味子、血余炭合阿胶则能涩精止血以治其精血不藏之标。

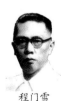
程门雪

3. 程门雪医案

（1）裘某，男，成年。

初诊：1940 年 10 月 29 日。

小溲刺痛夹浊不清，虚热起伏，病经旬余，脉细弦数。阴虚之体，以养肺阴、化湿热法治之。

北沙参四钱，鳖血银柴胡八分，水炒白薇二钱，小生地三钱，潼木通一钱，川黄柏一钱半，肥知母一钱半，淡竹叶一钱半，粉丹皮一钱半，炒泽泻一钱半，生草梢八分，仙遗粮四钱。二剂。

二诊：

小溲夹浊刺痛减轻。时形寒，肺气虚也。

肺为水之上源，源清则流自洁，再当从此消息之。

北沙参四钱，桑白皮三钱，地骨皮二钱，粉丹皮一钱半，小生地三钱，潼木通八分，淡竹叶一钱半，炒泽泻一钱半，生草梢八分，盐水炒黄柏一钱，盐水炒肥知母一钱半，干菖蒲四分，粉萆薢一钱半。三剂。

三诊：

清水源以化湿热，泻白、导赤、分清三法出入，尚合病机，溲浊刺痛已减，形寒虚热亦退。

再与前方加减。

北沙参四钱，大麦冬二钱，带心建莲肉三钱，鲜竹叶一钱半，小生地三钱，潼木通八分，甘草梢八分，粉丹皮一钱半，炒泽泻二钱，粉萆薢二钱，知柏八味丸三钱（包煎）。三剂。

原按：淋浊症，病因有三：肺移热于膀胱，治以泻白散；心移热于小肠，治用导赤散法；湿热下注于膀胱，治用萆薢分清饮法。

本例虚热形寒，系由于肺阴虚所致，治以沙参麦冬汤、地骨皮饮（《圣济总录》：地骨皮、鳖甲、知母、银柴胡、秦艽等）等法，用复方以治多因，理法相合，取得了效果。

仙遗粮是土茯苓的别名。菖蒲开窍，用以通淋，是萆薢分清饮中的一法。建莲肉益肾固涩，三诊与六味丸同用，有逐步转入补肾，为善后之意。

从初、二诊看，其方中知母、黄柏、生地、丹皮、泽泻等药，已具有知柏八味丸的轮廓，至三诊乃改用知柏八味丸成药。这种选药步骤，是程老常说的"治病当胸有成竹，不要临症杂凑"之意。

按：综合诸诊所叙症状，本案病位应在肺、肾、肝、心、小肠、膀胱。在肺，乃肺阴虚且肺热内伏，故予沙参、麦冬养肺阴，桑白皮、地骨皮清肺热，其"形寒"并非仅"肺气虚"，亦由肺热内伏，抑郁阳气不达于皮表也。首诊即言"阴虚之体""脉细"而"数"，诸诊均以知柏地黄丸为底方，三诊更以知柏八味丸（即知柏地黄丸）包煎，可知乃肾阴虚相火旺也。此相火必逼迫于膀胱，而成膀胱湿热下注之"小溲刺痛夹浊不清"之症。且正因其"夹浊不清"，又与心火下移小肠，小肠火腑分清泌浊功能失常有关，故又以导赤散清心火、利小肠，并合萆薢分清饮分别清浊。案语及原按均未明言病位在肝，笔者此按言之，有何依据？盖首诊"小溲刺痛"，乃因肝热而疏泄失职；肝为风脏，发病则多变动，"虚热起伏"，恰为肝热阵发外扬之象；脉弦而数则确属肝经火热之根据。此故从一诊起即用牡丹皮清泄肝经营血之热，并伍以鳖血银柴胡、水炒白薇透达肝经郁热，同时予木通、竹叶、泽泻等品导肝热外出。更有必要指出的是，诸诊均用生地黄、牡丹皮、知母、黄柏，末诊更以知柏地黄丸包煎，显然与王旭高所谓"水亏而肝火盛""当益肾水"，以"六味丸、大补阴丸之类"完全相符。

（2）左某，女，50岁。

初诊：1971年9月16日。

前症小溲频急，溺血，近未发。目前腰酸痛，溲少足肿，口干。苔薄腻，舌边尖红。脉虚细。

肾病已久。治当调补奇脉。

大生地四钱，仙灵脾四钱，炙龟板四钱，鹿角霜一钱半，肥知母三钱，川黄柏一钱半，豨莶草四钱，川独活一钱，桑寄生三钱，福泽泻三钱。

二诊：

前方有效，不需更张。

原方去福泽泻，加粉萆薢三钱、杜狗脊五钱。

原按：用血肉有情之品调补奇脉，治腰酸痛，是叶天士常用有效之法，本例用龟、鹿二味即是此意。生地与仙灵脾配合，和龟、鹿合用的意义相同，也是阴阳并补之法，加入独活、寄生、狗脊以引经，治肾病更为有效。

病者正当经绝之期，用龟、鹿或仙、地等配合，以平衡阴阳，临床常可收到很好的效果。

按：案语言"肾病已久"者，以其前曾"小溲频急，溺血"也。此乃阴虚火旺所致。近虽未发，但病根未除。肾虚而腰府失养，故腰酸痛；肾阴虚而化源不足，故小溲短少；肾虚而气化失常，水湿潴留，故足肿；阴虚而津不上承，故口干。舌边尖红，脉虚而细，皆阴亏于下、火炎于上之象。而苔薄腻，则属阴虚夹有湿热之故。

原按未指出本案主方为大补阴丸，是最大缺陷。不提出主方，则不知整个处方的用意。主方以大补阴丸去熟地黄改为生地黄，更增其滋阴、坚阴并清热凉血之力。以其腰酸而痛，故认为奇脉空虚，加龟甲补任脉、鹿霜培督脉，而淫羊藿、桑寄生、狗脊则更增其通补奇脉之功。用补而不可呆补，故另加豨莶草、独活通络逐湿，泽泻、萆薢淡渗利湿。如此则清温并用、通补兼施、虚实兼顾，诸症自愈。

与上案相似，本案虽主方以大补阴丸，但案语亦未明言与肝的关系。其实从既往发病"小溲频急"而"溺血"，显然与肝火太盛、灼伤阴络、疏泄失常有关。盖先病为本，后病为标，用大补阴丸治"肝火盛"由于"水亏"者，乃治本之策，恰与王旭高之论符合。

4. 笔者医案

（1）刘某，女，58 岁。河北省安装公司职工。1998 年 12 月 19 日初诊。

刘保和

患者诉今年 4 月 6 日夜间一点钟睡觉时，突觉全身有晃摇感而惊醒，醒后头晕、呕吐，不能翻身，翻身则如失去知觉样，遂去某省级医院就诊。CT 诊为有两处脑梗死，即予输液治疗。缓解后一直服用维脑路通。因有高脂血症，同时服用降血脂药至今。现仍时发头晕、目胀，视物旋转，并伴恶心、呕吐。近来每天头右半部跳痛，有血管向外蹦的感觉，整个头部像"冒火"一样难受，上午轻，下午 6 ～ 7 点最重。此外，西医并诊其患有慢性胆囊炎，血压 140/80mmHg。口苦。常阵发心慌，像饥饿一样而欲速食，有此症状已达 30 年以上。弯腰时腰酸，休息后可减，晨起舒服；两腿发沉，尤以下午为甚。诊其脉弦硬，寸浮而尺沉，重按尤以左关尺沉细无力。舌暗红，舌前有裂纹，苔薄白腻。脐上压痛，右肋弓下亦有压痛。

根据目前脉症，诊为肝肾阴虚、痰瘀阻滞而肝经气火上逆。

仿张锡纯镇摄汤法化裁：党参、丹参、白芍各 15 克，代赭石 20 克（先煎），生山药、山萸肉各 30 克，芡实、半夏、茯苓、当归、怀牛膝、黄芩各 10 克，乳香、没药、炙甘草各 6 克，生龙牡各 30 克（先煎）。7 剂，每日 1 剂，水煎服。

二诊：12 月 26 日。

药后头晕稍减，虽晕但已不再呕、恶。昨天未晕，今晨又有些晕。未觉口苦。诉近两月以来，难入睡且易醒，梦多。余症同前。脉右寸关浮弦而按之有力，左关尺重按无力。

改予滋水涵木法。

熟地黄 30 克，山萸肉、生山药各 20 克，茯苓、泽泻、牡丹皮、怀牛膝、枸杞子、菊花各 10 克，枣仁、远志、柏子仁、夜交藤各 15 克。7 剂。

三诊：1999 年 1 月 9 日。

上方共服 14 剂。现头晕、头冒火感完全消失，右头跳痛已减一半，仅觉两太阳穴处血管跳动明显。腿沉减轻。仍难入睡、多梦、心烦。

予上方加生龙牡、磁石各 30 克（先煎）。14 剂。

四诊：1 月 23 日。

头晕与痛均已消失，仅太阳穴稍觉蹦跳感，入睡已正常，梦少了，偶有心烦。

上方加丹参 15 克。7 剂。

五诊：1 月 30 日

诸症全部消失，血压 120/75mmHg。

原方再服 20 剂，停药。

按：对下虚而致上实之证，一法先治上实，以镇压的方法，即张锡纯镇摄汤（党参、赭石、芡实、山药、萸肉、半夏、茯苓）法；一法先治下虚，以滋填的方法，即六味地黄丸法。本案首诊以张氏法头晕减，呕恶与口苦均除，但余症仍在，证明肝经气火上逆虽减，而肾之本虚依然。对此只有从本治以滋填固补之法才能取效，故此后以杞菊地黄丸加味而收功。首诊头部像"冒火"一样难受，足以证明肝火亢盛，但脉左关尺却按之无力，则证明此肝火本非实火，乃由"水亏"所致，故虽用芩、芍之类，"清之不应"，终以"益肾水"而效。

（2）李某，女，64 岁。住石家庄市东大街。2003 年 3 月 17 日初诊。

患者从 20 多岁起即常觉右背部发热，甚则如火烤样，阵发而烘热。医生嘱其服六味地黄丸，始服第一年有效，后即无效。后遍寻医治仍无效。近 20 年来每侧卧时，偏上的一侧半身必出汗。近 10 余年以来，腰酸软，不能久坐、久立，躺时可减。走路时两腿亦酸软无力。高血压已 20 年，现服尼群地平，血压维持在 160/90mmHg。手掌心烫热，愿触摸冷物。饿时心中空虚难受，欲速食。夜间及晨起咽干明显。脉弦硬而数，舌红少苔。

方拟六味地黄汤加味。

熟地黄 30 克，山萸肉 20 克，生山药 20 克，茯苓、牡丹皮、泽泻各 10 克，生黄芪、沙参各 15 克，麦冬、石斛、女贞子、旱莲草、枸杞子、白薇、桑皮、地骨皮各 10 克，龟甲、鳖甲各 15 克（先煎），生石决明、生牡蛎各 30 克（先煎）。10 剂，每日 1 剂，水煎服。

二诊：3 月 27 日。

背热已减一半，手掌热减三成，侧卧半身出汗已除。

上方加当归、怀牛膝、五味子各 10 克。14 剂。

三诊：4 月 10 日。

背热大减，仅在劳累后发生，掌热已减大半，侧卧半身出汗未发。

原方继服 14 剂。

四诊：4 月 24 日。

除手掌尚有热感外，余症均已消失。血压 140/85mmHg。

嘱其继服 14 剂停药。

按：本病病位在肾、肝、肺。《内经》云，"背为阳，阳中之阴，肺也"，右背发热乃由肺之气阴不足所致，但亦与肝经阳热之气上冲引发肺热不降有关。而追溯其本源，则由于肾水亏损，导致水不涵木，木火上冲。始病初服六味地黄丸有效，乃病轻之故，后则由生育、房劳致阴血续加亏损，再因家事繁劳而肝阳偏亢，病情转重，再服则无效。综观全部症状，从 20 多岁至今已发病近 40 年，各种症状有增无减，其阴虚阳亢之证尤其突出。腰膝酸软而掌热、夜晨咽干，肾阴虚也；侧卧偏上一半身体出汗，阳亢于上，津泄于外也；饿时心中空虚难受，阴损及气也。其脉弦硬而数，尤为阴虚阳亢、水不涵木之根据。治此当从肾、肝、肺论治。其中以六味地黄汤加女贞子、旱莲草、枸杞子、怀牛膝、五味子滋补肾水，当归、白芍滋补肝血，龟甲、鳖甲、牡蛎、生石决明潜镇肝阳，生黄芪、沙参、麦冬、石斛、桑白皮、地骨皮、白薇补益肺之气阴，清肺热以佐金平木，并使金能生水，相互协同，而取得满意疗效。临床常见老年人，尤以老年妇女，多见背热之症，而且脉多弦硬而数，以此法治之多能获效。

（四）心得发挥

对六味地黄丸组成及功用的再探讨。

1.宋代医家钱仲阳所著《小儿药证直诀》载有"地黄丸"一方，"治肾怯失音，囟开不合，神不足，目中白睛多，面色㿠白等"，方由"熟地八钱，山萸肉、干山药各四钱，泽泻、牡丹皮、白茯苓（去皮）各三钱"组成，以上六味，共为末，炼蜜为丸，如梧子大，空心，温水化下三丸。后世亦称此为"六味地黄丸"，或简称为"六味丸"，谓由《金匮》肾气丸去桂枝、附子而成。但比对《金匮》肾气丸原方组成，去桂、附是对的，以上六味药用药的比例亦相符，但唯有地黄一味不同。盖钱乙"地黄丸"，所用地黄乃熟地黄，《金匮》肾气丸所用地黄乃干地黄。干地黄者，乃生地黄干燥后而成，仍然属"生"者；熟地黄者，乃生地黄蒸熟晒干后而成，已成"熟"者。两者药性已变，前者性仍凉，而后者则变温。可见，笼统地说钱氏"地黄丸"是由《金匮》肾气丸去桂、附而成"，显然是不准确的。

2.由此进一步推导即可发现很多新的问题，其中最主要的就是：六味地黄丸真的能"滋阴降火"吗？清代医家汪昂在康熙年间著有《医方集解》一书，颇受后世医家推崇，该书将六味地黄丸列为第一首方剂，谓其"治肝肾不足，真阴亏损，精血枯竭，憔悴羸弱，腰痛足酸，自汗盗汗，水泛为痰，发热咳嗽，头晕目眩，耳鸣耳聋，遗精便血，消渴淋漓，失血失音，舌燥喉痛，虚火牙痛，足跟作痛，下部疮疡等证"。但在对方剂进行解释时，又把本方称作"肾气丸"："或谓肾气丸为补水之剂，以熟地大补精血故也，不知精血足则真阳自生，况山药、茱萸，皆能涩精固气，气者火也，水中之火，乃为真阳，此剂水火兼补，不寒不燥，至平淡，至神奇也。或曰肾气丸实补肝药也，肾为肝母，子虚则补母之义，古云：肝肾之病，同一治也。昂按：肾气丸熟地温而丹皮凉，山药涩而茯苓渗，山茱收而泽泻泻，补肾而兼补脾，有补而必有泻，相和相济，以成平补之功，乃平淡之精奇，所以为古今不易之良方也。"仔细揣摩汪氏本意，可知并未将六味地黄丸作为滋阴降火之剂，而是强调乃"水火兼补，不寒不燥，至平淡""相和相济，以成平补之功"。因此，笔者以为，与其将六味丸称作"补肾阴"之剂，不如称作"补肾精"之剂；与其单纯认为"补肾"，不如全面理解为"补肝肾"。由于是"水火兼补"之"平补"，不应称其为"滋阴降火"，真正的滋阴降火之剂，应是知柏地黄丸。

3.《夜话录》第十八法，谓"补母，如水亏而肝火盛，清之不应，当益肾水，乃'虚则补母'之法，如六味丸、大补阴丸之类，亦乙癸同源之义也"。对此应全面理解。"水亏而肝火盛"乃不仅肝火盛，而且肾水亏，或由于肾水亏而肝火盛，这时单纯苦寒清泻肝火当然"不应"，而应当"益肾水"。笔者认为，应当是"兼益肾水"。即由于肝火盛，下汲肾水，导致肾水亏者，当清肝火为主，益肾水为辅；由于肾水亏，水不涵木而木火上炎者，当益肾水为主，清肝火为辅。前者可以大补阴丸为主，后者以六味地黄丸加清肝火之品。

4. 凡用六味地黄丸，以其乃平补之剂，当审其中上焦无热象者为宜，否则必增中上焦痰热，导致病情出现变故。如遇素体下元亏损而中上焦有热象者，选用六味地黄丸应加入清化中上焦痰热之品，则不仅防其痰热之化生，而且能达到金水相生的良好效果。在临床中，笔者常遇患者诉说，服六味地黄丸后"上火"，或痰咳色黄，或胸脘痞闷，或口舌生疮，其理皆在于此。因此，切勿被某些方书谓其"滋阴降火"迷惑。

5. 六味地黄丸乃补肾精之品，本自"水火兼补，不寒不燥"，并非寒凉之剂。因此，当用于补肾水、清相火为主时，最好选用生地黄。对此，可以学习现代著名中医学家方药中先生的用法。方药中先生在《医学承启集》（2007年

10 月第 1 版，人民卫生出版社出版）的《慢性肾功能衰竭的临床诊治经验研究》一文中列有自制的三首"肾系系列方"，其中有参芪麦味地黄汤，由党参、黄芪、天麦冬、五味子、生地黄、苍白术、山萸肉、牡丹皮、茯苓、泽泻、怀牛膝、车前子、竹茹、黄连组成；参芪归芍地黄汤，由党参、黄芪、当归、白芍、生地黄、苍白术、山萸肉、牡丹皮、茯苓、泽泻、怀牛膝、车前子、竹茹、黄连组成；参芪地黄汤，由党参、黄芪、生地黄、苍白术、山萸肉、牡丹皮、茯苓、泽泻、怀牛膝、车前子、竹茹、黄连组成。以上三方生地黄用量达 30克，与茯苓、车前子用量相同，为全方的最大量，此外，三方均用竹茹 10 克、黄连 3 克。由此可见，方老注意到两个问题，一是为滋阴清热计，用生地黄而不用熟地；二是为避免上中焦痰热之化生，用竹茹、黄连预之为防。并且特别注明煎服法："凡处方中有生地者，患者大便偏溏时，按一般煎法，首煎不少于50 分钟，患者大便干结者，生地宜后下，首煎 10～15 分钟即可。"再加上每方均用苍白术各 10 克，从而避免了生地黄寒凉滑泻之弊，这些都是十分珍贵的经验，完全从实践中得来，值得学者特别重视。

6.笔者运用六味地黄丸，根据患者热象是否显著，或用生地黄，或用熟地黄。询其中上焦如素有热象，常加用浙贝母、枇杷叶、黄芩、黄连、竹茹、瓜蒌、半夏等品以防化生痰热。如兼心肺气阴两虚，则合黄芪生脉饮，以求"金水相生"。凡兼肝气病者，常伍以四逆散；兼肝热病者，则用"滋水清肝饮"，其中山栀与六味丸中牡丹皮配合，恰好能清泄肝热。凡兼胆热者，如无气虚现象，则加入柴胡、黄芩、半夏；如兼气虚，则小柴胡汤全方皆可加入，而成"柴胡六味汤"，本方治疗慢性肾盂肾炎常急性发作者，效果极佳，盖补肾兼通利三焦也。对水不涵木而风阳上扰、头目眩晕者，六味地黄丸加枸杞子、菊花、牡蛎、草决明、怀牛膝最佳，此即杞菊地黄丸加味也。此法治疗高血压病与天麻钩藤饮有一虚一实之别，恰成一对应之剂。辨之之法，凡头目眩晕而觉躺卧减轻，腰膝酸软而晨起觉舒，两尺脉无力者，则以前者。后者则必具天麻钩藤饮证主症，此前已述，兹不赘。然而，临床亦常见上述虚实之症皆兼见者，则两方合用，效果尤佳。

七、化肝

（一）原文

一法曰：化肝。景岳治郁怒伤肝，气逆动火，烦热胁痛，胀满动血等证，用青皮、陈皮、丹皮、山栀、芍药、泽泻、贝母，方名化肝煎。是清化肝经之郁火也。

（二）讲解

此治肝第十九法。《景岳全书·新方八阵·寒阵》载化肝煎方，由青皮、陈皮、芍药、牡丹皮、炒栀子、泽泻、土贝母组成，谓"治怒气伤肝，因而气逆动火，致为烦热胁痛、胀满动血等证"。并附加减法：大便下血者，加地榆；小便下血者，加木通；兼寒热加柴胡；火盛加黄芩；胁腹胀痛加白芥子；胀滞多者勿用芍药。这里需要着重说明的是，方中土贝母应为浙贝母。《中药大辞典》（江苏新医学院编，上海科技出版社，1986 年 5 月第 1 版）在谈到浙贝母时谓："贝母在《纲目》以前的历代文献，并未明确分立川贝、浙贝、土贝专条，至明《本草正》始于'贝母'条后，别立'土贝母'一条，所指即系本品。"据笔者临床体会，对于化肝煎适应证，川贝治疗效果远不如浙贝，这里景岳所说的"土贝母"当指浙贝母无疑。而且，《景岳全书·本草正》所言"土贝母"之功用亦与化肝煎所治证候相符合："大治肺痈肺痿，咳喘，吐血，衄血；最降痰气，善开郁结，止疼痛，消胀满；清肝火，明耳目，除时气烦热，黄疸淋闭，便血溺血；解热毒，杀诸虫及疗喉痹，瘰疬，乳痈发背，一切痈疡肿毒，湿热恶疮，痔漏，金疮出血，火疮疼痛。较之川贝母，清降之功，不啻数倍。"张景岳在这里特别强调本品"较之川贝母，清降之功，不啻数倍"，与笔者临床结果完全一致。在化肝煎中，最能体现"清化肝经之郁火"的药物其实是牡丹皮、山栀二味。在《本草正》中，张景岳论牡丹皮曰："味辛苦，气微凉，气味俱轻，阴中阳也……凉骨蒸无汗，散吐衄瘀血，除产后血滞寒热，祛肠胃蓄血癥坚，仍定神志，通月水，治惊搐风痫，疗痈肿住痛。总之性味和缓，原无补性，但其微凉而辛，能和血凉血生血，除烦热，善行血滞，滞去而郁热自解，故亦退热。用此者，用其行血滞而不峻。"论栀子曰："味苦，气寒；味厚，气薄；气浮，味降，阴中有阳。因其气浮，故能清心肺之火，解消渴，除热郁，疗时疾躁烦、心中懊憹、热闷不得眠、热厥头疼、耳目风热赤肿疼痛、霍乱转筋。因其味降，故能泻肝肾膀胱之火，通五淋，治大小肠热秘热结、五种黄疸、三焦郁火、脐下热郁、疝气、吐血、衄血、血痢、血淋、小腹损伤瘀血……丹溪谓其解郁热，行结气，其性屈曲下行，大能降火，从小便泄去，人所不知。"从张景岳论述可以推导出来化肝煎应用牡丹皮、栀子的原意。盖牡丹皮与栀子均为阴中之阳药，牡丹皮"微凉而辛""善行血滞，滞去而郁热自解"；栀子"气浮味降"，气浮则"除热郁"，味降则"泻肝肾膀胱之火"，治"大小肠热秘热结""三焦郁火"，并且特别引用朱丹溪之论，"解郁热，行结气，其性屈曲下行，大能降火，从小便泄去"。这就证明，张氏反复申明牡丹皮、栀子都是用于"解郁热"的。关键在于如何"解"？牡丹皮是通过"行血滞""和血凉血"而解的，就是要清除营血中的郁热；栀子其性屈曲下行，是使郁热"从小便泄去"而解的。"从小便泄去"，即通过三焦、膀胱，将全身各处的郁热排出体外。如此，将郁闭的热邪从营血、从三焦排解出去，笔者给予一个形象的比喻，就是"掏出来"，这在讲解清肝法与泻肝法时，已反复阐述。这里只是通过牡丹皮、山栀的应用，进一步加以说明。

　　总之，景岳用化肝煎所治"郁怒伤肝"导致的疾病，其实是先有"肝郁"病，然后郁久化热，而成的"肝热"病。王氏所谓"肝经之郁火"，就是"肝热"。此时虽然热邪郁于营血、郁于三焦、郁于全身各个脏腑，但毕竟原发病位在于肝脏，故病名应谓之"肝热"。此时只有双管齐下，一则调畅气机，理气解郁以散热，即"掀一下"，用青皮、陈皮、浙贝，一则将郁热排出去，采取从里向外、向下"掏"的方法，故曰"掏出来"，用牡丹皮、山栀，配伍泽泻。此外，热久必伤肝阴，故用芍药滋养肝阴，如此也有助于"掀"与"掏"力量的发挥。于是由肝热不时动发而引起的烦热胁痛、胀满动血诸症自除。张氏将此方命名为"化肝煎"，即取其从内向外将肝热化除掉的意思。"化肝煎"是化除肝热的最典型方剂，对理解"肝热"病的治则具有重要意义，应引起高度重视。

（三）医案印证

叶天士

1. 叶天士医案

（1）严四二　脉数涩小结，痰血经年屡发，仍能纳食应酬。此非精血损怯，由乎五志过动。相火内寄肝胆，操持郁勃，皆令动灼，致络血上渗混痰火。必静养数月方安，否则木火劫烁，胃伤减食，病由是日加矣。

丹皮　薄荷梗　菊花叶　黑栀　淡黄芩　生白芍　郁金　川贝

按：脉数为热，脉涩、小、结均为郁象，盖由操持过甚，五志过动，遂致肝胆郁热勃然升动，灼伤阳络，并渗混痰涎，而致"痰血经年屡发"。以其木火虽然刑金，却尚未劫烁胃津，故尚能纳食应酬。病既由肝胆相火郁而勃发所致，则清化肝胆郁热当为急务。方取化肝煎中牡丹皮、黑栀、生白芍、川贝，将肝热从营血中"掏出来"，并加黄芩与白芍相伍清泄胆热，此外，薄荷梗、菊花叶、郁金均能辛散开郁，即如同化肝煎中青皮、陈皮"掀一下"的功能，而且性味辛凉，不伤阴液，其效更佳。查叶氏医案，取化肝煎意清化肝热时，多用川贝，此与张景岳原意有所不同。征之临床，仍当以浙贝为佳。

（2）吴四一　操持过动，肝胆阳升，胃气日减，脉应左搏，从郁热治。

丹皮　黑山栀　薄荷梗　钩藤　广皮　白芍　茯苓　神曲

按："脉应左搏"，意指左脉搏动尤为有力，征之临床，当为左关脉尤觉弦数有力。病因与上案相同，均由"操持过动"导致肝气郁久化热。于是肝胆木火阳气不时升动于上，并横逆犯胃，胃气受损则食减纳差。对此确当"从郁热治"，方以化肝煎中牡丹皮、黑山栀、陈皮、白芍为基础，基本具备将肝热"掀一下"并"掏出来"的功能，更加茯苓，具化肝煎中泽泻导热下行之功。神曲和胃，与陈皮、茯苓相伍，增进食欲。此外，加薄荷梗、钩藤，与上案薄荷梗、菊花叶辛散相同，共增"掀一下"之力。

以上两案比较，上案木火刑金，故重在黄芩、川贝，清金制木；本案木火犯胃，故更加广皮、茯苓、神曲，以和胃气，但两案均不忘主治其病本，故取用牡丹皮、黑栀、白芍则一。由此可以推导，在化肝煎中，牡丹皮、黑栀、白芍乃必用之品，如重在清金制木，则必用贝母；如重在理气和胃，则选用青、陈。至于泽泻一味，乃淡渗利尿、导热外出诸品之代表，类此之他药亦可随症选用。

2. 王旭高医案

（1）荣　病起肝风，继增痰饮吐酸，所以口目筋瘈而胸膈不利也。近因暑热上蒸，咽喉碎痒，暂投凉剂，喉患即解，而胸脘愈觉撑胀。夫肝风之动，由于阴血之亏，而痰饮之乘，又系胃阳之弱。病涉两歧，法难兼用。今且宣化胃湿以祛痰，稍佐平肝降逆。

法半夏　茯苓　陈皮　麦冬　杏仁　旋覆花　川贝　山栀（姜汁炒）　郁金　丹皮　白蔻仁　竹茹

按：虽曰"病起肝风"，但综观全部用药，除牡丹皮外，并无一味平息肝风之品，可见此所谓"肝风"，纯由"口目筋瘈"一症而来。筋瘈则抽动，故谓之"风"。然溯其缘由，却因"阴血之亏"。实则从用药内含化肝煎之陈皮、川贝（最佳应为象贝）、山栀、牡丹皮看，乃由肝郁而肝热，再由肝热久而耗伤肝脏阴血，于是水不涵木、血不养筋而风动。对此，当然以清化肝热为主，其中牡丹皮、山栀乃必用之品，把肝热"掏出来"，其他如陈皮、杏仁、旋覆花、郁金、白蔻仁、竹茹诸品，则宣畅气机，以为"掀一下"。症兼"胸膈不利"，并曾咽喉碎痒，虽投凉剂而解其暑热，但"胸脘愈觉撑胀"，则证明除肝气久郁不解外，并兼痰饮内著，故方选半夏、茯苓伍以上述宣畅气机之品，以疏肝达肺，兼化痰热。其用麦冬，似与"胃湿"有碍，但因肝热久必伤胃阴，且与半夏相伍，润燥相得，具麦门冬汤之意，恰能相互为用。此外，麦冬与川贝等品相伍，又能佐金平木。如此则肝肺气机得畅，肝郁得解，肝热得除，痰热得化，则吐酸、胸脘撑胀诸症自除。

由此案可知，王氏于《夜话录》开篇即谓肝病多见"侮脾乘胃、冲心犯肺、挟寒挟痰"之证，临床必须兼顾。本案即兼有脾、胃、肺三脏证候，并且"挟痰"，故用药复杂如此。前人对"吐酸"一症，虽认为病位与肝相关，但亦多认为属于痰饮作祟，故不离化痰涤饮法则，并随病情之属寒属热而变化。此外，又多用宣降肺气之品，不仅佐金平木，更能达到肺气降、胃气随之亦降的效果。笔者以此法治疗反流性食管炎，均能得心应手，取桴鼓之效。

（2）吴　血色紫而有块，此属肝火乘胃，瘀凝上泛也，仿缪仲淳法。

阿胶（蒲黄炒）　丹皮　白芍　苏子　鲜生地　降香　大黄（醋炒成炭）
藕汁　黑山栀　枇杷叶　白扁豆

按：肝热化火而上冲乘胃，阳络伤而血外溢，故引起吐血，其血“色紫而
有块”，乃火热炽盛，津伤而血稠，凝而成块，瘀滞之象也。治此，明代医家缪
仲淳在其所著《先醒斋医学广笔记》中提出治“吐血三要法”，即“宜行血，不
宜止血；宜补肝，不宜伐肝；宜降气，不宜降火”。本案即宗缪氏此法，并仿张
景岳化肝煎意，选用牡丹皮、黑山栀、白芍，将营分之热“掏出来”，其中白芍
并能柔肝、补肝而不伐肝。此外，则用藕汁、蒲黄炒阿胶、醋炒大黄炭伍以牡
丹皮行血止血而不留瘀；以大黄、降香、苏子、枇杷叶降肺气以佐金平木；鲜
生地尤能滋阴、凉血止血，与牡丹皮、白芍相伍，具犀角地黄汤意；白扁豆则
清养肺胃而固护正气，以防诸药伤胃。

鉴于“血色紫而有块”，柳宝诒认为“此肝火冲激于血络所致，最易留瘀
致病，故用药如此”。若再加茜根炭、三七，似于瘀血一面，更为着力”，可供
参考。

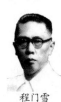
程门雪

3. 程门雪医案

（1）殷某，女，43岁。

初诊：1958年4月21日。

少腹弦痛坠胀，小溲短热，精神疲乏，脉弦，苔薄。

化肝煎合失笑散为治，疏肝和营，清热化湿。

青陈皮各一钱，炒赤白芍各一钱半，炒丹皮一钱半，姜汁炒黑山栀一钱
半，象贝母三钱，福泽泻二钱，橘叶一钱半，橘核四钱，失笑散三钱（包煎）

二诊：

少腹弦痛坠胀、小溲短热，均见轻减，胃纳甚香，精神亦振。

前进化肝煎合失笑散尚觉合度，原方加以补益之品。

生黄芪三钱，全当归二钱，炒赤白芍各一钱半，青陈皮各一钱半，炒丹皮
一钱半，姜汁炒黑山栀一钱半，象贝母三钱，福泽泻二钱，橘叶一钱半，橘核
四钱，失笑散三钱（包煎）。

原按：化肝煎出自张景岳《新方八阵》，由青皮、陈皮、丹皮、贝母、泽泻、山栀、白芍七味药组成，本例全用之。该方以青皮、陈皮疏肝行气，丹皮、山栀清肝泄热，白芍养血敛阴，泽泻利水渗湿，贝母化痰解郁，疏、泄、柔三法并进，正适合于此例肝气郁结、肝火下移膀胱等症；更加失笑散祛瘀止痛，橘叶、核疏泄厥气，服药后症情轻减，饮食精神显著好转。转方加以补益之品，当归和血，黄芪升提，对腹痛坠胀均予顾及。

按：原按谓牡丹皮、山栀"清肝泄热"，白芍"养血敛阴"，完全正确，但谓泽泻"利水渗湿"、贝母"化痰解郁"，则认识有欠全面。实则泽泻乃引肝热从小便而出，贝母乃佐金平木也。本案取用化肝煎全部药物，并明确用"象贝母"，完全符合张景岳原意，此较叶、王二氏更为高明处。本案一诊加橘叶、橘核、失笑散直入肝经少腹部位，理气活血、散结止痛。盖"弦痛"者，乃少腹肌肉拘急紧张如条索状而疼痛也，为筋脉肌肉挛急之象，故当理气散结而柔肝止痛。临床治此，金铃子散效果当更佳。二诊加补益之品如生芪、全归者，必兼有气血亏损之他症，否则不可过早进补也。不过，临床运用化肝煎，确可不拘一格，随症加味，此案可为示范。

（2）毛某，女，56岁。

初诊：1969年11月15日。

口中碎痛，眠欠安，大便不润，口苦，苔腻，脉细弦。

治予生津清肝，和胃安神。

细石斛三钱，瓜蒌皮三钱，象贝母三钱，炒丹皮一钱半，抱茯神三钱，炙远志一钱，炒枣仁三钱，黑山栀一钱半，炒陈皮一钱半，煅瓦楞四钱，炒竹茹一钱半，肥知母一钱半，生甘草八分。

二诊：

口中碎痛已见轻减，眠较酣，大便已润。胃脘时胀。

前法有效，再予原方加减。

原按：本例采用景岳化肝煎，加入安神生津、和胃润肠之品。化肝煎中丹皮、山栀清肝，泽泻泄热，青皮、贝母解郁化痰（郁则气结，可以聚津为痰），白芍柔肝，陈皮和胃，特别是山栀解郁结之火有特长（古方越桃散即是一味山栀）。这里蒌、贝同用，是《温疫论》蒌贝营养汤、《医学心悟》贝母瓜蒌散中的主药，二味相合，能清气化痰，宽胸解郁。

按：确切地说，本例方剂乃化肝煎去青皮、白芍、泽泻加余药组成。实则原方药物全部采用亦未尝不可。特别针对口中碎痛并且口苦二症，如用黄芩配伍白芍，取仲景黄芩汤意，则疗效可更佳。由选用煅瓦楞可知，本案尚应有吐酸一症。本案亦明确采用象贝母，再次证明程老对川、象二贝的选用有其主见，均以临床实践为根据，并不盲从名家。

4. 笔者医案

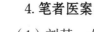

刘保和

（1）刘某，女，35岁。石家庄市鹿泉市农民。2008年6月15日初诊。

患者末次月经为3月21日，至今已近3个月未至。此前即闭经达半年之久，口服黄体酮始至。现饮食、二便正常，入睡正常，但易醒，醒后再难入睡，心烦。面色偏暗，面部有散在少量黄褐斑。胸脘时觉满闷而常太息。诉咽喉部常有物黏滞感，咯吐不出，吞咽不下，已1～2年。脉沉弦稍数。舌暗红苔薄白腻。

方以景岳化肝煎加味。

青皮、陈皮、牡丹皮、焦山栀、赤白芍、泽泻、浙贝、苏子、桔梗、薤白、半夏各10克，瓜蒌15克。7剂，每日1剂，水煎服。

二诊：6月22日。

上方服一剂月经即至，先经行两天，隔一天又来一点，总量相当于正常量的二分之一。患者诉自按剑突下有疼痛感，但笔者按之却当上脘处疼痛。

上方加枳壳10克。7剂。

三诊：6月29日。

自觉剑突下按之疼痛减轻。今按其上脘至中脘之间疼痛，此处并有隆起，但按之并无肿硬之物。

上方加三棱、莪术各6克。7剂。

四诊：7月6日。

胃脘部已不觉疼痛，亦不隆起了，按之亦无疼痛。患者未诉任何不适。

嘱其继服 7 剂停药。后于 2009 年 2 月 15 日来诉，上次治疗后月经一直正常，现已怀孕一月余。

按：闭经为妇科难治病，以其常无其他伴随症状可辨，给中医辨证论治带来困难。本例患者幸亏有其他症状，可辨为气郁久而化热成肝热之证，肝热上冲，并夹有痰邪阻滞于胸脘之间，令肺胃之气不降，随之心气不能下达于胞宫而成闭经。《素问·评热病论》曰："月事不来者，胞脉闭也，胞脉者属心而络于胞中，今气上迫肺，心气不得下通，故月事不来也。"方以化肝煎清化肝热，并佐苏、桔、薤、半、蒌诸品，和降肺胃之气，打通心气下达胞宫之路而获效。

（2）陈某，男，38 岁。住石家庄市国际城小区。2008 年 3 月 23 日初诊。

面部尤以前额及面颊部泛出细小红疹，突出皮面，触之觉热，不痒，局部皮肤干燥脱屑，肌肉觉僵硬。眼睛怕风，见风则流泪，因此常觉眼睛不开。头面部均喜凉爽。此病已发两年，外用"派瑞松"病情可暂减轻，但亦不能痊愈，且反复发作加重。近十余日疹出更甚，故来就诊。诉纳、眠、二便均正常。脉沉弦稍数。舌边尖红，苔薄白。

予景岳化肝煎。

青皮、陈皮、牡丹皮、焦山栀、赤白芍、泽泻、浙贝各 10 克。7 剂。

二诊：3 月 30 日。

诸症明显好转，面部丘疹全部消失，眼睛不再流泪了，面热已除，皮肤亦觉濡润，肌肉僵硬感减大半。现面部仍微红，局部有脱屑。

上方去浙贝，加川贝 10 克。7 剂。

三诊：4 月 6 日。

本周服上方后病又复发，丘疹又出现如前。

上方去川贝，加浙贝 10 克。7 剂。

四诊：4 月 13 日。

诸症又明显减轻，丘疹消失。

再予上方继服 14 剂。

五诊：4 月 27 日。

上方服后，诸症消失，未再复发。

嘱其停药观察。一月后来诉，上述症状均未复发。

按：此丘疹泛于面部乃由肝热上冲所致，以其脉沉弦偏数可知。临床以此法治疗痤疮亦多能获效。二诊病已向愈，但用川贝代浙贝，病情反复，可见治疗此证而用化肝煎，浙贝乃必用之品，用川贝无益反而有害。

（3）魏某，女，46 岁。住石家庄市绿园小区。2008 年 3 月 16 日初诊。

患者因左卵巢囊肿，于 2001 年 5 月 1 日切除左卵巢。术后半年即发现月经每月提前 7～10 天，而且经量明显增多。现末次月经为 3 月 1 日，经行量多，7 天净。此外，右乳腺增生，有一硬核，亦发 6 年。今来主要欲治疗痤疮，满布于颜面，尤以两眉间、鼻唇周围多发，已发作一年半，经省级各大医院治疗均无效。脉沉弦而数。舌红，苔薄润。

予景岳化肝煎。青皮、陈皮、牡丹皮、焦山栀、赤白芍、泽泻、浙贝母各10 克。7 剂，每日 1 剂，水煎服。

二诊：3 月 30 日。

上方患者自服 14 剂。服 10 剂后痤疮已全部消失，昨天来月经，无任何不适。

再予原方 14 剂。

三诊：4 月 13 日。

经行 7 天，量已恢复正常，痤疮未发。停药。半年后经随访，知月经正常，痤疮未发。

按：上述诸症均由切除左侧卵巢后内分泌失调所致。中医诊为肝经郁热，血热则经血提前而量多，气郁血滞则乳腺增生。肝热上冲于面，虽年已 46 岁，仍出现大量痤疮。经予化肝煎清化肝热，终于取得良好效果。证明中医治疗卵巢切除术后内分泌失调大有可为。

（四）心得发挥

论肝热病主症及治法。

肝热病是内伤杂病中最常见类型，据笔者体会，至少占十分之四五。掌握了治疗肝热病的方法，就会成为一名高明的中医。

治疗肝热病的代表方剂，就是化肝煎。仔细研究并反复运用此方，体会到其祖方其实是《伤寒论》的栀子豉汤。栀子豉汤治疗"热郁胸膈"之证。不论外感病与内伤杂病，只要有"热郁胸膈"见证，用此方均效。本方以淡豆豉轻清上浮，宣散郁热，"掀一下"；山栀既宣又降，并引郁热从三焦水道排出体外，"掏出来"，具有治疗郁热的基本原则。此后历代名方，如宋代钱乙的"泻青丸"用防风、羌活与山栀相伍；宋代《局方》凉膈散以薄荷与山栀相伍；元代朱丹溪越鞠丸以苍术、香附与山栀相伍；明代薛己丹栀逍遥散以柴胡、薄荷与牡丹皮、山栀相伍；清代王孟英连朴饮即栀子豉汤加味，如此等等，归根结底，就是四个字，"清宣郁热"。

　　反观明代医家张景岳的化肝煎，基本上含有五方面内容：①"掀一下"，指具有宣通气机的功能，为青皮、陈皮；②"掏出来"，指将郁于内的热邪清泄于体外，为牡丹皮、山栀；③佐金以平木，同时亦具解郁作用，为浙贝；④将郁热从小便（或大便）排出体外，为泽泻；⑤郁热已伤肝阴，当滋补肝阴，为白芍。这就是治疗肝热病的基本大法。循此大法，完全可以自拟新方，治疗一切肝热病，必能取得满意疗效。

　　现代医家最为擅长清宣郁热者，非北京中医药大学赵绍琴教授莫属。笔者于1978年考取北京中医药大学首届研究生，赵老为我们讲授《温病学》，强调治疗温病就是一个"透"字。温病从本质上说属于郁热，不论在卫、气、营、血各个层次，均要透达郁热。而要透达郁热，首要一点就是要"宣畅气机"。不论温热病与湿热病，均当如此。更为可贵的是，赵老将这一学术思想广泛应用于内伤杂病，同样取得了令人惊异的疗效。回忆赵老讲课时的音容笑貌，对后学的谆谆教导，对中医学的深沉热爱，至今令笔者感动不已。遗憾的是，当时笔者学识浅薄，对赵老高超的理论领会不深。赵老不善言谈，治病却有独到的套路，以致极个别同学讥其开方只是"荆芥、防风、马尾连"。但是，奇怪的是，凡是赵老的研究生，无不异口同声称赞赵老治病疗效极佳，不可思议。而且，凡是赵老的研究生，无不被赵老的理论所折服，用赵老的理论应用于实践，都取得极好的疗效，都成为了高明的医生。这种现象令笔者震动，引笔者深思，证明赵老的学术思想肯定有不同于一般学者的独到之处。于是，笔者在研究生毕业以后，就开始了对赵老学术思想的研究和实践。

　　赵老的著作很多。除用作研究生教材的《温病纵横》以外，尚有《赵绍琴临床四百法》《文魁脉学》《赵文魁医案选》《赵绍琴临证验案精选》《赵绍琴临床经验辑要》《赵绍琴内科学》等。所有这些著作，无不贯穿一个"透"字。

　　读者如有兴趣学习赵老的学术思想和临床经验，《赵绍琴临床经验辑要》（中国医药科技出版社 2001 年 1 月第 1 版）（以下简称《辑要》）大有通读的必要。本书在《谈火郁证的治疗体会》一文中，较为全面地阐述了对郁热的诊断、病因病机、治疗方法的独到见解。

　　首先，赵老指出，这里所说的"火郁"，就是"热郁"。"火郁"一词，首见于《素问·六元正纪大论》。火之与热，表现虽有不同，但并无本质上的区别，因而后世医家每有称"火郁"为"热郁"者。在赵老的著作中，常有"火郁""热郁""郁火""郁热"的不同提法，其实都是一个意思，这是必须清楚的。

　　赵老说，"火郁之证，无论在外感疾患或内伤杂病中均可见到，是属临床常见证之一"。这就告知读者，特别应当重视内伤杂病中的火郁之证。"其致病原因颇多"，不仅有"外感六淫邪气"，而且"内滞气、血、痰、饮、湿、食均可罹患"。"究其病机，皆因邪气阻滞气机，引起人体气血循环障碍，内郁不宣，邪气不得泄越，蕴蓄于里，造成火郁之证。其郁愈甚则火愈炽，火愈炽则郁愈甚"。对此，赵老引刘完素《素问玄机原病式》所云为据："郁，怫郁也，结滞壅塞而气不通畅，所谓热甚则腠理闭密而郁结也。如火炼物，热极相合而不能相离，故热郁则闭塞而不通畅也。"

　　赵老特别强调"火郁证"的诊断要点，强调指出与"火热"之证有何不同。"火郁与火热虽同属阳热之证，但二者临床表现却大相径庭。火热证是热炽于里而张扬于外，通身表里皆见一派热象，如身热恶热，心烦躁扰，面目红赤，口渴饮冷，舌苔黄厚，脉洪数有力……此种热象，一望可知。而火郁则是热郁于里不得张扬，虽有里热，但并不形于外，表里不一，症状参互，很难一目了然"。那么，如何加以辨别呢？赵老根据自己长期的临床体会，提出要抓住以下三点：

　　1. 舌象：因火郁于内，津耗液亏，舌体失于濡泽，因而多见舌形瘦薄而舌面少津，甚则扪之干燥或舌面干裂。若因湿阻气机而至火郁者，多见舌红苔白腻。

2. 脉象：因火热内郁，气机阻滞，气血循行不畅，故脉象多见沉涩或沉弦迟缓者，切宜详诊细参，勿以寒证论之。

3. 临床见症：赵老将其分为温病与杂病两方面。温病火热内郁之甚者，可见神昏谵妄；面色多见滞暗无华，甚或黧黑；或见但头汗出，而身无汗；四肢不温，甚或厥冷，其郁愈甚，则其厥愈深；小溲短赤，大便秘结，每可见大便数日不通，或见热结旁流，亦有郁火内逼而作火泻者；或斑疹发而不透，或出而复回，或色暗枯滞，或稠密紧束。杂病火郁证则可见心烦急躁，自觉心中愦愦然，烦杂无奈，莫名所苦；若火灼阴伤，亦可致不寐或恶梦纷纭，梦中时有惊呼；若郁火上扰清窍，则头目眩晕。对于以上临床见证，笔者以为，由于外感常兼有内伤，内伤亦常由外感发展而来，故诸症在外感与内伤疾患中常可兼见。由于本书重点讨论内伤肝热病，故赵老所示之杂病火郁症状尤其应当引起重视。

对于火郁证的治疗，赵老认为"火郁之证，气机闭塞，泄越无门。若纯用寒凉之品，则易凝滞气机，使邪无出路，反成凉遏之势，是欲清反滞，愈清愈郁，不仅病无愈期，反恐招致他患"。因此，应当宗《素问·六元正纪大论》"火郁发之"之旨，"先用解郁、疏利、宣泄、轻扬等方法，开散郁结，宣通其滞，调畅气血，使营卫通达，郁火方有泄越之机"。如此"祛其致郁之由，则可使郁开气达而火泄，不用寒凉而其火自消"。具体而言，"因六淫而致火郁者，祛其外邪，则火郁可发；因于气滞者，疏利气机，则火郁可宣；因于血瘀者，行其瘀滞，则火郁自解；因于痰湿者，化其痰湿，则气机条畅而郁火有泄越之路；因于食滞者，消导化滞，则火郁不存"。如此种种，归根结底就是一句话："总以调畅气机为其要义。"

至于具体方药，赵老取用范围甚广，每方寥寥数味，常将古圣名贤精意融一炉冶，趣味无穷，令人吟咏不已。而其中最为推崇的，当属升降散一方。

《辑要》云："清代医家杨栗山制升降散一方，载于其所著《伤寒瘟疫条辨》一书中，传之于世，启迪后人。"其实升降散并非杨栗山所创制。杨氏在《伤寒瘟疫条辨·卷一·温病大头六证辨》中说："大头者，天行疵疬之杂气，人感受之，壅遏上焦，直犯清道，发之为大头瘟也……古方用白僵蚕二两酒炒，全蝉蜕二两，广姜黄去皮三钱，川大黄生四两，为末，以冷黄酒一盅，蜜一两，调服三钱……能吐能下，或下后汗出，有升清降浊之义，因名升降散。"可见，杨栗山确实声明此乃"古方"，不过因其有升清降浊之功，故改名为升降散。而且道出此方原来是治疗大头瘟的。那么，本方最初的出处何在呢？笔者查阅古代文献，发现此乃载于明代医家龚廷贤所著《万病回春·卷二·瘟疫》中，此方本名为"内府仙方"，云："内府仙方，治肿项大头病、蛤蟆瘟病。僵蚕二两，姜黄二钱半，蝉蜕二钱半，大黄四两，上共为细末，姜汁打糊为丸，重一钱一枚，大人服一丸，小儿半丸，蜜水调服，立愈。"可见，升降散与内府仙方除药物用量与一用黄酒调散、一用姜汁糊丸有所不同外，其余药物组成、功用主治完全相同，证明杨氏所谓"古方"就是《万病回春》的"内府仙方"。而且在《伤寒瘟疫条辨·卷四》又列出"升降散"，并曰"温病亦杂气中之一也，表里三焦大热，其证不可名状者，此方主之。白僵蚕酒炒二钱，全蝉蜕去土一钱，广姜黄去皮三钱，川大黄生四钱，称准，右为细末，合研匀，病轻者分四次服，每服重一钱八分二厘五毫，用黄酒二盅，蜂蜜五盅……调匀冷服……炼蜜丸名太极丸，服法同前，轻重分服，用蜜酒调匀送下"。在这里更将"内府仙方"的丸剂名称改为"太极丸"。之所以出现这种情况，并非由于杨氏医德低劣，贪天之功为己有，而是由于杨氏没有读过《万病回春》，因此在论述升降散方义时明确说明"是方不知始自何氏。二分晰义，改分两变服法，名为赔赈散，用治温病，服者皆愈，以为当随赈济而赔之也。予更其名曰升降散。盖取僵蚕、蝉蜕升阳中之清阳，姜黄、大黄降阴中之浊阴，一升一降，内外通和，而杂气之流毒顿消矣。又名太极丸，以太极本无极，用治杂气，无声无臭之病也"。杨氏举例曰："乙亥丙子丁丑，吾邑连歉，温气盛行，死者枕藉，予用此散救大证、怪证、坏证、危证，得愈者十数人。余无算。更将此方传施亲友，贴示集市，全活甚众。"足见杨氏对本方的推崇程度以及医德之高尚。

杨氏自解升降散方义，"僵蚕为君，蝉蜕为臣，姜黄为佐，大黄为使，米酒为引，蜂蜜为导"。指出"僵蚕味辛苦，气薄……轻浮而升，阳中之阳，故能胜风除湿、清热解郁……散逆浊结滞之痰……辟一切怫郁之邪气""蝉气寒无毒，味咸且甘，为清虚之品……能祛风而胜湿……能涤热而解毒""姜黄气味辛苦，大寒无毒……祛邪伐恶，行气散郁……建功辟疫""大黄味苦，大寒无毒……苦能泻火，苦能补虚，一举而两得之"。

杨氏推崇"内府仙方"，并将其大量应用于温热疫病之中，取得了卓越疗效，尤其从理论上阐述了治疗温热疫病当清透郁热，而不可妄加发表，是有功于后世的。赵老赞曰："其方虽为温病而立，然闻治外感及杂病诸多火郁之证，亦颇为效验。本人治火郁证每多师其法而加减化裁用之，得心应手，疗效甚佳。"

赵老认为，"升降散中药仅4味，然配伍精当，确为'火郁发之'楷模之剂。四药配伍，寒温并用，升降相因，宣通三焦，条达气血，使周身气血流畅，则火郁之邪可得宣泄疏发矣"。

在这段话中，值得商讨的是"寒温并用"四字。对于蝉蜕，杨氏明确指出其"气寒"；对于僵蚕，谓其"清热解郁"，在《伤寒瘟疫条辨·卷六·散剂类》中又明确指出"白僵蚕味辛咸，性平"；对于姜黄与大黄，均认为其"大寒"。可见，以上四味药并无一味属温性者，何谈"寒温并用"？那么问题出在哪里呢？笔者思索再三，以为问题出于对姜黄性味的不同认识。姜黄，始见于《唐本草》，谓其"味辛苦，大寒，无毒""主心腹结积，疰忤，下气，破血，除风热，消痈肿"；李东垣亦谓其"味苦甘辛，大寒，无毒"。但《本草拾遗》却谓其"味辛，温，无毒"。到底哪一个正确？对此，《本草正义》解释说："姜黄始见《唐本草》，称其辛苦大寒，藏器已辨其非，谓辛少苦多，性热不冷，则《唐本草》寒字，盖亦传写之误。"笔者认为，《本草正义》在没有校勘依据与临床根据的情况下，断言《唐本草》寒字是传写之误，不免轻率，难以服人。盖《唐本草》既云本品"除风热，消痈肿"则绝非热药之所能为，且临床大家李东垣亦认为"大寒"，更为确凿证据，以其由实践中来也。反观杨氏升降散方，其功能治疗温疫大热之证，岂能以热治热？可见升降散确实采取姜黄大寒之性，并能行气散郁，将郁热从营血深处"掏出来"，与化肝煎牡丹皮、山栀之用异曲同工。只有如此理解，才能正确认识升降散的重要作用。

对比升降散与化肝煎之异同，可以明显感到二者均涉及肝与三焦的关系。王旭高谓"肝火燔灼，游行于三焦"，三焦是一身之气道，邪从此入，即从此出，而肝气的疏泄又是三焦气道得以畅通的必要条件。二方均能疏肝、清肝、化肝并通利三焦，但升降散则以升清降浊、调和气血、通利三焦气道为主，从而达到疏肝、清肝、化肝之目的；化肝煎则以疏肝、清肝、化肝为主，从而达到通利三焦气道的目的。显而易见，升降散中蝉蜕、僵蚕，恰与化肝煎中青皮、陈皮相对应；姜黄与牡丹皮、山栀相对应；大黄与泽泻相对应。至于化肝煎中浙贝佐金以制木，白芍滋养肝阴，更突显化肝煎通过治肝而利三焦，为两方之不同处。正因如此，化肝煎仅用于内伤肝热病，而升降散则不论外感病三焦郁热与内伤病肝热均可应用，适用范围尤为广泛。

所以，赵老更为喜用升降散，并有一系列加减变化之法："余临床每用此方治火郁之证，多针对其火郁之因，灵活加减。如：因外邪袭表而致火郁不发者，加银花、连翘、薄荷、牛蒡子、防风、苏叶之类。"此当然属外感。而对于内伤，"因气滞而致火郁者，加柴胡、川楝子、旋覆花、陈皮、香附之类；因血瘀而致火郁者，加牡丹皮、赤芍、茜草、紫草、白头翁之类；因痰湿而致火郁者，加半夏、瓜蒌皮、菖蒲、茯苓、冬瓜皮、炒防风之类；因食滞而致火郁者，加鸡内金、焦山楂、焦神曲、焦麦芽、莱菔子之类；若火郁特甚者，可于方中加黄连、黄芩、栀子等苦寒清泄之品；若郁火灼津而见津亏液耗之象者，加芦根、茅根、沙参、麦冬等味。个人体会，治火郁又需酌加风药，如防风、芥穗、苏叶等，以风药行气开郁，调畅气机，通达腠理而发其郁火也。"

以升降散为核心，赵老还有两组方药值得重视：①柴胡、黄芩、川楝子。本组方药侧重于直清肝热；②荆芥、防风、马尾连（或黄连）。本组方药侧重于通利三焦。其加减化裁之法与升降散相同。

以上三方，升降散可以看作为鸟身，而柴胡、黄芩、川楝子与荆芥、防风、马尾连为两翼。三方并举，恰能自由翱翔，鸟瞰全局，涉猎外感与内伤的大部分疾病。

赵老验案举例：

（1）孙某，男，47岁。1974年5月21日就诊。

情志不遂，胁肋胀满，胸闷不适，阵阵憎寒，四肢逆冷，心烦梦多，大便干结，小溲赤热，舌红口干，两脉沉弦略数，病已两月有余。

证属木郁化火，治当调气机而开其郁，畅三焦以泻其火。

处方：蝉蜕6克，僵蚕10克，柴胡6克，香附10克，姜黄6克，豆豉10克，山栀6克。

两剂后诸症悉减，再两剂而愈。

原著分析：病因情志不遂而起，其胁肋胀痛，胸闷不适，皆属肝郁气滞之象。病已两月，郁久化火，内扰心神，故心烦梦多。热灼津伤，则便干溲赤，舌红口干。火郁气滞，营卫失调，卫外失司，故阵阵憎寒。阳气不达四末，乃至四肢逆冷。两脉沉弦主气机阻滞，数乃郁火内逼之征。综观其症，虽寒热错杂，然皆由气郁而起，故治从调畅三焦气机入手，郁解气行，则其火自泻。处方用升降散去大黄加味组成。以蝉蜕、僵蚕、姜黄调畅气机，宣泻郁火；加柴胡、香附以增强疏肝解郁、条达气机之功；又加栀子豉汤，以豆豉宣郁热而展气机，山栀利三焦而泻火。诸药相合，使气达火泻，邪有出路，故4剂而愈。

笔者按： 原著分析十分全面透彻，将赵老的学术思想完全展示于读者，使人受益匪浅。其中所谓"郁久化火""郁火内逼""宣泻郁火"诸句中之"郁火"，均为"郁热""肝热"之谓，故此后言"宣郁热而展气机"。特别应当注意的是，"综观其症，虽寒热错杂，然皆由气郁而起，故治从调畅三焦气机入手，郁解气行，则其火自泻。处方用升降散去大黄加味组成"，这段话足以证明笔者关于"升降散则以升清降浊，调和气血，通利三焦气道为主，从而达到疏肝、清肝、化肝之目的"的论述是符合赵老的学术思想的。

（2）赵某，女，23岁。1990年11月15日就诊。

主诉：病发半年余，一身关节入夜作痛，晨起即愈。曾查得类风湿因子阳性。口腔溃疡经常发作，此起彼伏，经某医院检查，认为属干燥综合征。心烦急躁，夜寐梦多，舌红且干，诊脉弦滑，按之沉数。

肝胆郁热已久，先用清泄肝胆方法。

处方：荆芥6克，防风6克，柴胡6克，黄芩6克，川楝子6克，丹参10克，茜草10克，木瓜10克，黄连2克，桑枝30克，丝瓜络10克。7剂。

二诊：

药后疼痛略减，心烦稍平，夜梦亦稀，舌红且干，脉仍弦滑数。

继用前法进退。

处方：荆芥6克，防风6克，柴胡6克，黄芩6克，川楝子6克，丹参10克，茜草10克，木瓜10克，大豆卷10克，秦艽10克，丝瓜络10克，桑枝10克。7剂。

三诊：

药后疼痛续减。近日感冒新凉，午后低热，体温37.2℃，一身乏力，周身酸困，胯膝关节疼痛加重。咽喉作痒欲咳，舌红苔白，诊脉浮滑而弦。

新感外邪，先以宣郁疏卫法退热为要。

处方：淡豆豉10克，炒山栀6克，大豆卷10克，桑枝10克，前胡6克，杏仁10克（后下），苏叶、梗各10克，荆芥6克，防风6克，苦桔梗10克，生甘草6克，茅、芦根各10克。2剂。

四诊：

药后发热即退，身感轻松，入夜关节仍痛，口腔溃疡又起。

感冒之后，余热未清，仍以清化方法。

处方：荆芥6克，防风6克，前胡6克，淡豆豉10克，炒山栀6克，生地榆10克，丹参10克，茜草10克，茅、芦根各10克，丝瓜络10克，桑枝10克。7剂。

五诊：

口腔溃疡已愈。

再以疏风通络方法以止其痛。

处方：荆芥6克，防风6克，白芷6克，独活6克，威灵仙10克，秦艽10克，丝瓜络10克，桑枝10克，海风藤10克，络石藤10克。7剂。

六诊：

疼痛渐减。

再以前法进退。

处方：荆芥 6 克，防风 6 克，独活 6 克，威灵仙 10 克，大豆卷 10 克，秦艽 10 克，丝瓜络 10 克，桑枝 10 克，海风藤 10 克，络石藤 10 克，炙乳没各 2 克。7 剂。

药后疼痛基本消失，原方继进 7 剂，以善其后。

原著按：本案患者以关节疼痛为主症，故辨为痹证。经言"风寒湿三气杂至合而为痹"。其风气盛者为行痹，寒盛为痛痹，湿盛为着痹。虽有如此分辨，但总属外邪入侵，留而未去，痹阻经络，故令疼痛，所谓不通则痛是也。今治疗以祛风胜湿通络止痛为主。因患者年纪尚轻，病程未久，故不必责求肝肾之虚而投补药。治疗中因新感发热，即先疏卫以退其热，热退复治其痹，亦《金匮》所谓"痼疾加以卒病，当先治其卒病，而后治其痼疾"之法也。

笔者按：干燥综合征是一种难治病。本例既有入夜关节作痛，又时发口腔溃疡，病情复杂。此时是单纯认作痹证而以祛风胜湿通络止痛方法治疗，还是鸟瞰全局，抓住重点，综合施治？赵老抓住患者"心烦急躁，夜寐梦多，舌红且干，诊脉弦滑，按之沉数"，认为"肝胆郁热已久，先用清泄肝胆方法"。此种方法是赵老治病的诀窍。任何疾病，不论病种病名如何，只要有肝热之证，皆当先解郁清热。这是读者必须认真学习的。一诊以柴胡、黄芩、川楝子与荆芥、防风、黄连从肝胆郁热与三焦郁热两翼施治，是为最主要药物。此外，才辅以木瓜、桑枝、丝瓜络与丹参、茜草相伍，通络活血止痛。至三诊病已大减，如无新感，如此治疗下去，当一路坦途。惜又感冒新凉，疼痛加重。尽管如此，赵老治疗新感仍然不忘清透郁热，故以栀子豉汤为主方宣郁透热，并加大豆卷、前胡、杏仁、桔梗等宣通肺气之品，使肺气宣而郁热解。四诊热退，但入夜关节仍痛，口腔溃疡又起，证明血分仍有郁热，故加用生地榆、丹参、茜草等品。由此可见，赵老时时刻刻不忘"郁热"二字。至第五诊，口腔溃疡已愈，证明肝胆与血分郁热已除，才专门予以疏风通络之品治其痹痛。如此步步为营，秩序井然，即使遇有新感变证，亦未自乱章法，实属国医高手，令我等晚辈赞叹不已。

（3）秦某，男，60 岁。1989 年 10 月 13 日初诊。

主诉：自 8 月初外出旅游，中途出现发热，并伴有尿频、尿痛、尿赤，以

"泌尿系感染"治疗 10 余天，尿频、尿痛症减轻，仍血尿时作，低热不退。又改换抗生素、中药等治疗月余疗效不明显。尿化验检查：尿蛋白（++），红细胞大量，潜血（+++），后经膀胱镜检查确诊为膀胱癌，医院建议手术治疗。患者本人与家属决定先请赵老医治。刻见：身热恶寒，头目不清，急躁，眠不实，胸脘不舒，小便短赤，舌黄苔厚腻，有瘀斑，脉濡滑且数。

证属暑湿郁热蕴郁于内，拟先用宣郁化湿方法。

处方：藿香 10 克（后下），佩兰 10 克（后下），杏仁 10 克（后下），枇杷叶 10 克，荆芥炭 10 克，茅、芦根各 10 克，柴胡 6 克，炒山栀 6 克，菖蒲 6 克，郁金 6 克，香附 10 克，焦麦芽 10 克。

二诊：1989 年 10 月 23 日。

服药 10 剂，身热恶寒消失，余症减轻，尿蛋白（－），红细胞 5～10 个/高倍视野，尿潜血（+），舌红苔厚，脉滑数。

湿郁渐化，气机渐疏，郁热未解，用凉血化瘀清热方法。

处方：荆芥炭 10 克，柴胡 6 克，黄芩 6 克，生地榆 10 克，茜草 10 克，炒山栀 6 克，丹参 10 克，蝉蜕 6 克，僵蚕 10 克，片姜黄 6 克，半枝莲 10 克，白花蛇舌草 10 克，大黄 1 克，茅、芦根各 10 克。

三诊：1989 年 11 月 22 日。

服药 20 余剂，血尿未作，尿检（－）。膀胱镜检查：膀胱黏膜白斑，未见其他异常。舌红苔白且干，脉弦滑，按之略数。

血分郁热，改用清热凉血、甘寒育阴方法。

处方：柴胡 6 克，黄芩 6 克，川楝子 6 克，赤芍 10 克，生地榆 10 克，丹参 10 克，茜草 10 克，炒槐花 10 克，沙参 10 克，麦冬 10 克，焦三仙各 10 克，茅、芦根各 10 克，白花蛇舌草 10 克，半枝莲 10 克。

四诊：1990 年 1 月 23 日。

以上方加减服药两月余，又去复查，原病灶区白斑均消失，未见其他异常。

仍以前法进退，饮食当慎，防其复发。

处方：凤尾草 10 克，生地榆 10 克，丹参 10 克，茜草 10 克，蝉蜕 6 克，僵蚕 10 克，片姜黄 6 克，半枝莲 10 克，白花蛇舌草 10 克，焦三仙各 10 克，茅、芦根各 10 克，大黄 1 克。

每周 2～3 剂，继续服用。

原著按：此病案系膀胱癌，是经权威西医医院做膀胱镜检查，并取活组织切片病理实验而确诊，而未做手术及化疗治疗，单纯用中药治愈的。患者平素嗜酒及烟，外出旅游正值暑期，湿气盛，气温高，易贪凉，以致暑湿温热之邪相合而受之，与素体湿热之邪相为交织互结。病势缠绵，表里同病。赵老在治疗上，先以宣郁化湿，后用凉血清热，再以甘寒育阴。分层次、有步骤地进行治疗，但无论在哪一阶段都没有抛开疏调气机之法。因此赵老常说："治病之要，贵在疏调。"此患者与医生积极配合再未近烟酒，每日早晚锻炼，服药未断，现已 6 年，身体颇健，未再复发。

笔者按：据临床体会，湿热病与肝热病是中医辨证论治的两大难点，明白并掌握了这两点，对内、妇、儿、外各科疾病的治疗至少能取得 70%～80% 的效果。而恰恰在这两方面，赵老达到了炉火纯青的程度，因此，取得惊人的疗效是毫不奇怪的。本案就是最好的证明。

癌症是举世公认的难治病。如按所谓"常法"，必然是堆砌一些所谓的"抗癌"中草药，这与中医的辨证论治背道而驰不啻十万八千里，但至今却仍为医界部分人士津津乐道，乐此不疲。如此治疗，疗效之差理所当然，却又委罪于中医，谓中医不能治癌症，充其量亦不过是辅助治疗，甚至是安慰剂而已。赵老在给我们讲课时曾说，他患喉癌，经北京协和医院确诊，竟自用中药，未用任何西医方法而治愈。本案膀胱癌，亦单纯用中药治疗，怎能说单纯中医不能治好癌症？笔者相信，在中医界同道的共同努力下，严格遵循辨证论治的理念，纯用中医攻克癌症指日可待。

本案全面体现了赵老治疗湿热病与肝热病的学术思想。赵老在《温病证治发微》一文中说："要而言之，湿热当先治湿，治湿当先化气，化气必当宣肺。肺气宣则一身之气皆化，则三焦畅，郁结开，津液布，湿得化，热乃清。故宣肺疏卫以治上焦之湿热，宣肺展气以治中下焦湿热，宣肺开郁以治误治之湿热，总不离宣肺二字也。"本案首诊即抛开所谓"抗癌"俗套于不顾，专从辨证入手，诊为"暑湿郁热蕴邪于内，拟先用宣郁化湿方法"，其中杏仁、枇杷叶宣通肺气，在上焦伍以藿香、佩兰、荆芥炭；在中焦伍以炒山栀、菖蒲、郁金、焦麦芽；在下焦伍以茅、芦根，上、中、下三焦一齐尽解，并注意到癌症与肝郁的关系，兼用柴胡、香附以解郁，仅服 10 剂，果然取得身热恶寒消失、尿蛋白转阴、尿潜血由（+++）转为（+）的良好疗效。由于外感已解，此后则专从肝热论治，基本上以升降散伍以柴胡、黄芩、川楝子为大法，或用荆芥炭伍以炒山栀宣郁透热，或用生地榆、丹参、茜草、赤芍直清血分郁热；或用沙参、麦冬育阴；或用焦三仙和胃；或用茅、芦根导热下行。此外，仅略加半枝莲、白花蛇舌草、凤尾草清热解毒。从 1989 年 10 月 23 日初诊，至 1989 年 11 月 22 日三诊，治疗仅 40 天，膀胱镜检即只见膀胱黏膜白斑，至四诊，1990 年 1 月 23 日，仅仅两月，原病灶区白斑均消失，未见其他异常。至今已 6 年，病未复发，证明癌症已愈。由此案发人深省：癌症与肝热究竟有何密切联系？由此探索，能否开创中医治疗癌症的崭新局面？

笔者学习赵老治疗肝热病的理论，采取"升降散""柴、芩、楝""荆芥、防风、马尾连"等方组，治疗一些疾病，亦取得了较好的疗效，从而验证了赵老理论的正确，亦证明了某些学者诟病"中医方剂疗效难以重复"之说不值一驳。现仅举几例验案于下。

（1）曾某，女，53 岁。住石家庄市工农路。2004 年 6 月 19 日初诊。

患者于去年 5 月因膀胱癌在河北医科大学第二医院手术治疗。术后一般情况良好。但近 3 天来每日大便 3 次，偏稀，有不净感，便前腹中难受难以言述，或腹痛，便后可减。此外，绝经已两年，在此前后即时发烘热汗出至今，难入睡，多梦，心烦，头晕。咽干晨起尤甚，咽部似有痰黏滞感，咯之不出，咽之不下。手足却发凉。脉沉弦细数，两寸关间滑数。舌红苔中黄腻。

此肝热郁于血分，并痰瘀相结，阻滞气机。仿赵老法，以柴芩楝方组加味。

柴胡、黄芩、川楝子、茜草、丹参、赤芍、生地榆、炒槐花、沙参、麦冬、枳壳、竹茹、川贝、枇杷叶、焦三仙、水红花子各 10 克，生石决明、珍珠母各 15 克（先煎），生大黄 1 克。3 剂。

二诊：2005 年 12 月 20 日。

上方仅服 3 剂，腹部难受及疼痛即全部消失，大便每日 1 次，正常排便。

烘热汗出、梦多、心烦、头晕、咽滞诸症均已大减，手足亦转暖，故未来再诊。今来诉脐左下少腹有时疼痛，便后自除，仍有时烘热汗出，并诉喜凉恶热，"着热就闹肚子"，意谓受热则腹泻。

再以上方7剂。

三诊：2005年12月27日。

药后诸症消失。

嘱其继服15剂停药。后未复发。

按：患者难入睡，多梦，心烦，头晕，但手足却凉，显为肝热郁于内而阳气不能达于四末之象，其他诸症皆由此而引起。抓住疾病核心，采取柴胡、黄芩、川楝子加味方法，所用药物皆赵老所习用者，疾病即迅速向愈，可见此法的可重复性。

（2）王某，女，53岁。住石家庄市仓安路。1999年5月15日初诊。

患三叉神经痛已18年，时发时止，经多方治疗无效。近一月以来右耳后疼痛不止，近3天由右颧、颊部开始，窜至右颊车、右耳下乳突处剧烈疼痛，不能触摸面颊，触则引发疼痛，亦不能碰触头发，碰到亦引起疼痛。疼痛一旦发作，则心里哆嗦，心烦难忍，必频繁走动，如安静下来更觉疼痛难忍。常生气和发愁，近4天来毫无食欲，口苦咽干，口渴欲饮。脊背板滞不舒，曾按摩过，但无效。两腿烦扰不宁，自觉"像着了火一样，没处放"，每隔3～4天就发作一次，憋胀难忍。手足心发热。大便干如栗，3～4日一次，便难下。饮食冷热均可，小便正常。难入睡，睡后易醒，再难睡，常服安定、谷维素等西药。脉沉弦而数。舌红苔薄黄。

仿赵老清肝热法，以升降散、柴芩楝、荆芥防风黄连诸方组合加味：蝉蜕、僵蚕、姜黄、柴胡、黄芩、川楝子各10克，荆芥、防风、黄连各6克，川芎、延胡索、白芍、地龙各10克，蜈蚣2条，全蝎6克，葛根15克，芦、茅根各30克，生大黄6克。3剂，每日1剂，水煎服。

二诊：6月1日。

上方仅服3剂，三叉神经痛即止，余症亦均明显减轻。后未再续服。现5～6天以来疼痛又发，但已较以前减轻。大便已正常，但必久蹲始下。腿已不烦。本次发作头有些昏蒙不清。

上方加桑叶、菊花各 10 克。7 剂。

三诊：6 月 8 日。

上方服 3 剂后，三叉神经痛及头昏蒙均除，大便完全正常。至今痛未再犯。

嘱其原方继服 14 剂。

四诊：6 月 22 日。

诸症痊愈，停药。后未再发。

按： 此案将赵老清肝热常用三方全部合用，并加味以通经活络，散风止痛之品，内清肝热，外散风邪，终使三叉神经痛顽疾得愈。

（3）李某，男，7 岁。住山西省盂县。1996 年 8 月 19 日初诊。

西医诊为"癫痫"，发作已 3 年。每年 6 月至 11 月发作，曾经中西医治疗无效。每发必在夜间，越发越重。最近一次发作在 8 月 12 日，夜间发作两次，每次 15 分钟，突然口吐涎沫，两目上吊，手足抽搐。腹诊无压痛，手心热，平时喜食冷物，夜卧辗转不安，大便 2 ～ 3 日 1 次，干而难下。脉浮大而弦数。舌尖红，苔黄腻。

此郁热在于肝肺，予升降散合柴胡升麻汤治之：蝉蜕、僵蚕、姜黄、升麻、葛根、柴胡、桑皮、前胡、淡豆豉、荆芥、黄芩各 6 克，白芍 10 克，生石膏 15 克（先煎），生大黄 3 克（后下），生姜 2 片。5 剂，每日 1 剂，水煎服。

二诊：8 月 24 日。

癫痫未再发。手心已不热，脉已和缓。

原方 7 剂。

三诊：9 月 12 日。

其父来诉，患儿服药至今，一直没有发病，饮食、二便、睡眠一切正常，因此未带患儿来诊，询问今后如何进一步治疗，以免复发。

嘱其停药观察，如有复发，再来诊治。

后其父于 2008 年带他人来治病，诉患儿已 19 岁，至今癫痫病未再发作，病已告愈。

按： 癫痫病多属肝肺郁热，肝气上逆迫肺气夹痰上逆，蒙蔽清窍，风痰热窜扰经络所致。本案以升降散清肝热而利三焦，《和剂局方》柴胡升麻汤宣降肺热、散风化痰而利三焦，恰与证情相符，故取效快捷且完全治愈。由此可见，以升降散与其他方剂合方，可治疗多种疑难病证。

（4）谭某，女，16岁。住石家庄市南翟营村。2003年3月13日初诊。

患者于12岁月经来潮后，面部即出痤疮，且愈益严重，现已满布面部，色暗红，并延及颈部、胸背上部散在出现。月经周期正常，每次行经7天，不痛，有少许血块。但纳差，大便时干而难下，小便黄赤。入睡难，且易醒，醒后再难睡。平时既爱生气又易悲愁，情绪不稳定。脉浮弦滑数，但沉取却涩而有力。舌红苔黄厚腻。

仿赵老法治疗。

柴胡、黄芩、川楝子、蝉蜕、僵蚕、姜黄、赤芍、茜草、丹参、山栀、淡豆豉、桑白皮、地骨皮、金银花、连翘、重楼、大青叶、板蓝根、槟榔、水红花子、芦根、茅根各10克，生大黄6克（后下）。7剂，每日1剂，水煎服。

二诊：3月20日。

痤疮大减，颈与胸背部几近消失，面部已减大半，仅前额又新出一个。

上方加知母10克。7剂。

三诊：3月27日。

痤疮已平，未再复发。纳已转佳，睡眠、二便均已正常。

嘱其原方再服14剂复诊。

四诊：4月10日。

痤疮未复发，停药。

按： 从本质上说，痤疮为肝经郁热，或兼其他脏腑郁热，或夹痰瘀化热，多数应予清泄郁热为主，尤以青年人更当如此。制方虽应抓住重点，但亦应顾及全面。本案即宗赵老之旨，以升降散、栀子豉汤、柴芩楝3个组方为主，更加理气凉血化瘀、清热解毒化痰诸品，而取得显著疗效。故笔者拟歌诀曰："治痤疮，并不难，柴芩楝，赤丹茜，栀豉、升降、钱乙选，再加化痰解毒通二便。"所谓"钱乙选"，即根据所兼其他脏腑郁热的表现，分别采用导赤散、泻白散、泻黄散、泻青丸以及六味地黄丸等，加入以上主要组方之中。本案即采用泻白散，重在清其肺家郁热，以利三焦的调畅。

八、温肝

（一）原文

一法曰：温肝。如肝有寒，呕酸上气，宜温肝，肉桂、吴萸、蜀椒。如兼中虚胃寒，加人参、干姜，即大建中汤法也。

（二）讲解

此治肝第二十法。从第十四法至第十九法是论述肝火治法，此条却突然转为温肝法，治疗"肝有寒"，显然如同论述肝风治法后，却言"暖土以御寒风"之"补中"法一样，完全是出于相互对比、辨别疑似的目的。示人"呕酸上气"既可见于肝热上冲，亦可见于"肝有寒"者，两者应详加鉴别。言外之意，不可一见"呕酸上气"即谓其肝热、肝火也。

本条内容关键在于对"温肝"一词与"呕酸"一症的理解。

关于"温肝"，秦伯未曰："寒邪伤肝，当用温剂辛散，肝脏本身阳气不足，宜以温养助长生气升发，概称曰温，意义不同。"对于这段话，为了能够更清楚明白地理解，似应将"当用温剂辛散"与"肝脏本身阳气不足"之间的逗号改为分号。这就说明，"温肝"一词可以有两种不同含义：一是"温散"，是辛温散寒，治疗"寒邪伤肝"，针对的是"寒邪"，是邪气，重在祛邪；二是"温养"，是温阳养肝，治疗"肝脏本身阳气不足"，针对的是"肝阳"，是正气，重在扶正。在秦老的著作中，"温散"与"温养"一向分得很清。如《谦斋医学讲稿·运用中医理法治疗西医诊断的疾病》一文在谈到对"溃疡病"的治法时即说，"治寒邪和虚寒也不同，治寒邪主温散，治虚寒主温养"，因此从溃疡病多属脾胃虚寒的认识出发，主张用黄芪建中汤"温养中焦"。那么，什么方药才是针对寒邪的"温散"呢？在本文语焉不详，而在本书另一篇《痛症的治疗》中，针对"胃寒痛"，即由于"饮食生冷和直接受寒气引起的胃痛"，乃"中焦受寒所致，属于实证，治宜温中散寒法，用厚朴温中汤"。分析两方用药性味的不同，黄芪建中汤由黄芪、桂枝、白芍、炙甘草、生姜、大枣、饴糖组成，主要是以甘味药为主，配伍辛味药与酸味药，全方偏于温性。甘味药补养中气，因其性温，故曰"温养"，重在治脾，治脾虚寒证；厚朴温中汤由厚朴、豆蔻、陈皮、木香、干姜、茯苓、甘草组成，主要以辛味香散药为主，全方温热性，故曰"温散"，重在治胃，治胃寒实证。这两者是分得很清的。那么，对于肝脏疾病，"温散"与"温养"分得清吗？事实上有相当大的一部分是分不清的，是重合、重叠的。如在本条，"温肝"显然是针对"肝有寒"，是针对寒邪的，要"温散"，所用药物是"肉桂、吴萸、蜀椒"，但在其后二十八法"补肝阳"，显然要"温养"，用的药是"肉桂、川椒、苁蓉"，只有苁蓉一味与本条不同。那么，是否就证明苁蓉是"温养"呢？也不能。因为在第三法"柔肝"法中，又曰"兼寒，加苁蓉、肉桂"，这里的苁蓉又成了温散而针对寒邪了。或曰这里的苁蓉是针对肝阳虚而生的虚寒，那么肉桂又是针对什么呢？在以上"柔肝""温肝""补肝阳"中，均用肉桂，那就证明肉桂既温散又温养，显然没有特异性。余下的就只剩下吴萸一味药了，只有这一味药才是王旭高心目中独一无二的"温散"药，因为在本条有，在一法"疏肝理气"中，"兼寒，加吴萸"，也有，足以证明是"温散"。由此可见，在以上诸法所用药物吴萸、苁蓉、肉桂、川椒四味中，苁蓉、肉桂、川椒均重合、重叠，既用于温散，又用于温养，只有吴萸一味，独用于温散，足以证明对于肝脏病而言，"温散"与"温养""事实上有相当大的一部分是分不清的"。而且，就吴茱萸而言，前人也是用其既"温散"又"温养"的。如用于当归四逆加吴茱萸生姜汤中，主要就是"温散"，用于四神丸中，主要就是"温养"。那么，为什么唯独对肝脏病而言"温养"与"温散"分不清呢？这是由于：①肝阳不足常由寒邪所致，而且肝阳不足与肝感受寒邪证候大体相同，补肝阳也就散了寒邪，散了寒邪也就补了肝阳，两者常互为因果。②肝阳主升发之气，向上、向外，而不论"温散"与"温养"，最终结果都是有助于肝阳旺盛而升发，两者的结果是一致的。那么，难道在肝脏的治疗中"温养"与"温散"就完全相同吗？也不是，因此笔者才曰"有相当大的一部分"分不清，有一小部分还是要分的，如以吴茱萸与肉苁蓉而言，吴茱萸的确偏于温散，而肉苁蓉则的确偏于温养，因为前者辛温燥烈，而后者则甘咸温而柔润也。这就说明，在临床治疗肝阳不足或肝寒疾病时，肉桂、川椒可以通用，而肉苁蓉尤其适用于肝阳不足者，吴茱萸尤其适用于寒邪伤肝者，所应注意者仅此而已。

再论"呕酸"一症。本法谓"肝有寒，呕酸上气，宜温肝"，证明肝寒可令呕酸。但第六法"泄肝和胃"却云"肝气乘胃，脘痛呕酸，二陈加左金丸，或白蔻、金铃子"，左金丸中苦寒的黄连六倍于辛热的吴茱萸，金铃子亦为苦寒之品，证明肝热亦可令呕酸。可见，从呕酸一症是不能判断证候属寒还是属热的。但有一点是肯定的，即呕酸是由于气上逆，而且是肝气上逆所导致。这就证明，肝寒与肝热，均可致肝气上逆，因而均可呕酸。这是由于肝味是酸的。《素问·阴阳应象大论》曰："肝……在味为酸。"《素问·六节藏象论》再曰："肝者……其味酸。"在《素问·五常政大论》中，不论平气的"木曰敷和"、不及之气的"木曰委和"、太过之气的"木曰发生"，其症状均与酸味有关。如"敷和之纪……其病里急支满，其味酸""委和之纪……其味酸辛……其病摇动注恐""发生之纪……其味酸甘辛……其病怒"。可见，肝气不论由于或寒或热或虚或实，只要是上逆，均可能导致呕酸。这就要对呕酸一症详加辨证，切不可一见呕酸即或断言为热证，或断言为寒证。一般而言，呕酸伴有心烦、脘热、喜凉饮，呕苦、口苦，则多为热证，伴畏食冷物，呕吐物只酸不苦呈清水状，则多为寒证。对于呕酸的治法，如本法，属肝寒者，即当治以辛热；如第六法，属肝热者，即当治以苦寒，均当或与健脾或与和胃之品相伍，才能取得预期的疗效。如本法"兼中虚胃寒"，实际是脾虚寒，即应加人参、干姜，温中健脾；第六法为肝气乘胃而导致的痰饮内阻、胃气上逆，故应当与二陈汤、白蔻、吴茱萸等为伍，以化饮和胃降逆。

大建中汤方出自《金匮要略·腹满寒疝宿食病脉证治》，曰："心胸中大寒痛，呕不能饮食，腹中寒，上冲皮起，出见有头足，上下痛而不可触近，大建中汤主之。"方由蜀椒、干姜、人参 3 味煎汤去滓，纳入饴糖再微火煎取而成。方中蜀椒温肝下气以降逆止呕、止痛，伍以干姜、人参、饴糖辛甘温热之品，健脾散寒，肝脾同治，而诸症可愈。

（三）医案印证

1. 叶天士医案

叶天士

（1）王 诊脉右濡左弦，舌白不饥，瘀血上吐下泻，胃阳大伤，药饵下咽则涌。前医用大半夏汤不应，询知所吐皆系酸水痰沫，议以理阳方法。

人参　茯苓　川椒　干姜

按：本案处方乃大建中汤去饴糖加茯苓。诊脉"右濡"，为脾胃阳虚；"左弦"为肝邪上逆。"舌白"乃寒甚；"不饥"乃中阳不运，中虚更被木邪所克。虽然"瘀血"亦可致"上吐下泻"，但本案并无瘀血见症，故徐灵胎认为"此饮症也"，乃清阳不升、浊阴上逆之象，笔者认为有一定道理。由于目前"胃阳大伤，药饵下咽则涌"，即使治瘀血亦缓不济急，"所吐皆系酸水痰沫"，乃王旭高所谓"肝有寒，呕酸上气"之证；且中阳虚甚、寒甚，故只有治以"大建中汤法"，方为万全之策。由于呕酸甚，故去饴糖过甘之品；因其所吐乃"酸水"，属饮邪，故加茯苓利水化饮。前医已用大半夏汤不应，故此方未用半夏，但从木、土阳虚寒甚之本论治。

（2）某四一　肝逆犯胃，脘痛腹鸣，气撑至咽。

川楝子　桂枝木　淡干姜　川椒　生白芍　吴萸　乌梅　茯苓

按：本案处方即王氏"温肝"法肉桂、吴萸、蜀椒3味，以桂枝木取代肉桂，加味而成。综观全方，取川楝子之苦，生白芍、乌梅之酸，并用桂枝、川椒、吴萸加干姜之辛，虽为苦、辛、酸治肝之法，但毕竟以辛热药为多、为主，故仍应看作"温肝"之法。以其"脘痛腹鸣，气撑至咽"，乃王氏所谓"上气"之证，故断其为"肝逆犯胃"而拟本方。方中苓、桂合用，乃取仲景苓桂剂平冲化饮之法，以治其腹鸣及气撑。

（3）杨五十二岁　气从左升，自肝而出，酸水涌上，食入呕出。胃中乏阳运行，木来克土。当此年岁，反胃妨食，乃大症也。

人参　茯苓　吴萸　干姜　葫芦巴　炒黑川椒

（选自《叶天士晚年方案真本》）

按：此亦属大建中汤去饴糖加余药方，"气从左升""酸水涌上，食入呕出"，病确属"自肝而出""木来克土"。高年患"反胃妨食"之疾，疑即西医学所谓胃癌之类，故云"大症"。本病"胃中乏阳运行"在先，更致"木来克土"，故应木土合治。其中，吴萸、川椒、葫芦巴均属温肝降逆之品，人参、干姜更能健脾温阳以御木克，茯苓化饮止呕，用药十分贴切。

王旭高

2. 王旭高医案

（1）某　肝木挟下焦水寒之气，乘于脾胃。脘痛攻胁，呕吐酸水，脉细而弦。拟温中御寒，扶土抑木方法。

炮姜　川椒　吴萸　党参　桂枝　白芍　白术　茯苓　香附
砂仁

按：《柳选四家医案》"脘痛攻肋"为"脘痛攻胁"，符合中医常用术语，可从。王氏谓温肝法治"肝有寒，呕酸上气"，本案"脘痛攻胁"即"上气"之象，"呕吐酸水"亦浊阴上逆之象。诸症均因"肝木挟下焦水寒之气，乘于脾胃"。脉细为气血阴阳虚衰，脉弦则为肝寒上逆。本案处方虽以川椒、吴萸、桂枝伍党参、炮姜，纯属温肝全法，但仔细分析，乃由大建中汤、吴茱萸汤、桂枝汤、理中汤、苓桂术甘汤诸方合方化裁而来，更加香附、砂仁理气和中，面面俱到，共取"温中御寒、扶土抑木"之效。

（2）冯　脾胃阳衰，浊阴僭逆。每至下午腹左有块，上攻则心嘈，嘈则脘痛，黄昏乃止。大便常艰。拟通胃阳而化浊阴，和养血液以悦脾气。

淡苁蓉　陈皮　吴茱萸　茯苓　柏子仁　郁李仁　沙苑子　乌梅　川椒
制半夏

复诊：脘痛呕酸，腹中亦痛。非用辛温，何能散寒蠲饮？

二陈汤去草，加肉桂、制附子、干姜、吴茱萸、川椒、白术、蔻仁。

按：前后两诊均用二陈汤去甘草加他药治疗，但首诊除用吴茱萸、川椒二味辛热之品外，又加淡苁蓉、柏子仁、郁李仁、沙苑子养肝润肠，乌梅敛肝滋阴，显然与"脾胃阳衰，浊阴僭逆"之论证不符。其实"每至下午腹左有块，上攻则心嘈，嘈则脘痛，黄昏乃止"，乃肝寒夹浊阴上逆犯胃所致。其大便常艰，亦因浊阴凝聚，传导不利，本非润肠法可治，宜其疗效不佳。且复诊不仅"脘痛呕酸"，"腹中亦痛"，更显脾阳衰微，此时方悟"非用辛温，何能散寒蠲饮"，而改弦更张。除仍用二陈汤去草加吴茱萸、川椒外，余药均弃而不用，更增肉桂、制附子、干姜、白术、蔻仁，不仅"通胃阳而化浊阴"及"散寒蠲饮"，而且温补脾阳。方中肉桂、吴茱萸、川椒乃王氏温肝法首选完整药物。由此案可知正确辨证的重要性，亦可知"肝有寒，呕酸上气"，王氏确以上 3 味为主施治。

（3）某 腹中痛甚则有块，平则无形，每每呕吐酸水。此属中虚，阳气不运，当与大建中汤。

党参 蜀椒 干姜 金橘饼

按： 王氏谓"肝有寒，呕酸上气"之症"如兼中虚胃寒，加人参、干姜，即大建中汤法"，此案便是。以其腹中痛甚则有块，平则无形，与《金匮》大建中汤所治"腹中寒，上冲皮起，出见有头足，上下痛而不可触近"之证相同，故主以党参、蜀椒、干姜，而去饴糖加金橘饼，更增大建中汤通阳、温阳、散寒、降逆、理气之功。

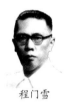

程门雪

3. 程门雪医案

（1）王某，女，20岁。

初诊：1958年6月9日。

经水不调，色淡不鲜，腹痛，腰膝酸楚，苔薄，脉弦缓。

治当温调冲任。

紫石英三钱（打），肉桂心五分，酒洗全当归三钱，淡吴萸八分，台乌药一钱，酒洗大白芍二钱，炒橘叶一钱半，橘核四钱，桑寄生三钱，炒杜仲三钱，酒炒丝瓜络三钱，川椒目八分，大麦冬三钱。

二诊：

经行腹痛、腰膝酸楚，投温调奇脉法，均见轻减。

仍从原方出入。

紫石英三钱（打），肉桂心五分，酒炒全当归三钱，台乌药一钱，酒炒大白芍二钱，炒川芎一钱，砂仁末四分捣大熟地四钱，川椒目八分，吴萸八分炒，金铃子一钱半，炒杜仲三钱，桑寄生三钱。

原按： 本例冲任虚寒，营血不足，所以腰酸足楚，经行色淡不鲜；下焦虚冷，肝气阻滞，则致经行腹痛。故以祛寒理气、温调冲任为治。

紫石英甘温无毒，入心肝肺三经，功能补心气，镇惊悸。《神农本草经》说它能治"女子风寒在子宫"，具有温补肝血、入奇脉而祛风寒之力；又能温润肺经，而治咳逆。本例紫石英与当归、桂心、川椒、吴萸、杜仲、寄生等配合，乃《千金方》石英门冬丸之意，加乌药、橘叶、金铃等疏理肝气，以治腹痛；石英与杜仲、寄生同用，则温补少阴，而治腰酸。肉桂、吴萸本能温经止痛，但温而不补，在温补方面不如石英。

按：原按所谓《千金方》石英门冬丸，在《千金方》中见有两首。一为"紫石门冬丸"，出《备急千金要方》卷二及《翼方》卷五；一为"紫石英天门冬丸"，出《备急千金要方》卷四。就与王旭高温肝方药关系而言，前者有肉桂、吴茱萸、人参、干姜，无蜀椒，后者有肉桂、蜀椒、人参，无吴茱萸、干姜。由于均以紫石英、天门冬为主配伍众多他药，故命名如此。

程老此案因以紫石英配伍肉桂、当归、寄生、杜仲诸品，与叶天士通补奇经法相似，故曰"温调冲任""温调奇脉"，实则若除去紫石英一味，与一般温肝理气诸法无异。方中川椒目与蜀椒均具温肝下气之功，唯椒目下行之力尤著，故用治疗妇科痛经而属肝寒之证者。据此，可知前后二诊均用肉桂、吴萸、川椒之属，与王旭高温肝之法应有相应联系。

（2）张某，女，43 岁。

初诊：1969 年 11 月 5 日。

胃痛嘈热，呕吐酸水，畏寒无力，脉濡细，舌淡苔薄。

宗仲景法治之。

姜川连三分，淡干姜五分，姜半夏三钱，炙乌梅三分，花椒炭八分，煅瓦楞四钱，煅代赭石四钱，川桂枝八分，炒白芍二钱，娑罗子三钱。

二诊：

胃痛、泛酸、畏寒均见轻减。

原方不必更动，续进以治。

原按：本例以乌梅丸为主，苦辛酸同用，寒温并投，配半夏、赭石等和胃降逆，瓦楞、娑罗、白芍等制酸理气止痛。程老认为，乌梅丸除有驱蛔杀虫的主要功用外，尚可根据寒热的偏胜，以此方加减，治疗肝胃胆经寒热夹杂、脘腹胀痛或感灼热、呕恶酸冷清水等症状，每能见效。

按：本案胃痛虽兼"嘈热"，其实乃由"呕吐酸水"所致，联系"畏寒无力，脉濡细，舌淡苔薄"诸症，可知乃肝寒而浊阴上逆为主，原方如加入吴茱萸，不仅与川连相伍，具左金之意，对呕酸之症疗效更佳，而且配伍川椒炭、川桂枝，与王氏温肝之法亦更为切合。

4. 笔者医案

（1）杜某，女，53岁。河北师范学院教师。1991年1月4日初诊。

刘保和

常发胃脘痛，去年发作3次。入冬至今已发两次。每发必剧烈呕吐食水，味酸甚。医予"6542"呕痛可减。48岁绝经。本次胃痛已3天，痛前先觉有气从下腹部上冲于脘，随即引发胃痛且呕。左下腹压痛明显。自觉胃中发凉，畏食冷物，纳差。脉沉弦细缓无力。舌淡苔白腻。

予王氏温肝法合和胃化饮之品。

吴茱萸、桂枝、茯苓、半夏、党参各6克，炙甘草4克。3剂，每日1剂，水煎服。

二诊：1月7日。

胃中凉感消失，现只隐隐然痛，未再呕吐。原大便不爽而量少，现便爽且量亦多，性状正常。剑突下稍偏右肋骨下缘有压痛。

上方炙甘草增至6克，余药均各增至10克。3剂。

三诊：1月10日。

胃已不痛，左下腹及剑突下偏右肋骨下缘压痛均消失。今晨饮牛奶稍凉，胃中不舒。

上方加干姜6克。4剂。

四诊：1月14日。

诸症均消失。

嘱其继服原方7剂，停药。

按： 本病胃脘痛由气从下腹冲于脘而引起，左下腹压痛明显，胃中觉凉，并呕吐酸性食水，显系肝寒夹浊阴上逆犯胃。宗王氏温肝法，以吴茱萸、桂枝温肝散寒降逆，伍参、苓、夏、草健脾化饮，最后宗王氏"如兼中虚胃寒，加人参、干姜"之旨，再加干姜，而诸症痊愈。由此可见，肝病每多"侮脾乘胃……夹寒夹痰，本虚标实，种种不同"，临床必当兼顾。

（2）李某，女，61 岁。住石家庄市体育馆宿舍。2007 年 8 月 16 日初诊。

患者行左乳腺癌切除术后已 10 年。因长期应用化疗药等西药，术后两年即发胃部胀满，纳食明显减少，现竟不知饥。有时夜间 8 点突发饥饿难忍，欲速食，但亦仅能进食一点点，即不欲再食，而体重大减，现仅 36 千克。全身怕冷，不能吃凉物，吃菜亦胃中难受。术后 3 年，又觉脐左发胀，此处气不下行，常自用手向下按摩使其气下。近 4 年来，大便成球样下，每日 2～3 次，肛门发堵，无力大便，每次仅便下 1～2 块，便后不净，且便后全身一点力气也没有。走路、说话无力，心慌气短，诉上气不接下气。常嗳气、吐酸、烧心，每进食时嗳气即发，必用力将气嗳出后才能再食。西医诊断为："直肠炎，浅表性胃炎伴肠上皮化生，食管炎并反流。"脉浮取弦缓无力，重按沉细弦紧。舌淡红苔白浊腻。

拟归芪建中汤合二陈汤、枳术汤治疗。

黄芪、当归、桂枝各 6 克，白芍 12 克，陈皮、半夏、茯苓、枳实、白术、焦三仙、炙甘草各 6 克，生姜 6 克，大枣 6 枚。7 剂，每日 1 剂，水煎服。

二诊：8 月 30 日。

上方服后觉脘胀、气短减轻，患者又继服 7 剂。今诉胃部胀满明显减轻，有些饥饿感了，能走路了。心跳气短减轻。但脐左仍发胀，气难下行。便仍如球状，难下，肛堵。仍怕食冷，嗳气、吐酸、烧心。脉如前。舌浊腻减。

上方加吴茱萸 4 克。7 剂。

三诊：9 月 6 日。

脐左气已能下行，嗳气、吐酸、烧心均减，便日 1 次，量已较多，但仍呈干条状，便后仍有不净感。近两天自用花椒煮水熏洗肛门处，觉肛门坠堵感可减。

上方加党参 10 克，川椒 5 克，干姜 3 克。7 剂。

四诊：9 月 13 日。

脐左胀满感消失，气已能下行，时有矢气且畅，嗳气、吐酸、烧心已除，便下已易，性状正常，日 1 次，已无肛堵及不净感。食欲正常，心跳、气短、乏力感大减。

原方 7 剂。

五诊：9 月 20 日。

脉转和缓有力，沉紧之象已除。诸症均已消失。

嘱其继服原方 15 剂停药。后知其未再复发。

按： 乳癌术后，用大量化疗药及其他西药而损伤胃气，胃气逐渐难以下降，且愈益严重。故由最初的脘胀、纳呆，渐变为脐左胀，气难下行，又导致便如球下，无力大便，肛坠如堵，便后仍不净。初诊以归芪建中汤加味建立并温养中气以助运化，虽脘胀减，稍知饥，但余症不除。考虑脐左发胀而便干难下，脉重按沉细弦紧，乃肝寒浊阴凝聚所致，故加吴茱萸以温散肝寒而降逆，诸症见效。再闻之病人自用花椒水熏洗肛门可缓解肛堵，遂最终加入大建中汤法而痊愈。本案初始单纯治脾，有效但不著，此后渐加治肝，从肝寒脾虚论治始获全效，证明叶天士谓脾病必当治肝的正确性。

（3）耿某，男，74 岁。河北省冀州市人。2008 年 6 月 29 日初诊。

今年 2 月 19 日因贲门癌在邢台市某医院手术。手术后咽下食物仍困难，觉梗阻不顺，只能进流质、半流质饮食，并上泛白黏液痰涎，全身怕冷。无嗳气反酸，但咽痒、咳嗽，咳痰色白偏稀，易于咯出，尤以饭后咳痰增多。怕吃凉食，食后则腹痛、腹泻。在 50 岁时下地淌水浇地，此后两脚即发凉、怕冷，现触之两足仍凉。脉沉弦有力。舌暗红，有少许薄白滑苔。

此肝、脾阳气大伤，浊阴上逆，迫肺胃之气不降而且上逆所致，从温健肝脾阳气、散寒通阳降浊法施治。

以王氏温肝法方药加味。

吴茱萸、川椒、肉桂、干姜各 6 克，党参 15 克，半夏、益智仁、枳实、厚朴、桂枝、薤白各 10 克，瓜蒌、杏仁各 15 克，茯苓 20 克，荜茇 3 克，制附子 6 克（先煎），炙甘草 6 克。7 剂，每日 1 剂，水煎服。

二诊：7 月 6 日。

上泛白黏痰涎已减一半，进食稍畅，已能进食 2～3 口馒头，但多食则上泛黏涎沫，干哕。现自觉结喉至天突穴处仍有堵感，黏滞不舒。

上方去干姜，加浙贝母、牛蒡子、射干各 10 克。7 剂。

三诊：7 月 13 日。

堵感及噎感已减 7 成，吃干硬物吐黏涎沫亦减大半，已能吃半个馒头了。虽不再干哕，但仍时有嗳气。

上方加公丁香 3 克。10 剂。

四诊：7 月 23 日。

梗噎堵塞感完全消失，已能正常进食，嗳气已除，不再上泛黏涎。

嘱其原方继服 30 剂。后未再诊。

按：本病治疗后近期疗效明显，惜此后未再继续治疗，失去联系。但从此案获效可知，运用王氏温肝法，并配合化痰降逆、通阳化浊诸法，对食管贲门癌的治疗尚能取得一定效果。

（四）心得发挥

论温肝、温脾、温肾、温胃诸法适应证、主症及主要方药。

王旭高在"化肝"法后随即谈"温肝"法，显然是有相互对照的用意。"化肝"用于清"肝热"，"温肝"用于除"肝寒"。清"肝热"法当然是针对"肝热"证的。关于"肝热"证的主症，赵绍琴教授已经详加论述，那么，"肝寒"证的主症是什么呢？它与常见的脾寒证、肾寒证与胃寒证在主症方面有何不同？为什么会有如此不同？这是需要进一步探讨的。

首先，要明确以上诸脏腑的寒证是怎样产生的，意味着什么。

简单地说，诸寒证或因邪气，包括内邪与外邪伤人阳气，或因人体阳气不足而产生。可见，诸寒证均因人体相对或绝对阳气不足所致。前面基本理论部分已经强调，"气血阴阳"的"阳"是热量的概念，因此"阳"的损伤与不足，必然表现为热量的减少，人体才出现诸多寒象。《灵枢·论疾诊尺》明确指出"阴主寒，阳主热"，阳不足则阴偏胜，阴偏胜则出现寒象。

既然诸寒证与阳气不足密切相关，当然就要理解阳气在人体的作用。

第一，《素问·生气通天论》曰，"阳气者，若天与日，失其所，则折寿而不彰，故天运当以日光明，是故阳因而上，卫外者也""阳者，卫外而为固也""凡阴阳之要，阳密乃固"，因此，"阴平阳秘，精神乃治，阴阳离决，精气乃绝"。这就是说，阳是在外的，有固护阴的作用，而且阴阳之间是要维系平衡的。怎样维系平衡呢？《素问·皮部论》首先指出"阳主外，阴主内"，这是毫无疑义的，但是"在阳者主内，在阴者主出"，可见，只有阴出阳入，才能维系阴阳的平衡，从而达到"阴平阳秘"的目的。"出入"与"升降"异名同义，只有阴升阳降、阴出阳入，才能维系阴阳的平衡。

第二，《素问·阴阳应象大论》曰，"阳化气，阴成形"，这是强调阴阳双方在形气转化中各自发挥的作用。岳美中先生在《祖国医学的形成和发展，我们如何继承和发展它》一文中说："功能是以物质为基础的，没有阴质也就无从产生阳气，所以祖国医学特别指出来：阳以阴为基，'无阴则阳无以生'，而物质又是靠功能来推动的，没有阳气也就无以运化阴质，'无阳则阴无以化'。"阳气之所以对阴质有推动和运化功能，完全是由于阳气是热量的概念，热量就是能量，是推动与运化能力的来源，故曰"阳化气"。前人谓阳气有温煦的作用，从而维持人体的体温与各个脏腑的生理功能，其实皆缘于此。

因此，阳气的作用基本上有两点，一是卫外功能，一是化气功能。由此可以推论，当阳气受损或阳气不足时，必然出现寒象，也必然导致卫外与化气功能的失常和减弱。

明乎此，诸脏腑的寒证表现也就不难理解了。《素问·至真要大论》曰："诸寒收引，皆属于肾。"肾为人体元阳之所在，是人体阳气的根本，肾阳不足，则肢体失去阳气的温煦而出现寒象，其典型表现就是"收引"；又曰，"诸病水液，澄澈清冷，皆属于寒"，阳气不足，表现为寒象，不仅不能卫外而固护阴液，亦不能化气而运化阴液，结果出现"诸病水液，澄澈清冷"的典型表现。总之，人体畏寒而"收引"，排出的各种水液"澄澈清冷"，二者是阳虚而寒盛的典型特点，这就是主症。

这是人体阳虚而寒盛共有的一般主症，涉及具体脏腑，由于其经络循行与生理功能的不同，又当具有其特殊的主症，这才是辨证的真正需要。

首先谈肝寒证。足厥阴肝脉起于两足拇趾外侧，沿下肢内侧，上达于股阴入毛中，环阴器，再沿少腹两侧，上贯膈，布胁肋，循喉咙之后，入颃颡，连目系，上出额，与督脉会于颠。肝寒则在此循行所过之处即可出现冷痛、拘挛、肿胀等症。由于肝为阴中之阳脏，主疏泄，肝寒则寒凝气滞而疏化不利，二便失常，男女生殖机能障碍。两少腹尤以左少腹疼痛、胀满，或聚结而成疝癖。肝寒而夹浊阴上逆，犯胃则呕恶吐酸，或干呕吐涎沫，犯肺则咳吐清水痰涎，扰及清空则咽滞、目昏、头痛，尤以颠顶痛为甚。

治肝寒证，仲景早示人以大法，并有相应的主方和药物。《伤寒论·厥阴篇》就有 3 首方剂与治肝寒有关。①吴茱萸汤，由吴茱萸、人参、生姜、大枣组成，治"干呕、吐涎沫，头痛者"，乃由肝寒夹浊阴上逆犯胃，并直犯清阳所致。温肝主药是吴茱萸。②当归四逆加吴茱萸生姜汤，由当归四逆汤（当归、桂枝、芍药、细辛、甘草、通草、大枣）加吴茱萸、生姜组成，治病人"手足厥寒，脉细欲绝"并且"内有久寒者"，乃由厥阴肝经寒凝、血虚气阻所致，凡肝经循行所过之处见冷痛、拘挛、二便失常，以及男妇生殖障碍者，均效。温肝主药为吴茱萸、桂枝、细辛。③乌梅丸，由乌梅、细辛、干姜、黄连、附子、当归、蜀椒、桂枝、人参、黄柏及米饭、蜂蜜组成，治厥阴寒性蛔厥及厥阴病见"消渴，气上撞心，心中疼热，饥而不欲食，食则吐蛔，下之利不止"者。此因太阴、少阴、厥阴阳虚寒甚，且阴亦不足，寒甚于下而肝经内寄相火却冲激于上所致。以其厥阴阳虚寒甚，故以大队温肝散寒之品为主，主药有蜀椒、细辛、桂枝。此外则以干姜温太阴，附子温少阴，人参固补元气。在《金匮要略》中有大建中汤，前已论述，兹不赘。本方治疗肝、脾二脏阳虚寒凝而浊阴上逆者，温肝主药为蜀椒，此外，则为温脾主药人参、干姜。在后世方中，有导气汤，由川楝子、木香、茴香、吴茱萸组成，治"寒疝"，少腹胀痛尤以左少腹为甚，或牵引睾丸疼痛，囊冷结硬如石者，乃厥阴寒凝气滞所致，温肝主药为吴茱萸、茴香。有暖肝煎，由当归、枸杞、茯苓、小茴香、肉桂、乌药、沉香、生姜组成，治小腹疼痛、疝气而喜温喜按者，温肝主药为小茴香、肉桂，此方乃温补肝阳为主，兼以通阳降气，乃通补厥阴，叶天士从此方发展出"通补奇经"理论。此外，《济生方》有荔核散，分别以橘核、荔枝核为主药，治疗寒疝，亦取其温肝散寒之力。综上所述，温肝主药除王旭高所举肉桂、吴萸、蜀椒以外，尚应有细辛、桂枝、茴香、橘核、荔枝核等。

关于肾寒证、脾寒证与胃寒证主症及治法，因不属于本书重点讨论范围，为与肝寒证比较，现仅略加阐述。

　　肾寒证。因肾为人体元阳之所在，肾寒证多因阳虚所致，故常并称为肾虚寒证。肾虚寒证表现为全身寒象，从手足冷直至大便溏，腰膝酸软、全身倦怠乏力。与肝寒证不同的是，肾虚寒证是脐下小腹部位，尤以气海穴处按之疼痛，或自觉拘急而痛。肾主全身水液代谢，肾虚寒证则蒸化不利，而成二便不利、水肿诸症。肾主纳气，肾虚寒证则不能纳气而呼吸气短，尤以吸气费力。肾主生殖机能，肾虚寒证则男女性机能障碍，不育不孕。肾虚寒证则肾精亏损，诸头晕、耳鸣、眼花等症均见。对于肾寒证当以温补为主，或兼以通阳散寒。主方如金匮肾气丸。其中以桂枝、附子温阳化气，余则补肾通阳，实亦通补兼施。如全身阳虚寒甚，阴寒肆虐，亦可用四逆汤、真武汤、附子汤之类，破阴回阳为主。而对慢性肾精亏损疾患，则在金匮肾气丸基础上加以化裁，主以填补肾精，如右归丸（饮）、五子衍宗丸之类。常用药物以肉桂、附子为主，如兼填补肾精，则肉苁蓉、补骨脂、仙茅、淫羊藿、巴戟天、鹿茸、菟丝子、沙苑子、杜仲之类均可加入。

　　脾寒证。脾寒证既有脾阳虚而生内寒，亦有寒湿之邪伤及脾阳而成寒证。其结果均导致脾的运化功能障碍，清气不升，或继而导致浊气不降。脾主大腹，大腹在脐以上胃脘以下部位，脾寒证则多于此处胀满疼痛，畏食冷物，甚则大便稀溏。《伤寒论·太阴篇》言太阴病提纲，其"腹满""自利"乃主症，为清气不升，而"吐""食不下"乃继发症，为浊气不降。治此当以补脾温阳散寒、升举清阳为主，故以理中、四逆辈治疗，实则以人参、白术、干姜为主。如兼寒湿内阻，气滞不运，则木香、砂仁、草蔻、益智仁、陈皮诸品，均可加入。

　　胃寒证。胃为腑阳，胃寒证多由寒湿内侵，气机受阻，胃气难以下降，消化功能失职所致，发病多在胃脘及其以上部位，诸如进食梗噎，呕吐涎沫，胸脘痞满胀痛，便下不畅，畏食冷物诸症均可出现。胃寒证亦可由肝寒、肾寒、脾寒诸证继发，则病情尤为复杂而难治。治疗胃寒证以温阳化浊、散寒降逆为主，叶天士最为擅长。《金匮要略》瓜蒌薤白剂，以及《伤寒论·阳明篇》吴茱萸汤，均为代表方剂。叶天士加以发展，诸如瓜蒌、薤白、桂枝、半夏、吴茱萸、草豆蔻、公丁香、益智仁、荜茇、石菖蒲、荜澄茄、高良姜、草果、红豆蔻等均为选用之品。由于脾胃之寒常可兼见，脘腹亦常共见胀满痞塞，故治脾寒与胃寒之品亦常兼用。但应明确，胃为阳腑，以通为补，故应以通阳降浊为主，补益之品有时可用，但当慎用。

由上述可知，肝寒、肾寒、脾寒、胃寒诸证的主症是不同的，治则与方药也是不同的，导致不同的原因，是由病机所决定的。肝寒证是疏化失职、肾寒证是蒸化失职、脾寒证是运化失职、胃寒证是消化失职。总而言之，皆为"阳化气"的功能失职所致，故均当以扶阳、温阳为主，或兼以散寒、祛寒而通阳。现选叶天士医案举例说明。关于肝寒证医案，前已选释，兹不赘，现仅选择肾寒证、脾寒证、胃寒证医案数则，以供参考。

1.吴　浊液自夜上干填塞，故阳不旋降，冲逆不得安卧。用仲景真武法。

人参　淡熟附子　生淡干姜　茯苓块　猪苓　泽泻

按：此为喘病，此病貌似胃寒而浊气不降，实则由肾阳失于蒸化，浊阴上逆所致。故夜间从下焦有气冲逆于上，迫胃气不降而浊液填塞，喘而不得安卧。治病必求其本，故以附子为主，采取真武汤法温阳化水以降冲逆。

2.某三八　舌白身痛，足跗浮肿，从太溪穴水流如注。此湿邪伏于足少阴，当用温蒸阳气为主。

鹿茸　淡附子　草果　菟丝子　茯苓

按：本案明确指出，诸症均因寒湿之邪伤及肾阳，由肾阳虚寒，阳气失于"温蒸"所致，故除以附子温肾阳散寒外，并用鹿茸温补肾阳，草果、菟丝子、茯苓温通肾阳，以治水邪之泛滥。

3.吴　阳虚恶寒，恶心，吞酸，泄泻。乃年力已衰，更饮酒中虚，治法必以脾胃扶阳。

人参　茯苓　附子　白术　干姜　葫芦巴

按：此虽云"脾胃"，实则其本在脾，其标在胃。病由"饮酒中虚"，中者脾也。中医凡言"中气虚"者，皆脾气虚之谓。以其本在于脾，应以泄泻为主症。脾阳不足而脾寒证具，故泄泻而必恶寒。清阳不升导致浊阴不降，故恶心、吞酸。治病求本，故以理中汤去甘草加附子、葫芦巴、茯苓，扶阳、通阳以助脾阳之运化。

4.吴三六　壮年形伟，脉小濡，恶闻秽气，食入呕哕。缘阳气微弱，浊阴类聚，口鼻受污浊异气，先入募原，募原是胃络分布，上逆而为呕吐。此病理标者，用芳香辟秽；扶正气治本，以温上通阳。

藿香　草果　公丁香　茯苓　厚朴　砂仁壳　广皮　荜茇

又　人参　茯苓　生益智　葫芦巴　煨木香　煨姜

按：此典型温胃通阳、化浊降气之方，故云"温上通阳"以治其本。又方以人参、茯苓、益智、葫芦巴、木香等品，重在温脾肾以散寒通阳，证明胃阳虚衰常与脾肾阳衰有关，故一并治之。葫芦巴一味，一般多作温肾阳之品，但叶天士亦常用于温通脾胃阳气。此病"浊阴类聚"，乃由胃阳微弱，不能消化所致，故用药如此。

上述四例，前二例以助肾阳之蒸化，第三例以助脾阳之运化，第四例以助胃阳之消化，与前述叶天士医案温肝阳以助其疏化，其间差异，可一目了然。

九、肝火病小结

肝火病乃由肝气病发展而来，《夜话录》将肝火病列在肝风病之后，有逻辑错误。就原文可知，旭高所谓"肝火"病，实应包括"肝火"与"肝热"两大类。"气有余便是火"，专指由肝气直接化生肝火者，可称为"气热化火"，其来势急骤，火势持续不断。如先有肝气郁于某处，久则蕴热于内，则为"肝热"。肝热时而冲逆，亦可状如肝火，但来势较缓，病程较长，火势有时发时止、时轻时重之象，乃"肝热动火"；肝热一旦完全化火，亦冲激于各处，火势持续，但与肝气直接化火者毕竟证治有异，此称为"肝热化火"。

肝火一旦发生而燔灼，即游行于三焦，冲激于一身上下内外，诸如目红颧赤、痉厥狂躁、淋秘疮疡、善饥烦渴、呕吐不寐、上下血溢等，均属举例而已。病情虽多样且多变，但均属实证则一。火邪终必伤及阴血，阴血伤肝风动，即进一步导致"肝风病"。由肝气而肝火而肝风，实即由纯实证转为虚实相兼证，最终转为纯虚之证，过程漫长，病情错综复杂。

至于治法，凡"气热化火"者，当"泻肝"，予苦寒直折，小便赤涩者，兼利小便，以龙胆泻肝汤；大便秘结者，兼通大便，以当归龙荟丸。凡"肝热动火"者，当"化肝"，清宣郁热，以化肝煎之类；钱仲阳之"泻青丸"亦属此类。凡"肝热化火"者，当"清肝"，予苦辛清散，即羚羊角、牡丹皮、黑栀、黄芩、竹叶、连翘、夏枯草之属。以上是针对"肝火""肝热"直接加以治疗的方法。

由于肝火病可影响其他脏腑发病，其他脏腑的生理、病理状况与肝火病的转归亦密切相关，因此临床应将人体看作统一整体，对肝火病进行全面治疗。举例而言，凡肝火上炎，清之不已，当清金以制木火之亢逆，谓之"制肝"，如沙参、麦冬、石斛、枇杷叶、天冬、玉竹、石决明等。肝火实盛，可兼以"泻心"，药如甘草、黄连，乃"实则泻其子"之法。由于肾水亏而肝火盛，清之不应，当益肾水，如六味地黄丸、大补阴丸之类，乃"虚则补母"之法。凡此3法，皆属根据五行生克制化理论，采取的"亢害承制"方法，不仅事半功倍，亦有"治病求本"之意。

至于"温肝"一法，本与肝火病无涉，但既云"呕酸上气"，则与肝火病"呕吐"一症应详加鉴别。盖"上气"可见于肝火之冲逆，"呕酸"亦可见于肝火之犯胃，二者皆属"肝火燔灼"，与"肝有寒"而"呕酸上气"者势同冰炭，误治祸必旋踵。故于此处对比疑似，与肝风病最后列有"暖土以御寒风"之法寓意相同。

兹以图 8 简示于下：

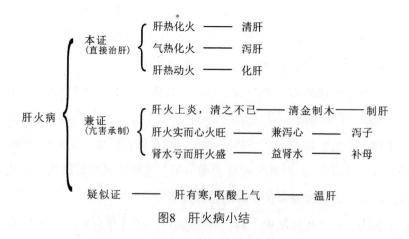

图8　肝火病小结

第四章 综合拾遗补虚诸法

一、补肝、镇肝、敛肝

（一）原文

一法曰：补肝。如制首乌、菟丝子、杞子、枣仁、萸肉、脂麻、沙苑蒺藜。

一法曰：镇肝。如石决明、牡蛎、龙骨、龙齿、金箔、青铅、代赭石、磁石之类。

一法曰：敛肝。如乌梅、白芍、木瓜。

此三法，无论肝气、肝风、肝火，相其机宜，皆可用之。

（二）讲解

此治肝之第二十一法至二十三法。补肝为第二十一法，镇肝为第二十二法，敛肝为第二十三法。此三法药物并非单独使用，而是经常配伍于其他治肝方法药物之中，故曰"无论肝气、肝风、肝火，相其机宜，皆可用之"，因而在此一并讲述。

关于补肝。在《夜话录》最后，列有补肝阴、补肝阳、补肝血、补肝气四法，既然如此，为何在此处还要单列一"补肝"法，这个补法是补肝的什么？值得探讨。从所列药物看，与上述四法并不重复，倒是与该"补肝"法之前的个别法有所重复。如枸杞子，即与柔肝法、养肝法重复；制首乌，与养肝法重复；山萸肉，与补母法之六味地黄丸重复。然而，有一个共同的规律，不论是柔肝法、养肝法，以及六味地黄丸中山萸肉的运用，都是补肝血、补肝阴的。这就证明，这里的"补肝"，仍然是补肝血、补肝阴之意，而且，尤其以补肝血为主。秦伯未先生说："一般所说的肝虚，多指肝血不足，在临床上肝虚证也以血虚为多见。"又说："肝主藏血，虚则宜用滋润补养，故曰补、曰养、曰滋。

三者的目的相同，均为肝血不足的治法。"又说："肝为刚脏，其性苦急，常表现为肝气上逆，肝火冲激。刚宜柔以制之，急则甘以缓之，使其和畅，故曰柔、曰缓、曰和。但用这些治法，大多肝气、肝火不盛，而根本上由于血虚，含有调养的意义。"可见，王氏在此前所说的"柔肝""养肝"二法，"补母"所用六味地黄丸之山萸肉，以及本法直言为"补肝"法，确实是以补肝血、养肝阴，而尤以补肝血为主的。之所以在这里再强调指出，并在用药方面加以补充，证明治肝诸法中以补肝血、养肝阴之法最为重要，时刻不可忽略。因为肝为刚脏，体阴而用阳，喜柔而恶刚，只有血液充足，肝体得养，诸肝气、肝风、肝火之疾才能从根本上得以治愈。所以"补肝"之法应"相其机宜"而用之。

从所列药物看，将何首乌列为补肝的第一要药。著名方剂"七宝美髯丹"与"首乌延寿丹"，均以补养肝血之效宏而为医家所喜用。前者并有枸杞子、菟丝子，后者有菟丝子、黑芝麻（即脂麻）。清代医家费伯雄亦擅治肝病，在其所著《医醇賸义》中，有"调营敛肝饮"治疗肝血虚而致气逆胃脘胀痛，即用枸杞子、枣仁柔肝止痛；有"养血胜风汤"治疗肝血虚头痛，除用枸杞子、枣仁外，并有黑芝麻；又有"和中大顺汤"治疗饮食阻格，甚则作呃之症，用沙苑蒺藜伍以白蒺藜补肝兼以疏肝。至于山萸肉在六味地黄丸中，本即作补肝之用，众所周知，兹不复赘。

关于镇肝。秦伯未先生说，镇肝"用于肝阳、肝风，以潜阳熄风为目的，因有镇静意义，故曰镇""一般多用于肝热引动的风阳"。笔者以为，镇肝，关键在于"重"字，"重以镇怯"，是指镇静；而重则下行，则有降气之意。正因如此，医家多采取金石、介类以及古代动物的骨骼和牙齿化石，取其沉重之意，恰好对抗肝气之上逆、肝阳之上亢、肝风之上扰。王氏此处举出石决明、牡蛎，为介类；龙骨、龙齿，为古代动物骨骼与牙齿化石；金箔、青铅、代赭石、磁石，则为金石之类。清代医家叶天士擅用此类药物，近代医家张山雷、张锡纯尤其推崇镇肝之法。著名方剂"镇肝熄风汤"即张锡纯所创制，方中重用代赭石、龙骨、牡蛎，用于肝阳上亢，临床疗效颇佳；而"镇摄汤"用代赭石，"参赭镇气汤"用代赭石、生龙骨、生牡蛎，"参赭培气汤"用代赭石，则针对肝气、冲气之上逆。

关于敛肝。秦伯未先生说："血虚阳不潜藏，化风上扰，当于滋养中佐以酸收，使阴充则阳自敛，风自潜，故曰敛。一般用于肝阳、肝风严重证候。"实际上，同镇肝一样，敛肝亦可用于肝气。仲景乌梅丸，重用乌梅，实即收敛肝气之过度上逆而出现的"气上撞心"等症。敛肝药皆具酸味，酸入肝，补其肝体，则肝用自不过亢。诸肝气疏泄太过而上逆，肝热过甚冲激而为肝火，肝阳上亢以致肝风扰动，均可"相其机宜"而用之。此处乌梅、白芍、木瓜，仅为举例，医者可适当扩充。

总之，王氏既云"此三法，无论肝气、肝风、肝火，相其机宜，皆可用之"，即证明以上三法，不仅用于肝阳、肝风，亦用于肝气、肝火。关键在于"相其机宜"四字，提示要有针对性地正确运用，不可滥用。

这里需要特别加以理解的是：王旭高为什么既单独提出这三法，又把三法并列组合在一起呢？

这是由肝的生理特点，以及因此而导致的病理状态所决定的。

前面已经说过，肝的基本生理特点是"体阴而用阳"。因而，一旦发病，最多出现的就是血虚而气逆，阴虚而阳亢，甚则阳气浮越于上、于外，而酿成脱证。这种状态，由轻到重，往往贯穿于肝病的全过程。清楚地认识这一点，就能心中有数，始终把握肝病的全局，有针对性地加以治疗。而上述三法，恰恰是针对这种病理过程的。补肝法，补肝之体，养肝血、滋肝阴，使血能恋气，阴能恋阳，从肝体之内部加以充实，以防肝气横逆、肝火上炎、肝风上扰的进一步发展，并将肝气吸引于内、于下，肝火、肝风亦可得以平息。镇肝法与敛肝法则从上、从外，使肝之气火风阳回复于下、于内，乃对付肝用过亢的强制之法。镇肝法使气、火、风、阳从上回复于下，镇之、降之；敛肝法使气、火、风、阳从外回复于内，敛之、收之。此三法，根据病情的发展，既可以合用而伍于他方，亦可以单用而伍于他方，全在"相其机宜"也。

（三）医案印证

1. 叶天士医案

叶天士

（1）陈　肝风动逆不熄，头晕。

九制首乌四两　甘菊炭一两　杞子二两　桑椹子二两　黑芝麻二两　巨胜子一两半　牛膝一两半　茯神二两

青果汁法丸

按： 在叶案中，有三角胡麻、黑芝麻、巨胜子之用。三角胡麻为芜蔚子，程门雪先生即持此看法，故在《〈夜话录〉歌诀》中述养肝方药为"养血熄风归杞膝，首乌生地蔚天麻"，并曰："芜蔚子即三角胡麻也。"而本案的黑芝麻与巨胜子则均为脂麻。脂麻又称黑芝麻、胡麻、巨胜。《本草纲目》曰："胡麻，即脂麻也……按《神农本草经》胡麻一名巨胜……《抱朴子》及《五符经》并云巨胜一名胡麻，其说甚明。"那么胡麻与巨胜有何区别呢？《唐本草》曰："此胡麻以角作八棱者为巨胜，四棱者名胡麻。"可见，本案的黑芝麻即胡麻之角为四棱者，巨胜子即胡麻之角为八棱者，实则本为一物。本案取用九制首乌、杞子、黑芝麻与巨胜子，包括补肝法中3种药物，而首乌、桑椹子、黑芝麻、牛膝又为首乌延寿丹中4味药物，可见，本案方确为补肝血以息肝风之用。其他如甘菊炭、牛膝、茯神、青果汁等，乃一般常用之平肝、安神、降逆、清化之品，治其肝风动逆而头晕，不难理解。

（2）阳亢阴虚，烦躁妄言无寐，苟非镇静，焉得神清。议乙癸同治，熄内风，和阳扰为近理。

水制熟地　茯苓　生白芍　磁石　泽泻　山药　丹皮　辰砂

（选自《眉寿堂方案选存》）

按： 此为六味地黄汤去山萸肉加白芍，再加磁石、辰砂组成。以六味地黄汤补肝之母，治在癸水，以白芍敛肝，磁石、辰砂镇肝并清心安神，治在乙木，故曰"乙癸同治"。可见本案乃镇肝、敛肝两法与治肝火的补母法并用，三法合为一法也。

（3）虚风内煽，收之、摄之、镇之。

熟地　萸肉　茯神　人参　龙骨　牡蛎　飞金　枣仁

（选自《未刻本叶氏医案》）

按： 此方萸肉、枣仁为补肝药，龙骨、牡蛎、飞金为镇肝药，其中萸肉、枣仁味酸，同样亦具敛肝之功。本方实乃补肝、镇肝、敛肝3法合用，用于虚风内煽应当养血填阴者，同时又能"收之、摄之、镇之"。人参与熟地黄相伍，为张景岳"两仪膏"，气血阴阳双补，为叶氏所常用，再加茯神，变呆补为通补，并能镇静安神。诸药配合，相得益彰。

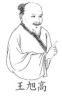

2. 王旭高医案

（1）某　《经》云"年四十而阴气自半也，起居衰矣"，况五十乎！此证肝肾阴亏于下，风阳上升，兼夹痰浊，故去年二月起病先呕，而继以头眩心嘈，至今不能痊愈。诊脉浮弦而大，按少力，是属升多降少，上盛下虚。久延虑其仆中，法当养阴、潜阳、化痰并进。然养阴补下，当以丸剂；潜阳化痰，煎剂为宜。更须自知静养，庶几无事。

制首乌　半夏　女贞子（蒸）　龟板（漂刮净）　钩藤　白芍　石决明　茯神　刺蒺藜　杞子（青盐拌炒）　陈皮

每朝服八仙长寿丸五钱，淡盐汤送下。

按：本案辨证要点在于对脉象的体认："脉浮弦而大，按少力，是属升多降少，上盛下虚。"脉浮弦而大，是升多而上盛；按少力，是降少而下虚。下虚是"肝肾阴亏于下"，上盛是"风阳上升，兼挟痰浊"。症现"先呕，继以头眩心嘈"均属上盛之象，而下虚则以年已五十得知，想必尚有膝软乏力诸症。下虚为本，当丸以缓图，以八仙长寿丸，即六味地黄丸加五味子、麦冬，亦名麦味地黄丸，朝服以淡盐汤下，养阴补下，使肝肾之阴充实于昼夜全身。另以汤剂治上实之标，潜阳兼以化痰。然综观全部汤方药味，亦未尝不治下虚，实乃标本兼治之方。

汤方以制首乌、枸杞子，为补肝主药，再合女贞子滋肾、白芍敛肝滋阴，治在下焦肝肾；而龟甲、石决明潜阳以镇肝，陈皮、半夏、茯神化痰以宁神，更加钩藤、刺蒺藜凉肝息风，则上盛之呕恶、头眩、心嘈诸症自除。如此则阴充于下、阳降于下，痰浊得化，则不虑其延久而为仆中矣。全方乃补肝、镇肝、敛肝并用，配伍于滋肾化痰、凉肝息风药物之中，此即"相其机宜，皆可用之"之谓也。

（2）某　茹素精枯液涸，更兼便血伤阴，去冬骨骱疼酸，今又心悬如坠，时或口不能言，心中恐怖，必大声惊叫而后醒。此风阳内扰，震动君主，火溢冲激也。病出于肝，关于心，乘于脾，故又腹胀也。拟养阴、柔肝而熄风阳，佐安神和中。久病宜缓调，又宜常服膏滋方。

大生地八两　茯神三两　陈皮一两五钱　炙甘草一两　归身二两（炒）

天冬二两（去心） 柏子仁三两（炒研） 沙苑子三两 龙齿三两（煅） 枣仁三两（炒研） 洋参三两 枸杞子三两 石决明六两（煅） 焦六曲三两 红枣四两 桂圆肉四两 五味子一两五钱（炒研） 牡蛎三两（煅）

上药煎浓汁，用川贝末二两、莲心粉二两、白蜜四两收膏。朝暮开水冲服一羹杓。

按：本案乃久病膏方缓调法。素食已久，并兼便血，阴精枯涸在先。肾主骨，病情发展，肾精愈益亏损，故去冬起又发骨骱疼酸。今则水不涵木，风阳内扰，扰于心则心悬如坠，时或口不能言，心中恐怖，必大声惊叫而后醒；"乘于脾"，脾气不运故腹胀。病关四脏，而肾阴亏损则为本，故以大生地、天冬滋养肾阴。以其后续之病"出于肝"，故以王氏补肝主药沙苑子、枸杞子、枣仁伍以镇肝主药龙齿、石决明、牡蛎，柔肝而息风阳，此外，归身、柏子仁亦具养血柔肝之力；"关于心"，故以洋参、茯神、桂圆肉诸品配合柏子仁、枣仁、五味子养心安神；"乘于脾"，故以陈皮、炙甘草、红枣、焦六曲健脾运脾以和中。共煎浓汁后，再以舒郁、化痰、清心、益脾之川贝、莲心、白蜜收膏。如此可久服，以缓调其久病。

（3）某 肝胃不和，腰胁、胸背相引而痛。舌光无苔，营阴内亏。大便溏薄，脾气亦弱，并无呕吐痰涎酸水等症。宜辛温通阳，酸甘化阴。

陈皮 茯苓 苏梗 吴茱萸 沙苑子 白芍 枸杞子 薤白头 橘饼

按：此为补肝法与敛肝法并用于肝气病的典型案例。方中陈皮、苏梗、橘饼，乃王氏疏肝理气方法之小其制者。兼寒，伍以吴萸；兼脾虚湿阻，加茯苓；并以薤白头伍以吴茱萸，均属辛温通阳之品，治疗腰胁、胸背相引而痛，以及便溏诸症。然而舌光无苔，则意味肝脏营阴内亏，是导致肝气横逆，走窜腰胁胸背而克脾的根本原因，故又加补肝之沙苑子、枸杞子及敛肝之白芍以治其本。

案中谓"并无呕吐痰涎酸水等症"一语，与"肝胃不和"病机不符，而且"辛温通阳"亦主要用于温通胃阳，呕吐痰涎酸水乃其主要适应症，方中吴茱萸、薤白、陈皮、橘饼、茯苓诸品亦恰为的对之药，故笔者认为"并无"二字可能印刷有误，改为"并有"方为妥当。

程门雪

3. 程门雪医案

（1）贺某，男，成年。

初诊：1955年2月23日。

寒热之后，头眩胀未清，神疲乏力，胃纳尚香。

姑以平剂调理。

枸杞子一钱半，炒杭菊二钱，酒炒山萸肉一钱半，煅石决四钱（先煎），抱茯神三钱，炙远志一钱，炒白术一钱半，淮小麦四钱，潼白蒺藜各三钱，稽豆衣四钱，酒炒大白芍一钱半，桑寄生三钱，炒杜仲三钱。

二诊：

头眩胀未清，小溲黄赤，神疲乏力。

再以前方育肾平肝，佐化湿热调理之。

野百合四钱，煅牡蛎四钱（先煎），块滑石四钱（包煎），福泽泻二钱，枸杞子二钱，炒杭菊二钱，酒炒山萸肉一钱半，潼白蒺藜各三钱，稽豆衣四钱，桑寄生三钱，炒白术一钱半，淮小麦四钱，荷叶边一圈。

三诊：

头眩较见轻减，但时作胀，溲黄赤稍淡。

再与前法。

野百合三钱，南沙参三钱，潼白蒺藜各三钱，煅牡蛎四钱（先煎），块滑石四钱（包煎），炒白术一钱半，煨天麻八分，枸杞子三钱，炒杭菊二钱，福泽泻一钱半，煅石决四钱（先煎），薄荷炭八分，嫩钩钩三钱（后下），荷叶边一圈。

四诊：

头眩胀渐安，溲渐清。

仍守原意。

枸杞子三钱，炒杭菊二钱，酒炒山萸肉二钱，细石斛三钱，米炒麦冬三钱，煅石决四钱（先煎），煨天麻一钱，熟女贞三钱，黑旱莲三钱，野百合三钱，福泽泻二钱，炒黄柏一钱半，云茯苓三钱，潼白蒺藜各三钱。

原按：略。

按：一诊所谓"寒热之后"，证明此前所患乃外感热病。"头眩胀未清，神疲乏力"，是外感余邪未净，抑或正气已伤。从用药"平剂调理"看，除炒杭菊、白蒺藜略加清头明目外，并无解外之品，而且二诊更云"再以前方育肾平肝"，证明重在培补正气。由于"小溲黄赤"，故另加化湿热之滑石、泽泻、荷叶边等品。至第三诊，虽溲黄赤稍淡，头眩虽较轻减，但仍"时作胀"，于是更增薄荷炭、嫩钩钩以增炒杭菊、白蒺藜、荷叶边清热散风化浊之力。四诊"头眩胀渐安，溲渐清"，而未"全安""全清"，证明本病尚有余邪不净。但综观全部四诊，确以育肾平肝为其主法。此或与患者平素肝肾阴分已亏，病后阴分更伤，以致水不涵木，肝阳上亢有关。诸诊始终以王氏补肝主药山萸肉（仅三诊未用）、枸杞子、沙苑蒺藜，以及镇肝主药石决明（二、三诊并有牡蛎）为基础，一诊并有敛肝主药白芍，证明本案治法与王氏补肝、镇肝、敛肝三法有密切联系。至于方内有百合滑石散伍以泽泻、茯苓、黄柏清利湿热，使余热从小便而出，以及沙参、麦冬、石斛、百合伍以二至（女贞、旱莲）益气养阴，茯神、远志、白术、淮小麦健脾安神，杜仲、寄生、稽豆衣滋补肝肾，则属随症加减范围，进一步证明王氏此3法本可以与各种方法联合应用，令适应范围更为广泛。

（2）邹某，女，老年。

初诊：1955年3月27日。

偏头痛，目眊眊无所见，心悸少眠，大便艰燥，苔薄，脉虚弦。

高年病杂，拟予标本兼顾治之。

大白芍一钱半，稽豆衣四钱，炒杭菊二钱，煅石决八钱（先煎），抱茯神三钱，炙远志一钱，炒枣仁三钱，淮小麦四钱，青葙子一钱半，谷精珠一钱半，嫩钩钩一钱半（后下），柏子仁三钱，桑麻丸四钱（包煎），荷叶边一圈。

原按：本例以高年血虚为主因。血不上养于目则目病；不养于心则心不宁；不润于肠则便艰；不涵于肝则阳亢而头偏痛。病出一源，而见征于上下。但养血之药，缓不济急，程老采取柔肝、养心、轻剂以治本；平肝泄风、安神明目、润约通肠，复方以治标。

肠通则肝阳可降，有"釜底抽薪"之义，桑麻丸用在此症，有此两重作用。

按：桑麻丸中有黑芝麻，伍以枣仁为王氏补肝主药，石决明为镇肝主药，白芍为敛肝主药，共与王氏息风和阳之凉肝法主药杭菊、钩钩配伍，并加诸滋养肝肾、清头明目、养心安神之品，有的放矢，高年杂病当可向愈。

"釜底抽薪"一词在中医学中专指清热通便泻下，桑麻丸乃养血润肠，并无清泄里热之功，原按谓其"釜底抽薪"，词不达意。

（3）王某，女，40岁。

初诊：1969年12月20日。

因饮食过饱后，致脘腹剧痛，连及胁部，胸痞不舒，口苦纳呆。

盖脾胃不和、气机不调所致。

炙乌梅一钱，花椒炭一钱，淡干姜一钱，胡黄连八分，肉桂心一钱，焦白芍三钱，制川朴一钱半，枳实炭一钱半，九香虫一钱半。三剂。

二诊：

脘腹剧痛已止，胃纳渐香，口苦、胸痞亦均见减。

上方去九香虫，加沉香曲二钱，降香一钱半，玫瑰花一钱。

原按：初诊用乌梅丸为主，加承气之川朴、枳实用以安胃消食。复诊食香而气机未调，故加入通降气机之品，食消气降，则脾胃运化渐复。

按：拟方确由乌梅丸意而来。但仔细分析，一诊亦可看作王氏温肝法之肉桂、蜀椒与敛肝法之乌梅、白芍合方加行气化滞之品而成。以其兼见胸痞、口苦、纳呆，故另伍以胡黄连，与干姜组成苦降辛开之剂。本案虽云"脾胃不和"，然"脘腹剧痛，连及胁部"，则与木邪克土有关，故用药如此。由此可见，不仅温肝法可用于肝气病，敛肝法亦同样可用于肝气病。例如治疗肝气横逆的四逆散，方中白芍的运用即为敛肝法的最佳例证。从性味而言，柴胡之辛散、枳实之苦降、白芍之酸敛、甘草之甘缓，恰好组成小型乌梅丸，可谓奥妙深藏，意味无穷。

刘保和

4. 笔者医案

（1）王某，女，67岁。住石家庄市红旗大街。1999年3月6日初诊。

患者于1961年因班替氏综合征、门脉高压、食管静脉曲张在石家庄市某医院施行脾切除术。术后至今，一直不能饱食，多吃一点即胃脘满闷发胀，而饿一点反觉舒服。8 天前因感冒发热，体温达 39℃，西医予输液治疗 3 天后热退，但至今一直频繁嗳气，觉胸脘部满闷，有气不能下行之感，不论进食与否均然。追询其原因，诉发病期间生了大气所致。现口苦明显，纳差、恶心、咽干夜甚，头晕，昏蒙不清，血压 150/80mmHg。平时即难入睡，且易醒，多梦心烦。诉平时即觉两小腿肚子胀痛不舒，喜捏揉，生气后两小腿更加烦扰不宁。脉弦偏硬，左关沉弦，右寸关间浮弦。舌暗红苔薄黄少津。

证属邪热伤阴，肝风夹痰热扰胃，方拟王氏培土宁风法合柴芩温胆汤治疗。

沙参 15 克，柴胡、黄芩、半夏、陈皮、茯苓、枳壳、竹茹、麦冬、玉竹、白芍、菊花、夏枯草、钩藤、焦三仙各 10 克，炙甘草 6 克。7 剂，每日 1 剂，水煎服。

二诊：3 月 13 日。

睡眠已转正常，口苦、小腿肚胀痛之感已除。咽干大减。恶心、嗳气及胸闷气不下行之感减半。纳稍增，已知饥。仍气短乏力，喜太息。血压 140/70mmHg。头晕昏蒙之感减而未除。诊其脉右寸关间浮大而弦，两关尺尤以左关尺为弱。

改用补肝健脾、降逆宁风之法。

紫石英、磁石各 30 克（均先煎），谷麦芽各 30 克，菟丝子、枸杞子、生山药、何首乌各 15 克，党参、茯苓各 12 克，鸡内金、菊花、炙甘草各 10 克。7 剂。

三诊：3 月 20 日。

血压 130/70mmHg。纳食正常，头晕、恶心、胸闷气短、咽干诸症均除，现仅有时嗳气，余无不适。

原方加苏梗、陈皮各 10 克。7 剂。服后即愈。

按：患者脾切除术后已 28 年，一直不能食饱，乃久病肝胃不和所致。近因发热，伤及肝阴，再加生气，遂酿肝风夹痰热上扰于胃，而成恶心及频繁嗳气诸症。首诊予王氏培土宁风法合柴芩温胆汤治疗，重在养胃阴，息肝风。药后诸症有所减轻，但纳虽增而未正常，嗳气胸闷及头晕昏蒙之感减而未除，并且气短乏力，脉两关尺尤以左关尺为弱，而右寸关间却浮大而弦，证明肝脾两虚而虚风上扰，故改用补肝健脾、降逆宁风之法，药后果然诸症痊愈。

此补肝健脾、降逆宁风之法乃学习福建老中医赵棻教授经验所得。赵老擅从中土论治各种疑难病证，自拟"健运麦谷芽汤"由麦芽、谷芽、鸡内金、淮山药、潞党参、甘草等组成，从中焦斡旋，治疗各个脏腑疾病，轻灵而有效。而对于肝阳浮越者，更以健脾和胃、升举清阳与滋补肝肾、潜降虚火之法双管齐下，取效尤捷。对于虚阳上扰者，常用紫石英、灵磁石伍于健运麦谷芽汤中，一升一降，相互配合，可谓别开生面。本案二诊，即用此法，配伍王旭高补肝法中的何首乌、菟丝子、枸杞子等品，果然取得良好疗效。可见，本案乃王氏补肝法与镇肝法的联合应用，同赵氏健运麦谷芽汤配伍，恰与仲景"见肝之病，知肝传脾，当先实脾……肝虚则用此法，实则不在用之"之旨相合。

（2）崔某，女，72岁。住石家庄铁路局宿舍。2007年10月6日初诊。

频发心脏早搏已两年。每夜间2～3点发作频繁，常因此而惊醒，觉有气从左胸下部上冲于咽，心悸怔忡而烦甚，因频发气冲，醒来再难睡，以致只能醒到天明。服西药无效。两目发干，视物模糊。夜间及早晨咽干甚，左耳鸣甚，饮食二便尚可。血压180～190/100mmHg，已30年以上，现服西药，血压可维持在130/75mmHg。当血压高时则头晕而胀，睁不开眼。脉弦硬大而数。舌淡红中有裂纹，苔薄白偏干。

此肝脏阴血不足，肝气与风阳上扰心神所致，拟首乌延寿丹合芍药甘草汤加减治疗。

白芍20克，生龙牡、龙齿各15克（先煎），炒枣仁、茯神、远志、桑寄生、制何首乌、桑叶、黑芝麻、桑椹子、女贞子、旱莲草、金樱子、炙甘草各10克。7剂，每日1剂，水煎服。

二诊：10月13日。

早搏明显减少。昨夜2～3点未发早搏，因而一夜安眠，可睡至天明。咽干减，现仅口唇发干。目干减，但视物仍觉模糊。

上方加生地黄15克。7剂。

三诊：10月20日。

早搏未再发，夜眠正常，心里不难受了。唇干轻了，目干及视物模糊亦减。

现咽喉上部仍觉干。

上方加玄参 15 克。7 剂。

四诊：10 月 27 日。

诸症已除。早搏未再发。

嘱其原方继服 14 剂停药。后知早搏未复发。

按：患高血压病达 30 年以上，脉弦硬大而数，显为阴虚阳亢之象。近两年又频发早搏，而夜间 2～3 点尤甚，以致难以再眠。盖夜间 2～3 点恰为肝阳升发之时，此时阴更亏而阳愈亢，则肝气挟风阳而上扰于心神，早搏频发。肝气行于左，觉有气从左胸下直冲于咽，乃肝气从身左上冲之象，是本病主症。据此而以首乌延寿丹合芍药甘草汤加减，滋养肝肾阴血以治其本，镇肝养心安神以治其标。方中制首乌、枸杞子、炒枣仁、黑芝麻为王氏补肝主药，生龙牡、龙齿为镇肝主药，白芍为敛肝主药，用于此证，药证相符，故能取得理想疗效。

（3）段某，女，51 岁。住石家庄市振头村一街。1999 年 5 月 18 日初诊。

患者高血压病已十余年，现服用西药，血压 160/85mmHg，头晕而胀。腰酸痛，躺卧可减。两腿沉困，走路无力。纳可，但时有嗳气。口咽干燥，夜间及晨起尤甚。现仍有月经，末次月经 5 月 2 日，经行一周，量少。目前尤以背热为甚，如有火炉在烘烤，并阵发烘热汗出。此症已有 3 年，多方医治无效，今故要求主治此症。脉寸关间浮弦大数，两关沉涩，两尺无力。舌淡暗红，中有裂纹，苔薄少偏干。

以滋补肝肾、活血化瘀、镇肝潜阳法施治。

熟地黄、山萸肉、生山药各 20 克，丹参 15 克，茯苓、泽泻、牡丹皮、赤白芍、当归、麦冬、五味子、怀牛膝、旋覆花、代赭石（先煎）各 10 克，生石决明、珍珠母、生龙牡各 30 克（均先煎），川芎 6 克。7 剂，每日 1 剂，水煎服。

二诊：5 月 25 日。

血压 130/75mmHg，头晕胀、腰酸、腿沉已减，背热稍减，仍阵发烘热汗出，嗳气依然。

此阴虚内热而阳亢之象仍甚，上方加生地黄 20 克，知母、黄柏、龟甲（先煎）各 10 克，磁石、紫石英各 30 克（均先煎）。7 剂。

三诊：6月15日。

上方患者自服至今，诉效果极佳，诸症均已消失，原来常发脾气，现在也高兴了，不发脾气了。背热已除，亦不嗳气了，血压仍为135/75mmHg，脉右寸关间浮大已减，仍有数象。

嘱其原方继服10剂停药。

按：患者久患高血压病，口咽干燥而夜、晨为甚，头晕胀，脉寸关间浮大弦数，两尺无力，均属阴虚阳亢之象。其腰酸痛、躺卧可减为肾虚，两腿无力亦为肾虚，但两腿又兼沉重而困，脉两关沉涩，则又为血瘀之象。似此肾虚血瘀之证乃中老年妇女所常见。近三年背热并时发烘热汗出，则为肝肾阴虚，水不涵木，肝热夹风阳上冲之象。首诊以麦味地黄汤为基础方，滋补肝肾阴液以治其本，并以当归、丹参、赤白芍、川芎、怀牛膝活血化瘀，引血下行，旋覆花、代赭石、生石决明、生龙牡降逆潜阳。诸症有所减轻，但背热未除，烘热汗出与嗳气依然，则证明阴虚内热尤甚，肝气上逆未减。故二诊更加大补阴丸中4味主药，以增强滋阴降火之功，并加磁石、紫石英平肝降气。仅用7剂，诸症顿然消失。再予10剂，而病情得以缓解，取得较好疗效。

可见，本案乃以王氏治疗肝火的补母法六味地黄丸、大补阴丸为基础，佐以相应药物。其中除活血化瘀外，尤以大队镇肝之品最为重要。除采用了王氏镇肝法中的代赭石、石决明、生龙牡、磁石以外，更增珍珠母、龟甲、紫石英，其滋阴平肝、重镇潜阳之力尤著。与旋覆花相伍，不仅背热与烘热汗出之症得除，嗳气之症亦愈。

（四）心得发挥

学好用好王氏治肝诸法的诀窍是联合应用。

上海中医药大学裘沛然教授在其所著《壶天散墨》一书中，载有怀念程门雪先生的文章《灯光雪影细论医》。文中谈到程老曾对《西溪书屋夜话录》中有关肝气、肝风、肝火的论述赞不绝口，曾经认为是"丝丝入扣"的。笔者认为这个评价是准确的。问题在于，理论上的"丝丝入扣"如何在实践中亦能效如桴鼓，却是要靠读者自己下一番苦功夫的。这就不仅要对其始终坚信不疑、精读深思，还要坚持应用、勇于应用、善于应用。其中最重要的是善于应用。

怎样才是"善于应用"呢？就是要把《夜话录》全书看作一个整体，不能把每一条、每一法割裂开来，要融为一体。本来肝气、肝火、肝风就是一个完整的发病过程，有其深刻的内在联系。一旦发病，还要影响到全身其他脏腑的各个方面。因此，遇到具体病人，就要全面考虑、通盘考虑，特别要考虑所出现症状的来龙去脉及相互联系。对于这一点，在《夜话录》这篇很短的文章中，作者仍不惜笔墨地多次提示，就是唯恐读者把每一条、每一法割裂开来，对号入座，结果把一盘活泼泼的棋下成死棋，反而埋怨作者的不是。如开宗明义即指出"肝气、肝风、肝火，三者同出而异名"，本来就是一个病，是一个统一的整体。"其中侮脾乘胃，冲心犯肺，挟寒挟痰，本虚标实，种种不同，故肝病最杂而治法最广"，完全是指示读者要全面地看问题，要把思路放开，心中首先要有"杂""广"二字。不仅如此，即使一个单独的法，也是要随时变化的。如在"泄肝"法中，"兼寒，去川连，加椒、桂；寒热俱有者，仍入连，或再加白芍。盖苦、辛、酸三者，为泄肝之主法也"。请看，这是何等的灵活。本节提出了"补肝""镇肝""敛肝"三法，王氏说，"此三法，无论肝气、肝风、肝火，相其机宜，皆可用之"，证明还是要把三法贯穿于肝气、肝风、肝火病的全过程中应用，不是呆板的，孤立的。不仅此三法如此，其他诸法也是如此，也是应当贯穿起来、联合应用的。例如，疏肝理气法完全可与培土泄木法合用，也完全可与泄肝和胃法合用，甚至可与清肝、泻肝、柔肝、补肝诸法合用。又例如，息风潜阳法可与养肝法合用，亦可与清肝法、镇肝法、敛肝法合用。总之，每一条、每一法，都是可以合用的，这就大大扩展了方法的适用范围，使医生在各种复杂的疾病面前胸有成竹、游刃有余。

学习《夜话录》应当像学习《伤寒论》一样，遵循仲景的指示，要善于合方。《伤寒论》有桂枝麻黄各半汤，有桂枝二越婢一汤，有柴胡桂枝汤，显然是举例说明，示人《伤寒论》的所有方剂，均可合方。必要时甚至白虎汤与四逆汤、大承气汤与理中汤均可以合方。《夜话录》的各方、各法同样可联合。懂得联合的必要，学会了联合应用，必能最大限度地提高疗效，这是毫无疑义的。总之，能否善于合法、合方，是能否学好《夜话录》的关键。

例如，笔者的第（3）案，即以补母法、疏肝通络法、镇肝法合用，取效迅速。又如，笔者曾治刘某，女，64 岁。石家庄市棉纺六厂退休工人。2004 年 4 月 15 日初诊。患乙肝、肝硬化多年，并有糖尿病，现仍每天注射胰岛素。一年来曾呕血一次，近一月来更便血 4 ～ 5 次。昨天又便血，故来就诊。患者肝功能不正常，面色黧黑，夜间及早晨口干舌燥，大便多日不下，干如球状。全身有不定处刺痛感，下肢浮肿。纳、眠尚可。脉细弦而数，左关沉弦有力而右寸却浮而无力。舌干红少苔。显为阴虚阳亢、络脉瘀阻、金不制木之象。拟王氏清金制木法与镇肝法合方，并佐以益气活血之品：生黄芪、生山药各 15 克，沙参、麦冬、天冬、石斛、玉竹、生地黄、玄参、川贝、枇杷叶、知母、鸡内金、五味子、赤芍、牡丹皮各 10 克，龟甲、鳖甲、生石决明、珍珠母、生牡蛎各 10 克（均先煎），瓜蒌、芦根、茅根各 30 克，生大黄 3 克（后下）。连服 7 剂。服后大便转为正常，口干咽燥大减，未再便血，继方去生大黄，再服 7 剂，下肢浮肿消失，未再出血。原方继服 7 剂，来诊诉去医院检查，肝功能已恢复正常，未再出血，仅晨起仍有少许口干。嘱其继服 10 剂。后知其出血一直未再发。由本案可知，王氏诸法还可与任何经方、时方合用，更可增强疗效。由于患者同时有糖尿病，且明显表现为气阴两虚，故方中伍以张锡纯玉液汤去葛根、天花粉，取生黄芪、生山药、知母、鸡内金、五味子加入当用方中，与王氏方法相辅相成，果然效果良好。

王氏诸法诸方相互联合，王氏方法与经方、时方相互联合，这就是学习好《夜话录》理论的诀窍。

二、平肝

（一）原文

一法曰：平肝。金铃、蒺藜、钩钩、橘叶。

（二）讲解

此治肝之第二十四法。

秦伯未先生将平肝与泄肝、疏肝并入一类对待，云"平肝、泄肝、疏肝，用于肝气横逆，胀满痞闷，使其平降疏泄，故曰平、曰泄、曰疏"。笔者以为，秦老的说法与王旭高观点不同，与中医一般的理论亦不相符。需要明确的是，"泄肝"的"泄"是清泄之意，其作用方向是向下的；"疏肝"的"疏"是疏散之意，其作用方向是向上、向外的，因而"泄肝"法多用于肝热与肝火，"疏肝"法则多用于肝气。至于"平肝"二字，由于一般多与"潜阳"及"熄风"二字并见，而曰"平肝潜阳"及"平肝熄风"，认为此法多用于肝阳与肝风。显然，将三法一概认为是治疗肝气病的"肝气横逆，胀满痃闷"是不恰当的。但是就王氏本条"平肝"而言，可知并非仅用于肝阳、肝风，因为蒺藜、钩钩是"熄风和阳"法主药，用于肝阳、肝风，但橘叶则是"疏肝理气"法主药，用于肝气，金铃则是"泄肝和胃"法与"泄肝"法主药，用于肝热。既然如此，不妨作如此理解：在王氏理论中，"平肝"的"平"字乃"平缓""平和""平息""平抑""平静"之意，用于一切功能亢奋性的肝病，使其恢复正常状态。在这里"亢奋"二字是最重要的关键词。

（三）医案印证

1. 叶天士医案

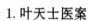

叶天士

（1）吴　脉左数，右濡，气塞心痛。养胃平肝。

半夏　茯苓　炒麦冬　柏子仁　川楝子　青橘叶

按："脉左数"，为肝热而气逆上冲；"右濡"为胃阴虚，胃气无力下降。此乃肝气郁久化热，上逆犯胃，而胃气不降之证。"气塞"即胃气不降所致，乃胃脘痃塞堵满之象；"心痛"乃剑突下胃脘部疼痛，以胃气不得通降，不通则痛也。方取《金匮》麦门冬汤意，以半夏与麦冬为伍，养胃阴、降胃气，复与茯苓、橘叶为伍，取二陈汤意，和胃降逆。其中橘叶并与川楝子为伍，乃王氏平肝法主药，疏肝理气并兼泄肝清热，以治肝气郁热上冲之证。柏子仁实为入肝之品，为王氏"柔肝"法主药。对柏子仁能治肝病之理，张锡纯尤有独到见解。他在《医学衷中参西录》中阐发柏子仁"善于养肝"之理："柏树则独向西北……得金水之气甚多，柏子仁既禀金水之气，水能滋肝，金能镇肝，滋之、镇之，肝木自得其养也。"可见，本案此处用柏子仁，除能养血柔肝、滋水养肝外，并能佐金以平木，且肺气降，胃气亦随之而降，气塞心痛之症自除。

（2）某　操持惊恐，相火肝风上窜，目跳头晕，阴弱欲遗，脉左弦劲，右小平。

生地　白芍　丹皮　钩藤　天麻　白蒺藜　黄菊花　橘红

按： 本案方中除有钩藤、白蒺藜外，尚有橘红一味，其调和肝脾之功与橘叶意义相同，均可看作王氏平肝法主药。

本案方实可看作王氏平肝法与息风和阳（凉肝）法、息风潜阳（滋肝）法、养血息风（养肝）法四法合一。方中牡丹皮、钩藤、白蒺藜乃凉肝法，生地黄、白芍、菊花乃滋肝法，生地黄、天麻乃养肝法。由此可见，王氏治肝诸法确实可以联合应用。这是取得良好疗效的诀窍。患者"脉左弦劲"而"右小平"，显为肝旺而胃气被抑之象。由于"操持惊恐"而伤肝肾阴血，肾阴虚而相火旺、肝阴肝血虚而肝气过度亢奋，均扰动精室致时欲遗泄。阴血亏虚而水不涵木，则相火肝风上窜而目跳头晕。以上四法合用，滋之、养之、凉之、平之，标本兼顾，不仅水木、气血关系协调，即肝脾之间亦恢复平和状态，此所以谓之"平肝"。

（3）某_妪　今年风木司天，春夏阳升之候，兼因平昔怒劳忧思，以致五志气火交并于上，肝胆内风鼓动盘旋，上盛则下虚，故足膝无力。肝木内风壮火乘袭胃土，胃主肌肉，脉络应肢，绕出环口，故唇舌麻木，肢节如痿，固为中厥之萌。观河间内火召风之论，都以苦降辛泄，少佐微酸，最合经旨。折其上腾之威，使清空诸窍毋使浊痰壮火蒙蔽，乃暂药权衡也。至于颐养工夫，寒暄保摄，尤当加意于药饵之先。

上午服：

金石斛三钱　化橘红五分　白蒺藜二钱　真北秦皮一钱　草决明二钱　冬桑叶一钱　嫩钩藤一钱　生白芍一钱

按： 此与上案相同，亦采取橘红、白蒺藜、钩藤三味，故本案方可以视作王氏平肝法化裁。患者主要症状有足膝无力、唇舌麻木、肢节如痿。叶氏认为乃上盛导致下虚及肝木风火乘袭胃土所致，故当务之急应治其上盛，"折其上腾之威"。由此可见，平肝法确实用于治疗功能亢奋性的肝病。方中秦皮、草决明苦寒降火，橘红、白蒺藜、钩藤伍桑叶辛泄息风，少佐白芍微酸敛肝，更以石斛坐镇中央，甘凉益胃，以制木乘，则上盛与扰胃诸症可愈。此案汤方之后，另有丸方，以熟地黄、苁蓉、首乌、怀牛膝等品为丸，治其下虚而固本。此处从略。

有报道谓，以本方为基础，治疗肝阳上亢之高血压有效。3～4剂后收缩压可下降30～40mmHg，舒张压可下降10～15mmHg，停药后复发再用，疗效依然。用此方加味治疗中风重症，亦有良效。

2. 王旭高医案

（1）王　素体营亏，肝火暗动，近来寒热，乳头结肿略硬。此属肝郁不舒，气血不和所致，且以舒郁和肝。

川楝子（酒炒）三钱　杜橘核（炒打）三钱　东白芍（炒）二钱　生甘草五分　青皮钱半　归身（炒）二钱　蒲公英三钱　净双钩二钱　连壳砂仁（后下）五分

二诊：心脾营血内亏，肝家气郁不舒，前方舒郁和肝，故乳头之肿硬已消，而头眩、骨痛、心荡等症依然。今以调养心脾之郁，兼佐和脾化湿。

西潞党三钱　当归身二钱　东白芍二钱　春砂仁五分　制香附二钱　青皮钱半　象贝母三钱　金铃子二钱　潼沙苑三钱　枣仁三钱　金毛脊（酒炒）三钱　茯神三钱

另归脾丸三钱，清晨服，用桑枝膏汤送下。

按：从两诊案语可知，此患者以"乳头结肿略硬"就诊，此外尚有寒热、头眩、骨痛、心荡诸症。

首诊着眼于治疗目前患者最感痛苦的乳头疾患。中医理论认为，乳房属胃，乳头属肝，故首诊定其主要病位在肝。此时兼见或寒或热，但无外症可见，故知非因外感，乃素体营血亏损，以致肝气失于资助而郁结不舒，久则产生肝热。肝郁而阳气不达于外，则阵寒；而肝热又时冲于外，则阵热，此乃断其病位在肝之主症。为此，即以归身、白芍养营补血，橘核、青皮、贝母、砂仁理气舒郁，川楝子、净双钩、蒲公英清泄肝热，蒲公英并伍以生甘草兼清胃热。方中橘核、青皮与橘叶意义相同，与川楝子、净双钩相伍，可视作平肝法主药。

二诊乳头肿硬已消，寒热未发，可见肝郁及肝胃之热已减，故去橘核、公英、双钩、生甘草，以其头眩、骨痛、心荡依然，证明心脾气血不足，肝肾精血亏损之本未除，故再加党参益气生血，沙苑、狗脊补肾填精，枣仁、茯神养心安神。此外，再予香附与金铃子相伍，解除其所余之肝气、肝热。以其心脾气血不足为甚，故另以归脾丸补养心脾气血。以桑枝膏汤下，乃舒郁通络，继治其乳疾并骨痛也。

（2）郑　素有肝火，横逆入络，去夏乳房结核，溃脓收口，今复结核漫肿，阻于缺盆井穴。《内经》所谓：肝有邪，其气流于两胁。证虽外疡，实从内出。脉左弦数，右濡弱，潮热气逆，咳嗽痰多，胸痹纳少，统诸见证，皆肝邪侵胃，更侮肺金。惟热久津伤，柔肝顾阴，尤在所先，不当纯用疡家消肿法也。拟仲景炙甘草汤去阳药。

真阿胶　鲜石斛　生石决明　细生地　鲜南沙参　麦冬肉　生牡蛎　川贝母　白芍　白蒺藜　钩钩　橘叶

按：此与上案同为乳疾，上案病在乳头，此案病在乳房。但追溯其病之本源，均由肝邪所致。以其"脉左弦数，右濡弱"，故知"肝邪侵胃，更侮肺金"。"肝有邪"，气郁而酿热，肝气并肝热上冲，故潮热气逆；"其气流于两胁"，伤及乳房，故结核漫肿；侮金犯肺，则咳嗽痰多；胃气不降，故胸痹纳少。此病乃去夏乳房结核而溃脓之余疾，虽已收口，但肝气、肝热之候未除，故又发结核漫肿，甚至达于缺盆井穴。似此久疡，已成羸疾，阴津大伤，其肝气、肝热难以消除。治病必求其本，故云"热久津伤，柔肝顾阴，尤在所先"，而拟仲景炙甘草汤去阳药，从滋养肝、肾、肺、胃阴血入手治疗。然综观案方之全局，亦未尝不顾其肝气、肝热也。

全方有滋肝法之牡蛎、生地黄、阿胶、白芍；有凉肝法之石决明、钩钩、白蒺藜；有清金制木法之沙参、麦冬、石斛、石决明（另有川贝又有枇杷叶之意）；有平肝法之蒺藜、钩钩、橘叶。四法联合应用，此又为大方复方，治疗这般复杂之顽疴羸疾，必能取得良好疗效，再次体现了王旭高治肝法运用之诀窍。

程门雪

3. 程门雪医案

（1）吴某，女，34岁。

初诊：1955年6月7日。

脐腹痛，上引季胁，脉弦，苔薄白。

四逆散合乌梅丸加减。

醋炒软柴胡一钱，焦白芍一钱半，肉桂心三分，枳实炭一钱，炙甘草八分，炒川楝子一钱半，细青皮一钱，盐水炒小茴香八分，炒延胡一钱，片姜黄八分，橘叶一钱半，橘核四钱。

乌梅安蛔丸四钱（包煎）。

二诊：

四逆散合乌梅丸加减，脐腹痛引及季胁已见轻减。

原方增损为治。

原方去桂心、姜黄，加紫苏梗一钱半。

原按：本案用四逆散合推气散、乌梅丸加减，治疗腹痛有效。药用姜、桂、茴等温通止痛；延、楝、青皮、橘叶等疏肝理气；柴胡疏通胁腹，引入肝络；枳实导滞，引入腹部，均为引经药。芍药和肝，甘草和中，均为调和药。

按：此处"脐腹痛"，当指脐旁侧腹部疼痛。当脐及脐上为大腹，与脾有关，而脐旁侧腹部则与肝有关，由此"上引季胁"而痛，显为肝气上逆之象。而且就临床所见，每多兼有寒邪。肝体阴而用阳，虽为肝寒上逆，但内寄相火，又每多寒热错杂之证。有鉴于此，故一诊即以四逆散为主方，疏泄肝气，并仿乌梅丸苦、辛、酸治肝之法，伍以川楝子、肉桂心、小茴香、橘核、橘叶、青皮、白芍诸品，其中毕竟以辛温散寒者为多，可见本病以肝寒为主。乌梅安蛔丸与此意同。此外，延胡、姜黄则行血止痛而已。

方中川楝子、延胡伍以肉桂心、白芍，乃王氏泄肝法主药；川楝子、橘叶又为平肝法主药。二法与四逆散及乌梅安蛔丸相伍，可看作王氏方与经方的联合应用，足以提高疗效。

（2）倪某，女，67 岁。

初诊：1955 年 6 月 10 日。

下体痛痒，腰酸，头晕。

治与扶正清肝、化湿热法。

京元参三钱，细石斛三钱，姜川连三分，制半夏一钱半，云茯苓三钱，龙胆草八分，粉草薢一钱半，块滑石四钱，炒川断二钱，炒杜仲二钱，生甘草一钱，福泽泻一钱半。

二诊：

下体痒痛已瘥，舌疳作痛，肝火郁热所致。

再以原法出入。

细石斛四钱，小川连三分，龙胆草八分，黑山栀一钱半，赤茯苓三钱，小生地四钱，粉萆薢二钱，炒杜仲二钱，炒川断二钱，福泽泻二钱，甘中黄八分，野蔷薇八分。

三诊：

前方有效，舌疳作痛，下体痛痒，均见轻减。

仍从原法出入，续进以治。

细石斛三钱，小生地三钱，京元参三钱，泡麦冬三钱，龙胆草八分，黑山栀一钱半，福泽泻二钱，甘中黄八分，野蔷薇八分，桑寄生三钱，炒川断二钱，炒杜仲二钱。

四诊：

舌疳痛已瘥，下体痛痒未发，头眩，苔光质淡，脉虚弦。

再以原方增减之。

细石斛四钱，泡麦冬二钱，大白芍一钱半，炒杭菊二钱，炒白蒺藜三钱，煅石决明四钱（先煎），福泽泻二钱，炒丹皮一钱半，黑料豆四钱，霜桑叶三钱，嫩钩钩一钱半（后下），炒川断二钱，荷叶边一圈。

原按： 此例阴虚之体，而有湿热。肝体失柔，肝阳升扰于清空，则为头晕；肝火挟湿热下移，则为阴匿；浸淫于舌，则为疳疮，颇类《金匮》之狐惑病。

初诊用养阴补肾、清肝化湿热法；二、三诊着重养阴化浊法，治其舌疳，用龙胆泻肝汤、甘草泻心汤等方，有"苦辛杂用，足胜杀虫"之意；四诊又加入平肝柔肝之药，而养阴之法，则始终贯彻用之。

按： 一、二、三诊以龙胆草伍以生地黄、山栀、泽泻乃王氏泻肝法中龙胆泻肝汤主药，此外并加入茯苓、萆薢、滑石诸品，显然为清利肝经湿热所设，与川连、生地黄、生甘草相配，又有导赤散意，乃王氏"泻子"之法，于是在下可治"下体痛痒"，在上可治"舌疳作痛"。至于杜仲、川断之用，乃益肾以治其腰酸也。半夏与川连、生甘草配伍，确含甘草泻心汤意，为《金匮》治狐惑病法。甘中黄与野蔷薇，乃增其清热解毒利湿之功。三诊治后，上述二症消失，但头眩依然，见其苔光质淡，脉虚弦，乃阴虚肝旺、风阳上扰之症未平，故继以王氏息风和阳法，仅去羚羊角，余药全部采用，并加石斛、麦冬、白芍育阴，黑料豆、炒川断补肾。此外，桑叶、荷叶升清以治头眩，泽泻降浊泻湿热驱下焦余邪。本病腰酸、头晕已久，苔光、脉虚弦，故始终以玄参、石斛、生地黄、麦冬、白芍等品固护阴液，并防止苦寒及渗利之品再伤阴津。

本案与平肝法有关的在于第四诊，方中白蒺藜、嫩钩钩既为凉肝法主药，又为平肝法主药。

综观全部四诊案方，先后采用了王氏泻肝法、泻子法、凉肝法、平肝法，从中可见程门雪先生确实认真学习了王氏治肝诸法。

4. 笔者医案

（1）朱某，女，37 岁。住石家庄市翟营南大街。2008 年 5 月 25 日初诊。

刘保和

右腋下肢胁部位向下牵连少腹，向后牵连腰背疼痛已半年以上。西医检查肝脏有血管瘤，但肝功能正常。常胸闷，无矢气，常嗳气但不易出，剑突下胃脘部堵满，却与饮食无关。纳可。2006 年曾因急性阑尾炎手术切除阑尾。按其中脘与右胁下均有疼痛。入睡尚可，但易醒，睡不实，醒后再难睡，已达半年。有时头晕，遇凉风吹反觉舒适。脉沉弦稍数。舌暗红苔薄白。

此肝气上逆，窜扰肝络，并横逆犯胃、扰乱心神之证，以王氏疏肝、平肝法施治。

香附、郁金、苏梗、青皮、橘叶、川楝子、延胡索、白蒺藜、钩藤（后下）各 10 克，生牡蛎 30 克（先煎）。7 剂，每日 1 剂，水煎服。

二诊：6 月 4 日。

上方患者共服 10 剂。诉右少腹及右腰背疼痛明显减轻，但右腋下肢胁部仍痛。已能矢气了，但嗳气仍不畅。胸闷减，但胃脘部仍觉堵满。昨晚 3 点即醒，未能再睡。诉平时健忘甚，夜寐常做噩梦而惊醒。

原法加益气安神法。

上方加党参、菖蒲、远志、茯神各 10 克，生龙骨 30 克（先煎），7 剂。

三诊：6 月 18 日。

上方共服 14 剂，诉胃脘堵满及右少腹、右腰背、右腋下肢胁部疼痛均除。睡眠恢复正常，中间已不再醒，亦不做噩梦了。嗳气已畅。现仅觉从颈部右侧沿右胸上部至右腋下仍有酸憋之感，故常欲太息。剑突下部位有悸动不安之感，中脘及右胁下已无压痛，但剑突下压痛明显。

上方加丹参 10 克，砂仁、檀香各 5 克。7 剂。

四诊：6 月 29 日。

上方共服 11 剂。诉上述诸症均已消失，剑突下压痛亦除。

嘱其原方继服 14 剂停药。

2009 年 7 月 12 日又来诊治其最近体检发现的子宫肌瘤，诉以上症状一直未再复发。

按：本案首诊以王氏疏肝理气法合平肝法全部药物治疗，右少腹及右腰背之牵扯痛即已大减。二诊因其睡不实而常做噩梦，原方加安神定志丸，不仅睡眠正常，且脘堵与诸痛并皆消失，此因安神定志丸并具理气和胃之功。但患者剑突下悸并有压痛，则证明兼有心血瘀阻，故以丹参饮加入原方而获全效。由此可见，运用王氏治肝诸法，不仅诸法可以合用，亦可与各种经方、时方联合应用。

（2）赵某，女，39 岁。河北师范大学教师。2002 年 7 月 7 日初诊。

近因其二嫂患肺癌住院，心情郁闷，一周以来胸上部连及两胁肋窜痛，上腹部胀满不舒，咽中如有痰滞而咯吐不爽，咽痒则欲咳，大便欠爽。脉沉弦。舌暗红，苔薄白腻。

予王氏疏肝法治疗。

香附、郁金、苏梗、青皮、橘叶、旋覆花、荆芥、半夏各 10 克。2 剂，每日 1 剂，水煎服。

二诊：7 月 9 日。

咽已不痒，咽滞及咳均减大半，两胁肋窜痛及胁下胀满已大减。现觉胸上部及天突穴处堵闷不舒，如生气及发愁即加重，当不高兴时，觉有气从膻中处上冲于胸上部及天突穴处。如能嗳气得出，即觉舒适。现大便已爽，但按其脐左有疼痛。舌苔薄黄，舌右侧有剥苔。

予四逆散合金铃子散。

柴胡、枳实、川楝子、延胡索各 10 克，白芍 15 克，炙甘草 6 克。5 剂。

三诊：7 月 14 日。

咽滞及咳已除，胸闷及天突堵感均减，未再出现气上冲逆之象。但两胁肋又发疼痛，恶心。苔黄。

上方再伍王氏疏肝法。

原方加香附、郁金、苏梗、青皮、橘叶各 10 克，竹茹 15 克。7 剂。

四诊：7 月 21 日。

胁肋疼痛消失，未再恶心，但苔仍黄腻，脉沉弦偏数。

此肝热未除，合赵绍琴教授法。

柴胡、黄芩、川楝子、香附、郁金、青皮、橘叶、竹茹、茜草、丹参、槟榔、水红花子、焦三仙各 10 克。7 剂。

五诊：7 月 28 日。

苔黄腻已除，脉已转缓，诸症未再复发。停药。

按：患者平素即性情急躁，近因亲属罹患恶疾，心情更加郁闷。肝气郁久而勃发，循经窜扰、冲逆而发诸症。一、二诊予疏肝理气法，气滞、气逆诸症虽减，但肝气郁久已渐化热，故苔黄而恶心。三诊再加王氏疏肝方加竹茹，虽有效但肝热仍然未除。四诊终予赵绍琴清肝热法配伍王氏疏肝法而取全效。四诊方中有川楝子、橘叶，为王氏平肝法主药。全方为王氏治肝法与后世名家方法的联合应用，因而能取得良好疗效。

（四）心得发挥

从叶天士医案探讨平肝法四药用法。

在《夜话录》中，最难以理解的就是"平肝"法及其四药。正由于难以理解，既给四药的准确使用带来困难，也给《夜话录》本身带来了非议。最普遍的非议就是"重复"。既然上四药前面各法均已收载，此处又列入"平肝"法中，有何理论与实践价值？笔者的经验告知，读任何一本中医古代著作，都要先存有诚意和敬意，否则遇到不理解处必然读不下去，甚至产生反感，以致丧失了采宝的大好时机，最终悔恨的还是自己。

探讨"平肝"法，应从研究四药的特点开始。而研究四药，就要从一般中医理论对四药的认识开始，从而为进一步探讨王旭高对四药的应用打下基础。

下面选录《中药大辞典》（江苏新医学院编，1986年6月第1版，上海科技出版社出版）的有关内容如下：

橘叶，苦辛平，朱震亨："入足厥阴肝经气分。"疏肝，行气，化痰，消肿毒。治胁痛，乳痈，肺痈，咳嗽，胸膈痞满，疝气。

川楝子，苦寒有毒，入肝、胃、小肠。除湿热，清肝火，止痛，杀虫。治热厥心痛，胁痛，疝痛，虫积腹痛。

白蒺藜，苦辛温，入肝、肺。散风，明目，下气，行血。治头痛，身痒，目赤肿翳，胸满，咳逆，癥瘕，乳难，痈疽，瘰疬。

钩藤，甘凉，入肝、心。清热平肝，熄风定惊。治小儿惊痫瘛疭，大人血压偏高，头晕，目眩，妇人子痫。

在以上内容中，与肝有关的功用，橘叶是"疏肝"，川楝子是"清肝火"，白蒺藜是"散风"，只有钩藤是"平肝"。可见，目前一般中医理论的认识与王旭高的理解是有出入的。

那么，王旭高是怎样理解的呢？这就要首先从《夜话录》本身的内容来探索。

橘叶，是"疏肝理气"法主药，是治疗肝气病的。川楝子，是"泄肝和胃"法与"泄肝"法主药，也是治疗肝气病的。白蒺藜与钩藤，是"熄风和阳"法即"凉肝"法主药，是治疗肝风的。其中应当指出的是，川楝子虽然是治疗肝气病的，但却是"泄肝"的，是"清泄"肝热的，治疗肝热病的，这种肝热病，乃由肝气郁久而化热，所以才将川楝子列入治肝气病方法之中。明乎此，则可知王旭高的平肝法，乃泛指治疗肝气、肝热、肝风的一种方法，绝不仅限于秦伯未先生所说的"肝气横逆，胀满痞闷"的肝气病。

那么，王旭高所说的"平肝"的"平"字应如何理解呢？这是理解王氏"平肝"法的关键。

其实很简单，只要理解汉语中"平"字的诸多含义就可以了。

在汉语中，"平"字有"平缓""平息""平抑""平和""平复""平静""平定""平衡""平稳"等多种含义。所有这些含义，均与"平肝"法相关。它说明，以上含义完全是"平肝"法要达到的目的。证明"平肝"法所针对的疾病，应当是不缓、不和、不静、不定、不稳的，意味着是一种肝的功能过度亢奋的状态，而不是衰弱的状态，要经过运用"平肝法"，对这种亢奋状态加以"平息""平抑"，使其"平复"，从而恢复"平衡"，所以才称作"平肝"。这就是"平肝"法适用于功能亢奋状态的肝气病、肝热病、肝风病的原因。

运用这种方法的实例，从叶天士医案中可以找到，对这些案例加以分析研究，能使我们理解王旭高"平肝"法与叶天士学术思想的源流关系，从而进一步理解"平肝"法的真正含义，抓住这种方法所针对证候的主症。对于临床实践来说，这才是最有意义的。

下面，我们就来研究这些医案。

1.王三八　苦辛泄降，胸脘胀闷已舒。此嗽血，皆肝胆气火上逆，必经来可安。

南山楂　桃仁　黑山栀　丹皮　橘叶　降香末　老韭白汁

2.某　肝厥犯胃入膈。

半夏　姜汁　杏仁　瓜蒌皮　金铃子　延胡　香豆豉　白蔻

3.吴四五　诊脉扎弱，痰多眩晕，心神过劳，阳升风动，不可过饮助升。治痰须健中，熄风可缓晕。

九蒸白术　炒杞子　白蒺藜　茯苓　菊花炭

4.梁　木火体质，复加郁勃，肝阴愈耗，厥阳升腾，头晕目眩心悸。养肝熄风，一定至理。近日知饥少纳，漾漾欲呕，胃逆不降故也。先当泄木安胃为主。

桑叶一钱　钩藤三钱　远志三分　石菖蒲三分　半夏曲一钱　广皮白一钱半　金斛一钱半　茯苓三钱

按：以上四案，乃分别单独选用四药的案例，可以有针对性地确切地证明四药所适应的证候。案 1 单独选用橘叶，云"苦辛泄降"，显然其"辛"是指橘叶，治疗"胸脘胀闷"已效，证明橘叶具疏肝理气之用，针对的是肝气。而"苦"则指山栀之类，针对的是"火"，与他药合用，故能治"肝胆气火上逆"。案2的关键词是"肝厥"二字。"厥"者逆也，此言肝气上逆，故能"犯胃入膈"，治此者乃川楝子也。证明川楝子的最主要功能是降逆，即治疗肝气上逆的各种症状。可见，橘叶、川楝子均治肝气病，而橘叶辛平而升，重在疏散肝气；川楝子苦寒而降，重在降下肝气，并能清泄肝热。案3与案4，均属"阳升风动""厥阳升腾"之证，均见眩晕之症，治法均为"熄风"，可见，不论白蒺藜与钩藤，均有平息肝风的功能，均能治肝火、肝风病。其区别在于，案3并有"痰多"之候，案4则为"木火体质"，故案3以白蒺藜苦辛而温，兼有通络化痰之功；案4以钩藤甘凉，亦能通络，尤能凉肝而益胃，故有"泄木安胃"之功。以上四药用法，贯穿于叶氏全部医案之中，对判断王旭高平肝四药的用法，意义重大，应当引起特别注意。

5.唐　痞逆恶心，是肝气犯胃。食入卧著，痛而且胀，夜寐不安，亦是胃中不和。贵乎平肝养胃致其复。若见有形冲逆之状，攻伐兢进，有痞满成胀之意。

川连　神曲　吴萸　川楝子　楂肉　郁金

6.唐　积劳内伤，脘闷胁胀，呕吐格拒，眩晕不得卧。阳挟内风暴张，恐其痉厥，议通胃平肝法。

小川连　姜汁　半夏　牡蛎　川楝子　生白芍

按：选取以上二案，是由于都有"平肝"一词，从中可以探讨"平肝"的原意。此前在本法"医案印证"部分选录的叶天士医案（1），亦有"养胃平肝"字样，主药为川楝子、青橘叶，可以互参。案5"痞逆恶心"为肝气上逆犯胃。《内经》云"胃不和则卧不安"，故"食入卧著，痛而且胀，夜寐不安"，案方以川楝子，同样是治其"肝厥"，再次证明川楝子是治疗肝气上逆之专药，亦可证明此处"平肝"，乃"平其冲逆"以"致其复"，即"平复"之意。案6同样出现"脘闷胁胀、呕吐格拒"之肝气上逆犯胃之象，但又"眩晕不得卧"，则证明"阳挟内风暴张"而为肝风。这里除用川楝子降肝气外，并伍以牡蛎、生白芍共同平息肝风。此法亦谓之"平肝"。可见，不论是王旭高还是叶天士，"平肝"

法并不仅限于治疗肝气，对肝风亦可适用。推而广之，可用于一切肝脏功能亢奋状态的疾病，最终使其"平息""平复"而达到"平衡"状态，故曰"平肝"。

7. 柳_{四二}　络血不注冲脉则经阻。气攻入络，聚而为瘕乃痛。冲脉是阳明属隶，痛升于右，胀及中脘，作呕清涎浊沫。操家烦怒，犯胃莫如肝，泄肝正救胃。

金铃子　炒延胡　蓬莪术　青橘叶　半夏　厚朴　姜汁　茯苓

按： 叶氏方中川楝子与橘叶合用处较多，现选录此案，再次证明二味是治疗肝气病之肝气上逆证主药。本案为闭经兼瘕聚之候。《内经》云"冲脉者，为十二经之海"，又为"血海"。冲脉之血注入胞宫才能月事以时下，今因"操家烦怒"，肝气郁滞，初病在经，久则气滞而血瘀，则血瘀在络，为瘕而痛。血瘀而"络血不注冲脉"即"经阻"矣。不仅如此，肝气郁极而发，则上逆犯胃。胃气应从右而降，今胃气不降反而被迫上逆，故痛升于右；殃及胃腑，故胀及中脘。此时胃气夹痰饮一并上逆，故作呕清涎浊沫。经阻、瘕聚及胃逆诸症，追溯根源，端在于肝气上逆，故云"犯胃莫如肝，泄肝正救胃"。案方以金铃子、青橘叶平肝降逆，以其病久而血瘀入络，故加延胡、莪术活血化瘀；以其胃气上逆并夹痰饮上泛，故加半夏、茯苓、姜汁、厚朴之属和胃化饮降逆。

8. 某　痰饮搏击，胁痛。

半夏　茯苓　广皮　甘草　白芥子　刺蒺藜　钩藤

9. 某_{三六}　阳微体质，湿痰内聚，便溏脘闷，肌麻舌干。清理湿邪，气机升降自安。

金石斛　茯苓　半夏　广皮　白钩藤　白蒺藜

10. 陈_姬　虚风麻痹，清窍阻塞。

天麻　钩藤　白蒺藜　甘菊　连翘　桑枝

按： 以上三案，乃白蒺藜与钩藤合用方。三案分别有"胁痛""肌麻""麻痹"诸症，证明二味除有平肝息风的主要功能外，并有通经活络之功，治疗肝风走窜经络所致肢节、肌肉麻痹以及胸、胁、腰、背、四肢等处走窜疼痛之症。总之以经络气血运行失调为主要表现。这是叶氏的重要发明，亦为王旭高所继承者。前列王旭高医案（2），其乳房结核漫肿，即证明"肝有邪，其气流于两胁"，故以白蒺藜与钩钩为伍，共奏理气通络之功。

综合以上所引叶案的全部内容，并结合本法所引的全部医案，可以得出如下结论：

1.《夜话录》将"平肝"法列于此处，并非"重复"，而是有汇总前面各法的含义。即凡属肝气、肝火、肝风病中属机能亢奋性的证候，此前所用治法均是使其"平复"，因此可以一律称作"平肝"。其选用四药是作为代表，临床尚可大量扩充。

2.具体到四药用法，应有所不同。橘叶重在疏肝理气，可用于肝气横逆；川楝子清热降气，用于肝郁化热、气火冲逆者。二味合用，可治疗肝气冲逆于本经、本脏及其他脏腑，表现为胸、胁、脘、腹、前后二阴胀痛，以及心烦、呕吐、咳嗽、二便失调、男妇疾患等各种相关脏腑疾病。总之以脏腑功能失调为主要表现。白蒺藜与钩藤均能平息肝风及通经活络，均可治疗肝风病引起的头目眩晕与肝风走窜经络所致的头痛，以及胸、胁、腰、背、四肢麻痹或走窜疼痛。所不同处，白蒺藜尤有化痰逐饮之功，常与化痰方合用；钩藤尤能抑木而培土，清热而益胃，常和胃法合用。以上四药，对于橘叶、川楝子用于脏腑功能失调，白蒺藜、钩藤用于经络气血运行不畅的不同特点，尤其应引起重视。

3.由于肝邪常"侮脾乘胃，冲心犯肺"，故当发现脾、胃、心、肺发病与肝相关时，上述四药即能"平肝"，故均可在当用方中随机加入，以增强疗效，事半而功倍。王氏在补肝、镇肝、敛肝三法之后，列入"平肝"法，除汇总以前各法外，当亦有示此四药"相其机宜，皆可用之"之意。

三、散肝

（一）原文

一法曰：散肝。"木郁则达之"，逍遥散是也。"肝欲散，急食辛以散之"，即散肝是也。

（二）讲解

此治肝第二十五法。此法与上法有对比意义。上法即"平肝"法，用于肝脏功能亢奋状态的疾病，故谓之"平"，乃"平息""平抑""平复"之意。此法为"散肝"法，用于肝脏功能抑郁状态的疾病，故谓之"散"。此"散"并非疏散，而是"舒散""舒达""舒展"之意，因此才特别引用《素问·六元正纪大论》"木郁达之"这句名言。如何才能"舒散""舒达""舒展"？根据《素问·脏气法时论》"肝欲散，急食辛以散之"的论述，认为逍遥散恰好符合这个治则。因此，要彻底明白"散肝"的原意，就要对逍遥散的方剂组成、功用、主治详加分析。

逍遥散首见于宋代《太平惠民和剂局方（简称《局方》）·卷九·治妇人诸疾》中，原文云："治血虚劳倦，五心烦热，肢体疼痛，头目昏重，心忪颊赤，口燥咽干，发热盗汗，减食嗜卧，及血热相搏，月水不调，脐腹胀痛，寒热如疟。又疗室女血弱阴虚，荣卫不和，痰嗽潮热，肌体羸瘦，渐成骨蒸。

甘草（微炙赤）半两，当归（去苗，锉，微炒）、茯苓（去皮，白者）、芍药（白）、白术、柴胡（去苗）各一两。

右为粗末，每服二钱，水一大盏，烧生姜一块切破，薄荷少许，同煎至七分，去渣热服，不拘时候。"

按照现代书写格式，文中"右为粗末"之"右"字应为"上"。"心忪"之"忪"字应读作"中（zhōng）"。"烧生姜"即"煨姜"，将生姜用纸包好后蘸上水，再用火来烤，待纸烤焦后即成。现代用法：可参照原方比例，酌定用量，亦可作汤煎服，亦可作丸剂。作汤剂，薄荷要与其他药一起煎，用量 1～2 克。

对于本方的研究，要把重点放到证候的病因、病机及主症上，这也是应用本方的难点。目前方书对本方所主证候病机为"肝郁、血虚、脾虚"的认识是一致的，而对于这三者谁为主，谁最重要则认识不尽一致。而恰恰在这一点上，决定了对本方认识的全局。北京中医药大学王绵之教授认为"是先血虚还是先肝郁，是由血虚导致肝郁，还是由肝郁导致血虚，都有可能"。笔者认为这种观点值得商榷。它直接涉及了对肝郁病机的认识，也就是对病本的认识。中医认为，肝体阴而用阳，肝的功能的正常发挥，依赖于肝血的资助。肝血旺盛，在平时肝脏可以正常疏泄，有助于人体各个脏腑、器官、组织生理活动的正常进行；在遇到外邪侵袭或不良的情志刺激时，亦可以奋起应对。一般所谓肝气病的急躁、愤怒，其实是奋起应对不良情志刺激的表现，只是由于患者肝血供给相对充足，因而有恃无恐而表现过度罢了。肝郁病则不同。肝郁病患者先有血虚，平时就肝血供给不足，肝的功能即"将军之官"的表现可以说是有气无力。《素问·生气通天论》曰"阴者，藏精而起亟也"，血为阴，气为阳，血不足则气无力，如何能"起亟"？"起"，扶持之意；"亟"，屡次、不断之意。肝血不足则不能连续不断地扶助肝气，于是肝气就显得软弱无力。当遇到外邪侵袭或不良情志刺激时，就由于无力而不能奋起应对，丧失了"将军之官"的功能，显得胆怯、畏缩，甚至悲伤、哀愁。如此精神状态，就称作"肝气郁结"，是谓"肝郁"病。当然，阴阳是相互资生的，由于肝郁而木不疏土，脾胃渐虚，运化水谷之力不足，气血生化无源，进一步更导致血虚，以致形成恶性循环。此外，肝郁久而生肝热，也反过来耗伤肝脏阴血。但是，需要明确的是，没有血虚，就没有肝郁的基础。换句话说，血不虚的人，即使受到不良情志刺激亦会从容面对、正确处置，而绝不会悲伤哀愁的。所以，血虚与肝郁完全是因果关系，而不是鸡生蛋、蛋生鸡的模棱两可关系。对于这一点，仔细研究《局方》的原著是十分必要的。原著的第一句话，就是"治血虚劳倦"，"劳倦"既指七情所伤，亦指体力过用，但把"血虚"二字置于"劳倦"之前，显然是再明确不过地告知读者，是"血虚"之人再加"劳倦"，才产生如下病况。此后，又言"室女血弱阴虚"，再次明确"血弱阴虚"是发病的前提。至于文中谈到"血热相搏"，其实也是血虚生热或血虚导致肝郁，然后肝郁继发肝热。总之，在整个病因、病机、症状的叙述中完全不见"肝郁"字样，完全不同于《局方·卷三·治一切气》中强调的"气痞""气逆""气结"等字样。再看药物组成的排列顺序，炙甘草是第一味药，目的在于从中焦化生营血，以为肝血的来源，当归是第二味药，完全是直接滋补肝血，再明白不过地提示本方生血补血是第一要务，是着眼点。再看辛味药柴胡，放在最后一味，此外煨姜、薄荷仅作为使药列入煎服法中，证明气分药，不论或疏或散，都不是居于主导地位的。因此，为正确表达病因、病机起见，应将叙述次序改为"血虚、肝郁、脾虚"。由于血虚，不能濡养肢体及头目，则肢体疼痛、羸瘦、头目昏重；不能滋养心神，故"心忪"。"心忪"即心悸、怔忡之甚，以致有心中不稳、忙乱、恐惧不安之感。血虚而后肝郁，荣卫不和，并郁而生热，故发热盗汗、寒热如疟、潮热、骨蒸。肝郁而木不疏土，脾胃运化无力，故减食嗜卧、脐腹胀痛，由此而气血生化无源，则月水不调；阴血衰少，而生内热，则口燥咽干、颊赤、五心烦热。土不生金，津液不归正化，则继发痰嗽。治法，以当归为君，直接滋补阴血，配伍白芍，并滋养肝阴。另则以炙甘草、茯苓、白术健脾益气，从中焦化生营血，并有养心安神之功。最后佐使以柴胡、煨姜、薄荷，辛以散之，使肝气得"舒"，恢复其正常的疏泄功能。由于是从"压抑""抑郁""封闭"状态转为"开放""舒展""舒散"状态，故不应为"疏肝"，而应为"舒肝"，即让肝"舒服"的意思。一般方书及教材，谓其"疏肝"，显然是词不达意，是完全错误的。

王旭高在这里不言"舒肝"，而言"散肝"，其目的是与"平肝"相对而言。"平肝"法是"平定""平抑""平复"之意。"散肝"法是"舒散""舒展""舒服"之意。可见，前者用于功能的亢奋，后者用于功能的不足。以此二法为分界，此前专论肝气、肝风、肝火多表现为实证，现在则专论肝郁，即表现为偏虚之象了。此后更有补肝阴、补肝阳、补肝血、补肝气之论，纯虚无实，足以体现文意的转折。

总之，一定要认识到，王氏此法虽曰"散肝"，但引经旨"木郁则达之"，证明所治乃"肝郁"病，而非"肝气"病，因而此"散肝"之法绝对不同于治疗"肝气"病的"疏肝理气"法，而应为"舒肝解郁"法。代表方剂是逍遥散。"逍遥"者，逍遥自在、随心所欲、快乐兴奋也，因此是为"舒展"肝气而设，使肝气不受压抑从而"舒服"之意。主要法则是充实"将军之官"的后勤供应，即肝血的供给，因此应以当归为君药，伍以白芍，补血育阴，并且配合健脾之炙甘草、白术、茯苓以增进食欲，从中焦化生营血，这才是"治病求本"之举。至于王氏所谓"肝欲散，急食辛以散之"之"散肝"药，如柴胡、煨姜、薄荷之类，乃佐使之品，是使肝气在得到充足的血液供给后，得以开放、舒展而已。以其能开放、能舒展，于是肝气即可顺利地通达于全身各处，行使其正常的疏泄功能。由此可见，所言"木郁则达之"，是逍遥散全方的综合功能，而"肝欲散，急食辛以散之"，则专指柴胡、煨姜、薄荷个别功能，两者不可混为一谈。

（三）医案印证

叶天士

1. 叶天士医案

（1）某　气郁不舒，木不条达，嗳则少宽。

逍遥散去白术加香附。

（2）某　肝郁成热。

加味逍遥去白术加郁金。

（3）沈₄₃　脉虚涩。情怀失畅，肝脾气血多郁，半载不愈，难任峻剂。议以局方逍遥散，兼服补中益气，莫以中宫虚塞为泥。

按： 从以上三案可看出叶氏对逍遥散的理解和具体用法。首先，叶氏肯定逍遥散用于"肝郁"病，故（1）案云"气郁不舒，木不条达"，正符合王氏"木郁则达之"用逍遥散之理由。其中最应重视的"气郁不舒"是用的"舒"字，而不是"疏"字，故此法为"舒肝"而非"疏肝"。由于"嗳则少宽"，证明气郁明显，故去白术之甘壅，而加香附之理气。由此可见，在脾气虚不显著而气郁明显时，可去白术加理气之品。案（2）所用加味逍遥散即丹栀逍遥散，乃逍遥散原方加牡丹皮、山栀，治疗肝郁久而生内热的肝热病。故云"肝郁成热"。此时若脾虚不甚而郁热明显，可去白术，加辛苦寒的郁金行气清热解郁。案（3）"脉虚涩"，"虚"为气血不足，"涩"则气血郁滞。病已"半载不愈"，证明不仅"肝脾气血多郁"，而且肝脾气血亦虚，因而"难任峻剂"。此时不仅局方逍遥散包括白术在内的全方药物皆用，而且还要"兼服补中益气"，再增补益中气之力，而不必顾虑"中宫"之"虚塞"。盖此"塞"乃因"虚"所致，补虚再加解郁，其"塞"自除。由以上三案可知，如血虚、肝郁、脾虚并见，则用逍遥散原方。如脾虚较甚，参、芪之类尚可加入。如脾虚不甚而肝郁明显，则去白术，加香附之类解郁行气之品。如脾虚不甚但已化热，为解其内郁之肝热，当去白术，加牡丹皮、山栀，或更加郁金，解郁清热。但由于肝郁之病，其本在于血虚，则当归、白芍乃固定不移之品。由此可见，对逍遥散证的病机描述，确应将"血虚"放在最前面。至于针对"肝郁"与"脾虚"的药物，则是可以随机变换的。

（4）肝痹气结，营亏。肠红、食减、身痛。

当归　白芍　茯苓　柴胡　焦术　陈皮　炙草

（选自《未刻本叶氏医案》）

按：此为逍遥散原方去煨姜、薄荷加陈皮。从中可知为什么本方不去白术，关键在于"食减"之症，证明脾气已虚。再加"营亏""气结"，则"血虚""肝郁""脾虚"并见，故选用逍遥散原方药物。由于"肝痹气结"，即"肝郁"明显，故另加陈皮以行气开痹。柴胡、陈皮既已辛散，则煨姜、薄荷可以省略。而且本病"肠红"，虽因气血郁滞而血溢脉外，但亦虑其兼有热象，故去煨姜之热。本病"身痛"，与营亏有关，不可过用表散，故去薄荷。

2 王旭高医案

（1）严　冲脉隶于肝肾，女子以肝为先天。及笄之年，癸水未通，颈项虚痰累累，骨蒸晨汗，血枯肝郁现象，劳瘵之根萌也。《局方》逍遥散，为女科圣剂，大意重在肝脾二经，因郁致损。其方下云：养血以润之，指归、芍也；培土以生之，指术、草也；佐柴胡以升春生之气，令木气敷荣，即《内经》"木郁达之"之义。但久疡速效难期，必得天癸通行，病根斯拔。

逍遥散。

另天王补心丹，每朝服。

按：案语中"其方下云……即《内经》'木郁达之'之义"为王氏自注语，非《局方》原文，但确属逍遥散制方之原旨，值得重视。案语云"血枯肝郁"，将"血枯"二字排在"肝郁"之前，并着重申明：首先"养血以润之，指归、芍也"；继则"培土以生之，指术、草也"；而柴胡仅为"佐"药。再次证明逍遥散是以养血为主、舒郁为辅，而逍遥散证是先血枯而后肝郁的。《内经》云"女子二七天癸至，任脉通，太冲脉盛，月事以时下"，今患者"及笄之年"，即已年满十五岁，经仍未至，且"骨蒸晨汗"，均属血枯肝郁而生内热之象。肝郁则津液凝痰，结于肝络，令"颈项虚痰累累"，乃瘰疬痰核之疾也。此病久则骨蒸、潮热、盗汗、消瘦、食减，必成"劳瘵"大症。治法当养血舒郁以治肝，培土益气以治脾，逍遥散"重在肝脾二经"，堪当此任，故以此汤方为主。以其骨蒸晨汗，与心阴心血大伤而内生虚热亦有关系，故另以天王补心丹丸方配服。就临床所见，血虚肝郁之逍遥散证，多因心神失养而见心烦少寐、睡眠不实，天王补心丹养心清热安神，亦有助于治疗此症。

（2）秦　阴亏肝郁，营分有热，两足胫红，颈结痰核，心跳头晕。用逍遥散加味。

大生地三钱　全当归三钱　细柴胡五分　黑山栀钱半　焦白术钱半　东白芍二钱　川黄柏钱半　象贝母三钱　生甘草五分　天葵花钱半　茯神三钱　京胆星一钱

按：本案处方为柴胡、当归、白芍、白术、茯神、生甘草加余药，故云"逍遥散加味"。其病"颈结痰核"亦属瘰疬。但"两足胫红"，足胫居于下焦，与肝肾关系密切，此处肤色发红，乃肝肾阴血亏损而酿生内热之象。阴血亏虚而心神失养，故"心跳"。本证血虚阴亦亏，由此而致"肝郁""营分有热"，肝郁则津液凝聚而成痰核，营热郁久并夹痰热上熏，再加阴血亏损而不能灌注于清空，故"头晕"。方以茯神易茯苓以安神，生甘草易炙甘草以清热。此外，因阴亏内热为甚，故以大生地滋阴，黄柏、黑栀坚阴并清泄内热。伍天葵花清热解毒散结，象贝母、胆星清化痰热，共同主治"颈结痰核"。此案变化运用逍遥散，除养血、解郁、健脾外，并重在滋阴清热、化痰散结，标本兼治，大大扩展了古方的应用范围，可师可法。本案与上案，一云"阴亏肝郁"，一云"血枯肝郁"，但血液本为阴液的一部分，血枯久必然阴亏，阴亏者亦必血虚，故本案虽阴亏甚而用大生地，但亦未尝不用归、芍养血；上案虽血枯而用归、芍，但亦未尝不用天王补心丹滋阴。由此可对阴血关系以及用药规律有更深刻的理解。

（3）何　漏下淋漓不断，少腹板痛，微寒微热，口渴不欲饮。此有瘀血着于脐下。拟化瘀生新法。

小生地　当归　丹参　桃仁泥　泽泻　柴胡　延胡索　旋覆花　大黄炭（酒炒）　地鳖虫（酒浸）

复诊漏下淋漓，少腹板痛，化瘀和营，未能奏效。食少无力，微寒微热，治在肝脾，缓之调之。

柴胡　当归　丹参　茯苓　泽泻　赤芍　白术　香附　地鳖虫　山楂炭

按：本病经血"淋漓"不断，故属"漏下"之疾。其病"口渴不欲饮"，即

《金匮》谓瘀血证可见"但欲漱水不欲咽"之候。以其"少腹板痛"，即少腹板硬，不仅自觉而且按之亦有深疼痛，故云"此有瘀血着于脐下"。瘀血内阻，营卫出入不和，故时发微寒微热。瘀血阻络，新血溢出脉外，故"漏下淋漓不断"。首诊以疏肝通络法化裁，除用旋覆花、当归、桃仁外，更加丹参、延胡、地鳖虫活血逐瘀；大黄炭止血行血而不留瘀，血失必然阴伤，故加生地黄滋阴凉血兼可止血；使以柴胡疏肝，以利气血运行。诸药相伍，共成"化瘀生新"之方。但复诊"漏下淋漓，少腹板痛"并未缓解，可见单用"化瘀和营"之法并非完全符合证情。关键在于细审病情后所见"食少无力"之症。"无力"乃气血已虚，不可过用攻逐；"食少"实乃纳呆，是肝郁病进一步导致脾虚的特有征象。由此推知，"微寒微热"不仅由于内有瘀血，亦与肝郁不舒有关。故改弦更张，变疏肝通络而为舒肝解郁之法，以养血舒肝健脾之逍遥散为主，"治在肝脾"，意在缓调，既能化瘀止漏，又能补益气血而不伤正气。方以逍遥散去甘草、煨姜、薄荷，以赤芍易白芍，在此基础上加入丹参、地鳖虫、山楂炭，虽仍活血化瘀，但毕竟用药已较和缓；以其肝郁脾虚明显，故加香附、泽泻与逍遥散中白术、茯苓相伍，共奏解郁健脾、益气生血之功。此方通补兼施、标本兼治，当能取得良好疗效。读者学习此案，应仔细体会疏肝通络与舒肝解郁方法之不同，以及因证转移的运用诀窍。

3. 程门雪医案

程门雪

（1）蔡某，女，成年。

初诊：1971年9月17日。

经行腹痛，呕吐阵作，乳间结核拒痛，少腹胀满，口干烦怒，苔薄，脉弦。

寒与血交凝，郁与痰相结。治与丹栀逍遥加味。

全当归四钱，大白芍三钱，炒丹皮三钱，黑山栀一钱半，醋炒软柴胡一钱，白芥子一钱半，肉桂心一钱，炒川芎一钱半，制香附三钱，左金丸七分（包煎），制半夏三钱，淡海藻五钱，淡昆布五钱，大麦冬三钱，川郁金一钱半

二诊：

经临腹痛、呕恶乳胀，均见轻减。

再以宣郁通经、疏肝降逆法为治。

醋炒软柴胡一钱，酒洗全当归二钱，炒川芎八分，酒炒大白芍一钱半，云茯苓三钱，炒丹皮一钱半，姜汁炒黑山栀一钱半，淡吴萸五分，制香附一钱半，炒川楝子一钱半，炒延胡一钱，橘叶一钱半，橘核四钱，青陈皮各一钱半，川郁金一钱半。

原按：痛经而见烦怒、脉弦，丹栀逍遥散治之甚为妥当。因肝逆使胃失和降，故加半夏、左金丸。其中吴萸与当归、白芍、川芎、肉桂、半夏、麦冬、丹皮等为伍，是仲景温经汤的组合，用以温血通经，祛寒止痛。二方合用，清上温下，清气温血，并行不悖，上下配合，很有意义。

次诊用姜汁炒山栀和吴萸配合。山栀是丹栀逍遥散中的要药，清郁热以止痛，用姜汁炒后又有降逆止呕之功。吴萸本是温经汤中止痛和左金丸中止呕的要药。二药配合，寒热颉颃，温凉反佐，加强了止痛和止呕二方面的作用。

同时又组合了傅青主宣郁通经汤（郁金为主）和《圣惠方》金铃子散，增加其宣郁和止痛的效用。

按：此案为痛经病。首诊谓其病机为"寒与血交凝，郁与痰相结"，而主方却以丹栀逍遥加味，证明此乃肝郁化热已渐成肝热之证。以其肝郁，故少腹胀满，经行腹痛；以其肝热，热则气逆上冲，故口干烦怒而呕吐阵作。肝郁则津液凝于肝络而成痰核，故乳间结核拒痛。其苔薄、脉弦亦肝郁之象。然从用药有肉桂心推断，患者经行小腹应喜温暖，此乃下寒之象，腹痛与乳核拒痛，亦未尝不与瘀血有关，故云"寒与血交凝"。既已肝郁凝痰，故又曰"郁与痰相结"。本案未见纳呆、乏力诸象，当以邪实为主，故未用逍遥散中白术、茯苓、甘草诸品。此外，则加丹栀、左金丸清郁热；肉桂心温下寒；川芎、郁金、香附活血行气；半夏、白芥子、海藻、昆布化痰散结；麦冬益胃养阴。由于已非单纯肝郁，故用药如此。

复诊见其痛经、呕恶、乳胀均减，证明丹栀逍遥主法有效。此时更合景岳化肝煎中青陈皮、牡丹皮、山栀、白芍与王旭高疏肝理气法中香附、郁金、青皮、橘叶，以及泄肝法中吴萸、金铃子散等品，可谓四法并用，共奏"宣郁通经、疏肝降逆"之效。用药至此，与单纯肝郁病治法已相距甚远，可见逍遥散一方经过化裁变化，完全可以扩大其应用范围。

（2）乐某，男，成年。

初诊：1955 年 6 月 28 日。

少腹痞块撑胀，痛不可忍，小溲苦少。

姑从疝瘕例治，用温通苦泄法。

肉桂心五分，焦白芍一钱半，炒当归一钱半，醋炒柴胡八分，炒川楝一钱半，台乌药一钱半，盐水炒黑小茴香八分，云茯苓三钱，陈广皮一钱半，春砂壳八分，橘叶一钱半，橘核四钱，炙荔枝核五枚（打）。

二诊：

温通苦泄，尚觉合度，少腹痞块撑胀作痛较见轻减。

仍从原法出入为治。

肉桂心五分，焦白芍二钱，炒当归一钱半，醋炒柴胡八分，盐水炒黑小茴香一钱，云茯苓三钱，炒陈皮一钱半，春砂壳八分，葫芦巴一钱半，橘叶一钱半，橘核四钱，炙荔枝核五枚（打），福泽泻一钱半。

原按： 疝瘕之成，先是厥气失于疏泄，结于下腹，入经而作痛。脾气虚者则积湿而为疝肿；肾阳虚者则阴寒下胜，为寒疝、癫疝之类。本例小便苦少，已具有气聚、湿积、寒袭三因。

程老治以《卫生宝鉴》当归四逆汤为主方（当归梢、芍药、肉桂、附子、茴香、柴胡、川楝、延胡、茯苓、泽泻），配合《证治准绳》荔核散（荔枝核、大茴、小茴、木香）、《济生方》橘核丸（橘核、肉桂及一些软坚之药）等方。其治则是疏泄厥气，温经止痛，通阳气，利水湿，取得了效果。

按： 原按所谓"厥气失于疏泄"有语病。盖"厥气"者，邪气也，亦气逆之意，故"厥气"为病理名词，本即含"失于疏泄"之意，故不可再言其"失于疏泄"。《卫生宝鉴》当归四逆汤实即逍遥散加减，乃为肝郁病所设，故方中以柴胡、当归、芍药为基本药物。本病"少腹痞块撑胀，痛不可忍"，并且"小溲苦少"，乃肝气郁滞于下焦，与寒湿相结，郁久且有化热趋势。盖肝体阴而用阳，内寄相火，凡肝病在下焦者，即使基本证型为寒证，亦常内伏郁热，故此方除用肉桂、附子、茴香散寒，茯苓、泽泻除湿外，并用金铃子散解郁清热、活血止痛。笔者用此法治疗西医所谓"慢性前列腺炎""前列腺肥大"屡获良效，皆得益于以逍遥散舒肝解郁加寒热并用之品。两诊案语"温通苦泄"，即含寒热并用之意，惜未言"舒肝解郁"，以致使人不识两方乃逍遥散化裁之本意。两诊方中均用橘核、荔枝核，有"以核消核"主治疝瘕之意。其"小溲苦少"，并非小便日总量减少，而是每次小便下之不爽，常有尿意而频，以致每次尿量偏少而已，与"少腹癥块撑胀，痛不可忍"，均属肝气郁滞，气血不通之象。正因如此，用温通苦泄之法才能较快取效。

4. 笔者医案

（1）王某，男，26岁。石家庄市某大酒店职工。1998年11月11日初诊。

刘保和

患者由我院某教师介绍来诊。诉一年来排尿时尿道有热感，小便黄赤，在不排尿时，尿道内有时出现几秒钟的刺痛感，但排尿时却无此现象。腰腿痛，有憋胀不舒之感，活动后减轻，站久觉左大腿根、左腹股沟憋胀，牵左睾丸胀痛，左胯沿左大腿向下至腘窝处亦发胀，喜搓揉敲打。西医予尿培养查有金黄色葡萄球菌。已婚。从今年3月起，性交时有早泄现象，性交排精后龟头紫红，有憋胀感，精液黄稠而量少。查出乙肝小三阳已3年，但无其他症状。脉滑数，尤以左关弦滑有力。舌红边尖绛，苔中根黄厚而腻。经本市省级某医院检查为"前列腺炎"，B超示前列腺较正常人大一倍。

此肝郁化热，与下焦湿浊相结，气血运行不畅之象，予逍遥散加减。

柴胡、当归、白芍、茯苓、泽泻、车前子、川楝子、延胡索、郁金、橘核、荔枝核、黄柏各10克，白花蛇舌草、虎杖、板蓝根各15克，炙甘草6克。7剂，每日1剂，水煎服。

二诊：11月18日。

脉仍滑数有力。舌中根黄腻苔减半，舌质仍红。腰腿痛明显减轻，诉尤以从左胯至腘窝憋胀感减轻显著，觉得像血脉通了一样。尿热感亦减，尿黄与不排尿时尿道刺痛仍时发。仍有早泄及排精后诸多异常。诉近几日剑突处向胸部有气逆上冲之感。

上方加香附、陈皮各10克。7剂。

三诊：11 月 25 日。

剑突下气逆感未发，尿道内刺痛已除，仍有早泄，精液仍呈黄稠。站久左腹股沟牵左睾丸憋胀疼痛稍减。

上方加炮山甲、桃仁、川木通各 10 克。7 剂。

四诊：12 月 2 日。

早泄大减，现仅觉射精无力。站久左腹股沟牵左睾丸胀痛已减一半。射精后龟头憋胀感已减。

原方继服 14 剂。

五诊：12 月 16 日。

早泄已愈，射精亦恢复正常，龟头憋胀感消失。站久亦未发左腹股沟牵左睾丸胀痛。脉已转缓和。舌中根黄腻苔已转薄白，但舌质仍红。

嘱其以上方连服两月停药。

2001 年 4 月 8 日陪他人来看病，诉上方服后，各种症状完全消失。于 1999 年 5 月 13 日经省医科大学第二医院全面检查，不仅前列腺炎痊愈，而且乙肝小三阳亦转正常。

按：患者为大酒店厨师，平素过食酒肉及煎炒烹炸食物，而且性生活过度，致体内酿生湿热，浊邪阻滞气机，肝气郁结不舒，更与下焦湿热相合，而酿生以上诸症。拟方以逍遥散去白术、煨姜、薄荷，以解其肝郁，更加清热利湿、理气活血诸品，不仅使前列腺炎痊愈，而且乙肝小三阳亦转正常，证明此二种疾病治法有相通之处。

（2）张某，男，59 岁。河北省计委干部。2001 年 10 月 11 日初诊。

患者丙肝发病已年余，经西医治疗后，现谷丙转氨酶与直接胆红素、间接胆红素仍明显升高。今年 3～4 月住省某医院一个月，病情仍未好转。现尤以右胁肋处胀痛为甚，每至夜间睡眠时，常因疼痛而醒。夜间口干欲饮水。脉弦数有力，两关有涩象。舌暗红，中有裂纹，苔黄浊而腻。

此肝郁夹湿热毒邪阻滞气机，气血运行不畅，予逍遥散加减：柴胡、当归、白芍、白术、茯苓、桃仁、红花、郁金、香附、青皮、陈皮、延胡索、焦三仙、板蓝根、虎杖各 10 克，白花蛇舌草 15 克，炙甘草 6 克。7 剂，每日 1 剂，水煎服。

二诊：10 月 18 日。

上方服至 3 剂时，疼痛已明显减轻，但继服则疼痛又发。现尤觉饭后脘胀、嗳气，牵右胁下不舒，有气向上顶于咽部，诉有"吃饭下不去"的感觉。

上方加苍术、厚朴、苏梗、川楝子各 10 克，三棱、莪术各 6 克。7 剂。

三诊：10 月 25 日。

右胁肋痛已大减，夜间已能正常睡眠，脘胀、嗳气、气逆均减，夜间已不再饮水。舌苔浊腻已减。

原方继服 14 剂。

四诊：11 月 8 日。

前天去医院复查，谷丙转氨酶及胆红素已转正常。现仅觉食冷物后有酸水上泛，至咽部有烧灼感。

上方加吴茱萸 5 克，黄连 1 克。7 剂。

五诊：11 月 15 日。

酸水上泛及咽烧感已除，胁痛及其他诸症均未再发。

嘱其原方继服 1 个月后停药。后经随访，知肝功正常，诸症未再复发。

按：由此案可知，不论乙肝、丙肝，均可以逍遥散化裁，随症加理气活血、清热化湿解毒之品而取效。其关键在于加减用药的正确，故仍当辨证论治。

（四）心得发挥

解郁消愁汤的临床应用。

笔者在治肝第一法即疏肝理气法的"心得发挥"中，已经详论"肝气病与肝郁病在病因、病机、诊断、治疗方面的不同"，读者应参阅。由于肝郁患者来源于体质的血虚，血虚而肝虚，军旅后勤供应不足，"将军之官"于是胆怯而气馁，不仅不能勇敢面对不良外界环境和情志刺激，反而缺乏斗志、情绪低落而难过、委屈、悲愁。受"肝气郁结"影响的首先就是脾胃，以"木不疏土"，脾胃呆钝而不能运化，表现为毫无食欲的"纳呆"；其次即因气血生化无源而血虚更甚，血不养心、心神不安而少寐、睡眠不实、时睡时醒，甚则彻夜不眠。评剧《刘巧儿》中巧儿有两句台词，就是对这种状态的最佳描述："饭到口难往下咽""睡梦里心神不安"。总之，肝郁病的三大主症就是悲愁、纳呆、少寐。对此治疗以逍遥散养血解郁、健脾安神固然有效，笔者在该方的基础上进行加味，拟定"解郁消愁汤"，其效则大大超过逍遥散原方。临床凡见此三大主症，不论任何疾病，一概有效。

解郁消愁汤由柴胡、当归、白芍、白术、茯苓、炒枣仁、远志、香附、陈皮、半夏、焦三仙各 10 克，生龙牡各 30 克（先煎），薄荷、炙甘草各 6 克，生姜 3 片组成。方中除用生姜代替煨姜外，逍遥散原方药物全部留用，并加陈皮、半夏、香附、焦三仙理气解郁以助运化，枣仁、远志、生龙牡安神定志以助睡眠，于是肝郁之悲愁、脾虚之纳呆、心神不安之少寐均可治愈。在此基础上的一切疾病，由于具有血虚、肝郁、脾虚而心神失养的共同病机，用此均可如矢中的，迎刃而解。

现举笔者医案如下：

1.李某，女，46 岁。石家庄市中诺药业职工。2004 年 12 月 4 日初诊。

近两月以来全身皮肤瘙痒难忍，以四肢及胸腹背部明显，脱衣后瘙痒尤甚，可见条条搔抓后的血痂痕迹。喜凉爽，喜食凉拌菜，但不喜吃水果。有时心慌，喜静恶动，尤以体力劳动及生气后心慌明显。听到大声叫嚷后也会心慌。心情悲观，有失落感，诉有"活着没意思"的感觉，常常恐惧不安。难入睡，睡后易醒，时睡时醒，做噩梦多，诉第二天回忆起来都觉害怕。不知饥，没有食欲。大便 3～4 天 1 次，便干如球。夜间及晨起咽干。近 5 年来月经量渐少，但经期正常。脉浮弦无力而偏数。舌淡红，中有裂纹，苔薄白腻。

予解郁消愁汤加制何首乌、生地黄、阿胶（烊化）各 10 克，乌梅 15 克。7 剂，每日 1 剂，水煎服。

二诊：12 月 11 日。

药后效果明显，瘙痒感已减 8～9 成。已知饥，纳食正常。已能正常入睡，睡后可至天明才醒，但仍有噩梦。白天仍时有心慌，怕听到大的响动。便已成条，仍干。夜、晨咽干已减。

上方加党参、石菖蒲各 10 克。14 剂。

三诊：12 月 25 日。

瘙痒完全消失，除有时仍做噩梦外，余症均已消失。

嘱其原方继服 14 剂停药。后于 2005 年 10 月 9 日带他人来看病，诉瘙痒病一直未发。

按：患者具有解郁消愁汤证的三大典型主症，而经量渐少、心悸、晨晚咽干、便干，则证明不仅血虚，阴液亦虚，故首诊以解郁消愁汤合王氏补肝阴法之地黄、乌梅，更加制首乌养血息风，服后瘙痒即减 8～9 成。但二诊仍有心悸，夜有噩梦，为心胆气虚之象，上方加党参、石菖蒲，乃合《千金》安神定志丸法，果然取得全效，瘙痒未再复发。

2. 张某，女，33 岁。住石家庄市电大街。2006 年 9 月 14 日初诊。

从 4 月 17 日引产后，至今未来月经。有子 9 岁。以前月经一直正常。心情悲观，尤以阵发汗出明显，当汗出时全身觉热，面色发红，而且特别是在发愁时立即全身汗出，汗出时喜凉爽。虽全身阵发烘热，但两足却凉。头晕，视物眼睛疲累，不愿睁眼。两肩酸痛。低头与后仰时，觉颈筋板滞拘紧。纳差，不欲进食。夜难入寐且易醒。脉浮弦偏数，重按弦细而数。舌红，苔薄白腻。

予解郁消愁汤加牡丹皮、焦山栀、合欢花、合欢皮、夜交藤、郁金各 10 克。7 剂。

二诊：9 月 21 日。

上方服 5 剂后，月经即至，现仍有经血，量亦与以前一样正常，且汗出已明显减少，但仍有阵发烘热，面红而足冷。已知饥欲食。颈肩酸痛板滞已减。

原方继服 7 剂。

三诊：9 月 28 日。

经行共 6 天，前 3 天量较多，经量正常。阵发烘热汗出已止。两足亦温。除两肩仍有不舒外，余症均除。

嘱其原方继服 14 剂停药。后知其月经一直正常。

按：此由引产失血过多，血虚而致肝郁以致出现闭经，并见解郁消愁汤证的三大主症。所不同者，是阵发烘热汗出明显且两足发冷，证明肝郁久已成肝热，阳热上冲，故烘热汗出；阳升于上而不达于下，故足冷。因此必须加用牡丹皮、焦栀、郁金等清肝热之品，方可取效。药后果然经至，汗出亦减。但血虚已久，郁热仍盛，故二诊仍遗烘热足冷之症，且血不养筋，颈肩酸痛板滞亦未全除。继予原方，终于诸症痊愈。

3.徐某，男，36 岁。浙江温州来石商人。1998 年 5 月 2 日初诊。

患前列腺炎已两年，等尿、尿不净。有时尿道口溢出白黏液体。纳差，寐不实，有悲愁感。当命门处腰酸痛，晨起及躺卧可减，弯腰干活儿则加重。性欲减退已半年。近两月来又发晨起打喷嚏、流清涕，西医诊为"过敏性鼻炎"。脉浮弦，两尺无力。舌淡红，苔薄白。

此肝郁兼有肾虚，拟解郁消愁汤加杜仲、川断、桑寄生、枸杞子、菟丝子、沙苑子各 10 克。7 剂，每日 1 剂，水煎服。

二诊：5 月 9 日。

等尿、尿不净、腰痛均减，尿道口未再出黏液。睡眠已正常，食欲稍好。性欲稍增。诉排尿后龟头有胀感。晨起仍有喷嚏、流涕。

上方加鹿角胶 10 克（烊化）。原方 14 剂。

三诊：8 月 18 日。

上方服后诸症已愈，性欲已转正常。但近半月性欲又有减退，且龟头处发痒，以手按之痒可减轻。近一月来咽干，有时觉咽中有痰，黏滞而咯吐不爽。

上方加熟地黄 30 克，牛蒡子、浙贝母、射干各 10 克。7 剂。

四诊：8 月 25 日。

性欲转正常，龟头痒已除。咽部黏滞不爽感已减大半。

原方 14 剂。药后诸症痊愈，未再复发。

按：患者为温州商人，因经商不顺利，近三年来心情抑郁，原来着急，后则转为忧愁。由于出现解郁消愁汤证三大主症，故以此汤加味而效。首诊见其腰痛而休息可减，证明兼有肾虚，故用杜仲、川断、桑寄生、枸杞子、菟丝子、沙苑子加入方中，笔者称其为"平补六味"，可补肾阴阳两虚。用后不仅腰痛、性欲减退好转，过敏性鼻炎亦效。三诊加入鹿角胶，是增其补肾之力，以尿后龟头反胀，属虚故也。上方服后本已痊愈，但病本肝郁，乃情志间病，故极易复发。再诊龟头处发痒，按之可减，证明肾虚本证仍在，故再加熟地黄；以其咽滞不爽，以笔者验方"利咽灵"，即牛蒡子、浙贝母、射干加入其中，诸症皆愈。总之无论出现何种兼症，只要解郁消愁汤证三大主症在，即必须以本方为基础施治，此乃一定之规，不可变易。

4.刘某，男，24岁。河北省宁晋县供销社职工。1991年3月3日初诊。

本日笔者带学生在石家庄火车站附近开展"学雷锋"义诊活动。患者欲购票登车去济南治病，见有义诊，故来咨询。诉结婚已3年，其妻仍然未孕。去医院诊治，证明其妻一切正常，疾病在其本人，曾去北京某医院服中药120剂不愈，最近闻知济南某医院擅治此病，故欲登车前往。笔者询其具体病情，诉婚前有手淫史，婚后性生活时阴茎虽有勃起，却很快疲软，有时觉已射精，却无精液射出，但又常有遗精。白天小便频数，一小时要排尿两次以上，感觉有尿即憋不住，否则就要遗尿。夜尿2～3次。纳呆，悲愁，夜寐不实，时睡时醒，梦多。睡一夜仍感疲累，晨起头痛，恶心，要吐出少许黏痰。平时两膝以下发凉，冬日尤甚。脉浮弦而尺弱。舌淡红，苔薄白。

此为肝郁而肾阳亏虚。方拟解郁消愁汤加补骨脂、川断、桑寄生、巴戟天各10克，肉桂6克。7剂，每日1剂，水煎服。

二诊：3月20日。

患者服上方7剂后，又自行继服至今。诉白天已能控制小便，上、下午共小便4～5次。夜尿1～2次。阴茎勃起时间较长，但仍有不射精之感。

上方加淫羊藿10克。7剂。

三诊：3月27日。

阴茎勃起续见好转，但仍无精液射出。

上方加仙茅10克。7剂。

四诊：4月3日。

阴茎已能正常勃起，性交可正常进行，且已能有少许精液射出。膝以下已不觉凉了。悲愁、纳呆、寐不实三症已除。晨起头已不痛，但仍有少许恶心，咳吐黏痰。望其舌已转红，苔根薄黄腻。

上方加竹茹10克，黄柏6克。7剂。

五诊：4月10日。

性交及射精已正常，晨起恶心及吐痰消失。

嘱其以原方继服至其妻怀孕。

患者于 1993 年 6 月 19 日来诉，上方继服 24 剂后，知其妻已怀孕，故停药。后其妻顺产一女婴，现性生活一切正常。

按：患者婚前有手淫史，目前白天尿频，膝以下觉冷，显然肾阳已受戕丧，导致婚后阴茎勃起不坚，即使射精，亦无精液射出，而致其妻不孕。由于其出现解郁消愁汤证三大主症，故首诊即以解郁消愁汤加温壮肾阳之品，二、三诊又加淫羊藿、仙茅，至四诊性生活即已正常，已能射精。但晨起恶心吐痰，且舌红、苔根薄黄腻，恐其上下焦酿生内热，故更增竹茹清肺胃化痰、黄柏清相火坚阴，与原方药物温凉相济，终于获得全效。

四、搜肝

（一）原文

一法曰：搜肝。外此有搜肝一法。凡人必先有内风而后外风，亦有外风引动内风者。故肝风门中，每多夹杂，则搜风之药，亦当引用也，如天麻、羌活、独活、薄荷、蔓荆子、防风、荆芥、僵蚕、蚕蜕、白附子。

（二）讲解

此治肝第二十六法。《夜话录》文至第二十五法"散肝"止，已将"肝气""肝风""肝火"全部讲述完毕。盖此三病皆属内伤，即使第十三法"暖土以御寒风"法所治"头重眩苦极，不知食味"，其实亦是内伤土虚而致木动风摇之证。由此可见，学习《夜话录》还是不要将原著前后次序打乱为好。有书将"散肝"法置于"肝气"病之后，结果使人分不清什么是"肝气"，什么是"肝郁"；有书将此"搜肝"法置于"肝风"病之后，结果使人分不清什么是"内伤"，什么是"外感"，完全违背了作者的原意。所以，读古人书，还是要尊重原著为好，有不同意见，可附加说明，千万不要对原著擅加更改，否则自作聪明，反而贻笑大方。

本法意在说明：第一，外风与内风是两种截然不同的病证，对其症状和治法应当严格分清，不可混淆；第二，临床确有内外风相兼之病，此时更应分清是先有内风后有外风，还是外风引动内风，其标本不同，治法亦异；第三，出现内外风相兼之证，当根据具体病情，除参照此前治疗"肝风"诸法以外，尚可选用天麻、羌活、独活、薄荷、蔓荆子、防风、荆芥、僵蚕、蚕蜕、白附子等品，以散其外风。从所选药物看，天麻在"养肝"法中曾用；薄荷在"散肝"法中逍遥散方中亦用；羌活在"泻肝"法中"泻青丸"方中亦用，可见，风药中的某些药物其实是内外风均可兼用的。再如防风、羌活、独活，在李东垣升阳益胃汤中乃重要药物，亦并非作散风药用，实际仍属舒肝升阳之品。王氏此法中有"蚕蜕"一味，载于李时珍《本草纲目》，谓其甘平无毒，乃"老蚕眠起所蜕皮""治目中翳障及疳疮"，现《中药大辞典》谓其"治崩漏、带下、痢疾、吐血、衄血、便血、牙疳、口疮、喉风、目翳"，诸症均并非必由外风所起。本品药店无货，可以蝉蜕代之，而蝉蜕与僵蚕并为升降散方中主药，内伤与外感之属郁热者，皆可选用，则此蚕蜕与僵蚕亦均非外风之专用品。但必须明确，王氏在此所选诸品，毕竟以辛散发表者居多，临床上亦确实在外风病证中多用，内伤"肝风"一病，多由阴虚阳亢而风扰，或血虚不荣而风动，则上述辛散之品应当慎用。即使必用，亦当伍于育阴或养血方中为妥。

如何区别内风与外风，是临床中一大难点。笔者认为，主要从病史和初发病情判断为佳。如此人平素阴虚阳亢或血虚不荣，有明显情志内伤病史，逐渐发生诸种风扰、风动之象，则多为内风；反之，无明显情志内伤，亦无长期阴虚阳亢及血虚不荣病史，而近期内却有外感征象，如恶风寒、发热、鼻塞、流涕、头目眩晕而痛，尤以颈项牵背不舒，肌肉骨节疼痛，则多为外风。明其内外风主症，则内外风可分。如病人上述内外风症状相兼出现，则为"先有内风而后外风"或"外风引动内风"者，当细审病情，查其何者在先，何者为甚，标本缓急成竹在胸，再予施治，自可取效彰彰。

（三）医案印证

1. 叶天士医案

叶天士

五旬外不得安闲，凡恼怒烦动，多主五志之阳上举，而肝胆相火为甚。几年前制壮水之剂加磁石、龟甲之沉潜，乃乙癸同治之义。今年暴暖多风，风热上搏，清窍为蒙，湿热蒸为脓水。此为客邪乘本体之虚。治标宜轻扬以清上，静坐宅中，可以向安。

连翘　赤芍药　草决明　羚羊角　薄荷梗　黄芩　山栀皮　荷叶梗

饭后服。

（选自《叶氏医案存真》）

按：患者年已 50 多岁，经常烦劳、恼怒，以致五志之火上炎。烦劳、恼怒最易伤肝、伤胆，故云肝胆相火上炎尤甚。木火上炎则下汲肾水而呈阴虚阳亢、风阳上扰之势。几年前即已发病，曾以壮水之剂加金石介类如磁石、龟甲之属沉降潜镇，此为乙木与癸水同治。今年发病，表现为"清窍为蒙，湿热蒸为脓水"，却未明言所谓"清窍"为何者，亦未言何窍出脓水，但从头部五官七窍分析，目、舌、口、鼻、耳中，当以耳窍最易发生此类疾病。耳窍被蒙，则有堵闷失聪之感；湿热上蒸，则耳窍可溢出脓水。凡肝胆火盛及风热上搏者，多见此症。恰逢今年暴暖多风，风热上搏，为客邪、为新感，与素体阴虚阳亢相合，病情更为增重。当务之急不在根治旧恙，而在驱除新邪，故云"治标宜轻扬以清上"，药如薄荷梗、荷叶梗散风清热除湿便是。但亦未尝不顾其本。联系王氏治肝诸法，其中羚羊角、山栀皮、黄芩、连翘乃清肝法主药；羚羊角、草决明乃凉肝法主药，赤芍清热凉血活血，亦具凉肝法主药牡丹皮之意。可见此仍属标本兼治法。然重在清肝以泻火，凉肝以息风，并无壮水滋阴之品，证明治其邪实为主，乃因其不仅"先有内风而后外风"，而且"亦有外风引动内风"也。

王旭高

2. 王旭高医案

（1）钱　外风引动内风，头偏右痛，不能着枕。用青空膏。

羌活　柴胡　防风　川连（酒炒）　甘菊　焦山栀　黄芩　桑叶

丝瓜络　钩钩

按："青空膏"即"清空膏"，载于李东垣所著《兰室秘藏·卷中·头痛门》，由川芎、柴胡、黄连、防风、羌活、炙甘草、黄芩组成，诸药共为细末，每服两钱，于盏内入茶少许，汤调如膏，抹在口内，临卧，少用白水送下，谓"治偏正头痛年深不愈者。善疗风湿热上壅损目及脑痛不止"。本案选用方中羌活、柴胡、黄连、防风、黄芩五味，以散风清热，重在治其外风，而另有桑叶、甘菊、焦山栀、钩钩则为王旭高治疗内风常用之品，此外，用丝瓜络通经活络。外感头痛多由风邪引起，病在肺卫，故以偏右头痛为多见，以肺气从右而降也。今邪阻而肺气难从右降，经气痹阻，故头右偏痛。可见本方以清空膏为主化裁，意在散其外风为主，兼顾内风。

（2）某　军事倥偬，劳心劳力，眠食无暇，感冒风邪，引动内风，犯胃凌上，半边头痛，呕吐黄水。拟去外风以熄内风，兼和胃气而化痰湿。

荆芥　秦艽　防风　天麻　石决明　陈皮　茯苓　白芷　甘菊　钩钩　半夏　竹茹　白蔻仁

按： 此明言"感冒风邪，引动内风"，且治法亦为"去外风以熄内风"，故本案应属搜肝方法无疑。此患者奔忙于军务，"劳心劳力，眠食无暇"，本为内伤，言其原有"内风"，即肝风夹痰之类，所谓"风痰"是也。今因感冒风邪，外风引动内风，故"半边头痛"，以肝胆之疾多发于身之侧面也。而且引动风痰上逆，犯胃则呕吐黄水。黄水乃胆液上泛，味必兼苦。主方虽以荆芥、秦艽、防风、白芷、甘菊去外风为主，但亦必配石决明、钩钩伍以甘菊、天麻兼息内风。此外，即配伍温胆汤中陈皮、半夏、茯苓、竹茹加白蔻仁清胆和胃、降逆化痰，如此则标本兼治，诸恙可愈。

（3）诸　外风引动内风，头两边及巅顶俱痛，咳嗽，舌苔白，身热，能食知味，病在上焦。古方治头痛都用风药，以高巅之上惟风可到也。

荆芥二钱　川芎八分（酒炒）　杏仁三钱　防风钱半　甘菊花一钱　淡芩钱半（酒炒）　枳壳一钱　羌活钱半　藁本一钱

上药研粗末，外加松萝茶叶三钱，分三服，开水泡服。另细辛三分，雄黄一分，研末，搐鼻取嚏。

按： 此又明言"外风引动内风"。头两边为肝、胆经脉循行所过之处，颠顶乃足厥阴肝经直达之处，既言内风由外风所引动，则患者平素其实即应有头两边及颠顶痛旧恙，今乃因外风触发而已。何以知其有外风触发，由其咳嗽、身热可知也。此乃病在肺卫肌表之象。苔白而能食知味，病尚在表，并未入里也。本病头痛为主，故重用风药以解外，采取菊花茶调散及羌活胜湿汤意，汤方有川芎、荆芥、防风、菊花、羌活、藁本，并合茶叶泡服，另有细辛研末搐鼻，即属此法。此外，为治其肝胆内风旧恙，并在汤方中用黄芩清肝胆之热，伍以杏仁、枳壳宣肺利气，有清金制木之意。搐鼻方中另有雄黄，除有散风功能外，李时珍谓其"入肝经气分"；王好古谓其"搜肝气，泻肝风"。且《博济方》即载有"至灵散"一方，治偏头痛，以雄黄、细辛等分，研令细，每用一字已下，左边疼吹入右鼻，右边疼吹入左鼻。王氏此案此法，当本乎此。

程门雪

3. 程门雪医案

范某，女，老年。

初诊：1943 年 9 月 15 日。

类中已久，肢麻舌蹇（笔者按："蹇"字乃误写，应改为"謇"，下同），举动不便。迩来汗出形寒，身热，胸中懊憹，苔黄腻厚，脉滑数。

痰热内阻，经隧不得宣通，荣卫不和。痼疾难除，姑以和解风痰为治。

大白芍一钱（桂枝一分煎水炒），茯苓神各三钱，广郁金一钱半，黑山栀一钱，竹沥半夏一钱半，薄橘红一钱，枳实八分炒竹茹一钱半，川象贝各三钱，炒杭菊一钱半，嫩桑枝三钱。

二诊：

类中已久，舌蹇艰言，肢麻不便举动。形寒身热，有汗不解，咳嗽痰多，胸中懊憹，难以名状。

再进步以阳旦合温胆、指迷茯苓为治。

白芍一钱半（桂枝二分同炒），酒炒黄芩八分，制半夏一钱半，抱茯神三钱，橘红一钱，枳实八分炒竹茹一钱半，广郁金一钱半，黑山栀皮一钱，杏仁三钱，清炙枇杷叶三钱（去毛包煎），指迷茯苓丸四钱（包煎）。

三诊：

寒热退，懊憹亦减。头胀痛、咳嗽痰多、舌蹇肢强如故。

再以泄风阳、化痰通络为治。

生石决八钱（先煎），煨天麻八分，炒杭菊二钱，竹沥半夏二钱，橘红一钱，枳实八分炒竹茹一钱半，广郁金一钱半，杏仁三钱，象贝三钱，钩钩三钱（后下），指迷茯苓丸四钱（包煎）。

四诊：

眩厥又发，较前为轻，舌蹇艰言，右肢麻木。

痰壅于中，肝阳鼓动，逆行于上，再用泄肝、潜阳、化痰。

九孔石决八钱（先煎），左牡蛎八钱（先煎），煨天麻八分，炒杭菊二钱，抱茯神三钱，竹沥半夏二钱，薄橘红一钱，白蒺藜三钱，枳实八分炒竹茹一钱半，炒枣仁三钱，制胆星五分，广郁金一钱半，嫩钩钩三钱（后下），嫩桑枝三钱，指迷茯苓丸四钱（包煎）。

五诊：

大便不爽，胸中懊侬，苔厚腻，脉滑数，肢麻舌蹇。

肝火痰热留恋不清，再以清肝、化痰、安神法。

九孔石决八钱（先煎），龙胆草五分，炒杭菊二钱，白蒺藜三钱，茯神三钱，枣仁三钱，竹沥半夏三钱，枳实一钱炒竹茹三钱，盐水橘红一钱，瓜蒌霜三钱，陈胆星八分，嫩钩钩三钱（后下），指迷茯苓丸四钱（包煎）

六诊：

厥发渐短，次数亦少。大便不爽，心中懊侬略轻，舌蹇肢麻如故。苔腻大化，脉滑不静。

再用熄风潜阳、安神化痰。须防复发，安静慎养为要。

九孔石决八钱（先煎），生左牡蛎八钱（先煎），辰茯神三钱，酸枣仁三钱，天花粉三钱，生白芍二钱，枳实一钱炒竹茹三钱，竹沥半夏三钱，盐水橘红一钱，瓜蒌霜三钱，炒杭菊二钱，干桑叶二钱，嫩钩钩三钱（后下），指迷茯苓丸四钱（包煎）。

原按：内风类中之人，气火必盛，腠理为之开发，易于感受外邪，所以程老有"内风招致外风"之说。本例初诊、二诊用了阳旦汤，也可说是小型的《千金》小续命汤之意。外风已解之后，即致力于内风之治，而且用了诸多泄化痰热之药，如温胆汤、导痰汤、贝母瓜蒌散等方。其中安心神以静君火，通腑气以泄痰热，也是重要的治法。

内风、外风的辨证，新邪、痼疾的处理，先后分明，层次井然。

按：研究本案应与此前讲述王氏息风和阳法时所引程氏案（2）沈某案相对照。沈某案纯属内风类中，所言诸症均属内风之袭扰，并无外风可言。本案却言"类中已久"，但症见"汗出形寒，身热"之外证，初诊虽已认识到与外风有关，但所用桂枝仅一分，显然不足以解外；再诊加至桂枝二分，并伍以黄芩与原方之白芍相合，以成阳旦汤法，则三诊始见"寒热退"。可见，取效的关键在于对外证之有无，以及外风之多少的判断。本案因有外证，且此前已有"类中"，故可曰"先有内风而后外风"。沈某案毫无外证可见，应确属单纯内风无疑。此外，还应注意到，本案解外并未选用王旭高所谓诸种"搜风"之品，而是选用阳旦汤，三诊以后所用天麻、菊花乃平息内风，可见，王氏所言搜风诸品，不过是举例而言，临床当根据病情扩展范围选用，举凡解外散风之品，均可认为属此类别。

4. 笔者医案

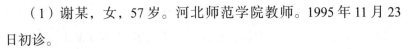

刘保和

（1）谢某，女，57 岁。河北师范学院教师。1995 年 11 月 23 日初诊。

西医诊其患有脑动脉硬化症，至今已 10 余年。此外，7 ～ 8 年前曾患肾盂肾炎，出现尿热、尿涩痛、尿血、尿不净等症状。现难入睡且易醒，常觉上半身热而下半身冷。有时阵发烘热汗出，当烘热发作时常兼咽痛。右胁肋下难受，常欲用手向里推按，牵后背有烧热感。手心亦热。眼睛视物昏花，有飞蚊症。转动头部时觉头颈部有响动，时发左眼上眼皮跳动，头晕目眩。自幼即常便秘，现无便意，常 10 日以上才大便一次。诉 10 年前在河北省宣化市工作，长期受寒，而转至石家庄市工作后，又受到潮湿影响。现每逢阴天、大雾天、雨天之前即觉全身酸困沉重不舒，伴有胸闷憋气感，心悸。当阴天时觉左胁肋下憋闷，夜间躺卧时觉腘窝部酸困紧束感可直达于前阴部位。此时必要他人按其大腿，如得嗳气则酸困可减。右眼眶至发际常阵发疼痛。以上诸阴天发病之症，自服速效感冒胶囊一类药物均可得以缓解。脉沉弦稍数。舌暗红苔中根白腻。

此素有阴血亏虚而内热阳亢、虚风上扰，而又兼风湿之邪郁而不解，阻滞气血运行，病情复杂。因其先有内风而后外风入侵，当先治标以解其外，方以大秦艽汤。

秦艽、白术、生石膏、茯苓、当归、白芍、熟地黄各 6 克，羌活、防风、独活、炙甘草各 4 克，白芷、川芎、黄芩各 3 克，细辛 1 克。7 剂，每日 1 剂，水煎服。

二诊：12 月 7 日。

上方患者自服 14 剂，诉效果良好。身上酸困乏力之感已大减，能抵抗外界的寒冷气候了。入睡已转正常，但凌晨 3 时必早醒，一夜可睡 5 小时。便秘已好转，每天可有便意，每日 1 次大便，且不干了。烘热汗出之感可减一半。再予原方 14 剂。

三诊：12 月 21 日。

阴天各种难受不适之感已消失。烘热汗出已除。现仍心悸，夜难入睡，左上眼皮仍跳动不安，并伴头晕目眩。

改用养血息风方法。

生熟地黄各 15 克，当归、白芍、炒枣仁、远志、制何首乌、防风、秦艽、木瓜、夜交藤各 10 克，生牡蛎 15 克（先煎），川芎、炙甘草各 6 克。14 剂。

四诊：1996 年 1 月 4 日。

上述诸症以及右胁肋下牵背难受、视物昏花、飞蚊诸症均除。

继予原方配丸药一料，连服 3 个月，诸症未再发。

按：患者素体血虚，故其自幼即患便秘且无便意。后因患肾盂肾炎而尿血，血虚更甚。诸如脑动脉硬化以及失眠、胁背难受、视物昏花、眼皮跳动等症均与此有关。在此基础上，又因感受风寒湿邪，周身酸困，胸闷憋气而心悸，胭窝紧束感直达前阴，眼眶至发际疼痛等均与阴雨天气有关，则证明乃"先有内风而后外风"，故治疗先以大秦艽汤以解外，外解后，继以补肝汤法化裁，选用王氏养肝、滋肝、补肝以及息风之品，终获全效。可见，对内、外风相兼发病之证，应辨清标本缓急，依次施治。

（2）孟某，男，17 岁。住石家庄市赵县。1998 年 3 月 15 日初诊。

患者于 5 年前在玩耍时前额偏右侧被碰伤，去医院缝合了 5 针，后此处又发炎，至今仍留有疤痕。两年前又因感冒，继发头晕、头痛至今。开始时在太阳穴，后延及头顶两侧疼痛，呈跳痛，每天均痛，以致难以正常学习。当低头时疼痛加重，晨起疼痛明显，按之更甚，不按亦痛。头痛时遇凉风吹似可减轻。晨起口干严重，已一年以上。心烦，害怕在人多嘈杂处停留。其家长诉：患者在睡眠时常出现"哼哼"声。脉弦涩偏数。舌边尖红苔薄腻。

此由外伤留瘀所致，以血府逐瘀汤加味治疗：当归、生地黄、桃仁、红花、赤芍、枳壳、柴胡、桔梗、怀牛膝、全蝎、䗪虫各 6 克，蜈蚣两条，川芎、炙甘草各 4 克，地龙 10 克。7 剂，每日 1 剂，水煎服。

二诊：3 月 22 日。

上方服后疼痛不减，且有两天晨起更发鼻衄。从早晨起床后至早饭后 8～9 点，一直严重疼痛，不敢触摸，按之更痛。细审其症，仍心烦、口干、喜冷风吹。

此乃热象，改用血府逐瘀汤去桔梗、川芎加清热养阴散风之品：当归、桃仁、红花、赤芍、枳壳、柴胡、怀牛膝、黄芩、麦冬、玄参、蝉蜕、僵蚕各 6 克，生地黄 10 克，炙甘草 4 克。4 剂。

三诊：3 月 26 日。

疼痛已减大半，头晕减 4～5 成。未再出现鼻衄。口干减，晨起仍有咽干。目前以头胀明显，仍心烦，爱发脾气。

上方加夏枯草、钩藤各 10 克。7 剂。

四诊：4 月 2 日。

疼痛基本消失，仍有一些眩晕。目前以头顶胀感明显，仍诉遇凉风吹舒服。

上方加菊花 10 克，羚羊角粉 2 克（分冲）。7 剂。

五诊：4 月 9 日。

上方服后头痛、头晕均已消失，咽干、心烦诸症亦除。

嘱其原方继服 14 剂停药。其后病未复发。

按：此患者头痛确由外伤瘀血所导致，故发则晨起为甚，并呈跳痛，按之加重。但却明显发生于一次感冒之后，则与外感风邪诱发有关。首诊以血府逐瘀汤加蝎、蜈、地龙、䗪虫诸品搜剔络脉中瘀血，于理尚通，但病情却不稍减。细审其伴有一系列由瘀血化热而致阴伤内热之象，遂去掉以上温热窜扰之风药，改用黄芩、麦冬、玄参、蝉蜕、僵蚕清热养阴、凉散风邪，疼痛随之大减。三诊见其头胀明显，且心烦仍甚，此乃肝阳化风之象，继予夏枯草、钩藤，四诊更加菊花、羚羊角粉，重在清泄肝阳肝风，终于取得明显疗效。由此可见，虽然驱散风邪相同，但用药之凉、温则应斟酌。其蝎、蜈诸品辛燥温热走窜，与阴虚内热者不宜，故置换为蝉蜕、僵蚕、夏枯草、钩藤、菊花等品，取效果佳。

此外，病由外风而诱发，治后外风得解，头痛大减，而素羔阴虚内热所致之肝阳、肝风属内风者未除，故头晕、头胀仍然明显，继予夏枯草、钩藤、菊花、羚羊角诸品，于活血化瘀中兼顾内风，从本施治，方使疾病彻底治愈。

（四）心得发挥

搜肝搜风法治疗高血压病的临床体会。

高血压病除血压升高外，常有头目眩晕之症，目前多数中医认为属于内风之肝阳上亢，习惯应用滋阴潜阳、平肝息风之法。笔者认为，从中医辨证论治角度看问题，上述治法并不全面。笔者即常用搜风法治疗高血压病，兹举病案如下。

1.周某，女，66岁。河北省巨鹿县农民。1992年12月11日初诊。

患者常发脑后疼痛，已十余年，发时并伴头晕、面红甚，遇阴雨天则周身沉困，头目昏蒙不清。患高血压病已6年，凡西药降压药几乎都服用过，现血压仍为155/95mmHg。4天前，天下大雾，下午即连续腹泻6次，继发脑后痛、两太阳穴及前额亦痛，气短，乏力，眩晕。今天虽然泻止，但余症依然。胸闷，不欲饮，有痰易于咳出。鼻孔出气觉热，但体温却35.8℃，周身均觉沉困疼痛，尤以肩背为甚，并喜热熨。觉得身上很"累"。口苦，晨醒后咽干。脉大数而有力，沉取弦紧，关尺尤甚，两寸稍弱。舌深红，苔薄白。

此风寒湿邪郁久化热，全身气机不畅，予九味羌活汤。

羌活、防风、苍术、白芷、川芎各6克，黄芩、生地黄各10克，炙甘草5克，细辛3克，生姜3片。7剂，每日1剂，水煎服。

二诊：12月18日。

上方服后诸症均除，并诉原来每1～2小时必须小便一次，憋不住尿，现在可以一上午仅尿一次了。原来胸闷憋气明显，现胸中畅快，可以正常干家务活了。头痛、咳痰、口苦、咽干、身痛诸症均除。血压140/85mmHg。

原方7剂继服。

患者随后未再来诊。2003年3月18日又来就诊，诉上方服后头痛即未再发。血压基本正常。但近一月来又发头昏眩，视物旋转，严重时不辨东南西北，口干苦，腹中当脐上及左右有热感，时恶心，欲吐而不出，肩背痛，周身觉疲累甚。再予上述九味羌活汤 3 剂，服后诸症又除。但此症终未痊愈，后阴天如发身困疼痛，即自服此方，7 剂内即可缓解。患者为农民，因经济条件所限，往往稍见病情缓解即不再服药，且湿邪伤人，亦确黏滞难除，致病未痊愈。但由此例亦可得知，九味羌活汤对高血压病具如上特点者，有较好疗效。

2. 段某，女，73 岁。四川省古蔺人，现住石家庄。2000 年 7 月 13 日初诊。

患者于今年阴历正月初八突发右半身不遂，右上肢麻木，抬举无力，并伴肩、肘疼痛，右手无力，不能握物，有轻度面瘫，言语尚可。去医院诊治，西医诊为"脑血栓形成"，经针、药并治，病情依然。平时血压 170/90mmHg，现服降压药，血压为 130/90mmHg。上述诸症每逢阴天加重。怕风吹，风吹则头晕。虽全身怕冷，却又喜食凉物，口苦、咽干。两肋弓下尤以左侧压痛明显，但右胁肋敲击则觉疼痛。两下肢有浮肿（++），按之凹陷不起，右甚于左，当阴雨天肿甚。诉幼年约 7～8 岁时曾患肾炎，后治愈。脉沉弦而紧。舌深红，苔黄腻。

此乃风寒湿邪郁久化热，阻滞气机，络脉瘀阻，嘱其停用降压药，并予九味羌活汤加味治疗。

羌活、防风、苍术、川芎、白芷、黄芩、生地黄、当归、秦艽、丹参、赤芍、天麻、全蝎各 6 克，党参、鸡血藤、地龙各 10 克，蜈蚣 3 条，细辛 2 克。7 剂，每日 1 剂，水煎服。

二诊：7 月 20 日。

血压 130/80mmHg，口已不苦，咽已不干。原不能翻身，现能自己翻身了。药后右手足发痒、发红，右上肢仍麻木，洗脸擦面部时右上肢觉麻，不擦则觉木。纳食尚可。

上方加海桐皮、茯苓各 10 克，桃仁、红花、白术、防己各 6 克。7 剂。

三诊：7 月 27 日。

右臂已能上抬，疼痛已减。麻减，木未减。右手有些力量了，原来不能用手拧手巾，现在可以拧了，但拧不干。原手指不能捏拿住花生，现不仅能拿，而且可以剥开花生了。走路较前也快了些。下肢浮肿已减为（+）。但阴天时仍觉手足僵硬而木。

上方加黄芪 15 克，独活 6 克。7 剂。

四诊：8 月 3 日。

右下肢行走已更加有力，手足僵木感已减，苔黄腻已除。

原方 7 剂。

五诊：8 月 24 日。

上方患者自服 21 剂。诉上下肢均觉松软灵活，可自然行走、抬举、持物了，只是面部仍有木感。下肢浮肿已除。血压 130/80mmHg。

嘱其原方继服 30 剂。后患者来诉，现行走、持物已如常人，血压未再升高。

3. 王某，男，45 岁。河北省河间市人。1995 年 11 月 2 日初诊。

患者查患高血压病已 3 年，现虽服尼群地平及阿司匹林肠溶片，血压仍为 160/100mmHg。近一年来右手指及右足趾发麻，右膝以下发木，右肩臂抬举时疼痛，转动颈部时觉大椎穴处疼痛。有时头晕。多食脘胀，食后却觉有停滞于脐周之感。周身沉困，倦怠嗜卧，阴天时尤甚，且腿木亦觉加重。全身喜热恶冷，虽不怕食冷，但喜热饮。口不苦，胸闷脘痞。大便干，2～3 天一次。西医查其血液黏稠，胆固醇升高。脉浮取濡软，重按沉弦。舌淡红，苔白腻，中有裂纹。

此外感风湿，内伤脾呆湿困，以致经络气血运行受阻，清浊升降失常。治以散风除湿、健脾化湿方法。

苍白术、防己、木瓜、川芎、厚朴、陈皮、半夏、茯苓、泽泻、升麻、葛根、姜黄、海桐皮、槟榔、石菖蒲、藿香、羌活各 10 克，薏苡仁 15 克，炙甘草 6 克。11 剂，每日 1 剂，水煎服。

二诊：11 月 13 日。

血压 140/90mmHg，手已不麻，大椎疼痛已减，右肩臂抬举已不痛。大便日 1 次，已不干。但腿仍木，足仍麻，尤以走路时腿木加重，遇暖则腿木可减。

上方加制附片、草薢各 10 克。14 剂。

三诊：11 月 27 日。

血压 135/80mmHg。胸脘痞闷及脘腹胀滞感均除，腿足麻木及大椎痛消失。

嘱其原方继服 14 剂。后来复诊，诉其诸症未再复发，血压正常。

按： 高血压病而见头目眩晕，部分中医常习惯应用平肝潜阳之法。其实对此类病证仍当辨证论治。临床如见阴雨天病情加重，周身酸困沉重，脉浮取濡软，而沉取弦紧，则多属风湿困阻经络，可仿王氏搜肝之法，选用羌活、独活、蔓荆子、防风、荆芥等品治疗。笔者体会，如患者兼见口苦、咽干，证明内有蕴热，有伤阴之势，以九味羌活汤治疗最佳，常在数剂内迅速取效。如患者畏冷喜暖，胸脘痞满，食纳消化不良，可以王氏上述搜风之品与胃苓汤或平陈汤相伍加减化裁，内外湿并治，同样亦可取得血压恢复正常，诸症随之消失的良好效果。思唐代《千金》《外台》均有治疗此类疾病的大量方药，但近代以来，常误认高血压病的头目眩晕以及中风的半身不遂均属内风，一概以滋阴潜阳、平肝息风方法施治，结果适得其反。临床此类病证甚多，读者应详加辨识。

王氏《夜话录》行文至此，单列一"搜肝"，其实乃搜外风之法，其意即在示人如遇头目眩晕之类似内风之证，当细审是否为外风，或为外风引动内风，不可遗忘尚有散外风之法。其辨识之法亦十分简单：如发病与自然界气候变化密切相关，则为外风；如与情志与烦劳相关，则为内风。如此而已。

五、补肝阴、补肝阳、补肝血、补肝气

（一）原文

一法曰：补肝阴。地黄、白芍、乌梅。

一法曰：补肝阳。肉桂、川椒、苁蓉。

一法曰：补肝血。当归、川断、牛膝、川芎。

一法曰：补肝气。天麻、白术、菊花、生姜、细辛、杜仲、羊肝。

（二）讲解

此治肝四法，补肝阴为第二十七法，补肝阳为第二十八法，补肝血为第二十九法，补肝气为第三十法。至此，王氏治肝共三十法已全部讲述完毕。

《夜话录》行文至第二十四法，即"平肝"法，已将肝气、肝风、肝火三大病证全部讲授完毕。其后第二十五法，即"散肝"法，实则讲授"肝郁"病，与"肝气"病不属一类，且渐入虚证，故列入该处论述。至于第二十六法，即

"搜肝"法，示其与纯粹内风治法不同，临床不可混淆。此二法均有鉴别诊断之意，故列于肝气、肝风、肝火三大病证末尾讲述。

此四节原文论述补肝的阴、阳、血、气诸法，意味着与前述肝气、肝风、肝火诸病治法的针对证候完全不同。其不同处即在于虚、实二字。中医理论一贯认为"虚则补之""实则泻之"。前述肝气、肝风、肝火诸病，或属实证，或虚中夹实，或本虚标实，但终究与"实"相关，此四法补肝的气血阴阳，则属单纯补法，与"实"无关，纯粹为虚证而设。其所选药物，乃为治此等虚证的治疗示法、示例。

肝"体阴而用阳"。肝阴、肝血，体现了肝的"体阴"。肝阴是阴中之阴，用药当只静不动，故选用地黄、白芍、乌梅；肝血是阴中之阳，用药当静中有动，故选用当归、川芎、川断、牛膝。且不论肝阴、肝血，均植根于肾脏，所谓"乙癸同源"，故补肝阴当用地黄，补肾阴以生肝阴；补肝血当用川断、牛膝，补肾气以生肝血。肝阳、肝气，体现了肝的"用阳"。肝阳是阳中之阳，用药当只动不静，故选用肉桂、川椒、苁蓉。因肝阳植根于肾阳，故用肉桂、苁蓉。肝气为阳中之阴，其气当升发适度，如肝气不足，则升发无力，当用辛味药以助其升，乃"顺其性则为补"之意，故选用天麻，菊花、生姜、细辛之属，所谓"肝欲散，急食辛以散之，用辛补之"。木气升发要靠脾土的滋培，故选用白术，健脾以生气；要靠肾气的充养，故用杜仲补益肾气；要靠肝体的资助，故用羊肝，所谓"以脏补脏"。

读者须知，以上诸法用药，不过举例以示其原则而已，临床当根据病情，扩展其选药范围，可参考此前治肝诸法，从中选取适当药物。

（三）医案印证

叶天士

1. 叶天士医案

（1）刘七三 神伤思虑则肉脱，意伤忧愁则肢废，皆痿象也。缘高年阳明脉虚，加以愁烦，则厥阴风动，木横土衰。培土可效。若穷治风痰，便是劫烁则谬。

黄芪 白术 桑寄生 天麻 白蒺藜 当归 枸杞 菊花汁 加蜜丸。

按：患者肉脱而肢废，故属"痿象"。《素问·痿论》曰，"治痿者独取阳明"，以"阳明者，五脏六腑之海，主润宗筋，宗筋主束骨而利机关也"。此患者乃古稀高年，胃气已衰，再加愁烦，以致肝郁而木不疏土，土衰更甚。土衰而木动风摇，土衰乃其病本。叶氏在此处言其"木横"，给人以木邪亢盛乃其病本之感，颇有本末倒置之嫌。拟方有白术、天麻、菊花三味，属旭高补肝气法范围，由此亦可断其并非"木横"，而是木气的不足。临床治疗痿病多从阳明、厥阴入手，但应有标本虚实之分。其本土衰者重在补益胃气，其本木旺者重在柔肝息风。本例以土衰为主，故用药如此。

（2）朱㩌　心中热辣，寤烦不肯寐，皆春令地气主升，肝阳随以上扰。老年五液交枯，最有痫痉之虑。

生地　阿胶　生白芍　天冬　茯神　小黑穞豆皮

按："五液交枯"，尤以肝阴亏损为甚，故"肝阳随以上扰"。阳热之气上腾，故"心中热辣"；阳亢而魂不入肝，故"寤烦不肯寐"。本案以补肝阴为主，故以生地黄、白芍加他药治疗。

（3）王　始用茶调散得效，今宜养血和血。

川芎　归身　白芍（酒炒）　白蒺藜（炒）　桑枝

按：此为《临证指南医案》头风案，可见患者乃因头痛而用茶调散治疗得效。风邪已去，今从本治。方中归身、川芎乃补肝血之品；白芍乃补肝阴之品。补肝血且有流动之意，故云"养血和血"。前人每谓"治风先治血，血行风自灭"，其实乃治本之意。与血无关之风邪袭扰，本不必治血也。

（4）曹㐅三　少腹属肝，肝厥必犯阳明胃腑，故作痛呕。二年来病人已不知因何起病，医徒见病图治。想肝肾必自内伤为病，久则奇经诸脉交伤，《经》谓冲脉动，而诸脉交动也。议温通柔润剂，从下焦虚损主治。

淡苁蓉干一钱半　茯苓三钱　当归二钱　杞子二钱　炒沙苑一钱半　肉桂心五分

后加鹿角霜。

按：患者由少腹部位气逆上冲于胃，而导致胃痛且呕吐。以其病发于肝而气逆于上，故曰"肝厥"。本案处方乃由景岳暖肝煎化裁，为通补奇经诸法的本源。方中淡苁蓉干、肉桂心为补肝阳主药，伍以当归、枸杞、沙苑养血柔肝，故云乃"温通柔润"之剂。盖此乃肝肾虚损而冲气夹肝气上逆,故用药如此。

(5)林 据说六七年前惊骇起病,气从左胁有声,攻及胸膈,心中胀极。气降胀减,必汗出溲溺。此属肝厥。凡烦劳动怒,即刻举发。肝木风火内寄,其来必骤,且有声音。久恙非汤药可投,缓调须用丸药。更发作自必轻减。

人参 干姜 附子 桂枝 川椒 小川连 川楝子 当归 白芍 乌梅肉丸

按:此亦为"肝厥"之症。所谓"气从左胁有声",当为左胁下之侧腹部,由此处先有鸣响之声,其后即上攻于胸膈,以致心中胀极。凡"烦劳动怒","怒则气上",故发"肝厥",待"气降"而复还止,胀则随减。然而此必先发"汗出溲溺",乃肝气从毛窍及前阴得以宣泄也。肝气从他处得泄,上冲之力自减,故"气降胀减"。本案仿乌梅丸化裁,乃苦、辛、酸泄肝主法。"泄肝"者,谓使肝气得以正常宣泄也。唯久恙宜缓调,故用丸方。方中川椒、桂枝乃补肝阳主药;白芍、乌梅乃补肝阴主药;当归乃补肝血主药。由此可见,旭高补肝四法,本可联合应用,而且补肝法亦可与其他治肝诸法合用。本案伍以人参、干姜,合川椒,即为温肝法;伍以川连、川楝子,即为泄肝和胃法。诸法合用,面面俱到,对此久恙难病,必然有效。

(6)肝阴内耗,厥阳易升,是以烦劳则瞀闷齿痛。法宜潜阳熄风。

熟地 茯神 虎胫骨 当归 苁蓉 天冬 左牡蛎 牛膝 龟板 青盐白芍药 黄柏

选自《未刻本叶氏医案》

按:本案处方乃由《丹溪心法》虎潜丸加减化裁。本方原由黄柏、龟甲、知母、熟地黄、陈皮、白芍、锁阳、虎骨、干姜组成,和蜜为丸,服时用淡盐汤送下。功用滋阴降火、强壮筋骨,治疗痿病,尤以筋骨痿弱为甚者宜。本案虽未言诸痿,但"烦劳则瞀闷齿痛","瞀闷"乃由肝阴不足,厥阳亢热之气上扰心神;"齿痛","齿为骨之余",亦肝肾亏损不能上荣且虚火上炎之故。因此治法当"潜阳熄风"。案方虎骨壮骨,牡蛎、龟甲皆属潜阳息风之品。然而毕竟当治其本,故以熟地黄、白芍补肝阴,当归、牛膝补肝血。此外,更以苁蓉补肝阳,使阳生阴长,方剂灵动。此种方法与虎潜丸原方锁阳、干姜之用相似。

叶案方中毕竟更有黄柏、天冬诸坚阴、滋阴之品，伍以苁蓉不仅不嫌其热，反而阴阳相济、相得益彰。此案亦补肝阴、补肝血、补肝阳三法合用，再次证明运用王氏《夜话录》诸法，联合应用必有其绝妙之处。

2. 王旭高医案

（1）参见治肝第十二法即养肝法所选王旭高医案（2）蒋案。

按： 此案处方选用天麻、白术、滁菊，即补肝气法。其用意与此法所选叶天士医案（1）刘案相似。叶案中云"厥阴风动，木横土衰，培土可效"，本案则云"中虚……木胜风动"。从字面看，"木横"与"木胜"，均为木邪亢盛之意，本不应再补肝气。但仔细分析，其本质乃在于"土衰""中虚"。中土之气虚，生化之力不足，则肝气亦无来源。因此，所谓"木横""木胜"，乃木气乘中土之虚而"横"、而"胜"，其实质并非真正亢盛。培中土而补肝气，此即旭高补肝气法用白术之理。由此推导，逍遥散用白术健脾，实亦含补肝气之意，肝气得补，其力强大，自然不郁而舒矣。

（2）参见治肝第二十法即温肝法所选王旭高医案（2）冯案。

按： 本案首诊用淡苁蓉、川椒，复诊更加肉桂，乃补肝阳法。从本案可知，补肝阳法与温肝法用药大同小异。以温肝即已补阳，补阳亦可温肝也。此如同仲景吴茱萸汤与当归四逆加吴茱萸生姜汤，谓其温肝可，谓其补阳亦可。

（3）顾　血不养筋，筋脉牵掣，昼日则安，暮夜则发，不能安卧，病在阴经。宜养血以和经脉。

大生地　党参　黄芪　川芎　茯苓　柏子仁　当归　白芍　枣仁　桑枝

按： 本案处方四物汤原方全用。从王氏补肝四法论述可知，其将四物汤分为两部分，地黄、白芍为补肝阴之品，当归、川芎为补肝血之品。四味合用，共奏养阴、补血以及和血而通经脉之功，故治法云"养血以和经脉"。患者阴血不足，血不养筋，故筋脉牵掣；血虚而且血滞，入夜血滞尤甚，并可酿生内热，故症见昼安而夜发。阴血不足，夜卧不能引魂入肝，则入夜"不能安卧"。拟方以四物汤为主，其中选用大生地并有清热之功。此外，更加参、芪补气以生血；茯苓、柏子仁、枣仁引魂入肝且安心神；桑枝，《本草再新》谓其"味清苦，微寒"，用以清热通络以定筋掣，标本兼治，面面俱到。

（4）某营虚气郁，营虚则内热，气郁则脘胀。法以养营舒郁。

丹参　香附　川贝　茯苓　归身　枣仁　陈皮　牛膝　首乌（制）　续断　砂仁　红枣

按：案方有归身、牛膝、续断，乃补肝血法，以治"营虚"。其实本案不仅营血不足，而且营血亦运行不畅，由其首位药用丹参可知。可见，王氏补肝血法选用川断、牛膝，其实即含有行血和血之意，与当归、川芎二味具流动之品者相同。

（5）某　血虚而有瘀，气虚而有滞。血虚则心跳，血瘀则少腹结块，且有淋带。气虚故无力，气滞故胸胀满也。补而化之，调而理之。

党参　川芎　茯神　陈皮　川断　归身　香附　白芍　木香　砂仁　玫瑰花

按：案语谓"血虚而有瘀"，选用归身、川芎、川断，再一次证明王氏补肝血法中选用川断乃兼用其行血和血之功。

（6）陆　惊恐饥饱劳碌，内伤气血，血凝气滞，经停不来，已及八月。内热食少，虑成干血劳损。

肉桂一钱二分　桃仁二钱三分　川断一钱　麝香五厘　当归二钱五分　大黄（醋炒）一钱三分　砂仁四分　牛膝（酒炒）三钱　乳香（去油）五分　没药一钱　五灵脂（醋炒）一钱五分

共研细末，分五服，每日一服，陈酒送下。

按：此为闭经之疾。言其由"血凝气滞"，故用药以活血行气为主。其中当归、川断、牛膝乃王氏补肝血法主药，再次证明川断、牛膝乃用其行血和血之力。此外，方中并有肉桂一味，乃王氏补肝阳法主药，此处用其辛温之性以行血，以"血遇温则行"也。且与活血化瘀之大黄为伍，既可制约大黄苦寒之性，又可避免辛温太过也。二味同用，恰可相反相成，相得益彰。

3. 程门雪医案

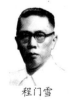

程门雪

（1）参见治肝第二十一法至二十三法，即补肝法、镇肝法、敛肝法所选程门雪医案（1）贺案。

按：此案三诊处方选用炒白术、煨天麻、炒杭菊，即王氏补肝气法。

（2）参见治肝第二十一法至二十三法，即补肝法、镇肝法、敛肝法所选程门雪医案（3）王案。

按：此案一诊处方选用炙乌梅、焦白芍，即王氏补肝阴法；选用花椒炭、肉桂心，即王氏补肝阳法。

（3）参见治肝第二十法，即温肝法所选程门雪医案（1）王案。

按：此案处方选用熟地黄、白芍，即王氏补肝阴法；当归即补肝血法；肉桂心即补肝阳法。

（4）吴某，女，31 岁。

初诊：1969 年 12 月 18 日。

遍体疼痛酸楚，畏寒恶风，多汗，脉虚细，苔腻。

症属周痹。拟温阳通痹、祛寒化湿为治。

生黄芪四钱，全当归三钱，川桂枝三钱，大白芍三钱，北细辛一钱，细木通一钱，淡附片三钱（先煎），生白术三钱，炙甘草一钱半，木防己三钱，煨姜二片，红枣六枚。

二诊：

症状稍见轻减，惟恶寒甚。

再以原方加减之。

生黄芪五钱，全当归四钱，川桂枝三钱，大白芍三钱，淡附片三钱（先煎），生白术四钱，炙甘草三钱，左秦艽三钱，木防己三钱，煨姜二片，红枣六枚。

三诊：

前方合，诸恙大有转机。

原方不变。

四诊：

仍守前法，以尽余波，兼顾带下。

生黄芪五钱，全当归四钱，川桂枝三钱，大白芍三钱，淡附片三钱（先煎），生白术三钱，鹿角霜三钱，甘杞子三钱，炙甲片一钱半，乌贼骨四钱，椿皮炭三钱，炙甘草三钱，煨姜二片，红枣六枚。

原按：周痹病名，出自《灵枢·周痹篇》。其病因是"风寒湿气客于分肉之间"，"血脉之中"，"内不在脏，外未发于皮"，"真气不能周"，其疼痛"……上下移徙，随脉其上下，左右相应"，乃属全身性、游走性之痹证。因阳气不能周卫，故恶风畏寒是其主症。

《金匮》防己黄芪汤主风湿身重，汗出恶风；桂枝附子汤主风湿相搏，身体疼烦；黄芪桂枝五物汤主血痹如风痹状，都可用于周痹。程老每取其方意，因症而施，其用药配伍为桂枝、芍药强卫和营、祛寒通经；芪、归补气活血；附、术温阳健脾，祛分肉之寒湿；白术与防己配合，可以起到引分肉之湿从小便而去的作用。

按：原按"《灵枢·周痹篇》"应写作"《灵枢·周痹》"为宜，以原著并无"篇"字也。且未言首诊案方内含仲景当归四逆汤（当归、桂枝、白芍、木通、细辛、炙甘草、大枣）是其又一缺点。细审案方全部用药，另有白术、煨姜与细辛相配伍，则为王氏补肝气法。此外，当归则为补肝血法，白芍则为补肝阴法。盖患者脉细为阴血不足，脉虚为阳气不足，故用药本当如此。二诊诸症稍减，唯恶寒甚，证明补阳、温阳之力不足，再加淡附片用量即可，或更加吴茱萸，而成当归四逆加吴茱萸生姜汤法，可不必减去木通、细辛也。联系四诊所谓"兼顾带下"案语，可知患者素有阳虚带下，选加王氏补肝阳法中肉桂、川椒、苁蓉等品亦未尝不可。《千金》《外台》即多用此法以治带下之疾。

（5）赵某，女，27岁。

初诊：1955年3月1日。

头痛腰痛，病起产后，迄今经岁。

此血虚而风乘之也。用东垣法，祛风必先养血。

酒洗当归身二钱，酒炒大白芍一钱半，炒川芎八分，蔓荆子一钱，川断肉二钱，炒杜仲二钱，桑寄生三钱，川独活一钱，龙眼肉三枚，荷叶边一圈。

二诊：

养血祛风，和营通络，诸恙均减。

仍以原方出入，续进以治。

酒洗当归身二钱，酒炒大白芍一钱半，龙眼肉三枚，陈广皮一钱半，左秦芄一钱半，酒炒陈木瓜一钱半，川牛膝二钱，炒川断二钱，炒杜仲二钱，川独活一钱，桑寄生三钱，酒炒丝瓜络二钱。

原按：本例为产后乘虚而入之风，已袭于经络之深处，上则鼓扰于清空，而为风虚头痛；下则侵入于肾府，而为腰痛。此类病证大都是得于产后劳作太早，不慎吹风，在农村尤为多见。延久不愈，可以成为常发的痼疾。

治疗是根据"治风先治血，血行风自灭"的理论，用养血祛风、补肾通经的方法，常服多服可以见效。

按：产后不仅血虚，亦可能留有血瘀。故首诊案方即以王氏补肝血法中当归、川芎、川断加味化裁，二诊虽去川芎，但更加川牛膝，其理相同。盖王氏补肝血法，不仅养血，而且活血，且正因活血，恰可有助于养血，以血液属阴中之阳，具流动之性也。此外，方中有白芍，乃补肝阴法；有杜仲，乃补肝气法。从中可见程老受旭高学术影响之深。对于《夜话录》的评价，有书谓程老"到了晚年，开始认识到这篇丝丝入扣的文章，几乎有很多是脱离临床实用。这是程老在病中对我讲的。他在这方面的教训受够了"。此说无论如何亦令人难以理解。本书所引程老诸多医案，均证明此说不符合实际，否则岂非自我否定了疗效的真实性！

4. 笔者医案

刘保和

（1）黄某，女，69 岁。石家庄市纺织器材厂职工。2004 年 9 月 1 日初诊。

患者于 1985 年夏秋季节患腹泻达 3 个月之久，后虽经治疗，至今大便仍不正常，常成形大便与腹泻交替出现，昨天即大便 3 次而稀溏。而且此后即全腹部尤以小腹部非常怕冷，经常要用手捂其小腹，虽然在夏日，看电视时也要在腹部裹上被褥。近 5 年来早饭后必嗳气频繁，随即全腹气窜而痛。腰以下有冒凉气感，自觉左胯部最凉，可一直凉至左膝以下，当大便稀时，其凉尤甚。如果做体力劳动，凉感可减，但一坐下来，立刻就转凉甚。冬日手足凉甚，尤以两手为甚。但并未生过冻疮。饮食喜暖恶冷，不敢吃水果。脉弦细，两关沉涩，右寸关间浮，两尺无力。舌淡红，舌尖左侧有瘀点，舌中裂苔白腻。按其脐上一寸处疼痛明显。

王清任谓"泻肚日久，百方不效，是总提瘀血过多"，当以膈下逐瘀汤治疗。

桃仁、牡丹皮、赤芍、乌药、玄胡、当归、川芎、五灵脂、红花、枳壳、香附各6克，炙甘草4克。7剂，每日1剂，水煎服。

二诊：9月8日。

嗳气及腹中窜气均减。现大便每日1次，成形，且便净。诸凉感依然不减。

再以上方加木香6克，肉桂4克。7剂。

三诊：10月9日。

上方患者自服14剂，后停药。诉嗳气未发，腹中气窜痛消失，大便一直正常。但诸凉感未除，现在尤以左胯部最凉，可一直凉至左膝以下，故迫切要求治疗此症。诊其脉细关涩而尺弱，偏迟。

此乃阴血虚滞而寒，予当归四逆加吴茱萸生姜汤加味。

桂枝、当归、白芍、川木通、丹参、阿胶（烊化）、艾叶各10克，麦冬15克，吴茱萸、桃仁、红花、炙甘草、生姜各6克，肉桂、细辛各3克，大枣6枚。7剂。

四诊：10月16日。

上方服后腹中气多而肠鸣，矢气觉畅，腹部已暖，左胯以下凉感已减。

原方7剂。

五诊：10月23日。

现看电视已不用裹被褥了，左胯以下凉感已除。非常高兴。患者诉"没想到近20年没看好的病竟然痊愈了"。

嘱其原方继服15剂后停药。后于12月18日来治咳嗽，诉上方服后诸症未再复发，现在可以吃任何水果了。未再发腹泻，胯及下肢一点儿也不凉了。

按：首诊予膈下逐瘀汤，虽腹泻得愈，但诸凉未除。细审其症，知凉感以左胯至下肢为甚，且脉细涩而迟，显为肝经血虚兼瘀且阳虚寒甚之象。终予当归四逆汤加味治其久寒而愈。其中当归即王氏补肝血法；白芍即王氏补肝阴法；肉桂、桂枝即王氏补肝阳法；细辛、生姜即王氏补肝气法。一方而四法俱备，唯当归四逆加吴茱萸生姜汤也。以其阳尤不足而寒甚，故加艾叶；以其血虚阴亦不足，故加阿胶、麦冬；以其脉涩而有久瘀，故加丹参、桃仁、红花。药证相符，故取效迅捷。

（2）叶某，女，41 岁。住石家庄市申后街。1992 年 3 月 6 日初诊。

腰痛当腰阳关及大肠俞处，已 20 年。每年春季即发，直至夏秋之间可渐缓解。近日腰痛又发，以左侧为甚，夜间睡卧时翻身亦痛，而且牵及左腿疼痛，难以伸直。白天走路时，越走腿越痛，休息后可以减轻。并诉带多清稀，小腹及腰、腿怕冷。脉细涩，尺紧。舌淡红苔白腻。

此为血虚兼瘀且寒湿内阻于下焦。拟方予：熟地黄、当归、白芍、川芎、秦艽、木瓜、杜仲、川断、桑寄生、怀牛膝、独活、威灵仙各 10 克，炙甘草 6 克。5 剂，每日 1 剂，水煎服。

二诊：3 月 11 日。

药后腰腿痛均减。夜卧已能将腿伸直，白天走路腿痛亦减，可不必再休息。仍带多清稀而腰腿怕冷。

上方加肉桂 6 克，白术、茯苓各 10 克。5 剂。

三诊：3 月 16 日。

腰腿痛及怕冷感均除。带下已止。但近两日纳差、嗜睡。

予和胃法。

陈皮、半夏、茯苓、木瓜、党参、焦三仙各 10 克，炙甘草 6 克。7 剂。

四诊：3 月 23 日。

诸症均未复发，纳食正常，精神良好。

原方继服 7 剂停药。后知其病未再发。

按： 凡腰痛当腰阳关及大肠俞处，病位应在肝胆。而夜卧腰痛尤甚且牵及左腿难以伸直，则证明病位在肝，以肝主筋故也。此为肝血瘀滞之象。但白天走路，越走腿越痛，却又为肝血虚而筋脉失荣之象。如此血虚而兼血瘀，最适合以四物汤原方治疗。患者又怕冷，带下清稀，则证明下焦寒湿尤甚，故首诊另加秦艽、木瓜、独活、威灵仙散寒逐湿。此外，即宗王氏补肝血法，另加川断、牛膝；宗王氏补肝气法，另加杜仲，复诊更加白术。复诊诸痛减而带下、怕冷未除，故更加肉桂以补肝阳，白术、茯苓健脾利湿。多用滋补恐有碍脾运，故三诊诸症已愈，而纳差、嗜睡又现，最终则予叶天士和胃之法而收功。此案以地、芍补肝阴，当归、川芎、川断、牛膝补肝血；肉桂补肝阳；杜仲、白术补肝气，亦属四法合用。可见，凡补肝方药，大率如此，观《千金》《外台》，尤为多见。

（四）心得发挥

从气机升降学说谈"肝者，罢极之本"。

"肝者，罢极之本"这句话，关键词是"罢极"二字，对此中医界争论颇多。本书在肝生理部分列出的两种说法，前者为主流。此外，尚有不下 11 种说法。如有：①将"罢极"训为"四肢"；②将"罢"训"能（nài）"，即"耐"，"极"训"疲困"，因而为"耐受疲劳"；③将"罢"训"能（néng）"，"极"训"栋"，因而为"人体功能的栋梁"；④将"罢"训"免去"，"极"训"劳"，因而为"消除疲劳"；⑤将"罢"训"罴"，"极"训"劳"，因而为"如熊罴之任劳"；⑥将"罢"读作"罢（bà）"，训"停止"，"极"训"极点"，因而为"调节、制止脏腑功能紊乱，使之恢复正常生理功能"；⑦将"罢"训"归止"，"极"训"终始"，因而为"归止于终始"；⑧将"罢"训"遣"，"极"训"急"，因而为"网罗精微物质，以备人体应急之用"；⑨将"罢"训"遣散"，"极"训"疆限"，因而为"遣散人身气血布散于周身"；⑩将"罢"训"疏散""布散"，"极"训"适中""正常"，因而为"疏泄正常"或"敷和"；⑪将"罢"训"疲"，意为软弱、松弛，"极"训"急"，意为刚强、紧张，因而为"缓（松弛）急（紧张）"。

导致如此众多的不同理解，完全是由于汉字的原因。汉字为形声字，常常一字多音，一字多义，且由先秦至今，音义多有变化，更给读者造成困难。中医之不易学，这也是其中原因。就以上述十余种解释为例，见仁见智，均有一定道理，却均又难以否定其他，非如"存在而且唯一"者之有说服力。那么，读者应当如何对待呢？笔者认为，诸种解释均可供参考，"到什么山唱什么歌"，兼收并蓄，随机选用可也。

笔者并且考虑，能否参考上述诸种解释，结合《内经》原著，对"肝者，罢极之本"有更深入地探讨，使理论与实践紧密结合，给这句话赋予新义，使之显现出更加夺目的光彩？这就要研究《内经》的全部理论，把这句话放回到《内经》的全部语境之中，从而挖掘出《内经》作者的真实而准确的旨意，这要比只是打笔墨官司强出不知多少倍。

笔者从医 50 年，一直研究气机升降学说，那就从此开始探讨。

首先对比一下《内经》的两处原文。

《素问·金匮真言论篇第四》曰："夫言人之阴阳，则外为阳，内为阴。言人身之阴阳，则背为阳，腹为阴。言人身之脏腑中阴阳，则脏者为阴，腑者为阳。肝、心、脾、肺、肾五脏皆为阴，胆、胃、大肠、小肠、膀胱、三焦六腑皆为阳。所以欲知阴中之阴、阳中之阳者何也？为冬病在阴，夏病在阳，春病在阴，秋病在阳……故背为阳，阳中之阳，心也；背为阳，阳中之阴，肺也；腹为阴，阴中之阴，肾也；腹为阴，阴中之阳，肝也；腹为阴，阴中之至阴，脾也。此皆阴阳表里内外雌雄相输应也，故以应天之阴阳也。"

《素问·六节藏象论篇第九》曰："帝曰：藏象何如？岐伯曰：心者，生之本，神之变也，其华在面，其充在血脉，为阳中之太阳，通于夏气；肺者，气之本，魄之处也，其华在毛，其充在皮，为阳中之太阴，通于秋气；肾者，主蛰，封藏之本，精之处也，其华在发，其充在骨，为阴中之少阴，通于冬气；肝者，罢极之本，魂之居也，其华在爪，其充在筋，以生血气，其味酸，其色苍，此为阴中之少阳，通于春气；脾、胃、大肠、小肠、三焦、膀胱者，仓廪之本，营之居也，名曰器，能化糟粕，转味而入出者也，其华在唇四白，其充在肌，其味甘，其色黄，此至阴之类，通于土气。凡十一脏取决于胆也。"

笔者之所以在两篇标题中注明"篇第四""篇第九"，是强调其先后出现次序，以示其理论上的因果关系。

首先看《素问·金匮真言论》。此段原文是笔者勾画"人体气运动基本模式图（后天）"理论根据之一。阴阳是位置的概念，故外为阳，内为阴，上为阳，下为阴，在于人体，则背为阳，腹为阴。心、肺在上，故为阳，肾、肝、脾在下，故为阴。但阴阳之中又可再分阴阳，心为阳中之阳，肺为阳中之阴，肾为阴中之阴，肝为阴中之阳，此四者乃气运动的轮周，与枢轴比较，均属于阳。即使肾为阴中之阴，仍然属于轮周在外，而作为枢轴的脾，则居于内，故称为

"阴中之至阴"。"至阴"者，最阴也。

心应于夏，居南方，在上；肺应于秋，居西方，在右；肾应于冬，居北方，在下；肝应于春，居东方，在左。经文明确指出"夏病在阳""秋病在阳""冬病在阴""春病在阴"，因此，应从东南至西北方向画一条线，将轮周一分为二，明确表明心为阳中之阳，肺为阳中之阴，肾为阴中之阴，肝为阴中之阳，由此可见，人体阳气从右而降，即心肺之气从右而降；阴气从左而升，即肾肝之气从左而升。

再看《素问·六节藏象论》。"心者……为阳中之太阳"，即"阳中之阳"，故"通于夏气"；"肺者……为阳中之太阴"，即"阳中之阴"，故"通于秋气"；"肾者……为阴中之少阴"，即"阴中之阴"，故"通于冬气"；"肝者……为阴中之少阳"，即"阴中之阳"，故"通于春气"。其意义与《金匮真言论》完全一致。

那么，明确两段经文的上述含义与探讨"肝者，罢极之本"有何关系呢？

这就要从"肾者，主蛰，封藏之本"谈起。肾"通于冬气"，为"阴中之阴"，自然界至于冬季，动物蛰伏，精气封藏，应于人体，肾亦主持此种封藏精气之功能，故曰"封藏之本"。那么，何时不封藏了呢？这就要到春季了。此时动物从冬眠状态而苏醒，其实就是由静转动，由阴转阳。在于人体，这种功能由肝来主持，以"肝者……通于春气"，为"阴中之阳"也，所以，才曰"肝者，罢极之本"。这时，"罢极"的真正含义就显露出来了。由我国著名语言学家王力先生等主编的《古汉语常用字字典（第4版）》（2011年3月第1版，商务印书馆出版）在古汉语文字学的释义方面应当具有权威性。我们可以从中理解"罢极"二字。关于"罢"，①读作 bà，义为"停止"，如《论语·子罕》："欲罢不能"；②读作 pí，通"疲"，义为"疲劳""疲乏"，如《孙子兵法·军争》："劲者先，罢者后。"关于"极"，《内经》原文本写作"極"，而"極"的含义有①"尽头""极点"，如《诗经·唐风·鸨羽》："悠悠苍天，曷有其极。"引申为"到极点"，如《吕氏春秋·大乐》"天地车轮，终则复始，极则复反"；②"疲乏""疲劳"，如《汉书·王褒传》："匈喘肤汗，人极马倦。"由此可见，一般主流观点，将"罢极"解释为"疲累劳困"是有根据的。其缺点就在于此乃病理症状，与本段原文上下均言脏腑生理者义不连属，故多被诸家否定。那么，与气机升降学说相联系，应取何种解释最为适合呢？笔者认为，将"罢"读作 bà，义为"停止"，将"极"引申为"到极点"最佳。《内经》认为，春、夏、秋、冬体现出来的生、长、收、藏，是自然界万物的共同变化规律。人体肾主冬藏，故谓其"主蛰，封藏之本"。冬藏为"罢"，为"停止"，故为阴；"极"为"到极点"。冬藏到了极点，故为"罢极"，为阴极。阴极则阳生，恰如"天地车轮，终则复始，极则复反"，冬去则春来，此时人体春生之气由肝来主持，故曰"肝者，罢极之本"。换作气机升降学说理解，即可认为"肝乃人体气运动从阴转阳的开始之主宰"。这一理解，可以囊括肝生理、病理的一切表现。如以生理言，肝象春生，故主疏泄、主敷和、主输布、主升发；以病理言，则恰恰相反，不能由冬藏之蛰伏状态转为春生之苏醒状态，人体仍然难以运动，从而表现为沉困、疲累。经文言"肝者，罢极之本……以生血气"，如此则不能"生血气"，故导致上述症状。此种解释，亦能将"罢极"释为"疲累劳困"的主流观点落到实处，使其具有实用价值即临床意义。

肝不能主持"罢极"的原因是什么呢？正是由于"肝虚"。这里的"肝虚"，泛指肝的气、血、阴、阳之虚，因而主持"罢极"的功能不足，继而变生各种疾病。本书前面在肝病理部分列出的肝虚症状于此类疾病中均可出现。那么最常见、最典型的主症是什么呢？笔者体会，就是一个字："累。"

"累"，即疲乏、疲困、疲倦之意。这个症状在诸多脏腑发病中，不论虚证、实证均可出现，本非肝虚证所独有。简单而言，实证之"累"，往往安静时出现和加重，活动后反而减轻；虚证之"累"则相反。再细分不同之脏虚，心虚之"累"必伴心悸少寐；肺虚之"累"必伴少气自汗；脾虚之"累"必伴饿时心空；肾虚之"累"必伴腰膝酸软。而肝虚之"累"则独具特点。经文曰"肝者，罢极之本……其充在筋，以生血气"，表现为在气血不足基础上"筋"的疲累。患者在主诉"累"的同时，常诉四肢关节虽欲伸展却运动无力，拘紧沉重，因而嗜卧而懒动，"疲惫不堪"。除面色不华外，其他诸脏的虚象并不兼见（如兼见则为兼证）。

治疗方法有二：一为补益气血阴阳，一为升发肝气。王旭高《夜话录》最后所列补益肝的气血阴阳四法即可治疗本病。

病案举例：

1. 景某，女，31 岁，住石家庄市燕都花园。2006 年 3 月 13 日初诊。

患者婚后 6 年，但流产已 3 次。最后一次怀孕后，即连续注射黄体酮，并服中药保胎，才顺产一女婴，现已 1 岁半。但产后即觉周身疲累，四肢关节伸展无力，沉重而不愿运动。尤其觉两足掌乏力明显，因此不愿走路。两小腿酸困，喜捏揉。月经周期 28 天，行经 4～5 天，但经量已较产前少 1/4。平时即在腰阳关及大肠俞一带酸困，当行经时更为严重，以致俯仰不利。经期小腹发凉。上次月经在 2 月 12 日，本次月经昨天已至，现为第 2 天。饮食二便尚正常。心情不好时，则难以入睡并早醒。平时喜暖，一年四季均手足发凉。舌暗淡，中有裂纹，舌尖有瘀点，苔薄白腻。脉弦细无力，关尺尤弱。

此乃素体肝虚，再加多次流产，气血阴阳大伤，致"肝主罢极"的功能不足，筋动无力而觉疲惫不堪。拟旭高补肝气、血、阴、阳法全方治疗。

白术、天麻、菊花、杜仲、当归、川芎、怀牛膝、川断、肉苁蓉、白芍、乌梅、熟地黄各 10 克，川椒、肉桂各 5 克，细辛 3 克，生姜 3 片。5 剂，每日 1 剂，水煎服。

二诊：3 月 18 日。

本次经行共 5 天，量较前稍增。服药后小腹转暖，腰酸减轻，尤以全身乏力感减轻明显。足掌乏力感已减大半，两小腿仍喜捏揉。近日晨起咽干。

上方加沙参 15 克，麦冬 10 克。7 剂。

三诊：3 月 25 日。

腰酸虽减，但站立久仍然出现。足掌疲劳感已消失，走路已觉轻快。周身疲累感已减大半，愿意活动了。原来早晨不觉饿，近 2～3 天，早晨觉饿了，感觉不吃早餐受不了，甚至心空、心慌。早晨咽干亦减。

原方 5 剂。

四诊：3 月 30 日。

腰酸仅余少许，周身疲累感已除，两小腿喜捏揉感消失，晨咽干未发，早餐进食已转正常，手足转温。

嘱其继服原方 10 剂，停药。

按： 据临床所见，肝虚之累表现为周身关节屈伸无力，不愿运动，沉重疲困而倦怠嗜卧。此患者并现足掌无力及两小腿喜捏揉，亦有患者见跟腱及其两侧酸痛，均属肝虚而筋失所养，与肾虚见足跟痛而走后尤甚者不同。此因足掌肌腱及跟腱均属筋，由肝所主，足跟跟骨属肾，由肾所主也。患者平素晨起常不知饥，服药后却转为饥不可耐，以早晨正值肝气升发之时，平时肝虚而升发无力，疏泄无力，不能帮助脾胃运化，中气呆钝，故不知饥，服药后"肝主罢极"之职恢复，中气得以运转而知饥，却又因中虚失养而心空、心悸，故继发饥不可耐而急欲进食。继服气血得以恢复，中气转旺，虽饥亦可以耐受，早餐自然恢复正常。

旭高补肝四法，既补阴血，又补阳气，以肝体阴而用阳也，必阴阳两者均充盛，相互为用，才能履行主"罢极"的职责。但其中最值得重视及讨论的却是"补肝气"法。肝"气"是力量的概念，表现为肝的主持"罢极"之力。肝为"阴中之阳"脏，阳虽主降，但毕竟以阴为主体，故以升发为主。肝气的升发，即从阴转阳，体现为阴升。气机升降学说认为"阴欲升而不能自升，必随阳而升；阳欲降而不能自降，必随阴而降"，此所以《素问·阴阳应象大论》谓之"寒气生浊，热气生清"；王冰在注《素问·天元纪大论》"天有阴阳，地亦有阴阳"时说："天有阴故能下降，地有阳故能上腾，是以各有阴阳也。"因此，当肝主持"罢极"乏力时，当然要补益其阴血之体，但更重要的则是升发其阳气之用，使阳气充盛，推动阴血上达及输布于全身。那么，什么药物才能担此重任呢？简单地说，就是"风药"。所谓"风药"，专指具有辛散升发功能的药物。《素问·阴阳应象大论》曰，"风气通于肝"；又曰，"阳之气，以天地之疾风名之"；又曰，"气味，辛甘发散为阳"，故称此类药为"风药"。"风药"与肝主持"罢极"功能的关系最为密切。"罢极"就是"人体气运动从阴转阳的开始"，就是肝气升发的开始，为使肝气升发，就要借助于"风药"的升发，此即"热气生清"与"地有阳故能上腾"之谓。因此，"补肝气"法才选用天麻、菊花、生姜、细辛等风药。

用风药升发肝气，始于医圣张仲景。《金匮要略·血痹虚劳病脉证并治》

曰："虚劳诸不足，风气百疾，薯蓣丸主之。"方中有人参、白术、茯苓、甘草、干地黄、当归、芎䓖、芍药，即后世名方八珍汤以补益气血；伍以薯蓣、麦冬、阿胶、干姜、大枣更增补益脾胃、补益阴阳之力；另有杏仁、桔梗、白蔹、曲、豆黄卷通利肺胃之气以利肝的疏泄；更重要的，则是选用柴胡、桂枝、防风辛散升扬，以助肝气的升发。条文中"虚劳诸不足"即意味着气、血、阴、阳的不足；"风气百疾"，则指明"风气"通于肝，因而"百疾"即诸病病位在肝，要补益脾胃，"以生血气"，资生气、血、阴、阳，就必须用"风药"升发肝气，以肝木升脾土始升也。此外，《金匮要略·中风历节病脉证并治》载有侯氏黑散，"治大风四肢烦重，心中恶寒不足者"。盖"大风"，即指病位在肝；而"四肢烦重"，实乃疲惫不堪之象，即肝主"罢极"功能不足典型"累"的症状；"心中恶寒不足"则证明乃肝的阳气不足，因而升发无力。方中重用菊花为主，伍以细辛、防风、桂枝，体现了用"风药"升发肝气的主旨，并有白术、干姜，均可视作旭高补肝气法的来源。仲景升发肝气以"风药"之法，后世医家以唐代孙思邈最为擅用。在《千金方》中，此类方剂比比皆是，其中最为常用的就是独活寄生汤。方中除以八珍汤（去白术）补益气血外，更用独活、防风、细辛、桂心、秦艽诸风药升发肝气。笔者以此方治"累"效果极佳，证明作用部位并非在肾，而是在肝。

唐以后至宋金时代，河北易州张元素著有《医学启源》《珍珠囊》《脏腑标本寒热虚实用药式》等书，专门从药物的四气五味、升降浮沉立论。在论述"脏腑标本寒热虚实用药式"中列出补肝气药为：天麻、柏子仁、白术、菊花、细辛、密蒙花、决明、谷精草、生姜。其中大部分为风药，而且除柏子仁、密蒙花、决明、谷精草外，乃旭高补肝气法的大部分药物（仅少羊肝、杜仲二味）。可见旭高补肝气法是继承张元素的。元素风药升发肝气理论对其弟子河北真定李杲（李东垣）影响极大，后者所创制的补中益气汤、升阳益胃汤、清暑益气汤及其他众多名方，大量应用升麻、葛根、柴胡、荆芥、防风、蔓荆子、羌活、独活、细辛、白芷、藁本等"风药"，治疗脾胃病效果极佳，是补土学派理论的独特体现。盖李氏补土，除直接用健脾、运脾"以生血气"外，更用"风药"升发肝气，以木能克土亦能疏土也。疏土"以生血气"，与健脾"以生血气"，恰好相得益彰。用药之后，不仅纳食转为正常，气血得以生长，诸如"怠惰嗜卧""体重节痛"等疲累症状亦随之消失。东垣解释此法时常引用《素问·六节藏象论》"凡十一脏取决于胆"之说，认为"胆者，少阳春升之气，春气升则万化安，故胆气春升，则余脏从之"。其实，用气机升降学说辨析其用药归经，即所达病位，并非在胆，而是在肝。以肝为阴脏，其气主升，胆为阳腑，其气主降也。东垣在气运动升降理论中，常以阳升阴降立论，故有"升阳益胃"之说，是其一大缺点。但读者只要明其用方主旨在于升达肝脾，也就能正确运用其诸多方剂了。读书而善读书，东垣理论之瑕疵也就无关大局了。

2. 傅某，男，41 岁，住石家庄市北新街。2003 年 11 月 28 日初诊。

近一年来感觉全身乏力，疲劳，尤以下午为甚。头昏蒙，平时容易感冒，记忆力差。饮食尚可，但饥饿时觉乏力更甚，乏力感以腰腿最为严重，稍做体力劳动即觉酸、痛、累。近一月来又觉后背脊柱两侧肌肉憋胀、酸困、疲累。西医检查仅血脂偏高。大便偏稀，日 1～2 次，已 3 年。虽能吃凉，但食后可导致便稀加重。脉沉弦细，左关尺无力。舌淡红，苔白腻。

此为肝血气不足，"罢极"无力。方以《千金》独活寄生汤。

党参、熟地黄、当归、川芎、白芍、茯苓、独活、桑寄生、秦艽、防风、杜仲、怀牛膝各 10 克，桂枝 6 克，细辛 3 克，炙甘草 6 克。7 剂，每日 1 剂，水煎服。

二诊：12 月 5 日。

全身疲累感均有减轻，头蒙及后背憋胀疲累感已减大半，腰腿疲累酸困感减轻 1/3，大便日 1 次，仍稀。

上方加白术 10 克，炮姜 6 克，肉桂 3 克。7 剂。

三诊：12 月 19 日。

上方患者自服 14 剂。现除背部仍觉稍有沉困外，余症如头蒙、腰腿疲累感均消失，精神明显好转。已经愿意散步活动了。大便日 1 次，较前已稠，但仍不成形。

嘱其原方继服 14 剂。

四诊：2004 年 1 月 2 日。

各处疲累感全部消失，大便已转正常。诉近日晨起口干。

上方加沙参 15 克，麦冬 10 克。继服 14 剂后停药。

按： 以独活寄生汤治"累"的经验，乃偶然从治疗一位 14 岁女中学生类风湿关节炎过程中获得。该女生患此病已 5 年，手关节肿胀、变形、弯曲僵硬，难以屈伸，经用独活寄生汤后，手关节局部症状仅稍有好转，但却诉兼有的周身疲累感减轻明显，继用之此累感竟然得以消失。此后对凡诉"累"感明显者，不论见于何种疾病，只要辨明病属肝虚，以独活寄生汤均可取得良好效果。此方本无白术，为治此症，可加入之，以增强"生血气"之力。考独活寄生汤载于《备急千金要方·卷八·治诸风方》中，云"夫腰背痛者，皆由肾气虚弱、卧冷湿地当风得之，不时速治，喜流入脚膝为偏枯，冷痹、缓弱、疼重，或腰痛挛，脚重痹。宜急服此方"。从本例傅姓患者病情来看，乏力感确属腰腿最甚，易使人认为病位在肾，但头昏蒙，近来后背脊柱两侧肌肉憋胀、酸困、疲累，则说明病位其实在肝。头昏蒙与"诸风掉眩"类似。脊柱两侧肌肉谓之"脊筋"，乃人身最强有力的筋肉，亦属于肝，此处发病而现酸困，疲累，乃肝的血气不足，所主之"筋"失养所致。独活寄生汤方可加白术治疗此症，乃因内含八珍汤以补益肝之"血气"，更有独活、防风、细辛、秦艽、桂心诸风药入肝以升发肝气，使木能疏土，加强脾胃运化功能。脾运得健，"血气"化生有源，则诸肝虚疲累之象自除。此外，桑寄生、牛膝、杜仲肝肾双补，对疲累感尤以腰腿为甚者更佳。

综上所述，可知肝虚的疲累感乃肝的主"罢极"功能即主持"人体气运动从阴转阳的开始"的能力不足所导致。此可因血气不足而引起，而一旦"罢极"无力，更不能帮助脾胃运化以化生血气，从而导致"罢极"无力更甚。治法当健脾益胃，从中焦化生血气，并加用"风药"，以助肝气升发、疏泄，不仅疏土以助脾胃运化，而且使人体由静转动，从阴转阳，其疲惫不堪之感自然消除。如此理解"肝者，罢极之本"，将肝的生理与病理联系贯穿于一体，不仅言之成理，亦具有重要的临床意义。

六、综合拾遗补虚诸法小结

《夜话录》从第一法至第二十法，已将肝气、肝风、肝火病讲授完毕，由此以后第二十一法至第三十法，实乃对以上三病治疗的综合拾遗补虚诸法，也是对全部肝病治疗方法的进一步完善。

从第二十一法至第二十三法，即补肝、镇肝、敛肝三法后特别提示"此三法，无论肝气、肝风、肝火，相其机宜，皆可用之"看，显然具有综合三法、一并加以补遗之意。盖不论肝气、肝风、肝火，均体现为肝"体阴而用阳"的反常变动，皆导致阴血的耗伤与阳气的过亢。因此，对阴血耗伤者，当充实于内，予制首乌、菟丝子、枣仁、萸肉、黑芝麻、沙苑蒺藜，补肝之体，故曰"补肝"。对阳用之过亢，如气火风阳升腾于上者，当镇摄于下，予石决明、牡蛎、龙骨、龙齿、金箔、青铅、代赭石、磁石等介类金石之品，故曰"镇肝"；对气火风阳浮散于外者，当收敛于内，予乌梅、白芍、木瓜诸酸敛之品，故曰"敛肝"，此两者均属制肝之用。

此外另设"平肝"一法，列出金铃、蒺藜、钩钩、橘叶四味，实乃举例而言，谓不论肝气、肝风、肝火，为使肝的机能恢复平和状态，均可加入此等药，以其均有对肝用"制其亢使其平"之功也。

至于"散肝"而用逍遥散之法，乃针对肝郁病而言，列于此处有强调与肝气病鉴别之意，故点明乃"木郁则达之"。至于经文"肝欲散，急食辛以散之"之引用，则专指方中柴胡、薄荷、煨姜佐使之品，且此"散"字乃"舒散"之意，与"疏肝理气"之法"疏散"者不同。因此将逍遥散证治则理解为"舒肝"，应更能体现制方之本意。与列出"散肝"法与"疏肝理气"法相鉴明之意相同，又列"搜肝"一法，示人对外风侵袭者，不论"先有内风而后外风"还是"外风引动内风"，均当与纯属内风的肝风病鉴别。审其确有外风在，则如天麻、羌活、独活、薄荷、蔓荆子、防风、荆芥、僵蚕、蚕蜕、白附子等搜风之品，亦当选择引用。

最后列出补肝的阴、阳、血、气四法，意味治疗肝病，不仅要注意祛邪，还要注意扶正，且杂病每多虚实相兼，补虚泻实尤当兼顾。所列药物，均与《内经》旨意相符，临床配合应用，其效必彰。

兹以图 9 简示于下：

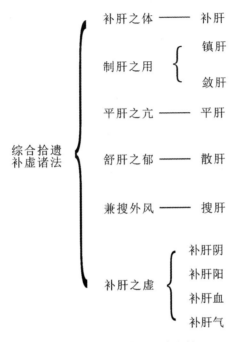

图9　综合拾遗补虚诸法小结

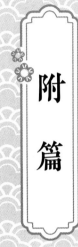
附篇

王旭高生平与学术业绩简介

　　《西溪书屋夜话录》是清代医家王旭高的学术代表著作。王氏名泰林，字旭高，晚号退思居士，又号九龙山人，江苏无锡人。生于清嘉庆三年，卒于同治元年（1798—1862 年），享年 64 岁。因其世代居西门外梁溪之埧桥下，故其居名为"环溪草堂""环溪西屋"，书斋名为"西溪书屋"。王氏弱冠即从舅父，即著名疡医高锦庭学医，聪颖刻苦，博览各家医书，先以疡科闻名，舅父殁后（1827 年），求治者病种日益增多，又浸及内科，于是又专以内科行，终于成为清朝中晚期名噪大江南北的一代大医。

　　王氏一生医著颇丰，可惜晚年避战乱于乡间，著述大多散失。后人在其去世后，将残存著作收集整理，刊行于世。主要有《王旭高医书六种》《王旭高临证医案》4 卷、《环溪草堂医案》3 卷、《医学刍言》（亦名《医门要诀》）、《医方歌括串解》《景岳方歌括》《王旭高外科医案》《伤寒一百一十三方歌诀》等。近年并出版有《王旭高临证医书合编》（2009 年 1 月第 1 版，山西科技出版社出版）。王氏代表作《西溪书屋夜话录》载于 1934 年周小农所编集的《王旭高医书六种》（1965 年 8 月上海科技出版社整理重印）一书中，最能反映其学术思想。唯此书已残缺过半，仅存"肝病证治"一篇，今人又称其为《治肝三十法》，是王氏临床治疗肝病的经验总结。历来探讨肝病辨证论治文献以此篇最为详尽，一直受到晚近医家的称道，对现代中医学术的发展影响深远。

　　新中国成立以后，随着中医事业的发展，王氏《西溪书屋夜话录》（以下简称《夜话录》）一书愈加受到中医教育界和许多著名中医学家的重视和推崇。早在 1964 年，中医学院试用教材重订本（即二版教材）《中医各家学说讲义》（1964 年 8 月上海科技出版社出版）不仅收入了《夜话录》的全篇内容，而且特别称赞说："不可否认，这是一套比较完整的肝病治疗方法，若非学识经验两皆丰富，很难达到这个境地。"并且着重说明："这套肝病治疗方法，又很与叶天士治肝手法相近。"从而为我们学习这篇著作指出了门径。现代著名医家秦伯未、程门雪、刘渡舟诸先生都对此书大加赞赏，并在实践中加以运用，取得了良好效果。秦伯未先生在其所著《谦斋医学讲稿》（1964 年 12 月上海科技出版社出版）的《论肝病》一文中，收入了《夜话录》的全部内容，指出此文"关于肝气、肝风和肝火的治法，实际上包括了肝病的全部治法。这经过实际经验分析归纳，在临床上具有实用价值，必须加以重视"。程门雪先生在其所著《书种室歌诀二种》（1988 年 7 月人民卫生出版社出版）一书中特别附加了自编的《〈西溪书屋夜话录〉歌诀》，并且说明："《西溪书屋夜话录》王旭高著，详论治肝病各法，极其精粹，惜只此一段耳。想非全璧，其余不可问矣。兹撰为歌括，以备采用。"足见先生对《夜话录》的重视程度。笔者恩师北京中医药大学刘渡舟教授在《谈谈个人治疗肝病的体会》（载于《名医奇方秘术第二集》，1993 年 5 月中国医药科技出版社出版）一文中说："清人王旭高写的《治肝三十法》就概括地对肝病的发生、发展以及辨证的规律进行了总结，形成了以肝病为核心的完整的辨证论治体系，从而把肝病的辨证与治疗大大向前推进了一步。"刘老这段话给予《夜话录》高度评价，特别指出了它是中医治疗肝病的一大创新，颇值得我们深思。

虽然上述医家都阐述了《夜话录》一书的学术价值，但要把它真正学习好、掌握好、运用好，也是不容易的。像学习任何一门学问一样，我们首先要坚定学习它的信心。要坚定信心，首先就要对作者的学术成就有一个全面系统的认识。

近来，中医界开展了如何才能学好中医的讨论。笔者认为这是十分有益的。我们不妨也探讨一下王旭高是如何学好中医并取得卓越成绩的。简单地说，王氏成才确实符合"跟明师、学经典、多临床、求创新"的过程和规律，因而才在"临床、教学、科研"三方面都做出了重大贡献。这种说法，虽然有套用流行语言之嫌，但仔细分析，却也符合实际、恰如其分。

首先，跟明师。王氏自少年时代即跟随舅父高锦庭学医。高氏是疡科名医，著有《疡科心得集》，名噪江浙一带。王氏在舅父耳提面命、口传心授之下，目睹了中医学的卓越疗效，从那时起就被中医学的神奇所征服，坚定了学习的信心。这里需要特别指出的是，虽然高氏是名医，但更主要的则是"明师""明医"，是明白、明确、明了并因此具有中医思维的医家。现代医家焦树德教授说："中医是非常灵活的医疗艺术，不是医疗技术。中医如同音乐，和音符的变化一样，人体的生命现象处于一种动变制化的过程中，中医治病就是调整这种平衡。"这段话强调了中医的思维方式主要是形象思维，是对宏观运动状态的全局思考。这种思维方式，是在潜移默化、反复实践当中才能学得到的。又说："现在中医师水平为什么差别这么大？就是因为有些人没亲眼见过中医的高明，信心不足。"焦老这段话一针见血，发人深省。它使我们联想到，王氏之所以对中医学十分热爱，信心十足，显然与亲眼见过舅父高超的医疗水平有直接关系。学习任何一门学问，首要的是兴趣，而兴趣又来源于信心，对中医学的信心又来源于对中医疗效的亲身体验。这种体验只有在跟随"明师"的耳濡目染中才能得到，是任何书本知识都难以企及的。它不仅使学子从一开始就学到了中医的思维方式，而且也打下了将中医事业坚持到底、终生不渝的信念和思想基础。

第二，学经典。经典是阐发公理的。公理是中医学之源、之本。这个公理是什么？就是"阴阳五行"。明代医家张景岳在《类经》中阐述《素问·阴阳应象大论》"阴阳者，天地之道也"一句话时说，"阴阳者，一分为二也"，就是讲这个公理。而阴阳之中有五行，五行之中又有阴阳，这也是公理，所以《素问·天元纪大论》又说"夫五运阴阳者，天地之道也"。天地，代表一切事物；道，即公理。可见，阴阳五行是一切事物的公理。公理与定理不同，公理是无条件的，是无须证明的。对于公理只要正确理解和善于运用就可以了，而是否理解正确和运用得当则是需要实践检验的。中医学术既然建立在公理之上，就是任何力量也推不倒的。中医经典就是阐述和运用这个公理的典范。这是我们学习中医必须先学经典的根本原因。

在王旭高时代，中医界公认的经典著作是《内经》《难经》《神农本草经》《伤寒论》和《金匮要略》，王氏就是从学习这些经典开始打下中医学术坚实基础的。

对于经典著作，目前中医界大多认为一定要学，这是毫无疑义的，但是，为什么有人学得好，有人学不好呢？关键在于要有一个正确的思路和方法。在这方面，王旭高先生的经验值得我们借鉴。

晚清著名医家柳宝诒先生编有《柳选四家医案》（1959年3月新1版，上海科技出版社出版），其中在为王旭高《环溪草堂医案》作序时说，"先生读书，上自轩岐，下迄国朝诸家，无不精心贯穿，于古书则研求古训，于后人书必分别疑似""先生博极群书，所用诸法，如治小儿喘嗽之药枣，从葛可久之白凤丹化出；治上热下寒之八味丸用紫雪为衣，从喻西昌外廓之论悟出。若此之类，不胜枚举，是皆因古法而变化出之"。这就说明，王氏读经典是采取经典与后人书的"贯穿法"以及紧密结合临床的"变化法"。

事实正是如此。王氏的主要著作之一《退思集类方歌注》（载于《王氏医书六种》）本徐灵胎《伤寒论类方》体例化裁编辑，共列有麻黄汤类、桂枝汤类等二十四大类，每一类都以仲景方首列，后再附着后世方，以示源流衍化的规律，使学者全面掌握。王氏于本书开始时即说："后汉张仲景《伤寒》《金匮》两书，为后世方书之祖。其方治病，虽千头万绪，而有条不紊。方中之药，少者仅一二味，而又无所不包括；多者二三十味，而又无一味不紧切，所以谓之'方祖'。此卷所辑，皆其方也。间附后世数方，使人从流溯源，知夫熔古化新之妙。学者能于此卷诸方，精思而熟读之，应变无穷矣。"如在"麻黄汤类"，谈到麻黄加术汤时，歌曰，"《金匮》麻黄加术汤，湿家身体烦疼诣，寒湿在表汗之宜，麻术相须功益济"，后即接着说，"发散方中白术加，海藏神术从此例"。说明王海藏的神术散（苍术、防风、甘草、生姜、葱白）是受到了麻黄加术汤的启发，治外感寒邪，内伤生冷，发热而无汗，可以代麻黄汤。如有汗去苍术、葱白，加白术，又名白术汤，可代桂枝汤。因此，又专门歌曰："海藏神术苍草防，葱姜发汗代麻黄，除却苍葱加白术，太阳有汗此方良。"这样，就把仲景方与后世方有机地联系起来了。

不仅如此，王氏善于结合临床体会，在论述经方时，加入自己所创方剂，使学者对经方的理解更加深刻。如对厚朴麻黄汤，歌曰："厚朴麻黄汤石膏，细辛半夏味姜邀，还加小麦宜先煮，下气祛邪止咳标。"由于本方特点是用了小麦，因此专门对小麦作用进行了提示："小麦甘平缓心气，用医心咳法殊超，咳而心痛为心咳，仿此临时加减调。"盖《素问·咳论》在谈到"心咳"时说：

"心咳之状，咳则心痛，喉中介介如梗状，甚则咽肿喉痹。"因此王氏说："前人谓生脉散加茯神、远志，能治心咳，遵用不甚见效，余因参入开泄肺经之药，重用小麦煎汤代水，治之乃验。盖小麦甘平，为心之谷，缓心宁气，大有殊功，即从厚朴麻黄汤意化出，故附于此，以就正于当世。"并拟心咳汤歌诀曰："心咳汤用北沙参，牛蒡甘桔石杏仁，茯神远志麦冬夏，小麦煎医心咳珍。"

王氏将麻黄加术汤与王海藏神术散联系在一起，这就是"贯穿法"；将厚朴麻黄汤与自制心咳汤联系在一起，这就是"变化法"。

此类例证，在王氏著作中比比皆是，不胜枚举，值得我们深入学习和研究。

王氏对经典著作的真诚热爱，源于对其精髓的真正理解。如在谈到越婢加术汤与越婢加半夏汤的区别时说："前越婢加术汤生津止渴，借白术入清热药中；此越婢加半夏汤下气定喘，又借半夏入清热药中。仲景加减成方，无非化裁后学矣。"所以大加赞叹曰："千古医方仰仲师，一加一减皆精义。"

王氏在著作中，经常将经方方义与《内经》理论相联系，交相辉映，越发大放异彩。如谈到《金匮》排脓散与排脓汤时，歌曰："排脓散汤方有二，汤草枣姜散芍枳，其中桔梗二方俱，可知排脓先提气，气不开提血不通，一言说破疡科秘。"并特别说明："《素问·生气通天论》曰：'营气不从，逆于肉理，乃生痈疽。'故欲消其肿，必先行血，欲排其脓，必先提气。举此以推，疡科之要可知矣。"短短的几句话，把王氏随其舅父学习疡科的独得之秘毫无保留地献给了后学。这不仅体现了他学识渊博、理论与实践功底的扎实，更证明了他医德、师德的高尚。

王氏在对经典的学习中，经常提出自己的真知灼见，给后人无限的启迪。如在《退思集类方歌注》及《增订医方歌诀》中都提到了《伤寒论》中"无阳"二字的真正含义。《伤寒论》曰："太阳病，发热恶寒，热多寒少，脉微弱者，此无阳也，不可发汗，宜桂枝二越婢一汤。"对于条文中"无阳"二字的理解，后人说法不一，多数医家认为是"阳气虚衰，正气不足之谓"，故不可发汗，另一些人则有置为阙疑者。王氏认为喻嘉言所说"即亡津之通称"、王晋三所说"无阳乃阳分亡津之谓"是正确的。所以歌曰："无阳是亡阳分津，喻王二子说亦是。"现代伤寒学家胡希恕先生显然同意这一观点，在其所著《经方传真》（1994年4月中国中医药出版社出版）中亦指出"阳气指津液而言"，"古人常称津液为阳气，或简称为阳""此为津液不足于外，故脉应之微弱"，"体表已无充盈的津液，故谓此无阳也"。这对我们学习《伤寒论》中类似难解之句有一定的帮助。

柳宝诒先生说王氏读书"于后人书必分别疑似"，这在王氏对柯韵伯观点的批评中可以看出。《伤寒论》曰："发汗后，不可更行桂枝汤，汗出而喘，无大热者，可与麻黄杏仁甘草石膏汤。"对此，柯韵伯在《伤寒来苏集》中将"汗出而喘，无大热者"改作"无汗而喘，大热者"。王氏认为："然以余阅历，喘病肺气内闭者，往往反自汗出，外无大热，非无热也，热在里也，必有烦渴、舌红见证。用麻黄是开达肺气，不是发汗之谓。重用石膏，急清肺热以存阴，热清喘定，汗即不出而阳亦不亡矣。且病喘者，虽服麻黄而不作汗，古有明训，则麻黄乃治喘之要药，寒则佐桂枝以温之，热则加石膏以清之，正不必执有汗无汗也。"显然，王氏的论述来源于临床实践，是完全正确的。由此可见王氏对待经典著作态度的严肃性和科学性。

王氏对《伤寒论》研究的成果，对现代医家影响很大，其中最主要的当推程门雪先生。程氏在其所著《伤寒论歌诀》（载于《书种室歌诀二种》）中多处引用王氏的观点。如对上述王氏批评柯韵伯之语，程氏就表示同意，认为"旭高谓：无大热，乃外不见大热，热在里也，必有烦渴、舌红见证，以补经文之不足，真实凭据，胜诸家空论多矣"。更补充曰，"按肺气内闭，郁热上蒸之汗，多出于头部，此辨证要诀也"，"应知舌边尖红，中间不一定红绛，多见白苔，所谓'苔白者，属肺热'是也。又其脉浮滑洪数，亦堪作据"。程老说理极为透彻，并点出了极为珍贵的主症，即辨证要点，与临床紧密联系，使后学受益匪浅。王氏论述麻杏石甘汤证时说"无汗汗出休拘泥，暴病多从实证看"，程氏亦同意其观点，认为"'暴病多从实证看'，此要诀也，不独喘病为然。麻黄治喘专药，寒则助桂以温之，热则助膏以清之，不必拘有汗无汗之分，盖有的据脉证在也"。可见二人观点完全一致。王氏论大柴胡汤方时说："此下气分无形之热结，故不用大黄。"程氏赞曰："王旭高所云，'此下气分无形蕴热也，故不用大黄'，可谓深得经旨，何诸家仍哓哓不释，必加大黄以合原方耶？何谓无形热结在里？曰心下急，心下痞硬，胸胁痞满均是，即前所谓少阳之里是也。与阳明里实证不同，只是无形气热，痞结三焦，方中半夏、黄芩、生姜、枳实，正下其结热也。"又一次对王氏的观点加以宝贵的完善和补充。王氏在论述栀子豉汤方证时说："栀豉汤治阳明表……此是温邪之的方。"并自按曰："温邪上受，首先犯肺，肺与胃近，故温邪之证，初起便在阳明，不似伤寒之必始于太阳而后及阳明也。夫温则宜清宜泄，而叶天士《温热论》未出主方，但云'挟风加入薄荷、牛蒡之属，挟湿加入芦根、滑石之流'，试思加入何方之内，当知主治不出此方矣。"对此，程氏亦表示赞同，歌曰："栀豉汤治阳明表……此是温邪初始方，用处最多当细记。"并自注曰："温病初起，以此方为主治。鞠通银翘散即本此方，即叶氏《温热论》所谓'挟风加薄荷、牛蒡之属，挟湿加芦根、滑石之流'者，其主方应亦不出此汤也。"二人观点又完全一致，且明显看出后者是继承前者的。

从以上例证可以看出：①王旭高对经典的学习和研究是有成就的，得到了现代著名医家的肯定；②王氏的研究成果对现代中医学的发展起到了推动作用。

第三，多临床。临床疗效是对经典理论和各家学说学习成绩的检验，更是发现不足、确定进一步学习方向的指标。没有经常性的、大量的、实实在在的临床，既不可能体会经典著作的神奇奥妙，也不能尽到医生的职责，不断地向未知领域开拓。王旭高深明这个道理，因此在临床中付出了比一般医生更多的艰辛。柳宝诒说："先生居锡城，去余家不百里，余弱冠时，犹及见之。吾乡有疑难证，无不求治于先生者。先生必沉思渺虑，疏方与之。厥后或效或否，或有无力再往者，先生必访悉之，令其再诊，以竟厥功。"从这段话可以体会到，王氏应诊区域很广，虽距其寓所百里，亦前往诊治；对疑难病证尤其重视，处方必先"沉思渺虑"；重视复诊，常不辞辛苦而随访病人，以获得病情真实结果的反馈。这种对病人极端热情、极端负责的医疗作风，为其不断提高专业水平打下了必不可少的基础。民间传颂，王氏医德高尚，出诊往往步行，远道者才骑马以赴。对贫病求诊者，不计酬金。对无力购药者，常免费给药。对远道病者，察病之浅深，预为之计，自初病至病愈，改方不取分文。在清末那个年代，战乱频繁，百姓生活艰苦，王氏亦并不富足，却能如此关心病人疾苦，值得我们后学景仰和学习。事实证明，具有良好的医德，有一颗善良的心，才能学好经方、用好经方，因此也才能学好中医。原因只有一个，人皆知经方药味少而疗效佳，但用经方能赚多少钱？可见，踏踏实实做临床，做一个医德高尚的人，是学好中医的最基本条件。

由于王氏重视临床，勤于临床，医疗水平才得以不断提高。所以柳宝诒说"吾乡有疑难证，无不求治于先生者"，经王氏诊治者"无不应手奏效"。王氏在《退思集类方歌注》中讲到了一个典型病例："一人病后元气未复，复感风邪，舍于腠理，与卫气并居，而病为疟，发于夜而汗多。余思疟发于夜，是邪在营分，营气不能与卫气和谐，故多汗恶风。宗仲景桂枝汤，合玉屏风散，参入秦艽鳖甲汤意，一服而汗减，三剂而疟轻，转方减去黄芪、防风、秦艽，复入四君，调理十日全愈。后凡用治久疟营卫虚微，而邪仍留恋者，随证加入补气血药一二味，少佐柴胡以提之，无不应手辄效。"由此可见，王氏处方果然是"沉思渺虑"，确有熔古化新之妙。王氏将此方公开出来教给学生，名曰"桂枝黄芪鳖甲汤（内含桂枝、白芍、生黄芪、防风、秦艽、当归、鳖甲、浮小麦、炙草、姜、枣诸品）"，并反复申明运用此方的加减法及注意事项，足见其医德、师德的高尚。

第四，求创新。创新是学科发展的最终目的，没有创新就没有生命力。前面所说"跟明师、学经典、多临床"都是为了创新。从古至今，从《内经》问世到现在，中医学一直是在不断创新的，是在不断地靠自己学科内部的动力而创新的。

为了当前更好地创新，回顾一下先辈王旭高是如何创新的，会给我们以十分有益的启示。

王旭高先生所处的时代是清朝的中晚期，此前已经历了"康乾盛世"，以叶天士、薛生白、吴鞠通为代表的温病学派已经成熟，并有著名的《温热论》《湿热病篇》《温病条辨》等重要著作问世。王旭高对这些著作的态度很明确，即踏踏实实地学习、继承和研究。王氏对薛生白的《湿热病篇》尤其重视，这可能与江浙地区湿热病患者较多有关，为此专门编著了《薛氏湿热论歌诀》（载于《王旭高医书六种》）。书中开始即赞曰："一瓢先生《湿热论》独具卓识，立言明简，而用药精奇，惜不立汤名，学者难于记诵。兹编歌诀，以便诵习。"这篇歌诀对薛氏原著次序略加调整，使辨证脉络更加清晰。最令人称道的是文中最后一段，对薛氏原著加以独到的总结，将湿热病的病因、病机及辨证与施治要点，寥寥数语，交代得一清二楚："湿热非从表入里，始终当究三焦理。夫热是为天之气，而湿则为地之气。湿得热而湿愈蒸，热得湿而热愈炽。湿热两分其病轻，湿热交混其病骏。热多湿少当清泄，湿多热少当分利。湿热俱多上下闭，三焦俱病为难治。湿热化火劫阴津，引动肝风痉厥至。阳明经胃是冲衢，救胃生津扼要旨。"并说明"此条非原文，乃撮论中大旨，编为总诀，以附于末"。足见作者学习前人经验由博返约的概括能力。

热病的辨治成就始于《伤寒论》，发展于刘河间，成熟于叶天士，所以王氏在其所著《医学刍言》中特别指出："伤寒另有专书，仲景《伤寒论》柯韵伯注最详，所宜熟读者也……后人如刘河间《热病论》，近时叶天士《温热论》，皆必读之书。"并特别指出："吾吴为卑湿之地，病真伤寒者绝少，所看时症，虽曰伤寒，其实乃温热、风温、湿温之病，近淮阴吴鞠通《温病条辨》言之甚详。"可见王氏对学习当代医家的经验也是抱着谦虚态度，兼收并蓄的。从而证明一个真理：要发扬、创新，首先就要从认真继承开始，没有认真的继承，就妄言创新，只能是无源之水，无本之木，肯定要以失败告终。

前面已经说过，最能代表王氏学术成就的就是对肝病的证治理论，它体现在《夜话录》一书中。综观全书内容，涉及从《内经》到仲景著作、到后世医家的几乎所有治肝经验，其中最主要的是吸收了叶天士《临证指南医案》所体现的学术成就。此正如前述中医学院二版教材《中医各家学说讲义》所说："这套肝病治疗方法，又很与叶天士治肝手法相近。"至于如何相近，本书已讲，这里所要强调的是，王氏这套治法，早已不是"相近"，而是在某些方面超出了叶氏的水平，有所创新了。所以刘渡舟教授才说王氏《治肝三十法》"把肝病的辨证与治疗大大向前推进了一步"。

王氏对湿热病及肝病的研究成果，给予我们的有益启示是："与时俱进"应当是中医科研必须遵循的理念。

由于时代的变迁、气候与地域的不同以及生活习惯的改变，疾病谱也发生了相应的变化，医生就要"与时俱进"，对新发、多发疾病进行重点研究。对外感热病，王氏体会到"吾吴乃卑湿之地"，患湿热、湿温病多，就把重点放到了对湿热病的研究。在《医学刍言》中就专门论述了"湿""阴暑夹湿""风湿""寒湿""暑湿""阴湿""阳湿""湿化燥""湿温"等湿病的各种治法。对内伤杂病，王氏在《退思集类方歌注》中强调，"大凡杂证多肝病""杂证之中，肝病十居六七"。在《夜话录》中又说："肝病最杂而治法最广。"因此，才把主要精力放在了对肝病的研究，才有《夜话录》的问世。王氏对肝病的研究也确有成就。《医学刍言》在论"中风"时说："中风一症，多系肝风上逆，猝然昏仆，口歪流涎，手足不遂。古来方法，治各不同，有言风从外入者，以小续命汤加减；有言风自内生者，宜熄内风；或夹气、夹火、夹痰，前人之论备矣。景岳直指为'非风'，全由精气内虚，惟进温补。此亦一说，不可不知，不可全恃。"于是提出自己的治法："余每以羚羊角、天麻、钩钩、半夏、橘红、茯神、竹黄、竹沥、姜汁等。中于气而不语者，送下苏合香丸；热阻窍闭而舌强神糊者，化下至宝丹；痰多加九制胆星。"这些治法，显然与景岳蛮补者不同，而与近时多数医家治疗中风之法相近，证明王氏治肝方法确有创新，有其实用价值。笔者在临床中体会到，运用王氏《夜话录》中提出的理法方药，可以治疗内科杂病中百分之七十以上的疾病，而且都能取得良好的效果。可见王氏所说"杂证之中，肝病十居六七"是符合实际的，前辈医家对王氏的赞誉也是有根据的。

　　临床、科研、教学，王旭高先生都摆在重要地位，是三位一体的，对我们又是另一个重要启示。王氏晚年为传道解惑，曾广收弟子。柳宝诒说："门下士习业者，每年以十数计。"他教学认真负责，亲自编写《医学刍言》《外科证治秘要》二书，作为学生学习内外二科的入门教材。他所编写的各书歌诀，都是交给学生"以便诵习"的，要求他们"精思而熟读之"。他昼则带学生随诊抄方，夜则聚学生于书斋"西溪书屋"中，研读经典和讲解临床心得体会。所著《西溪书屋夜话录》就是在深更半夜、秉烛讲授中完成的。人们称颂其在中医教育事业上用力特勤、贡献极大，堪称医界之师表。王氏重视教学，固然是为培养中医后继人才，但也应当认识到，教学相长，在教学中与学生思维互动，相互交流，往往会迸发出智慧的火花。如果能抓住这个稍纵即逝的机会，就可成为启动科研奇迹的开端。由此可见，临床、科研、教学确实是相互促进，三位一体的。

学好《西溪书屋夜话录》的三条件

王旭高《夜话录》总结了叶天士与自己的临床经验，把肝病的辨证论治水平提高了一大步。由于"杂证之中，肝病十居六七"，在疾病谱发生重大变化的今天，学习好《夜话录》无疑对治疗多种内伤杂病具有重要的现实意义。那么，学者为此应当具备什么呢？笔者认为应有三条件：

1. 良好的医德。良好的医德是中医人的必备条件。中医学是"仁术"，要求医生一定要有同情心、仁爱心，而不应把医术当作追求名利的手段，否则既学不好，也用不好。张仲景早在《伤寒杂病论》的"原序"中就对"当今居世之士""竞逐荣势，企踵权豪，孜孜汲汲，惟名利是务"的卑劣行径给予了无情鞭挞。道理很简单，这种人根本就没把心思用到实实在在的中医学术上，即使混迹于中医队伍之中，也很难学好经方、用好经方。或者有如鲁迅先生揭露的所谓"名医"，不过是善于宣传和炒作，拉大旗作虎皮，谋财害命的学术骗子，经不起历史的检验。总之，不论学习经典著作，运用经方，还是学习《夜话录》，运用它的理法方药，要取得良好成绩，首要的就是有一颗为患者解除疾病痛苦的真诚善良的心。

2. 中医思维。说到这里，就不得不谈"明医"与"名医"的不同。"明医"一词纯属学术范畴，专指明白、明确、明了因而具有中医思维的医生。它与知名度无关。百年以来，有关中医学优劣存废之争，有关应否"改造中医"之争，甚至所谓"中医研究"与"研究中医"之争，无非"明医"与"非明医"之争，即纯粹的中医思维与非中医思维之争，说到底，就是阴阳五行思维与实体解剖思维之争，并非中医学术本身的研讨和争论，因此对中医学术的发展没有实质意义。问题在于，由于非中医思维的干扰，却对中医事业造成极大损害，这就不得不对其加以反对。在报章书刊中，有识之士强调中医思维已经数十年，至今仍呼声不断，但收效甚微。是什么原因导致中医界具有中医思维如此艰难？

虽然外因是变化的条件，但毕竟内因是变化的根据，原因要从中医队伍内部寻找。笔者一直在思考这一问题，终于从叶天士话中找出了答案。叶氏在临终时对儿孙辈说："医可为而不可为，必天资敏悟，又读万卷书而后，可借术济世。不然，鲜有不杀人者，是以药饵为刀刃也。吾死，子孙慎勿轻言医。"这段话凝结了叶氏行医一生的心悟，感人肺腑，发人深省。首先，叶氏行医只为"借术济世"，并非名利驱使。正因立足于此，才将行医视作神圣的事业，倍加爱惜和珍重。也正因此，只有如叶氏"天资敏悟，又读万卷书"者，才能识得中医学的真谛，也才能担此重任。反观那些被西化者，那些缺乏中医思维者，实在与此有太大距离。先天不足，后天不学，却又自我感觉良好，指望上一两堂课，听一两次学术讲座，甚至上级不断提倡、指示，就能轻易改变其素质，未免太过乐观。因此，笔者呼吁，对中医院校的学生，从录取时即应慎重选择，要吸收那些"天资敏悟"，具有优秀形象思维能力即想象力的学生入学，宁缺毋滥。入学以后，要实行淘汰制，使其具备"读万卷书"的基本功，以及终生刻苦学习的专业思想。

3. 坚持到底。学习中医是非常困难的事情，当好中医又注定痛苦一辈子。要想学好中医，必须有顽强的毅力，病人痛苦，自己痛苦，鞭策自己不断地钻研学术，主动寻找困难，迎着困难，克服一个又一个的难点。以《夜话录》的学习为例，初学者可能不理解、不熟悉，这就要从经典著作到各家学说，群书博览，打下学习《夜话录》的基础。同时要有意识地、有针对性地把《夜话录》的理法方药运用于临床，使理论与实践不断地融为一体。还要以《夜话录》为起点，将中医学术向更深层次拓展。既不能浅尝辄止，更不能半途而废。须知有一分耕耘，便有一分收获，知难而进，坚持下去，必能成绩斐然。

新订《西溪书屋夜话录》歌诀

程门雪先生所著《〈西溪书屋夜话录〉歌诀》（以下简称《歌诀》）载于《书种室歌诀二种》（1988 年 7 月第 1 版，人民卫生出版社出版），对记忆与理解王旭高《西溪书屋夜话录》原著颇有帮助。但《歌诀》原文有多处并不押韵，个别字句与旭高原意不符，或有疏漏，且有部分段落次序移动，影响对原著旨意的理解。故笔者予以订正、修改，取名为《新订〈西溪书屋夜话录〉歌诀》。为使读者了解程氏《歌诀》原文，凡改动部分均在附"注"中加以说明。

肝气肝风与肝火，三者同出而异名，冲心犯肺乘脾胃，挟寒挟痰多异形，本虚标实为不同，病杂治繁宜究情。

肝气自郁于本经，两胁气胀或疼痛，疏肝理气香附郁，苏梗青皮橘叶平。兼寒吴萸热丹栀，兼痰半夏与茯苓。

疏肝不应宜通络，营气窒痹辛润行，络脉瘀阻归须桃，旋覆泽兰新绛增。

肝气胀而疏更甚，归杞膝柏柔肝任[1]，兼寒肉桂与苁蓉，兼热天冬生地审。

缓肝之急经方好，白芍橘饼甘麦枣，肝气甚而中气虚，此方变化无穷奥。

培土泄木用六君，吴萸白芍木香临，脘腹胀痛肝乘脾，温中疏木法意深[2]。

脘痛呕酸肝乘胃[3]，泄肝和胃法亦贵[4]，二陈汤合左金丸，金铃白蔻随机兑[5]。

泄肝肝气上冲心，热厥心痛用左金[6]，金铃子散寒椒桂，寒热俱有连芍寻[7]。泄肝主法苦辛酸，三者错综随证斟[8][9]。

肝气冲肺抑肝立[10]，猝得胁痛暴上气，喘主吴萸炒桑皮，苏梗杏仁橘红宜[11][12]。

气有多余便是火，内风多从火发生，阳亢上冒巅顶甚，血虚旁走四肢病[13]。

肝风初起头目眩，熄风和阳即凉肝，羚羊钩钩白蒺藜，决明甘菊丹皮攒。

熄风和阳而不效，潜阳便将滋肝招[14]，牡蛎生地女贞子，菊花玄参胶白芍[15]。

培土宁风缓肝遵[16]，宜滋阳明泄厥阴，中虚纳少肝风逆[17]，玉竹芍草麦菊参[18]【19]。

养血熄风养肝法，肝风旁走四肢夸，经络牵掣或麻者，地归杞膝首蔚麻。[20]

暖土以御寒风方[21]，近效白术附子汤，风虚头重眩苦极，不知食味服之康。

肝火游行于三焦[22]，上下内外无不到[23]，清肝羚羊丹栀芩，竹叶连翘夏枯草。

泻肝龙胆泻肝汤，当归龙荟泻青匡。[24]

清之不已肝火炎，清金制木即制肝，沙参石斛天麦冬，玉竹杷叶石决全。[25]

肝火实者兼泻心，泻子甘草黄连存。[26]

肾水亏而肝火盛，清之不应补母用，乙癸同源益肾水，大补阴与六味呈。[27]

郁怒伤肝用化肝，气逆动火生热烦[28]，青陈丹栀芍泽贝，胁痛胀满动血煎[29]。

呕酸上气肝有寒，肉桂萸椒谓温肝，中虚胃寒加参姜，大建中法尤完善。[30]

补肝沙苑杞子蒐，脂麻枣仁萸首乌。

镇肝金箔赭磁牡，青铅石决龙齿骨。

敛肝乌梅木瓜芍，肝气风火相机入。[31]

平肝蒺铃橘叶钩。

散肝达郁逍遥优[32]。

外风引动内风病，搜肝便有搜风用，二活蔓荆薄天麻，蚕蜕白附防蚕荆。[33]

另有四补当比对，肝阴地黄芍乌梅。

肝阳肉桂椒苁蓉，

肝血归芎膝断汇。

肝气天麻术辛菊，生姜杜仲羊肝随。[34]

注：

【1】原文为"归膝杞柏（柏子仁）柔肝认"。

【2】原文为"疏木温中法意深"。

【3】原文为"脘痛呕酸肝犯胃"。

【4】原文为"泄肝和胃法亦异"。

【5】原文为"金铃白蔻犹同意"。

【6】原文为"热厥心气用左金"。

【7】原文为"寒热俱有连芍均"。

【8】原文为"三者错综随证任"。

【9】旭高《夜话录》原著将此"泄肝"法列在"泄肝和胃"法后，但程氏《歌诀》却列在"抑肝"法后，今据旭高原著改正。

【10】原文为"抑肝肝气冲于肺"。

【11】原文为"苏子杏仁橘红汇"。

【12】旭高《夜话录》原著将此"抑肝"法列在"泄肝"法之后，但程氏《歌诀》却列在"泄肝"法之前，今据旭高原著改正。

【13】原文为"血虚旁走四肢轻"，"轻"字与旭高《夜话录》"经络牵掣或麻"文意不符，故改之。

【14】原文为"潜阳便是滋肝著"。

【15】原文为"菊花阿胶同白芍"，药缺玄参一味，故改之。

【16】原文为"培土宁风亦缓肝"。

【17】原文为"中虚纳少肝风逆，宜滋阳明泄厥阴"。

【18】原文为"参甘玉竹芍菊麦"。

【19】旭高《夜话录》原著将此"培土宁风"法列在"熄风潜阳"法之后，但程氏《歌诀》却列在"养肝"法之后，今据旭高原著改正。

【20】原文为"肝风旁走四肢麻，经络牵拘掣不和，养血熄风归杞膝，首乌生地蔚天麻"。又，旭高《夜话录》原著将此"养肝"法列在"培土宁风"法之后，但程氏《歌诀》却列在"培土宁风"法之前，今据旭高原著改正。

【21】原文为"暖土以御寒风法"。

【22】原文为"肝火游行于上焦"。

【23】原文为"上下内外无不利"。

【24】原文为"泻肝当归龙荟丸，龙胆泻肝泻青合"。

【25】原文为"肝火上炎清不已，清肺制木《内经》出，沙参石斛天麦冬，玉竹枇杷（叶）石决好"。

【26】原文为"泻子黄连与甘草"。又，旭高《夜话录》原著将此"泻子"法列在"清金制木"法之后，但程氏《歌诀》却列在"补母"法之后，今据旭高原著改正。

【27】原文为"补母六味大补阴"。又，旭高《夜话录》原著将此"补母"法列在"泻子"法之后，但程氏《歌诀》却列在"清金制木"法之后，今据旭高原著改正。

【28】原文为"气逆动火生烦热"。

【29】原文为"胁痛胀满或动血"。

【30】原文为"肝寒温肝（吴）萸（蜀）椒（肉）桂，参姜加入中虚治"。又，旭高《夜话录》原著将此"温肝"法列在"化肝"法之后，但程氏《歌诀》却列在"敛肝"法之后，今据旭高原著改正。

【31】原文为"补肝沙苑（制）首乌（菟）丝，杞子枣仁萸肉脂（麻）。镇肝牡（蛎）（石）决龙首齿，金箔青铅代赭磁（石）。敛肝乌梅木瓜（白）芍。三者随宜皆用之"。

【32】原文为"散肝达郁逍遥是"。

【33】原文为"外风引动内风者，搜肝即是搜风旨，羌独荆防薄蔓荆，天麻僵蚕白附子"。又，旭高《夜话录》原著将此"搜肝"法列在"散肝"法之后，但程氏《歌诀》却列在"暖土以御寒风"法之后，今据旭高原著改正。

【34】原文为"补肝气法效堪夸，白术天麻与菊花，细辛生姜辛以补，羊肝杜仲用相和。归芎膝断补肝血，苁蓉（川）椒（肉）桂补肝阳。肝阴地（黄）（白）芍乌梅，四法精研细审祥"。